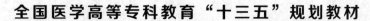

全国医学高等专科教育"十三五"规划教材

供护理学专业使用

预防医学

王祥荣　主编

U0230986

化学工业出版社

·北京·

《预防医学》共13章，包括绪论、环境与健康、生活环境与健康、职业环境与健康、食物与健康、社会环境与健康、卫生统计学方法、流行病学方法、疾病预防的策略与措施、常见疾病的预防与控制、临床预防服务的实施、伤害的预防与控制、突发公共卫生事件与应急处理。本教材每章前有学习目标，正文设有案例导入，章后有思考题，并辅以一定的知识拓展、能力测试题，使教材内容更加完整、合理和适用，有利于教学与学习。能力测试题答案和解析以数字化形式展现。

本教材条理清楚、层次分明；简明扼要、重点突出；深入浅出、通俗易懂；能力检测、便于自学，可供护理专业的高职高专学生使用，也可供医学相关专业及基层从事卫生保健工作的医务人员参考使用。

图书在版编目(CIP)数据

预防医学/王祥荣主编. —北京：化学工业出版社，2018.3

全国医学高等专科教育"十三五"规划教材

ISBN 978-7-122-31336-2

Ⅰ.①预… Ⅱ.①王… Ⅲ.①预防医学-高等学校-教材 Ⅳ.①R1

中国版本图书馆 CIP 数据核字（2018）第 012777 号

责任编辑：邱飞婵 郎红旗　　　　　　　　　装帧设计：关　飞
责任校对：陈　静

出版发行：化学工业出版社（北京市东城区青年湖南街 13 号　邮政编码 100011）
印　　刷：三河市延风印装有限公司
装　　订：三河市宇新装订厂
787mm×1092mm　1/16　印张 22¾　字数 602 千字　2018 年 8 月北京第 1 版第 1 次印刷

购书咨询：010-64518888（传真：010-64519686）　售后服务：010-64518899
网　　址：http://www.cip.com.cn
凡购买本书，如有缺损质量问题，本社销售中心负责调换。

定　　价：54.00 元

全国医学高等专科教育"十三五"规划教材
编审委员会

出版说明

为服务于我国医学高等专科教育护理专业高素质技能型人才的培养，贯彻教育部对"十三五"期间高职高专医药卫生类教材建设的要求，适应现代社会对护理人才岗位能力和职业素质的需要，遵照国家卫生和计划生育委员会关于职业资格考试大纲修订的要求，化学工业出版社作为国家规划教材重要出版基地，在对各院校护理专业的教学情况进行了大量调研和论证的基础上，于 2016 年 12 月组织 60 多所医学高等院校和高职高专院校，共同研讨并编写了这套高等专科教育护理专业"十三五"规划教材。

本套教材包括基础课程、专业课程和公共课程 27 种，其编写特点如下：

① 在全国广泛、深入调研的基础上，总结和汲取"十二五"教材的编写经验和成果，顺应"十三五"数字化教材的特色，充分体现科学性、权威性，同时考虑其全国范围的代表性和适用性。

② 遵循教材编写的"三基""五性""三特定"的原则。

③ 充分借鉴了国内外有关护理专业的最新研究成果，汲取国内不同版本教材的精华，打破了传统空洞、不实用的研究性知识写作思想，做到基础课程与专业课程紧密结合，临床课程与实践课程紧密对接，充分体现行业标准、规范和程序，把培养高素质技能型人才的宗旨落到实处。

④ 适应教学改革要求。本套教材大部分配有数字资源，部分学科还配有微课，以二维码形式与纸质版教材同期出版。

⑤ 教材出版后，化学工业出版社通过教学资源网（www.cipedu.com.cn）同期配有数字化教学内容（如电子教案、教学素材等），并定期更新。

⑥ 本套教材注重系统性和整体性，力求突出专业特色，减少学科交叉，避免相应学科间出现内容重复甚至表述不一致的情况。

⑦ 各科教材根据院校实际教学学时数编写，精炼文字，压缩篇幅，利于学生对重要知识点的掌握。

⑧ 在不增加学生负担的前提下，提高印刷装帧质量，根据学科需要部分教材采用彩色印刷，以提高教材的质量和可读性。

本套教材的编写与出版，得到了广大医学高等院校和高职高专院校的大力支持，作者均来自全国各学科一线，具有丰富的临床、教学、科研和写作经验。希望本套教材的出版，能够推动我国高职高专护理专业教学改革与人才培养的进步。

附：全国医学高等专科教育"十三五"规划教材书目

书　名	主编		
《人体解剖学与组织胚胎学》	刘　扬	乔跃兵	金昌洙
《医用化学》	江　勇	郭梦金	
《生物化学》	梁金环	徐坤山	王晓凌
《生理学》	景文莉	董泽飞	
《病理学与病理生理学》	吴义春	付玉环	
《病原生物学与免疫学》	栾希英	马春玲	
《药理学》	王　卉	王垣芳	张　庆
《护理学导论》	张连辉	徐志钦	
《基础护理学》	田芬霞	高　玲	
《健康评估》	孙国庆	刘士生	宋长平
《内科护理学》	余红梅	吕云玲	
《外科护理学》	李远珍	吕广梅	李佳敏
《妇产科护理学》	王巧英	冯　蓉	张　露
《儿科护理学》	董荣芹	陈　梅	
《急救与灾难护理学》	储媛媛	许　敏	
《眼耳鼻喉口腔科护理学》	唐丽玲		
《中医护理学》	温茂兴	康凤河	
《社区护理学》	闫冬菊	杨　明	马连娣
《老年护理学》	刘　珊	王秀清	
《精神科护理学》	雷　慧	孙亚丽	
《康复护理学》	姜贵云	李文忠	
《护理心理学》	汪启荣	乔　瑜	
《护理礼仪与人际沟通》	季　诚		
《预防医学》	王祥荣		
《护理管理学》	唐园媛		
《医学统计学》	郭秀花		
《就业指导》	袁金勇	周文一	

全国医学高等专科教育"十三五"规划教材
编审委员会

《预防医学》编写人员

主　编　王祥荣

副主编　毛淑芳　杨秋霞　李春玉　刘　鹏

编　者（以姓氏笔画为序）

王祥荣（江苏省南通卫生高等职业技术学校）

毛淑芳（承德医学院）

刘　鹏（铁岭卫生职业学院）

刘爱红（铁岭卫生职业学院）

张　璇（铁岭卫生职业学院）

张亚超（承德医学院）

李春玉（常州卫生高等职业技术学校）

李晓婷（乐山职业技术学院）

杨秋霞（邢台医学高等专科学校）

潘敏侠（江苏省南通卫生高等职业技术学校）

前言

为服务于我国医学高等专科教育护理专业人才培养，进一步推动专业教学改革，积极做好"十三五"期间高等专科教育护理专业教材规划，实现国家关于完善具有中国特色的高等专科教育护理专业卫生教育体系，提升办学层次和教学质量的目标，我们组织多家院校编写了《预防医学》。

《预防医学》是护理专业的专业基础课，是为后续专业课打基础的。本教材根据教材编写指导思想和基本要求，旨在培养具有较高职业素质、适应本专业岗位的护理专业应用型人才。本教材在编写上主要体现以下特点：

第一，编写理念符合护理专业教学改革的需要。教材编写突出护理专业特点，结合执业护士资格考试要求、临床护理技能大赛的开展，坚持以人为本的护理教育理念，积极推进课程设置的适应性改革，切实反映当前临床护理服务向预防、康复、健康教育、社区人群干预等领域的拓展，突出大卫生观念，突出理论联系实际，适当增加新理论、新知识，以反映预防医学的新进展。

第二，编写内容注重实用、够用。根据教学大纲要求，在介绍预防医学基本内容的基础上，结合公共卫生工作的实际需要，分为绪论、环境与健康、调查研究的基本方法、疾病预防与控制四个模块，具体内容包括13章，目的是使学生树立预防为主的观念、群体的观念和比较的观念；掌握预防医学的基本理论、方法和技能；理论联系实际，在护理实践中开展相应的工作。理论内容增加了临床预防服务的实施、伤害的预防与控制和突发公共卫生事件应急处理；实践内容增加了流行病学调查、突发公共卫生事件调查有关内容。

第三，编写注重学生独立思考问题、解决问题的能力培养。本教材主要供护理专业的高职高专学生使用，也可供医学相关专业及基层从事卫生保健工作的医务人员参考使用。教材编写时注意条理清楚、层次分明；简明扼要、重点突出；深入浅出、通俗易懂；能力检测、便于自学。在每一章节前设有案例导入，引出问题，培养学生独立思考问题、解决问题的能力。

由于编者水平有限，教材中难免存在疏漏与错误，恳请广大师生在使用过程中提出批评指正，以便再版时加以更正。

王祥荣

2017 年 11 月

目录

第一章

绪 论

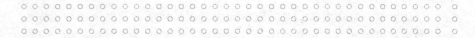

【学习目标】

1.掌握预防医学的概念及其在现代医学中的地位；现代健康观及医学模式的转变；循证医学的概念及其在预防决策中的运用；三级预防原则；我国卫生工作方针。

2.熟悉预防医学的性质、内容和特点。

3.了解预防医学的发展简史；护理与预防医学的关系。

案例导入

案例回放：

2002年11月非典型肺炎肆虐我国，广东佛山发现首例非典型肺炎；2003年5月，北京和香港的疫情最为严重；2003年夏季，染病人数日减，病情得以完全控制；2003年11月，广州再次出现零星病例；2004年3月，北京再次发现非典型肺炎疑似病例，但没有再次演变成疫潮。世界卫生组织报告：2002年11月至2003年8月非典型肺炎流行期间，中国大陆、香港、澳门、台湾非典型肺炎发病7748例，死亡829例，病死率为10.7%。非典型肺炎的流行给人民群众的生命带来了巨大威胁，疫情得到有效控制，得益于党和政府的正确领导和采取的一系列果断措施。

思考问题：

1.非典型肺炎流行留给我们什么启示？

2.如何避免类似事件的发生？

第一节 预防医学概述

一、预防医学的概念、研究对象与任务

（一）预防医学的概念

预防医学（preventive medicine）是医学的重要组成部分，以人群为重点研究对象，应用环境医学、生物医学、社会医学、行为科学、健康促进、卫生管理、卫生统计学和流行病学的原理和方法，采用宏观与微观相结合的技术手段，分析与研究不同环境因素对人群健康

的影响以及疾病发生、发展和流行的规律，探讨改善和利用环境因素、改变不良生活方式、减少危险因素、合理利用卫生资源的策略和措施，以达到预防疾病、促进健康、延长寿命、提高生命质量为目的的一门综合性应用医学学科。

医学教育中，预防医学是贯彻"预防为主"的卫生工作方针，实现"健康为人人，人人为健康"的一门重要课程，是培养能够运用预防医学基本理论、基本知识和基本技能，按照人的基本需求和生命发展不同阶段的健康需要，向个体、家庭、社区提供预防保健服务和进行健康教育的一门必修课。

预防医学、临床医学、基础医学和康复医学构成现代医学的四大支柱。预防医学是现代医学的重要组成部分，与其他医学互相渗透、互相促进、互相影响，共同推动现代医学向前发展。21世纪随着科技的飞速发展、社会的全面进步以及医学模式的转变，人们对健康新的认识水平及社会对医疗保健需求日益提高，现代医学已经从以疾病为中心发展到以健康为中心，从以治病为目的发展到以保护和促进健康为目的，从以患者为服务对象发展到以人群为服务对象，从被动接受治疗发展到主动提高自我保健意识。

预防医学与临床医学的区别与联系：预防医学与临床医学的发展经历了从融于一体到分工明确，再到整合发展的过程。预防医学是一门以疾病的人群预防为主的科学，重点针对群体；临床医学是一门以研究疾病的诊断和治疗为主的科学，重点针对个体。预防医学和临床医学从不同角度有着共同的学科目的。预防医学强调的是大卫生观，以人群为研究对象，工作重点是健康和无症状人群，研究的重点是环境与人群健康的关系。

预防医学与公共卫生的区别与联系：预防医学是公共卫生措施的理论和实践基础；公共卫生是用来促进公众健康的措施。没有预防医学的理论指导，公共卫生则成为无源之水；没有公共卫生实践，预防医学则成为空中楼阁。公共卫生的工作范围包括：通过有组织的社会活动来净化环境，控制传染病，进行健康教育，组织医护人员对疾病进行早期诊断和治疗，发展社会体制以保证每个人都享有足以维持健康的生活水平，促进身心健康。它研究的范围非常广泛，包括流行病学、环境、职业、营养、自杀、伤害等方面。

（二）预防医学的研究对象

预防医学以人群为主要研究对象，研究人群健康、疾病与自然环境、社会环境之间的关系。它着眼于人群的健康，从维护群体健康出发，研究环境中各种有害健康的因素，制定预防和控制对策。鉴于人类具有自然和社会双重属性，影响人类健康和疾病的因素既有自然因素，也有心理的、社会的因素。群体的预防必须建立在个体预防的基础上，因而预防医学同样重视个体的预防，但只有做好群体预防才能保证个体的健康。

（三）预防医学的任务

预防医学的主要任务是阐明健康的新观念，确立整体论的健康观以及充分认识健康对人的重要性。阐述人与环境的平衡观、健康和疾病的连续观，认识自然环境、社会环境因素对健康和疾病的影响，认识健康和疾病的相对关系，认识健康与疾病的动态连续过程。叙述环境、食品、劳动卫生、学校卫生与健康，社会环境与健康的关系，认识公共卫生措施对提高环境质量和生活质量的重要性。叙述人群健康调查的流行病方法和统计方法，为开展人群健康状况的调查研究做准备。阐述三级预防原则，对传染病、心脑血管疾病、恶性肿瘤、糖尿病、慢性阻塞性肺疾病、地方病、营养有关疾病、心身疾病、医源性疾病、性传播疾病和突发公共卫生事件的预防与控制措施，提供疾病预防与控制的基本知识和技能以开展预防性服务工作。

二、预防医学的研究内容与特点

（一）预防医学的研究内容

1. 环境与健康

环境与健康主要研究自然环境、社会环境对健康的影响及其作用规律，以及人与环境的整体观、平衡观，为如何采取公共卫生、社会卫生措施，进行卫生保健、预防疾病、增进健康等提供理论依据。

2. 人群疾病和健康的研究方法

主要研究人群中疾病和健康的状况，需借助卫生统计学、流行病学等学科的原理和方法，分析人群健康和疾病的现状、分布及影响因素，获得对健康与疾病本质的认识；阐明环境与健康的关系、社区居民的健康水平、疾病发生的原因，为制定卫生政策、采取控制疾病的措施提供依据。

3. 疾病预防的策略与措施

主要阐述"人人享有卫生保健"和"初级卫生保健"概念、目标和任务，树立预防为主的"大卫生"观念，掌握卫生保健的方法和技能，适应时代发展的需求。

4. 常见疾病的预防与控制

主要对人群健康威胁较大、引起重大公共卫生问题的疾病，如传染病、心脑血管疾病、恶性肿瘤、糖尿病、慢性阻塞性肺疾病等常见病、多发病，研究其发生、发展规律，提出防制原则、措施和预防保健方法，为搞好三级预防提供依据。

5. 临床预防服务的实施

主要包括临床预防服务的概念、内容、实施原则和措施。

6. 伤害的预防与控制

主要包括伤害的概念、分类、流行特征，伤害的预防策略与措施，常见伤害的预防与控制。

7. 突发公共卫生事件的应急处理

主要包括突发公共卫生事件的概念、特征、分类、分级和应急处理的方针、原则、预防、控制措施，探讨如何控制此类事件的发生、发展。

（二）预防医学的特点

预防医学的主要特点有：研究对象包括个体及确定的群体，主要着眼于健康和无症状者；突出预防为主的观念，着眼环境，面向群体，提倡标本兼顾的三级预防措施；研究重点为人群健康与环境的关系；重视与临床医学结合，将预防整合于治疗中；采用的预防对策具有较临床医学更大的人群健康效益；研究方法上注重微观和宏观相结合。预防医学的特点决定了预防医学较其他医学具有如下优势：价值导向的超前性；服务对象和研究对象的整体性；研究方法的独特性；工作范围的全球性和广泛性；工作效率的紧迫性和时效性；工作过程的长期性和艰巨性；工作效果评价的滞后性和效益影响的深远性。

三、医学模式和健康观的转变

（一）医学模式

模式（model）是指在某一领域中科学地指导人们获取知识和解决问题的概念、假设和法则。医学模式（medical model）是指一定时期内人们对疾病与健康总体特征及其本质的认识，是对人类健康观、疾病观和死亡观的总体概括。医学模式的核心是医学观，是医学科学发展和医学实践经验的历史总结。医学模式具有以下特点：①社会性，即与社会的发展息息相关；②普遍性，即任何人都受其影响（健康观、疾病观等）；③广泛性，即影响无所不在；④渐进性，表现为动态地发展，与社会、经济、文化、政治、科学等的发展密切相关；⑤稳定性：稳定与发展并存。

在医学的发展进程中，大体经历了五种医学模式。

1. 神灵主义医学模式

神灵主义医学模式（spiritualism medial model）起源于原始社会。由于当时的生产力水平非常低下，人们相信"万物有灵"，将疾病看作是神灵的惩罚或恶魔作祟所致。人们治疗疾病的手段，或者祈祷神灵的保佑或宽恕，或者采取驱鬼或避邪的方式免除疾病。现代社会在一些偏远地区或某些文化中还可见到这种模式的遗迹。

2. 自然哲学医学模式

自然哲学医学模式（nature philosophical medical model）起源于公元前 3000 年左右。随着生产力的发展，人们开始认识到人体的物质基础和疾病的客观属性。这一模式的哲学观以朴素的唯物论、整体观和心身一元论为基础。以中国古代中医提出的"天人合一"的思想及古希腊希波克拉底等人提出的"体液学说"等为代表。

3. 机械论医学模式

机械论医学模式（mechanistic medical model）起源于 16 世纪后。随着社会的发展尤其是工业的发展，人们在生产中大量使用机器，因此用机械运动解释生命，把疾病比作机械故障，把治疗疾病比拟为维修机器。该模式突破了思辨哲学和宗教神学的影响，把实验方法引进医学领域，使医学逐渐成为一门实验科学；促进了生物医学学科和外科学的发展。该模式对西方医学的影响比较大，对东方医学的影响较小。

4. 生物医学模式

生物医学模式（biomedical model）起源于 19 世纪下半叶。人们从纯生物学角度来理解宿主、环境和病因三者之间的动态平衡关系，据此研究传染病、寄生虫病和营养性疾病，形成疾病流行的生物医学模式。在生物医学模式指导下，人们通过采用以群体为对象的免疫接种、抗菌药物、隔离消毒、改善环境等公共卫生措施，使传染病、寄生虫病和营养性疾病得到有效控制，医学历史上称之为第一次卫生革命。

5. 生物-心理-社会医学模式

生物-心理-社会医学模式（bio-psycho-social medical model）起源于 20 世纪以后。传染病得到基本控制，慢性非传染性疾病，如高血压、糖尿病、心脑血管疾病、恶性肿瘤等逐步成为人类主要死因，人类疾病预防的重点从控制传染病逐步转向慢性非传染病的防制，应用原来的手段仅从生物学观点去观察、防制已不能解决问题，必须从生物、心理、社会医学的观点，才能解决健康和疾病的认识问题，因而提出了医学模式应从单纯的生物医学模式向生物-心理-社会医学模式转变的观点，医学历史上称之为第二次卫生革命。

（二）健康观及其影响健康因素

人们对"健康"的认识随着医学的发展而逐步深化。最早的认识是"无病就是健康"。1948年世界卫生组织（WHO）成立时指出："健康是身体、精神和社会适应上的完美状态，而不仅是没有疾病或是身体不虚弱"。之后，WHO 又提出了健康的十条标准：①精力充沛，能从容不迫地应付日常生活和工作；②处事乐观，态度积极，乐于承担责任，事无巨细不挑剔；③善于休息，睡眠良好，精神饱满，情绪稳定；④适应环境，应变能力强；⑤对一般感冒和传染病有一定抵抗力；⑥体重适当，体态匀称；⑦眼睛明亮，不发炎，反应敏捷；⑧牙齿清洁，无缺损，无疼痛，牙龈颜色正常，无出血；⑨头发有光泽，无头屑；⑩骨骼健康，肌肉、皮肤有弹性，走路轻松。

20 世纪 70 年代，WHO 顺应时代的进步，给健康下了一个新的定义："健康不仅是身体没有残疾，还要有完整的生理、心理状态和社会适应力。具体地说，健康包括躯体、器官等生理方面的正常发育，也包括认识、情感、意志与人格特征以及社会适应等心理方面的正常发展。躯体健康和心理健康统一起来，才是完整的健康"。

1990 年，WHO 深化了健康的概念，认为健康应包括躯体健康、心理健康、社会适应良好和道德健康，要求人们应从这四个方面来综合评判一个人的健康。由此可以看出，健康不仅要求躯体结构完好和功能正常，还要求人的心理、参与社会时处于完好状态，每个人不仅要对自己的健康负责，还要对他人、对社会负责。由社会、精神因素引起疾病的例子很多，如人在情绪激动时可以引起血压升高、心脏病发作；较大的精神打击可以使人的眼睛突然失明；情绪郁闷可以引起胃部不适等。这些现象都说明人的身体状况是受社会、精神因素的影响的。1999 年，WHO 又提出了人体健康的新标准，即肌体健康的"五快"和精神健康的"三良好"。肌体健康的"五快"指：吃得快、便得快、睡得快、说得快、走得快。精神健康的"三良好"指：良好的个性人格、良好的处事能力、良好的人际关系。

随着社会的发展，亚健康人群越来越多，亚健康状态已成为国际上医学研究的热点之一。所谓亚健康状态是介于健康与疾病之间的一种生理功能低下的状况，也称第三状态或灰色状态，是指机体虽没有明确的疾病，却表现为生理功能不同程度减退的一种生理状态。

健康是一种动态的连续"状态"，即健康和疾病之间是一个无界限的连续状态，"健康人"可以存在健康问题，或处于所谓亚健康的状态，不一定是没有疾病的；有些人即使没有疾病又没有病痛，也可能是患者。健康受到以下因素的影响：①环境因素，包括生物、物理、化学、社会等因素；②行为生活方式因素，包括营养、风俗习惯、吸烟、酗酒、交通工具、体质锻炼、精神紧张等；③医疗卫生服务因素，包括医疗卫生设施、医疗卫生制度及其利用等；④生物遗传因素，包括先天性缺陷或伤残等。环境因素起最主要的作用，其次是行为生活方式因素。

第二节　循证医学的概念及其在预防决策中的运用

一、循证医学的概念

循证医学（evidence based medicine，EBM）的本意为"遵循证据的医学"，其核心是医疗决策的制定应基于当前最佳的科学研究成果。20 世纪 70 年代，英国流行病学家、内科医生 Archie Cochrane 对循证医学的首次定义："慎重、准确和明智地应用所能获得的最好研究证据来确定患者的治疗措施"。根据这一定义，循证医学要求临床医师认真、明确和合理应用现有最好的证据来决定具体患者的医疗处理，作出准确的诊断，选择最佳的治疗方法，争取最好的效果和预后。20 世纪 90 年代，国际著名的临床流行病学家 David Sackett 教授对循证医学的修正定义："慎重、准确和明智地应用目前可获取的最佳研究证据，同时结合临床医师个人的专业技能和长期临床经验，考虑患者的价值观和意愿，完美地将三者结合在一起，制定出具体的治疗方案"。显然，现代循证医学要求临床医师既要努力寻找和获取最佳的研究证据，又要结合个人的专业知识包括疾病发生和演变的病理生理学理论以及个人的临床工作经验，结合他人（包括专家）的意见和研究结果；既要遵循医疗实践的规律和需要，又要根据"患者至上"的原则，尊重患者的个人意愿和实际可能性，而后再作出诊断和治疗上的决策。循证医学的核心思想是在医疗决策中将临床证据、个人经验与患者的实际状况和意愿三者相结合。

二、循证医学实践的目的和意义

循证医学实践的目的主要有：①弄清疾病发病的危险因素，为疾病的防治提供依据；②提供可靠的诊断依据；③帮助医生为患者选择当前最科学合理的治疗措施；④分析和应用促进患者康复的有利因素，改善患者预后和提高生存质量；⑤提供可用于卫生管理的最佳研究证据，促进管理决策科学化。

循证医学实践的意义主要有：①有利于我国卫生决策的科学化；②提高医药行业的市场竞争力；③提高医疗服务的水平和质量；④有利于普及医学知识；⑤促进医生自律维权。

三、循证医学在预防决策中的运用

2004 年，美国疾病预防控制中心（CDC）开始促进公共卫生循证医学方法在疾病预防和干预中的应用。通过循证医学方法来评价公共卫生项目在人群干预过程中的有效性，即不同健康问题、可改变的危险因素与干预措施的相互关系，以及控制危险因素可能减少的健康负担。公共卫生循证决策任务主要有：①完善评价健康负担的方法，找出归因危险数据之间存在的差距；②当循证据应用于不同人群时，需要评估具体的干预措施外推到一般人群时的有效性及关注特殊人群（如不同年龄、种族、性别、难民身份、社会经济地位或是残疾等）的研究；③探索多种干预措施对一种健康问题产生影响的研究方法和一种干预措施对多种疾病产生影响的研究方法；④采用成本-效果、成本-效用和成本-效益等方法来评价这些干预措施，用以指导决策者制定各个层面的公共卫生政策；⑤公共卫生循证决策研究还需要评价大量干预措施所取得的成果，如已经证明有效的干预措施，是否应该扩大其干预措施的范围等；开发新的信息系统来监测那些有效的干预措施和未经证实或无效的干预措施，以评价干预措施的执行情况和是否值得推广。

第三节　我国预防医学的成就

新中国成立之初，面对经济发展水平低下，卫生资源短缺，传染病、地方病危害严重的现实，中国政府确定了"面向工农兵、预防为主、团结中西医、卫生工作与群众运动相结合"的卫生工作方针，在广大农村，建立了被誉为中国农村初级卫生保健"三大支柱"的县、乡、村三级医疗卫生服务网络、农村卫生队伍和合作医疗制度，用较少的卫生投入，满足了大多数农村居民的基本卫生需求，显著改善了农村居民的健康状况。据 1981 年统计，农村婴儿死亡率由新中国成立前的 200.0‰降至 25.4‰，城市婴儿死亡率由新中国成立前的 120.0‰降至 16.5‰，平均期望寿命由新中国成立前的 35 岁提高到 67.9 岁。这种低成本、广覆盖、充分体现卫生服务公平性和可及性的独特模式为国际社会所公认。

改革开放以来，随着经济的迅猛发展，人们对卫生服务提出了更高的要求。为保证农村卫生和预防保健两个战略重点得到加强，1990 年 3 月 15 日，卫生部牵头下发了《我国农村实现"2000 年人人享有卫生保健"的规划目标》的通知，把初级卫生保健纳入经济社会发展规划。在各级政府、组织领导下，在各部门的共同努力下，在全社会的积极参与下，到 2000 年，绝大部分农业县达到或基本达到了规划目标的要求。

1997 年 1 月 15 日，中共中央、国务院下达《关于卫生改革与发展的决定》，确立了新时期的卫生工作方针："以农村为重点，预防为主，中西医并重，依靠科技与教育，动员全社会参与，为人民健康服务，为社会主义现代化建设服务"。为不断提高农村初级卫生保健水平。2002 年 4 月 29 日，卫生部、国家计委、财政部、农业部、国家环保总局、全国爱卫会、国家中医药局联合颁布了《中国农村初级卫生保健发展纲要（2001—2010 年）》，纲要提出了到 2010 年的目标：孕产妇死亡率、婴儿死亡率以 2000 年为基数分别下降 1/4 和 1/5，平均期望寿命在 2000 年基础上增加 1 至 2 岁。2002 年 10 月 29 日，中共中央、国务院下发了《关于进一步加强农村卫生工作的决定》，强调要坚持以农村为重点的卫生工作方针，全面落实初级卫生保健发展纲要，满足农民不同层次的医疗卫生需求，从整体上提高农民的健康水平和生活质量。全国各地按照国家的总体部署，深化农村卫生改革，积极推动农村初级卫生保健。2006 年《中国农村初级卫生保健发展纲要》中期评估结果显示，全国半数以上的参评县达到评估标准。

2007 年 10 月，党的十七大提出了"人人享有基本医疗卫生服务"的卫生保健事业发展目标。2009 年 4 月，《中共中央国务院关于深化医药卫生体制改革的意见》和国务院关于《医药卫生体制改革近期重点实施方案（2009—2011 年）》公布，提出了新医改要把基本医疗卫生制度作为公共产品向全民提供，要促进基本公共卫生服务均等化，构筑公共卫生防线，逐步向城乡居民统一提供疾病预防控制、妇幼保健、健康教育等基本公共卫生服务，缩小城乡居民基本公共卫生服务差距，使广大居民不得病、少得病、晚得病。

"十一五"期间，我国突发公共卫生事件的应对能力不断增强，建立了突发公共卫生事件和 38 种传染病疫情网络直报体系，全国传染病报告及时率超过 90%，处于世界领先水平。我国城乡居民的健康水平明显提高，孕产妇死亡率从 2005 年的 47.7/10 万下降到 2009 年的 31.9/10 万，人均期望寿命达到 73 岁，总体处于发展中国家前列。

"十二五"期间，我国深化医药卫生体制改革加快实施，卫生与健康事业获得长足发展，人民健康水平持续提高。2015 年人均预期寿命达到 76.34 岁，比 2010 年提高 1.51 岁，婴儿死亡率由 13.1‰ 下降到 8.1‰，5 岁以下儿童死亡率由 16.4‰ 下降到 10.7‰，孕产妇死亡率由 30/10 万下降到 20.1/10 万，居民主要健康指标总体上优于中高收入国家平均水平，人口年均自然增长率为 4.97‰。我国居民健康水平总体上处于中高收入国家水平。城乡居民健康差异进一步缩小，医疗卫生服务可及性、服务质量、服务效率和群众满意度显著提高，为全面建成小康社会，实现"人人享有基本医疗卫生服务"目标打下了坚实的基础。

"十三五"期间，我国把健康中国提升为国家战略，随着全国卫生与健康大会的召开、《"健康中国 2030"规划纲要》的实施、一系列卫生健康领域新政策新举措的公布，中国卫生健康事业续写崭新篇章，健康中国的美好蓝图正在徐徐展开，进一步深化医药卫生体制改革的冲锋号已经吹响。国家卫计委联合九部委发布《关于加强健康促进与教育的指导意见》，明确以治病为中心向以健康为中心转变，基于大健康理念注重预防为主、关口前移、关注生命全周期、健康全过程，实施医药卫生、体育健身、环境保护、食品药品安全、心理干预等综合治理。

第四节　三级预防策略

一、疾病自然史与预防的机会窗

疾病自然史（natural history）是指不给任何治疗或干预措施的情况下，疾病从发生、发展到结局的整个过程。不同疾病的自然史差异很大，了解疾病的自然病史，对早期诊断和预防，判断治疗效果等都有重要意义。疾病的自然史有五个时期：健康期、病理发生期、临床前期、临床期、结局（如治愈、好转、恶化、死亡等）。不同的疾病其自然史是不同的，有的疾病自然史较短，如急性细菌感染性疾病，一般进展较快，若不给予积极有效的治疗，则往往造成不良后果，可发生严重并发症甚至死亡；而某些疾病的自然史则较长，如动脉粥样硬化所致冠状动脉粥样硬化性心脏病。研究疾病的自然史对研究与评价预后有着重要的意义。预防的机会窗（opportunity window for prevention）是指危险因素作用于机体到疾病临床症状的出现，有一个过程，从而为预防疾病所留出的时间。

二、三级预防策略

三级预防（preventions at three levels）是以全民为对象，以健康为目的，以预防疾病为中心的预防保健原则，将预防工作贯穿于疾病发生前后的全过程，融预防、保健和治疗为一体。

1. 第一级预防

第一级预防（primary prevention）又称病因预防，即在发病前期，针对致病因素所采取的根本性预防措施。第一级预防重点针对病原、致病因素、致病条件明确的疾病，例如地方病、传染病、职业病等，采取预防接种、就业前体检等。第一级预防投入少、效率高，是最积极的社会预防措施。

2. 第二级预防

第二级预防（secondary prevention）又称临床前期预防，是指疾病尚处于临床前期，做好早期发现、早期诊断、早期治疗的"三早"预防措施。早期发现的办法有普查、筛检、定期健康检查、高危人群重点项目检查等。例如对各种癌前病变的发现和治疗愈早，预后愈好。早期发现和早期诊断有助于患者得到早期隔离、早期治疗，从而防止和减少对周围人群感染的可能性。

3. 第三级预防

第三级预防（tertiaryazprevention）又称临床预防，是针对发病期和康复期采取各种有效措施，预防病情恶化、防止并发症和伤残，促进康复，恢复劳动能力和生活能力。第三级预防重点针对病原、致病因素、致病条件尚不完全明确的疾病，如大多数恶性肿瘤、心脑血管疾病等患者，采取适时有效的处置，可防止病情进一步恶化，预防并发症的发生；对已丧失劳动能力者通过康复医疗措施，促使功能恢复，防止伤残，延长寿命。

第五节　学习预防医学的目的、要求和方法

一、学习预防医学的目的

（一）适应医学模式转变的需要

随着医学模式的转变，医护人员的工作目的不仅仅停留在解除患者生理上、躯体上的病痛，而且还要抚慰患者的心理和精神上的创伤；服务对象已不局限于患者，还应包括大多数健康人和亚健康人；传染性疾病、慢性非传染性疾病和伤害的预防与控制，需要通过开展健康教育、健康干预等预防保健服务，指导人们掌握预防疾病、促进健康的基本知识，养成健

康、科学的行为生活方式与习惯。

(二) 贯彻我国新时期卫生工作方针和实现卫生战略目标的需要

"预防为主"历来是我国卫生工作方针的核心内容。新中国成立以来,通过几代人的努力,用十分有限的经费,较好地解决了全国城乡人口的预防保健问题。实践证明,"预防为主"方针符合成本效益原则,行之有效。目前,传染病依然是防病的重点,慢性非传染性疾病和伤害的防治工作亟待加强,卫生工作的重点要进一步转移到预防和保健上来。新时期的卫生工作方针进一步强调了预防为主的观念,强调把卫生工作的重点放在农村和社区,强调卫生工作要依靠科技和教育,强调中西医并重、动员全社会参与,这是卫生保健事业发展的需要。预防医学课程自始至终贯彻着"预防为主"的思想,内容符合新时期卫生工作方针的精神,完全适应现阶段预防保健工作形势发展的需要。

(三) 培养高素质、复合型卫生人才的需要

社区卫生服务的蓬勃发展,为医学院校毕业生提供了更多的岗位,同时也提出了更高的要求。社区卫生服务是以保护和促进人的健康为目的、以社区为范围、以需求为导向,集医疗、预防、保健、康复、健康教育、计划生育技术"六位一体"的综合性服务,预防保健是其中的重要内容。通过该课程学习,医学院校学生不仅可以提高个人的政治素养,还可以获得预防保健的基本理论、基本知识和基本技能,为今后从事社区卫生服务工作奠定坚实基础。

二、学习预防医学的要求

预防医学是适应现代医学模式,为满足人的健康需求、社区卫生服务需要而设置的一门课程。学习本课程时,学生要做到如下四点。

(一) 明确"一个中心"

预防医学课程以具有生物、心理、社会等综合属性的社会人为中心,这里的人包括健康人、亚健康人和患者。该课程围绕这一中心,以健康为主线,系统介绍了预防保健的基本知识与技能。通过学习,能够按照人的基本需求和生命发展的不同阶段的健康需要,向个人、家庭和社区提供卫生保健服务。

(二) 实现"两个转变"

预防医学基于现代医学模式,强调对健康新概念的理解与把握。学习预防医学必须实现医学模式和健康观的转变,即由生物医学模式向生物-心理-社会医学模式转变,转变"无病就是健康"的陈旧观念,树立整体论的健康观。以此引导学习,加深对本学科的理解。

(三) 树立"三种观念"

树立人与环境的平衡观念、健康与疾病的动态连续观念以及社会大卫生观念。人与环境的平衡观念,指人与环境的相互依存关系,人和环境是不可分割、对立统一的整体,环境是人类赖以生存的物质基础。环境既可影响人类的健康,又可为人类所改造利用,保持两者的相对平衡,有利于维护和增进人类健康。健康与疾病的动态连续观念,指健康与疾病之间不存在明显的界线,是一连续、动态的过程。因此,可将消除影响健康的危险因素与增进、维护健康的积极措施以及对疾病的预防、控制有机地联系起来。社会大卫生观念,指卫生工作不仅仅是卫生部门的事情,而是要动员社会各行各业,全民共同参与的健康行动。通过健康教育、社会干预等途径，让人们掌握预防保健的知识与技能，形成专业预防、群众预防、自我预防体系，保护和促进健康。

（四）承担"四种职业角色"

随着人们健康需求的提高，预防保健工作需要高素质的复合型人才。作为新型的卫生工作者，工作中应承担"四种角色"：预防保健的管理者、监督者、服务者和教育者。

三、学习预防医学的方法

预防医学是具有基础性、专业性、探究性、前沿性等鲜明特色的一门综合性应用学科。学习本课程时，学生要做到如下六点。

① 激发对本课程学习的兴趣，积极主动配合教师的教学活动，在课程学习中能够做到动起来、学起来。

② 重视各种能力的培养，如自主学习能力、实践能力、科学精神和协作精神等，将能力的培养贯穿于课程学习的全过程。

③ 适应教学方法的改革应用，如讲授法、讨论法、任务驱动法、项目教学法、案例教学法、角色扮演法等，以便在课程学习中获得更大收益。

④ 灵活运用多种学习方法，如研究性学习、自主性学习、小组合作学习等，做到预习与复习的有机融合，不断提高学习的效果。

⑤ 能够坚持理论联系实际，重视理论课学习的同时，更要重视实习课操作，努力做到学以致用、用以促学、学用相长。

⑥ 注意本课程与基础学科、临床学科的联系。学习中还应充分应用计算机技术，如函数计算器和电脑的运用等。

思考题

一、名词解释

预防医学　医学模式　健康　预防的机会窗

二、填空题

1. _____、_____、_____和_____构成现代医学的四大支柱。

2. 疾病的自然史有五个时期：_____、_____、_____、_____、_____。

3. 1990 年 WHO 认为健康应包括_____、_____、_____和_____。

4. 学习预防医学应树立"三种观念"，即_____、_____、_____。

三、简答题

1. 预防医学的研究内容主要有哪些？

2. 三级预防策略的主要内容有哪些？

（王祥荣）

第二章

环境与健康

【学习目标】
1. 掌握环境、环境污染的概念；环境污染物的来源；环境污染对健康的危害。
2. 熟悉健康的概念及其影响因素、健康测量指标。
3. 了解健康危险因素及其评价。

案例导入

案例回放：

2016年12月16日至21日，我国华北、黄淮等地出现2016年持续时间最长、影响范围最广、污染程度最重的霾天气过程。全国受霾影响面积为268万平方公里，重度霾影响面积为71万平方公里，有108个城市达到重度及以上污染程度，北京和石家庄局地PM2.5峰值浓度分别超过$600\mu g/m^3$和$1100\mu g/m^3$。此次过程为2016年持续时间最长、影响范围最广、污染程度最重的霾天气过程，北京、天津、石家庄等27个城市启动空气重污染红色预警，中小学和幼儿园停课，多个机场出现航班大量延误和取消，多条高速公路封闭，呼吸道疾病患者增多。

思考问题：

1. 造成本次污染事件的原因是什么？
2. 此类污染对健康有何损害？

第一节 人类的环境

环境是人类生存的条件，也是人类发展的根基。人类利用环境资源丰富了自己所需的物质条件，创造了更加舒适、方便的生活和生产环境，同时也带来了环境污染、自然资源匮乏、生态破坏等全球性的环境卫生问题，这些问题对人类的生存与健康造成的威胁与危害正在受到越来越多的关注。

一、环境的概念及其组成

(一) 环境的概念

根据 WHO 的定义，环境（environment）是指在特定时刻由物理、化学、生物及社会各种因素构成的整体状态，这些因素可能对生命机体或人类活动直接或间接地产生现时的或远期的作用。根据组成要素，环境可分为自然环境和社会环境两大类。

1. 自然环境

自然环境（natural environment）是指人类出现之前就已客观存在的各种自然因素的总和，它由各种物质因素所组成。例如，空气、水、土壤、阳光、植物、动物、微生物等。自然环境又分为原生环境和次生环境。

（1）原生环境（primitive environment）　是指天然形成的、未被人为活动影响的自然环境。原生环境中许多因素对机体健康是有利的，如清洁并含有正常化学组成的空气、水、土壤，适宜的阳光照射和微小气候等。而原生环境中某种元素含量异常，也会对当地居民身体健康产生不良影响，如某地区氟含量过高就会导致氟中毒，引起生物地球化学性疾病。

（2）次生环境（secondary environment）　是指由于人类生产、生活以及社会交往等活动，使天然形成的环境条件发生了改变的自然环境，如生活环境与生产环境。与原生环境相比，次生环境中的物质交换、迁移和转化、能量信息的传递等都发生了重大变化，这种变化对人类可产生有利或有害的影响。人类活动如能维持环境中物质和能量的平衡，就会对健康带来良好影响，否则就会使次生环境恶化，给人类健康带来危害。

2. 社会环境

社会环境（societal environment）是指人类在生产、生活和社会交往等活动过程中建立起来的上层建筑体系，由各种非物质因素组成，包括生产关系、阶级关系、人际关系、经济状况、社会保障、文化教育、科学技术、法律体系、婚姻家庭、医疗保健、人口等各个方面。社会环境不仅可直接影响人们健康水平，还可以通过影响自然环境和人的心理状态，间接影响人体健康。

(二) 构成环境的要素

1. 生物因素

环境中的动物、植物与微生物等构成自然环境的生物因素（biological factor）。与人类健康尤为重要的生物因素主要有微生物、寄生虫、支原体等。生物之间通过食物链进行能量传递与物质转移，保证生态系统完整性和生态平衡。生物因素是人类疾病发病的主要原因之一，如病原微生物可引起疾病，毒蛇咬伤引起中毒甚至死亡，食物链中存在一些致癌、致畸的生物因子等。近年来，艾滋病、疯牛病、传染性非典型肺炎、禽流感、埃博拉病毒感染与西尼罗病毒感染、大肠埃希菌 O_{157} 感染以及猴痘等一些新发传染病在世界上不断出现，提醒人们生物因素在致病过程中的重要性。

2. 化学因素

环境中的化学因素（chemical factor）包括天然或人工合成的有机和无机化学物、动植物及微生物体内的化学组分等。化学物质被广泛应用于人类生活、生产中，大部分化学元素在正常接触和使用情况下对机体无害，但过量或低剂量长期接触时会产生有害作用。

3. 物理因素

人们接触到的物理因素（physical factor）包括自然环境中的气温、气湿、气流、气压等气象条件，阳光中的电磁辐射及天然放射性元素产生的电离辐射；生活和生产环境中使用机械与交通运输工具产生的噪声、振动，使用无线电通信设备产生的电磁辐射等。其中一些因素一般对人体无害，有些还是人体生理活动必需的外界条件，但超过一定强度和（或）接触时间过长时，就会对机体产生危害。如机器的高速运转和交通运输产生的高分贝噪声和振动；应用高频电磁场时周围环境中的高频电磁辐射等。

4. 社会-心理因素

人类的健康和疾病是一种社会现象，受到社会因素的制约。社会因素对人类健康的影响不是孤立的，往往通过影响人们的生活、生产环境而影响人们的心理状态，从而导致疾病，因此又称为社会-心理因素（socio-psychological factor）。社会-心理因素与自然环境因素一样对人类健康的作用具有双重性，良好的社会环境，如政治稳定、经济条件优越、融洽的人际关系等可使人精神愉快、身心健康；反之则可使人精神紧张，甚至诱发某些疾病。随着人们健康观念和医学模式的转变，社会-心理因素对人类健康的影响越来越受到人们关注。

二、人类与环境的关系

人体与环境的关系，是生物发展史上长期形成的一种既相互对立、相互制约又相互依存、相互转化的辩证统一关系。人类既是环境的产物，从某种意义上来说，也是环境的塑造者，人类的活动不可能无止境地向环境索取，也不可能永远不加限制地向环境排放废弃物。生命对环境既相互适应又相互矛盾。

（一）人与环境在物质上的统一性

人类生存环境中的各种物质都由化学元素组成，人体通过新陈代谢与外界环境不断进行物质交换与能量流动，这使得机体的结构组分与环境的物质组成不断保持动态平衡，形成了生物与环境之间相互依存、相互联系的复杂统一的整体。在漫长的历史进程中，人与环境之间形成了在物质上的统一性。有人研究了人体血液中 60 多种元素与海水、地壳岩石中这些元素含量之间的关系，发现两者之间存在明显的相关性，表明机体与环境之间存在物质上的统一性。

（二）人类对环境的适应性

在人类长期进化的过程中，各种环境条件是经常变动的，人体对环境的变化形成一定的调节功能以适应环境的变动，如人体的气候适应、热适应、光适应等，都是身体对外界环境适应的最好例证。机体的适应性是人类在长期发展进程中与环境相互作用所形成的遗传特征，例如机体受到外源性物质影响后，其正常功能会出现一些适应性变化，如解毒排泄功能，以清除进入体内的有毒物质，免疫功能以防御有害微生物侵入体内造成的危害，血-脑屏障、血-睾屏障、胎盘屏障、皮肤黏膜的机械屏障等具有防止有害物质进入体内的功能。

（三）人与环境之间动态平衡

人与环境之间不断进行物质、能量、信息的交换，保持着动态平衡。人体从环境中摄取空气、水和食物，在机体内经过消化、分解、吸收和同化等代谢过程，组成机体细胞和组织的各种成分，提供身体所需能量，维持着生命活动；同时机体又将体内的代谢废物通过多种途径排入环境，作为其他生物的营养物质，通过食物链再被人体摄取。环境和人体之间的物质与能量的交换以及环境中各种因素对人体的作用，保持着相对稳定，即环境与人体生态平衡。但这种平衡是一种动态平衡，这种平衡的实现是保持人和环境健康关系的基本条件。

（四）环境因素对健康影响的双重性

大量研究发现，环境因素对机体健康的影响具有有利和有害两方面的特性。如紫外线具有杀菌、抗佝偻病、增强机体免疫力等作用，但过量紫外线照射则具有致红斑作用、致癌效应，并可增加人群白内障的发生率。也有研究发现，即使传统意义上有毒的物质，在极低剂量下也会表现出对机体的有益效应，即某些物质在低剂量时对生物系统具有刺激作用，在高剂量时具有抑制作用。

知识拓展

环境与健康关系的特征

1. 双重性

如自然环境因素中的气温过高可导致中暑，过低则会冻伤。生物转化作用，如一些能增强多环芳烃亲水性的取代基能使致癌母烃降低或失去致癌性，但也有经代谢转化为毒性更大的毒物，如农药对硫磷（1605）经代谢转化为毒性更高的对氧磷；水体中的无机汞经生物转化成毒性更大的甲基汞。

2. 多样性

有相加作用，如高温和一氧化碳、丙烯腈和乙腈等，因其化学结构相近、性质相似、靶器官相同、毒作用机制类同，故生物学效应为相加作用；增毒作用，如飘尘催化二氧化硫形成亚硫酸；拮抗作用，如卤代苯类化合物能明显地诱导某些有机磷化合物（如马拉硫磷）的代谢，使其毒性减低。

3. 选择性

某些环境化学物有相对固定的靶器官，如甲基汞作用于神经系统、胎盘，苯作用于造血系统，铅作用于骨骼系统，石棉作用于肺，联苯胺作用于膀胱，氯乙烯作用于肝等。

4. 剂量-反应关系

当环境因素的危害强度或剂量不大时，一般只引起机体的生理反应，使机体处于代偿状态，不显示出临床症状。随着强度或剂量增大，超越了机体适应范围时，机体处于失代偿状态，则出现疾病甚至死亡。应该重视机体由代偿状态向失代偿状态的过渡阶段，这时某些亚临床变化尚处于可逆状态，及时采取相应措施可以完全恢复健康。

5. 个体感受性

毒物对人体的毒作用有很大的个体差异，接触同一剂量的毒物，不同个体所出现的反应可相差很大。造成这种差异的个体因素很多，有年龄、性别、健康状况、生理变动期、营养、内分泌功能、免疫状态及个体遗传特征等。

三、环境污染及其对健康的影响

（一）环境污染的概念

由于人为或自然的原因，使环境中污染物的量超出了环境的自净能力，造成环境质量下降和恶化，直接或间接或潜在地影响健康，称为环境污染（environment pollution）。严重的环境污染叫做公害（public nuisance），由环境严重污染引起的地区性疾病称公害病（public nuisance disease）。公害病具有明显的地区性、共同的病因、相同的症状和体征，公害病的确认须要得到法律、医学和有关政府部门认可，一旦确定，有关部门应对受害者进行必要的赔偿。

（二）环境污染物

进入环境并能引起环境污染或环境破坏的物质称为环境污染物（environmental pollutant）。

1. 环境污染物的种类

环境污染物按性质可分为化学性、物理性和生物性三类，以化学性污染物最为常见。化学性污染物的种类很多，可分为无机污染物和有机污染物两类。随着工农业生产的发展，人类在环境中接触到的化学物质越来越多。常见的化学性污染物有重金属元素（如铅、镉、汞等），有害气体（如 SO_2、NO_x、CO、Cl_2 等），有机化合物（如有机氯农药、有机磷农药和高分子化合物等）。物理性污染物，如噪声、震动、电离辐射、非电离辐射以及热污染等。生物性污染物，如各种病原微生物和寄生虫等。

2. 环境污染物的来源

环境污染物可来源于火山爆发、洪涝灾害、地震、沙尘暴等自然灾害，也可来源于人类的生产、生活活动。人类活动排放的污染物是引起环境质量恶化的重要因素，主要包括以下几个方面（图 2-1）。

（1）生产性污染　工业生产过程中会排放大量的工业"三废"（废气、废水、废渣），如未经处理或处理不当就排放到环境中，就有可能造成环境污染。农业生产中广泛、长期地使用农药和化肥，造成农作物、畜产品及野生生物体内农药等化学物质的蓄积和残留。

（2）生活性污染　生活污水、粪便、垃圾等生活废弃物常因处理不当成为污染源，污染空气、土壤及水体，并可滋生蚊蝇，传播疾病。未经无害化处理的医院污水、医院废弃物也是一类重要的污染源。人类活动吸烟、生活炉灶排放的废气可引起室内空气的污染等。

（3）其他污染　交通运输产生的噪声、振动、废气；电磁波通信设备产生的微波和其他电磁辐射；医用和军用的原子能和放射性核素机构所排放的放射性物质污染造成电离辐射等。

3. 污染物在环境中的转归

污染物的转归是指污染物排放到环境后发生的一系列物理、化学和生物学变化，即污染物在环境中发生的迁移、转化和降解过程。

（1）污染物的迁移　是指污染物在环境中发生的空间位置的移动及其所引起的富集、分散和消失的过程。它包括物理迁移、化学迁移和生物迁移。

（2）污染物的转化　是指污染物在环境中通过物理、化学或生物的作用改变形态或转变成另一种物质的过程。污染物的迁移和转化往往是伴随进行的。由污染源直接排入环境、其理化性状未发生改变的污染物，称为一次污染物（primary pollutant），如汞、二氧化硫、氮氧化物、一氧化碳等。进入环境的一次污染物，在物理、化学或生物等因素的作用下发生变化，或与环境中的其他物质发生反应，形成理化性状与一次污染物完全不同的新的污染物，称为二次污染物（secondary pollutant），如甲基汞、光化学烟雾、酸雨。

某些污染物既可能是由污染源直接排放的一次污染物，也可能是在排入环境后转化而成的二次污染物，如空气中的 SO_3 和 NO_2。一次污染物是环境污染的主要来源，但二次污染物对健康的危害通常比一次污染物更严重。

（3）污染物的降解　是指污染物由大分子转化为小分子的过程。主要包括生物降解、光

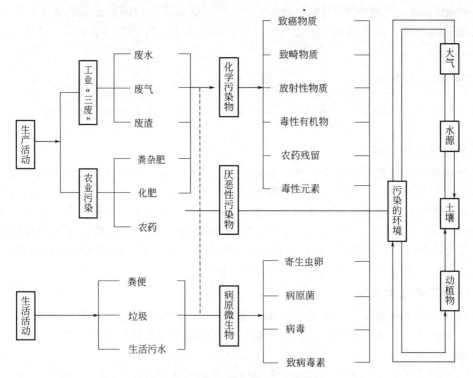

图 2-1　环境污染物的主要来源

化学降解和化学降解三种类型。生物降解是依靠生物机体的作用实现的降解，如进入微生物体内在酶的作用下被脱羧；光化学降解是光能导致的降解，如受光分解为自由基；化学降解是化学物质发生化学作用而发生的降解，如被空气中的氧气氧化。

　　污染物进入自然环境中，通常是先发生光化学降解或化学降解，然后才被生物降解。少数污染物可以在自然环境中被化学降解或光化学降解而生成对环境无害的物质，比如臭氧可以被光解而转化成氧气。其余的污染物，有的通过生物降解能转化成对环境无害的物质，如乙烯、苯、蒽、苯氧乙酸类除草剂、糖类，有的则经过生物降解后依然不能转化成对环境无害的物质，如二噁英、大部分塑料、有机氯农药。凡是能在自然环境中被降解为对环境无害物质的污染物称为可降解污染物，不能被降解为对环境无害的物质称为不可降解污染物。

　　环境受到污染后，在物理、化学和生物因素的作用下，逐步消除污染物达到自然净化的过程称为环境的自净作用。环境的自净能力有一定的限度，当污染物数量超过了环境的自净能力，将造成环境污染和生态平衡的破坏，其中的动植物和人类就可能发生病变或死亡。

（三）环境污染对健康的危害

　　根据环境污染对人体损害的性质可分为急性作用、慢性作用、远期作用和间接效应。

1. 急性作用

　　环境污染物一次大量或短时间内多次进入机体后，可对机体产生急剧的毒性损害甚至死亡，称为急性作用（acute effect）。急性作用常表现为急性中毒，发生急性中毒时往往有比较严重的污染源或意外事故发生。世界上由于环境遭到严重污染引起的急性中毒致死事件曾不断发生，如伦敦烟雾事件、洛杉矶光化学烟雾事件、日本森永奶粉事件、米糠油事件等。事故性排放事件屡见不鲜，如 2011 年 3 月 11 日日本发生福岛核泄漏事故，危害之广甚为罕见，其与 1986 年苏联切尔诺贝利及 1979 年美国的三哩岛核泄漏事故并称人类历史上最严重的三大核事故。

2. 慢性作用

环境中的污染物低浓度、长时间、反复作用于机体所引起的危害，称为慢性作用（chronic effect）。慢性危害的产生与污染物的暴露剂量、暴露时间、化学污染物的生物半减期和化学特性、机体的反应性等有关。低浓度的环境污染物对机体的损害逐渐积累，包括该物质在机体内物质或功能蓄积，是产生慢性危害的根本原因。由于潜伏期长，病情进展不明显，很容易被忽视。

慢性作用可表现为慢性中毒和慢性非特异性损害。慢性中毒是指由于长时间少量、反复或持续接触某种污染物引起的功能性或器质性疾病状态。如日本的水俣病是由于人们长期食用受甲基汞污染的鱼贝类而引起的慢性甲基汞中毒；痛痛病是由于人们长期食用受镉污染的大米、水而引起的慢性镉中毒。生产环境中铅、汞、锰、苯等引起的慢性中毒也极为常见。慢性非特异性损害是指受污染地区的居民虽没有出现明显的特异性中毒表现，但呈现出非特异性免疫功能下降、劳动能力降低、常见病多发病的发病率上升、人均寿命缩短、死亡率增加等。

3. 远期作用

环境有害物质除能直接引起急、慢性损害外，还可使人体的遗传物质发生变化。由于此种作用的后果要在数年、数十年甚至下一代才显现出来，故称为远期作用（remote effect）。凡能改变机体细胞的遗传物质而诱发突变的环境化学物质（或物理因素）均称为诱变原。诱变原作用于体细胞引起突变并由此引起癌变称为致癌作用，诱变原作用于胚胎细胞并造成胎儿发育的先天畸形称为致畸作用。

（1）致癌作用　癌症是严重威胁人类健康和生命的疾病之一。有些学者认为，人类80%～90%的癌症与环境因素有关，其中主要是化学性因素，约占90%，物理因素约占5%，生物因素约占5%。常见的化学致癌物有黄曲霉毒素 B_1、砷、石棉、联苯胺、多环芳烃类、N-亚基硝基化合物等。此外，放射线的过度照射可引起白血病；紫外线的过度照射与皮肤癌的发生密切相关；鼻咽癌与 EB 病毒的感染有关。

（2）致畸作用　外来化学物作用于胚胎发育的不同阶段可引发多种后果，如胚胎重吸收、死亡、流产、胎儿发育迟缓、结构畸形以及出生后再显现的各种生理和心理缺陷等，对胚胎的这些有害效应总称为胚胎毒性（embryotoxicity）。致畸作用只是胚胎毒性的一种主要表现形式。某些药物、化学毒物都能影响胚胎发育过程，使胚胎发育异常而造成畸形的发生。目前已证实对人类有致畸作用的化学致畸因素有甲基汞、氨基蝶呤等。除化学致畸因素外，尚有物理致畸因素，如电离辐射等；生物致畸因素，如风疹病毒、疱疹病毒、弓形体原虫等。

（3）致突变作用　突变是指生物体的遗传物质在一定条件下发生改变，并导致遗传型的变异。突变可由化学、物理及生物因素引起，其中化学致突变物占重要地位。科学研究已证明，致突变性是许多致癌物质所具有的共同特性，致突变性与致癌性密切相关。

4. 间接效应

全球环境的变化（如温室效应、臭氧层的破坏、酸雨等）对人类健康的影响有时是间接性的。如臭氧层的破坏导致到达地表的短波紫外线增加，人群患皮肤癌和白内障等疾病的机会也会随之增加。

（1）温室效应　是指透射阳光的密闭空间由于与外界缺乏热交换而形成的保温效应，就是太阳短波辐射可以透过大气射入地面，而地面增暖后放出的长波辐射却被大气中的二氧化碳等物质所吸收，从而产生大气变暖的效应。大气中的二氧化碳就像一层厚厚的玻璃，使地球变成了一个大暖房。如果没有大气，地表平均温度就会下降到 $-23℃$，而实际地表平均温度为 $15℃$，这就是说温室效应使地表温度提高 $38℃$。大气中的二氧化碳浓度增加，阻止地球热量的散失，使地球发生可感觉到的气温升高，这就是有名的"温室效应"。大气层中主要的温室气体有二氧化碳（CO_2）、甲烷（CH_4）、一氧化二氮（N_2O）、氯氟碳化合物（CFC）及臭氧（O_3）等。温室效应对环境的主要影响包括全球变暖、地球上病虫害增加、海平面上升、土地沙漠化、缺氧等。

（2）臭氧层破坏　臭氧层是指距离地球 $25\sim30km$ 处臭氧分子相对富集的大气平流层，它能吸收 99% 以上对人类有害的太阳紫外线，保护地球上的生命免遭短波紫外线的伤害，被称为地球上生物生存繁衍的保护伞。臭氧层破坏是当前面临的全球性环境问题之一，自 20 世纪 70 年代以来就开始受到世界各国的关注。联合国环境规划署自 1976 年起陆续召开了各种国际会议，通过了一系列保护臭氧层的决议。尤其在 1985 年发现了在南极周围臭氧层明显变薄，即所谓的"南极臭氧洞"问题之后，国际上保护臭氧层的呼声更加高涨。1995年 1 月 23 日联合国大会决定，每年的 9 月 16 日为国际保护臭氧层日，要求所有缔约国按照《关于消耗臭氧层物质的蒙特利尔议定书》及其修正案的目标，采取具体行动纪念这个日子。臭氧层破坏对人类健康危害严重，可引发和加剧眼部疾病、皮肤癌、传染性疾病；50% 以上的陆生植物（如土豆、瓜类、番茄、甜菜等）的产量会急剧下降；森林草地衰退，危及生态平衡和生物多样性；对水生生态系统产生影响，使浮游生物受到危害，导致海洋食物链中基础食物数量减少，使生活在浅水里的鱼类和贝类很难生存；人工高分子或天然高分子材料加速老化，如建筑物、喷涂、包装等物质老化，使其变硬、变脆、缩短使用寿命，并能使接近地面的有害臭氧浓度增加，尤其在人口密集的城市中心，可引起光化学烟雾污染；全球气候变暖，产生"温室效应"，海平面上升。

（3）酸雨　是指 pH 小于 5.6 的雨雪或其他形式的降水。雨、雪等在形成和降落过程中，吸收并溶解了空气中的二氧化硫、氮氧化合物等物质，形成了 pH 低于 5.6 的酸性降水。酸雨主要是人为向大气中排放大量酸性物质所造成的。中国的酸雨主要因大量燃烧含硫量高的煤而形成，多为含有硫酸，少为含有硝酸，此外，各种机动车排放的尾气也是形成酸雨的重要原因。我国一些地区已经成为酸雨多发区，酸雨污染的范围和程度已经引起人们的密切关注。

知识拓展

酸雨对环境的危害

1.酸雨可导致土壤酸化

在酸雨的作用下，土壤中的营养元素钾、钠、钙、镁会流失出来，并随着雨水被淋溶掉。所以长期的酸雨会使土壤中大量的营养元素被淋失，造成土壤中营养元素的严重不足，从而使土壤变得贫瘠。酸雨还能诱发植物病虫害，使农作物大幅度减产，特别是小麦，在酸雨影响下，可减产 13%～34%。大豆、蔬菜也容易受酸雨危害，导致蛋白质含量和产量下降。酸雨对森林的影响在很大程度上是通过对土壤的物理化学性质的恶化作用造成的。此外，酸雨能使土壤中的铝从稳定态中释放出来，使活性铝增加而有机络合态铝减少，土壤中活性铝的增加能严重地抑制林木的生长。酸雨可抑制某些土壤微生物的繁殖，降低酶活性，土壤中的固氮菌、细菌和放线菌均会明显受到酸雨的抑制。

2.酸雨可对森林植物产生很大危害

根据国内对 105 种木本植物影响的模拟实验，当降水 pH 小于 3.0 时，可对植物叶片造成直接的损害，使叶片失绿变黄并开始脱落。叶片与酸雨接触的时间越长，受到的损害越严重。野外调查表明，在降水 pH 小于 4.5 的地区，马尾松林、华山松和冷杉林等出现大量黄叶并脱落，森林成片地衰亡。酸雨可使森林的病虫害明显增加。在四川，重酸雨区的马尾松林的病情指数为无酸雨区的 2.5 倍。大多数专家认为，森林的生态价值远远超过它的经济价值。虽然对森林的生态价值的计算方法还有一些争议，计算出来的数字还不能得到社会的普遍承认，但森林的生态价值超过它的经济价值，这几乎是一致的。根据这些计算结果，森林的生态价值是它经济价值的 2~8 倍。如果按照这个比例来计算，酸雨对森林危害造成的经济损失是极其巨大的。

　　3.酸雨可对非金属建筑材料产生很大危害

　　酸雨能使非金属建筑材料（混凝土、砂浆和灰砂砖）表面硬化的水泥溶解，出现空洞和裂缝，导致强度降低，从而损坏建筑物。建筑材料变脏，变黑，影响城市市容质量和城市景观，被人们称之为"黑壳"效应。

　　我国酸雨正呈蔓延之势，是继欧洲、北美之后世界第三大严重酸雨区。20 世纪 80 年代，我国的酸雨主要发生在以重庆、贵阳和柳州为代表的川贵两广地区，酸雨区面积为 170 万平方公里。到 90 年代中期，酸雨已发展到长江以南、青藏高原以东及四川盆地的广大地区，酸雨面积扩大了 100 多万平方公里。以长沙、赣州、南昌、怀化为代表的华中酸雨区现已成为全国酸雨污染最严重的地区，其中心区年降酸雨频率高于 90%，几乎到了逢雨必酸的程度。以南京、上海、杭州、福州、青岛和厦门为代表的华东沿海地区也成为我国主要的酸雨区。华北、东北的局部地区也出现酸性降水。

第二节　影响健康的因素和健康测量

　　随着人类文明的发展，人们对健康与疾病的认识逐步深化，从最初的"无病即健康"，到现今整体、现代的健康观，健康正受到人们越来越多的重视。

一、健康的概念及影响健康的因素

（一）健康的概念

　　世界卫生组织（WHO）所提出的健康的定义为："健康（health）是身体、心理和社会适应的完好状态，而不仅是没有疾病和虚弱"。1990 年，WHO 又将健康的内涵进一步扩大为"躯体健康、心理健康、社会适应良好和道德健康"四个方面。"健康是日常生活的资源，而不是生活的目标。健康是一个积极的概念，它不仅是个人身体素质的体现，也是社会和个人的资源"。

（二）影响健康的因素

　　健康决定因素（determinants of health）是指决定个体和人群健康状态的因素。人们在同疾病长期斗争的过程中逐步认识到，人体内外环境变化都会直接或间接影响人体健康。内环境包括生理和心理状态的平衡；外环境包括自然环境和社会环境。综合起来，影响健康的因素有五个方面。

　　（1）环境因素　除了生物因素外，还有物理、化学、社会、经济、教育、文化等因素。

　　（2）生活及行为方式　包括营养、风俗习惯、嗜好（吸烟、饮酒）、交通（如车祸）、体育锻炼、精神紧张、性生活等。

　　（3）心理因素　个人的智力、自制力、社会交往能力等。

　　（4）医疗卫生服务　医疗卫生设施的分配、医疗卫生制度及其利用。

　　（5）遗传因素　造成先天性缺陷或伤残。

　　影响健康的因素如何作用于人体来影响健康？目前普遍公认的解释是健康生态学模型。健康生态学模型（health ecological model）强调个体和人群健康是个体因素、卫生服务、物质和社会环境因素相互依赖、相互作用的结果，这些因素之间也相互依赖、相互制约，以多层面的交互作用来影响个体和群体的健康。作为一种思维方式，它是总结和指导预防医学实践的重要理论模型。如图2-2所示，该模型结果可分为5层，第一层是核心层，包括先天的个体特质，如年龄、性别、种族等生物学因素及一些疾病的易感基因等。第二层是个体的行为特点。第三层是社会、家庭和社区的人际关系网络。第四层是生活条件和工作条件，包括社会-心理因素、是否有工作、职业因素、社会经济地位、公共卫生服务、医疗保健服务等。第五层即宏观层面，是全球水平、国家水平乃至当地社会、经济、文化、卫生和环境条件，以及相关的政策等。虽然我们常觉察到的是包括基因敏感性在内的个体水平的健康影响因素对健康的作用，但从人群健康的监督来看，宏观水平的条件和政策，如社会经济与物质环境因素是起根本决定性作用的上游因素，这些因素又间接影响中游因素（心理和行为生活方式）和下游因素（生物和生理因素），成为"原因背后的原因"。

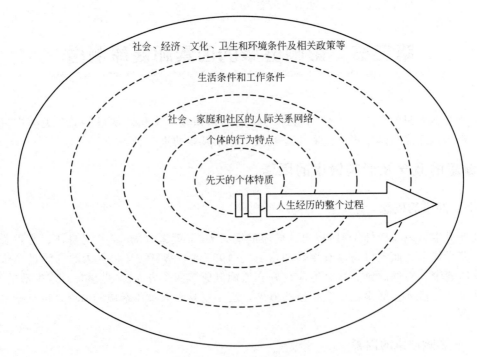

图 2-2　健康生态学模型

二、健康危险因素及其评价

　　健康危险因素是指在机体内外环境中存在的与疾病发生、发展及死亡有关的因素。概括起来有环境危险因素、行为危险因素、生物遗传危险因素和医疗服务的危险因素。

（一）健康危险因素的特点

1. 潜伏期长

人们需要长时间反复接触这些危险因素后才会发病，潜伏期的长短因人而异。

2. 特异性弱

健康危险因素并非直接地特定地与某一种疾病相联系。例如，吸烟可增加慢性支气管炎、肺源性心脏病、肺癌、高血压病、胃溃疡等多种疾病的风险，表现为单因多果。

3. 联合作用

健康危险因素可通过联合作用，增强致病的危险性。如肺癌可因吸烟、厨房油烟、工厂、汽车废气污染等多种危险因素引起，表现为多因单果。

（二）健康危险因素评价

健康危险因素评价是研究危险因素与疾病发病率及死亡率之间数量依存关系及其规律性的一种技术。它研究人们生活在有危险因素的环境中发生死亡的概率，以及当改变不良行为，消除或降低危险因素时，可能延长的寿命。目的是促进人们改变不良行为，减少危险因素，提高健康水平。

健康危险因素评价分为个体评价和群体评价。个体评价的结果主要用于个体健康预测，有利于医生对个体的慢性病进行控制和管理。群体评价是在个体评价的基础上进行的，其结果可以用于了解危险因素在人群当中的分布和严重程度，为确定疾病防制工作的重点，制订防制措施对策提供依据。

（三）个体健康危险因素评价

危险分数是代表发病危险指标。对于个体某一危险分数而言，危险分数为该个体发生该疾病的概率与同年龄同性别人群发生该疾病的危险分数概率的比值。通过对个体的评价，可以计算以下三种危险分数。

1. 目前的危险分数

根据目前情况所计算的现实的危险分数，由个体的生活方式、遗传因素等确定。

2. 一般人群的危险因素

同年龄、同性别个体的危险因素，作为评估对象的参照，一般为1。

3. 目标危险分数

由于有些与行为方式有关的危险因素是可以改变的。因此，计算出全面建立健康行为的理想生活方式下个体的危险分数。目标危险分数应小于或等于目前的危险分数。

对于大多数慢性病来说，其危险因素往往不是单一的。因此，需要计算组合危险分数，即把每一项危险因素对某病发病或死亡的影响进行综合。

组合危险分数计算方法：先根据危险分数表查得在每一项危险因素中的危险分数，在根据下列公式计算：

$$Pz = (P1-1) + (P2-1) + \cdots + (Pn-1) + Q1 \times Q2 \times \cdots \times Qm$$

Pn：>1的各项危险分数；Qm：≤1的各项危险分数。

将大于1的危险分数减去1作为相加项，小于或等于1的部分相乘作为相乘项，相加项和相乘项之和为危险组合分数。

对于个体危险度计算：发病危险＝人群总发病率×组合危险分数

由于人们对所计算出来的危险分数的认知往往比较抽象,因为一般人无法判断。例如5/万的肺癌发病危险究竟意味着什么,而计算的危险分数则比较直观,例如某人肺癌的危险分数为10,这就意味着他发生肺癌的危险是和他同龄、同性别个体的危险的10倍,他属于肺癌的高危人群。因此,我们可以直接用(组合)危险分数来评估个体患病危险。

目标危险分数的计算:应该看到,有些危险因素是人为难以改变的,如家族史、既往史等。而有些因素通过努力是可以改变的,如吸烟、酗酒等,如果改变不良习惯可降低疾病的危险性。计算这些改变的危险因素消除或降低后的发病危险为目标危险分数。

计算目标危险分数的方法与上述的组合危险分数计算方法一致,只是所估计的是不良行为得到控制或改变情况下的危险分数。

健康危险度的个体评估,通过比较目前的危险分数、一般人群的危险分数、目标危险分数即可以对该病的发病风险进行评价。评价结果可以分为:

(1)低危险型　被评价者发生该病的目前分数小于1,即低于同年龄、同性别一般人群的发病危险。当然,通过调整行为生活方式仍可以进一步降低风险,但程度有限。

(2)自创型　被评价者发生该病的目前分数大于1,而目标危险分数远小于目前危险分数。被评价者发生该病的目前危险分数大于1,说明危险分数的平均水平较高;目标危险分数和目前危险分数相差较大,说明这些危险分数属于自创型,通过降低危险分数的措施,可以降低发病危险。

(3)难以改变的危险因素型　被评价者发生该病的目前分数大于1,但目标危险分数和目前危险分数相差较小。说明个体危险因素主要来自生物遗传因素和既往疾病史,通常不易改变,降低发病危险的可能性较小。

(4)一般危险型　被评价者发生该病的目前危险分数接近于1,目标危险分数和目前危险分数相接近。说明被评价者的发病危险接近一般人群,降低的可能性有限。

(四) 群体健康危险因素评价

群体健康危险因素评价是运用社区人群调查资料,发现社区健康问题,确定高危人群和危险因素,明确社区可利用资源,为实施社区干预提供依据。

1. 汇集调查资料

首先在现有的资料中寻找需要的信息,如果现有资料还不能满足需要,就要根据需要,有目的地开展专题调查,收集相关统计资料。

现有的资料包括疾病统计资料、病例档案以及人口资料和经济资料等。资料来源的渠道有卫生部门、统计部门、医学院校、医疗机构、地方政府的计划部门以及相关组织(如世界卫生组织、世界银行等)。

(1)人口学指标　社区总人数,人口年龄别、性别构成,人口增长率,平均寿命,重点人群和高危人群的特征。

(2)健康指标　社区居民的疾病谱、死因谱,疾病别发病率、患病率、死亡率及营养状况等。

(3)反映居民生活习惯和健康意识的指标　如体育锻炼情况,刷牙率,定期体检率,吸烟率,吸烟量、饮酒率、饮酒量及食盐消耗情况等。

(4)社区环境状况　自然环境包括地理、气候、自然资源、电力、经济、病媒昆虫密度等,交通运输、"三废"处理,食品生产、供应,居住情况,安全饮用水普及率,卫生厕所使用率,空气、水、土壤污染情况,家庭及工作学习环境的卫生状况等。

社会环境包括社区内的政府机构和学校等分布情况,社区风俗习惯、宗教、政治、文化教育、公众的道德修养、经济水平和产业结构、人们的消费观念、家庭结构与功能等。

（5）卫生资源情况　包括社区卫生设施,卫生人力、物力、财力及技术,卫生事业建设项目等。

（6）卫生服务状况　就诊人数、住院人数等(医院),居民实际接受卫生服务的数量、质量及满意度(社区调查),病床数、社区卫生服务中心等资料,医生、护士、牙科医生及其他人员数等。

2. 分析资料

用发病率、患病率、死亡率等指标和统计图表对资料的特征及分布规律进行描述,发现社区主要疾病和人群主要健康危险因素。

3. 社区诊断

决定优先解决的问题,写出社区诊断报告。一个社区或一个人群,面临的卫生问题众多,应从中决定优先解决的问题,这样才能集中资源和精力达到预期目标。社区诊断报告包括社区基本情况、调查内容、方法、人群、结果,发现的主要问题及原因,干预计划等。

例如某社区有人口 187510 人,男性、女性各占 50.9% 和 49.1%。居民前五位死因为脑血管疾病、恶性肿瘤、呼吸系统疾病、损伤和中毒、心血管疾病。社区 35 岁以上人群高血压发病率为 24.2%,管理率 45%;糖尿病患病率 14%,管理率 32%;慢性阻塞性肺疾病患病率 11.6%,管理率 37%。

社区主要健康问题是:高血压、糖尿病、慢性阻塞性肺疾病。影响社区居民整体健康水平的主要因素是:居民对高血压、糖尿病知识的知晓率低,不参加体育锻炼,不吃或少吃奶及奶制品,吸烟,口味偏咸。

三、健康测量指标

健康测量是将健康概念及与健康有关的事物或现象进行量化的过程。为适应现代健康的需要,健康测量指标中一方面引入了很多新的指标,如心理指标、行为指标;另一方面也不放弃原有的死亡和疾病指标,对它们进行改进和发展,如利用死亡资料和疾病、残疾资料计算减寿年数(YDLL)、无残疾期望寿命和伤残调整生命年(DALY),旨在反映死亡的不合理性和人们的生存质量。进而将健康测量从对死亡和疾病的负向测量逐步扩大到以健康为中心的正向测量;从对生物学因素的测量扩大到对心理因素、行为因素和生活因素的综合测量。

单一指标:群体健康测量指标(如死亡率、发病率、患病率、死因构成比等);个体健康测量指标(如心率、血压、肺活量等生理、生化指标)以及在这些健康测量指标基础上演变的指标(如期望寿命)。

综合指标:是通过某种方法将多个单一指标结合起来所产生的一个新指标。其特点是将反映健康状况的多方面资料概括起来,用一个数值来表示,以提供对个体或群体健康状况的多维测量和简单评价。如生存质量指数、无残疾期望寿命、伤残调整生命年、心理量表评分等。

（一）人口统计指标

1. 死亡率

死亡率指某地某年平均每千人口中的死亡数,粗略地反映人口的死亡水平,用来衡量和评价一个国家的卫生文化水平。

2. 出生率

出生率指某地某年平均每千人口中的出生数(活产数)。

3. 人口自然增长率

人口自然增长率是出生率与死亡率之差。

4.死因构成比

死因构成比是指某类死因的死亡数占总死亡数的百分数。按死因构成比由高到低排出位次,即死因顺位。用于观察何种疾病是造成当地居民死亡的主因。

(二)疾病统计指标

1.发病率

发病率是指某年某地某病新发病例数,常用于研究疾病发生的因果和评价预防措施的效果。

2.患病率

患病率指在某时点检查某一定人群中某病的现患严重程度。最适用于病程较长的疾病统计研究。这是一个时点的指标。

3.感染率

感染率是指检查时发现感染某病原体的人数。

4.治愈率

治愈率是指表示受治患者中治愈的频率。

5.病死率

病死率是指表示某病患者中因该病死亡者所占的比例,是衡量疾病预后的指标。

6.有效率

有效率是指表示受治患者中治疗有效的频率。

(三)营养状况指标

全面的营养状况评价应该是膳食调查、体格检查和实验室检查的综合营养评价。

1.膳食调查

膳食调查包括:①平均每人每日各种食物进食量;②平均每人每日能量和营养素摄入量占RNIs的百分比;③能量食物和能量营养素的来源分布;④蛋白质的食物来源分布;⑤脂肪的食物来源分布;⑥膳食质量、膳食构成及膳食制度等是否合理;⑦提出改善意见。

2.人体测量及临床体征检查

人体测量及临床体征检查常将人的体重、身高以及皮褶厚度作为评价营养状况的综合观察指标。在这些指标中,以身高和体重最为重要,它可以综合反映蛋白质、热量及一些常量元素和微量元素的摄入、利用和储备情况。因此这三项指标被WHO列为营养调查的必测项目。

人体测量及临床体征指标见表 2-1。

表 2-1　人体测量及临床体征指标

年龄/岁	常用指标	深入调查指标
0～	体重、身高	背高(背卧位所测"坐高")、头围、胸围、骨盆径、皮褶厚度(肩胛骨下、三头肌腹部)
1～	体重、身高、皮褶厚度(三头肌)、上臂围	坐高(3岁以下为背高)、头围、胸围、骨盆径、皮褶厚度(肩胛骨下、三头肌腹部)、小腿围、手腕X线(前后方向)
5～	体重、身高、皮褶厚度(三头肌)	坐高、骨盆径、二肩峰距、皮褶厚度、上臂围、小腿围、手腕X线
20～	体重、身高、皮褶厚度(三头肌)、上臂围、小腿围	

标准体重也称理想体重（ideal body weight，IBW）。

理想体重（kg）＝身高（cm）－100（Roca 公式）

理想体重（kg）＝身高（cm）－105（Broca 改良公式）

理想体重（kg）＝[身高（cm）－100]×0.9（平田公式）

理想体重±10％为正常，±10％～20％为超重或瘦弱，±20％为肥胖或极瘦弱。

3.人体营养水平鉴定生化检查参考指标及临界值（表2-2）

表2-2　人体营养水平鉴定生化检查参考指标及临界值

检查项目	评价指标	参考范围
蛋白质	1.血清总蛋白	60～80g/L
	2.血清白蛋白	30～50g/L
	3.血清球蛋白	20～30g/L
	运铁蛋白	2～4g/L
	前清蛋白	200～500mg/L
	纤维结合蛋白	200～280mg/L
	视黄醇结合蛋白	40～70mg/L
	4.白蛋白/球蛋白（A/G）	(1.5～2.5)∶1
	5.空腹血中氨基酸总量/必需氨基酸量	＞2
	6.血液比重	＞1.015
	7.尿羟脯氨酸系数	＞2.0～2.5mmol/L 尿肌酐系数
	8.游离氨基酸	40～60mg/L（血浆），65～90mg/L（红细胞）
	9.每日必然损失氮（ONL）	男性 58mg/kg，女性 55mg/kg
血脂	1.总酯	4.5～7.0g/L
	2.甘油三酯	0.2～1.1g/L
	3.α-脂蛋白	30％～40％
	4.β-脂蛋白	60％～70％
	5.胆固醇（其中胆固醇脂）	1.1～2.0g/L（70％～75％）
	6.游离脂肪酸	0.2～0.6mmol/L
	7.血酮	＜20mg/L
钙、磷、维生素 D	1.血清钙（其中游离钙）	90～110mg/L（45～55mg/L）
	2.血清无机磷	儿童 40～60mg/L，成人 30～50mg/L
	3.血清钙磷乘积	＞30～40
	4.血清碱性磷酸酶	儿童 5～15 菩氏单位，成人 1.5～4.0 菩氏单位
	5.血浆 25-OH-D$_3$	36～150nmol/L
	血浆 1,25-(OH)$_2$-D$_3$	62～156pmol/L
铁	1.全血血红蛋白浓度	成人男性＞130g/L，女性、儿童＞120g/L，6 岁以下小儿及孕妇＞110g/L
	2.血清运铁蛋白饱和度	成人＞16％，儿童＞7％～10％
	3.血清铁蛋白	＞10～12mg/L
	4.血液红细胞压积（HCT 或 PCV）	男性 40％～50％，女性 37％～48％
	5.红细胞游离原卟啉	＜70mg/L RBC
	6.血清铁	500～1840μg/L
	7.平均红细胞体积（MCV）	80～100fl
	8.平均红细胞血红蛋白量（MCH）	27～31pg
	9.平均红细胞血红蛋白浓度（MCHC）	320～360g/L
锌	1.发锌	125～250μg/ml（各地暂用：临界缺乏＜110μg/ml，绝对缺乏＜70μg/ml）
	2.血浆锌	800～1100μg/L
	3.红细胞锌	12～14mg/L
	4.血清碱性磷酸酶活性	成人 1.5～4.0 菩氏单位，儿童 5～15 菩氏单位
维生素 A	血清视黄醇	儿童＞300μg/L，成人＞400μg/L
	血清胡萝卜素	＞800μg/L

检查项目	评价指标		参考范围	
	24h尿	4h负荷尿	任意一次尿(/g肌酐)	血
维生素 B₁	>100μg	>200μg(5mg负荷)	>66μg	红细胞转羟乙醛酶活力 TPP效应<16%
维生素 B₂	>120μg	>800μg(5mg负荷)	>80μg	红细胞内谷胱甘肽还原酶 活力系数≤1.2
烟酸	>1.5mg	>3.5~3.9mg(5mg负荷)	>1.6mg	
维生素 C	>10mg	>5~13mg(500mg负荷)	男性>9mg,女性>15mg	>3mg/L 血浆
叶酸				>3~16μg/L 血浆 130~628μg/L RBC
其他	尿糖(一);尿蛋白(一);尿肌酐 0.7~1.5g/24h尿 尿肌酐系数,男 23mg/kg 体重,女 17mg/kg 体重 全血丙酮酸,4~12.3mg/L			

(四) 其他指标

1. 心理指标

心理指标包括对人格、智力、情绪、情感测量,如 MMPI 量表、艾森克个性量表、Beck 抑郁问卷 (BDI)、焦虑自评量表 (SAS)、UCLA 孤独量表、个人评价问卷等。

2. 行为指标

行为指标包括行为模式 (A 型行为与 B 型行为的测量、得克萨斯社交行为问卷)、生活方式 (生活丰度、生活频度、活动谱、生活满意程度等的测量)、人际关系 (人际关系指数)、个人地位和个人经历的测量指标。

3. 综合指标

常用症状和功能调查量表包括康奈尔量表 (CMI)、一般健康问卷 (GHQ-20)、明尼苏达多项人格调查量表 (MMPI) 和压力反应问卷 (SRQ)。生活质量指标包括生存质量指数、功能状态量表和生存质量量表;其他,如减寿年数 (YDLL)、无残疾期望寿命、伤残调整生命年 (DALY) 等。

思考题

一、名词解释
环境污染 二次污染物 健康危险因素 健康生态学模型

二、填空题
1.健康的内涵包括以下四个方面:_____、_____、_____、_____。
2.环境对健康的影响包括以下四个方面:_____、_____、_____、_____。
3.环境污染可引起的间接效应包括_____、_____、_____。
4.对个体进行健康危险因素评估,评价结果可分为:____、____、____、____。

三、简答题
举例说明环境污染对人体健康的危害。

(潘敏侠)

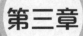

生活环境与健康

【学习目标】

1.掌握空气、水、土壤、地质污染对健康的影响;地方病的概念。

2.熟悉生活饮用水的基本卫生要求;空气、饮用水污染的来源;常见公害病、地方病防制。

3.了解室内空气卫生、空气卫生防护;饮用水的净化与消毒。

案例导入

案例回放:

　　1952年12月5日,英国首都伦敦上空出现了罕见的大雾,数千市民出现胸闷、咳嗽、咽痛、呼吸困难等症状,到第三、第四天,情况更趋严重,发病率和死亡率剧增。12月5~8日短短4天时间里,死亡人数达4000余人,之后两个月内,还陆续有约8千人死亡。

　　伦敦地处泰晤士河河谷,用煤发电,距市中心不远有许多工厂。当时伦敦上空处于高压中心,气温在零下3~4℃,呈逆温状态,连续几日无风。伦敦居民用烟煤取暖,烟煤中不仅硫含量高,而且一吨家庭用煤排放的飘尘要比工业用煤高3~4倍。经检测,当时雾气中烟尘最高浓度达$4.5mg/m^3$,是平时的10倍,二氧化硫达$1.4mg/m^3$,是平时的6倍。

思考问题:

1.造成本次污染事件的原因是什么?

2.本次污染事件对人类健康的主要危害有哪些?

3.如何避免类似事件的发生?

第一节　空气环境与健康

　　空气是环境的重要组成要素,也是地球上一切生命赖以生存的物质基础。通常情况下,成人每日平均吸入空气$10~12m^3$,以保证人体正常的生理功能和健康需要。空气的清洁程度及理化性状与人类健康关系十分密切。

包围在地球表面，并随地球旋转的空气层，称为大气圈（atmosphere）。根据其离地面的高度和特点，自下而上分为三层，即对流层、平流层和电离层。对流层与人类生命活动的关系最为密切。空气总量的 95％都集中在对流层；对流层存在气温递减现象，即气温随高度的增加而降低（每升高 100m，气温下降 0.65℃）；有云、雾、雨、雪等气象现象；空气污染也主要发生在对流层。平流层位于中间，空气稀薄，气温趋于稳定，无垂直对流；臭氧层位于平流层内，能吸收短波紫外线和宇宙射线，使地球上的生物免受这些射线损害。电离层位于最上层，气体在宇宙射线作用下处于电离状态，能反射无线电波。

一、空气的卫生学特征

（一）空气的物理性状与健康

空气的物理性状主要包括太阳辐射、气象条件以及空气离子化等。适宜的空气物理性状是维持人体健康的必要条件。

1. 太阳辐射

太阳辐射（solar radiation）是地球上光和热的源泉，也是产生各种天气现象的根本原因。按太阳辐射的波长及生物效应可分为紫外线、可见光和红外线。紫外线具有杀菌、抗佝偻病、增强免疫力等作用，但过强的紫外线照射，可引起日光性皮炎甚至皮肤癌等；可见光是生物生存不可缺少的条件；红外线可产生热效应，适量的红外线能促进新陈代谢和细胞增生，具有消炎镇痛作用，但过强的红外线可引起体温升高甚至日射病、白内障等。

2. 气象条件

气象条件（meterological phenomenon）包括气温、气湿、气流、气压等。合适的气象条件，可使机体处于舒适状态；不良的气象条件例如酷暑、严寒、高湿、低气压等，若超出人体代偿能力，则可对人体产生直接或间接的危害。同时，气象因素对空气中污染物的扩散也具有极其重要的意义。

3. 空气离子化

空气中的气体分子一般情况下为中性，当受到某些理化因素的作用后，可失去其外层电子成为带正电的阳离子，而游离的电子则与另一个中性分子相结合成为带负电的阴离子。这一个使空气形成正负离子的过程，称为空气离子化（air ionization）。每个阳离子或阴离子均能把周围 10～15 个中性气体分子吸附在一起，形成轻离子；一部分轻离子可与空气中的灰尘、烟雾相结合，形成重离子。空气中重轻离子的比值可作为衡量空气清洁程度的指标。空气中重离子数与轻离子数之比<50 时，则空气较清洁。

一般认为，海滨、森林、瀑布附近等环境中，空气中的阴离子含量较多，对人体具有镇静、催眠、增进食欲、提高工作效率等良好作用；而在空调或长期密闭的房间中阳离子浓度较高，可引起头痛、失眠、血压升高等不良作用。

（二）空气的化学组成与健康

空气是一种无色、无臭、无味的混合气体，其主要成分是氮气（占 78.10％）、氧气（占 20.93％）、氩气（占 0.93％）、二氧化碳（占 0.03％）及少量的其他稀有气体（0.01％）。一般情况下，空气的化学组成相对恒定，若受到环境污染的影响而发生较大变化时，则会对人体健康造成危害。当空气中氧含量降至 12％时，人体可出现呼吸困难；降至 7％～8％以下时，可危及生命。

二、空气污染对健康的危害

空气污染（air pollution）是指由于自然的或人为的因素，使空气的构成和性状发生改变，超过了空气本身的自净能力，对居民的身体健康和生活卫生条件产生直接或间接的损害。

（一）空气污染的来源

空气污染可来自火山爆发、森林火灾等自然原因，但主要是来自人类的生产和生活活动。空气污染源主要包括以下几种。

1. 工农业生产

工业企业是空气污染的主要来源，也是空气卫生防护的重点之一。工业企业排放的污染物主要来源于燃料的燃烧和工业生产过程特定物质的排放。目前，我国燃料构成中，以煤炭为主，石油次之，天然气较少。燃料燃烧时排出的有害物质主要有烟尘、二氧化硫、氮氧化物、烃类、一氧化碳等。用煤最多的部门有电力、冶金、化工、机械、轻工、建材，其燃煤量占总消耗量的70％以上。农业生产中农药的喷洒、化肥的施用及秸秆的焚烧也会造成空气的污染。

2. 交通运输

随着交通运输事业的发展，汽车、火车、飞机、轮船等运输频繁，是空气污染的重要来源。近年来，我国机动车数量保持高速增长，而尾气排放管理滞后，道路条件差，交通阻塞不断，国内部分大城市中如北京、上海、广州等汽车废气污染已取代工业企业成为空气污染的主要来源之一。汽车排出的废气中主要含有颗粒物、一氧化碳、氮氧化物、碳氢化合物等，污染物距人的呼吸带很近，易被人吸入造成危害。汽车废气污染对空气环境的破坏和对人群健康的不利影响应引起各方面的足够重视。

3. 生活炉灶和采暖锅炉

大量民用炉灶和采暖锅炉排放的废气对空气造成的污染不容忽视。尤其是冬季，生活炉灶和取暖炉灶数量多而分散，燃烧不完全，与居室、工作学习场所密切相连，对室内外空气均造成污染。各种燃煤小炉灶是居民区空气污染的重要来源。目前，我国城镇的露天集贸市场、大量饮食摊点使用煤炉或烤炸食品，造成附近低空空气中烟尘或油烟弥漫，污染居民区空气。

4. 其他

当街道地面绿化面积少、交通频繁、风速较大时，地面尘土、垃圾可以扬入空气，将化学性污染物（铅、农药等）和生物性污染物（结核杆菌、粪链球菌等）转入空气，造成危害。意外的污染事故近年来也成为空气污染的重要来源之一。如油气田发生井喷、油井燃烧、核泄漏、工厂爆炸等，均能严重污染空气，这类事件虽然偶发，但危害严重。

（二）影响空气污染的因素

空气污染的程度取决于污染物的排放情况及空气的自净能力。

1. 污染物的排放情况

污染物的排放情况主要包括排放量、排放时间、排放方式、排出高度等，是决定空气污染程度的最基本的因素。单位时间内污染物的排放量越大、排放时间越长、排出高度越低，则污染越严重。

2. 空气的自净能力

污染物排入空气后，其浓度的变化会受到各种各样气象条件和地形地物的控制。少量的污染物一时性的进入空气环境，可经过气象因素的作用，促进污染物的扩散，使其浓度迅速降低达到自然净化，生态系统不致遭到破坏，空气环境的这种功能称为空气的自净作用（self-purification）。影响空气自净作用的因素有：

（1）气象因素 气流、气湿、气温、气压等气象因素对污染物在空气中的动态变化产生重大影响。气流是影响污染物扩散稀释的决定性因素。高压、逆温、风速小、湿度大时，污染物不易扩散，污染加重。

（2）地形 地形可以影响局部的气象条件，从而影响当地空气污染物的稀释和扩散。丘陵山谷盆地，白天可形成谷风，将山坡上污染源排出的废气向上扩散，减轻谷地的空气污染；夜晚可形成山风，并产生逆温，将污染物压在谷底不易扩散，加重谷地空气污染。世界著名的八大公害事件之一的比利时马斯河谷烟雾事件，就是由于地形的影响而加重污染的实例。另外，大城市的摩天大楼间，犹如峡谷一样，也可阻碍地面污染物的扩散。陆地与海滨连接处，白天可形成海风，夜晚形成陆风。如污染源位于岸边，则白天能污染岸上的居民区。人口密集的现代化大城市好似一个"热岛"，处于四郊包围之中，形成城市风。城市风能把市区的污染物通过上升气流带到郊区，又通过从郊区吹向市区的风把这些污染物和郊区工厂排出的污染物引入市区，使城市空气质量恶化。

（三）空气污染对人体健康的危害

空气污染能否对人体产生危害，取决于空气污染程度、污染物作用于人体的时间及机体的生理状态和抵抗力等。空气污染物可通过呼吸道、消化道、皮肤和黏膜等途径进入人体，造成局部或全身性损害。

1. 急性危害

空气污染物的浓度在短时间内急剧增高，可使居民发生急性中毒。按其形成原因可分为烟雾事件和生产事故。

（1）煤烟型烟雾事件 当工厂或居民大量燃煤排放出大量烟尘和 SO_2 时，如地处河谷盆地，且遇不利于烟气扩散的气象条件（如气压高、风速小、湿度大、气温低、产生逆温），则易发生烟雾事件。居民可普遍出现呼吸道刺激症状，年老体弱者及患有慢性呼吸道疾病、心血管疾病的患者比较敏感，反应快、病情重、死亡率高。如 1952 年 12 月 5~8 日，英国伦敦发生的急性烟雾事件，大雾一周内比往年同期死亡人数增加了 4000 人。

（2）光化学烟雾事件 夏季，汽车尾气中的氮氧化物、碳氢化合物等在日光紫外线的照射下，发生一系列的光化学反应，生成具有强烈刺激性的化合物，形成浅蓝色烟雾，其主要成分是臭氧、醛类以及各种过氧酰基硝酸酯。受害者症状以强烈的眼刺激、呼吸困难等为主。光化学烟雾在许多大城市都曾出现过，如美国洛杉矶、日本东京、中国兰州等，以1955 年美国洛杉矶发生的光化学烟雾事件最为典型。

（3）印度博帕尔毒气泄漏事件 1984 年 12 月 3 日凌晨，印度博帕尔市一家农药厂，由于管理不善，45 吨液态毒气异氰酸甲酯泄漏，造成 20 万人受害，2500 多人因急性中毒死亡。这是历史上最为严重的一次工业事故性环境污染灾难。

（4）重庆天然气井喷事件 2003 年 12 月 23 日，重庆市开县高桥镇晓阳村中石油川东北天然气矿 16 号井发生井喷，其气柱高达 30m 左右，井喷持续 84h，3000 多吨硫化氢随空气迅速向四周蔓延，导致 9.3 万人受灾，累计门诊治疗中毒者 27011 次，243 人死亡。井喷周围的 5 个重灾村的家禽、家畜全部死亡，附近的野生动物（如野兔）全部死亡。

2. 慢性危害

空气污染可引起慢性中毒，如金属熔炼厂附近居民可发生砷中毒性皮炎，氟污染空气后通过多种途径侵入机体可引起慢性氟中毒，汽车废气污染可引起慢性一氧化碳中毒。

空气污染还能对机体产生慢性刺激作用，降低机体抵抗力，诱发感染或其他疾病。最主要的是对呼吸系统的影响。国内外大量资料表明，城市空气污染是慢性阻塞性肺疾病（COPD，慢性支气管炎、肺气肿、支气管哮喘的统称）的直接原因或诱因。某些空气污染物能使机体产生超敏反应，日本的四日市哮喘病就是典型例子。我国台湾等地的调查也表明，污染区学生的慢性鼻炎、咽炎等患病率明显高于对照区。对美国哈佛等六个城市开展的队列研究提出，空气污染的长期暴露与心血管疾病死亡率增加有关。

3. "三致"作用

空气污染还可能使人群致癌、致畸、致突变，又叫"三致"作用。国内外许多研究表明，空气污染程度与肺癌的发生和死亡率呈正相关关系。空气污染物特别是可吸入颗粒物中含有很多种已经证实或可能的人类致癌物，如砷、苯并 $[a]$ 芘（B $[a]$ P）等。美国癌症协会对约 50 万居民的前瞻性调查资料分析表明，空气中 PM2.5 污染与居民肺癌死亡率之间呈正相关关系，PM2.5 浓度每增加 $10\mu g/m^3$，肺癌死亡率增加 8%。

4. 间接危害

大气污染造成的间接危害主要有：

（1）产生温室效应　由于 CO_2 排放量日趋增加，森林面积却日渐缩小，导致空气中 CO_2 含量不断上升。CO_2 能吸收地表发射的红外线等长波辐射，地表空气温度逐渐增加，使地球如同温室一般，称为"温室效应"。其后果不仅是能使南北极冰山融化，海平面上升，而且有利于病原体的加速繁殖，造成各种传染病、寄生虫病等发病率上升，将对人类生活与健康带来深远影响。

（2）臭氧层受破坏　超音速飞机直接在平流层排出的和各种燃料燃烧产生的大量氧化亚氮；氟利昂、四氯化碳等微量气体在紫外线作用下生成的放射氯根等，都可作为催化剂加速臭氧的化解，减弱了臭氧层遮挡吸收短波紫外线的功能，使白内障、皮肤癌等疾病的发病率上升。

（3）形成酸雨　排入空气中的 SO_2 和 NO_x，经过一定的反应形成硫酸和硝酸，并随雨雪降落地面，形成酸雨（pH<5.6）。酸雨能破坏农田和植被，腐蚀建筑物，使土壤中重金属的水溶性增加，给人类的健康与生活带来一系列影响。

（四）常见的空气污染物

1. 二氧化硫（SO_2）

一种无色的中等刺激性气体，主要来自含硫燃料的燃烧。主要影响呼吸道，可引起急慢性呼吸道炎症，或加重已有的呼吸系统疾病（尤其是支气管炎及心血管疾病）等。

2. 颗粒物

总悬浮颗粒物（total suspended particulates，TSP）是指空气动力学直径≤100μm 的颗粒物；可吸入颗粒物（thoracic particulate matter，PM10）指空气动力学直径≤10μm 的颗粒物，能进入人体呼吸道；细颗粒物（fine particulate matter，PM2.5）指空气动力学直径≤2.5μm 的颗粒物，它在空气中悬浮的时间更长，能进入人体呼吸道深部，对健康危害极大。颗粒物不仅损伤呼吸系统，还可引起机体免疫功能下降，甚至有一定的致突变性。

3. 氮氧化物（NO$_x$）

主要来自于车辆尾气和燃料的燃烧等。难溶于水，主要作用于深部呼吸道，对肺组织产生强烈的刺激作用和腐蚀作用，可引起肺水肿甚至组织缺氧。氮氧化物是形成光化学烟雾的主要因素之一，也是酸雨的来源之一。

4. 臭氧（O$_3$）

光化学烟雾的主要成分是臭氧，对眼睛具有强烈的刺激作用，引起眼睛红肿和流泪。对鼻、咽、喉、气管和肺等呼吸器官也有明显的刺激作用，可引起急性咽喉炎、气管炎，严重者可致肺水肿。

知识拓展

空气质量指数

空气质量指数（air quality index，AQI）：评价空气中含有的主要污染物（SO$_2$、NO$_2$、PM10、PM2.5、O$_3$、CO 六项）的浓度高低及危害程度。指数越大，级别越高，说明污染越严重，对人体健康的影响也越明显。

三、室内空气卫生

随着社会发展，大多数人在室内生活的时间远超过室外，因此室内的空气质量与人们的健康就显得尤为密切。

（一）室内空气污染的来源

1. 燃料燃烧

人们在烹饪及采暖时使用燃料的燃烧产物是室内空气污染的重要来源。目前我国居民使用的燃料种类很多，有天然气、石油液化气、煤气、煤、木柴、农作物秸秆等。一般天然气、石油液化气等气态燃料较燃煤等的污染程度轻。烹调烟雾是食品及食用油在高温下的热裂解产物，其中含有许多致癌、致突变物质。

2. 人类活动

吸烟是室内空气污染的一项重要来源。烟草的烟雾中已鉴定出 7000 多种化学物质，主要有 CO、尼古丁、烟焦油、多环芳烃及多种重金属等。另外，人在室内活动，不断呼出 CO_2，并通过飞沫散播病原体，在拥挤的室内这种污染尤为严重。

3. 建筑材料与装饰材料

氡主要来自天然大理石、砖、石块、混凝土等；甲醛主要来自房屋的装饰、隔声、隔热、防冻等材料与黏合剂等。

4. 家用化学品

合成洗涤剂、驱虫剂、除臭剂、化妆品等的广泛应用，可以在常温下释放出多种有机化合物（如甲醛、三氯乙烯、三氯乙烷等），从而影响室内空气质量。

5. 来自室外的污染物

工业、交通运输所排放出的污染物和自然环境的植物花粉、动物毛屑等变态反应原，可通过门窗进入居室内。

（二）室内空气污染对人体健康的影响

有关资料显示，室内空气污染与肺癌、慢性阻塞性肺疾病（COPD）的发病率密切相关，某些污染物可致变态反应性疾病，室内空气污染对呼吸道传染病的传播也有重要意义。

四、空气卫生防护

空气污染程度受工业布局、地形地貌、气候气象、人口密度等各种自然因素和社会因素的影响。因此，空气污染的防治须采取多方面的综合措施方能有效。

1. 科学规划，合理布局

工业企业是空气污染的主要来源，在旧城改建和新城规划时应合理安排工业布局和城市功能分区，做到科学设计。工业区应位于城市常年主导风向的下风侧，避免建在谷地和盆地，并与居民区之间有一定的卫生防护距离。科学调整公共交通系统结构，大力发展城市轻型轨道交通和公共汽车交通，降低机动车尾气污染。

2. 改革工艺，减少污染

工业生产中改革工艺过程，以无毒低毒的原料代替毒性大的原料；加强生产管理，消除生产过程中的跑、冒、滴、漏和无组织排放；改善能源结构，以无烟燃料取代产烟燃料，改造锅炉，提高燃烧效率；采用消烟除尘、废气净化等措施，减少废气中有害物质的排放。改善现有机动车的动力装置和燃油质量，在机动车的排气系统中安装各种净化装置，减少机动车尾气污染。改变机动车的动力，如开发电动机动车、太阳能机动车等。

3. 植物绿化，净化空气

建立和完善城市绿化系统是有效防治空气污染的生物措施。绿色植物不仅能美化环境，还能维持生态系统中的氧平衡，调解和改善城市的小气候，缓解城市热岛效应，吸收空气中的有害气体，阻挡、过滤和吸附风沙和灰尘等功能。

4. 加强监测，依法管理

依据国家有关法规和标准，依法进行空气质量卫生监测和管理是防止空气污染、改善空气质量、保护居民健康的有效措施。《环境空气质量标准》为环境空气质量的监督、监测提供了依据。

第二节　水环境与健康

水是人类生存的重要资源，人体内一切生理活动，都需要在水参与下完成。水是构成机体的重要成分，人体内水的含量约占体重的65%，儿童则约占80%。成人每日生理需水量为2~3L。水在保护人群个人卫生、环境卫生等方面也都起到重要作用。

水在地球上分布很广，约占地球总面积的70%，但其中人类真正能利用的淡水资源仅占全球水资源的0.26%左右。中国人均占有量为世界平均水平的1/4，被列为世界上最贫水的13个国家之一。水资源缺乏、水的安全性、水质恶化等问题已成为我国经济可持续发展的重要制约因素，保护水资源已成为当前迫切需要解决的重要问题。

一、水体污染对健康的危害

（一）水体污染与水体的自净

人类活动排放的污染物进入水体，使水的正常组成改变、生态恶化，降低了水的使用价值，甚至对人的健康带来危害，称为水体污染。水体污染按污染物的性质可分为以下三种：①化学性污染，主要来自工业生产的废水、废渣，常见的污染物有汞、镉、砷等；农药、化肥等也会对水体造成污染；②生物性污染，主要来自家庭、城镇公用设施等排出的生活污水；未经无害化处理的医院污水以及含病原体的生物制品厂、屠宰厂等的生产废水；③物理性污染，主要来自由工矿企业向水体排放高温废水所致的热污染；核生产、核医疗等排放的核废物、核燃料所致的放射性污染。

水体的自净是指受污染的水体，通过物理、化学、生物等多种因素的综合作用，使污染物浓度降低，水体恢复到污染前状态的过程。水体的自净作用受地形、水流速、水流量、水温、污染物特性与浓度、水中微生物种类与数量等因素的影响。

（二）水体对人体健康的危害

1. 引起介水传染病

介水传染病（water-borne communicable diseases）是指通过饮用或接触受病原体污染的水，或食用被水污染的食物而传播的疾病。介水传染病的病原体主要是人畜肠道的致病细菌、病毒及某些寄生虫。

介水传染病的流行特点主要有：①水源一次严重污染后，可出现暴发流行，绝大多数病例的发病日期集中在该病最短和最长潜伏期之间，若水源经常受到污染，则发病者可终年不断；②病例分布与供水范围一致，绝大多数患者都有饮用同一水源的历史；③一旦对水源采取治理措施，并加强饮用水的净化消毒后，疾病的流行能迅速得到控制。

常见的通过饮水传播的疾病有感染性腹泻、霍乱、伤寒和副伤寒、痢疾等。联合国发展计划署在《2006 年人类发展报告》中指出，全球目前有 11 亿人用水困难，每年有 180 万儿童死于饮水污染所致腹泻。

2. 引起急、慢性中毒以至远期危害

有害化学物质污染水体后，可通过饮水和食物链进入人体，使人群发生急、慢性中毒。

（1）汞和甲基汞　汞污染主要来源于化工厂、氯碱厂的生产废水。含汞废水排入水体后，经厌氧菌的作用转化为甲基汞，并通过食物链生物富集。居民长期食用富集甲基汞的鱼贝类，可引起慢性甲基汞中毒。因此病最早在日本熊本县水俣湾发生，故名水俣病，是世界首例报道的公害病。

甲基汞进入人体后，主要蓄积在肾脏、肝脏，并通过血-脑屏障蓄积于脑组织中。造成患者末梢感觉减退、视野向心性缩小、听力障碍及运动共济失调等特异体征。患者最终因全身瘫痪、吞咽困难、痉挛而死。甲基汞还可通过胎盘屏障进入胎儿脑组织，使患儿出现智力低下、斜视、语言障碍、动作失常、四肢畸形等先天性水俣病的表现。发汞值可作为评估一个地区居民受汞污染程度的常规指标。

（2）镉　镉主要来源于工业企业排放的废水。含镉废水进入河流，灌溉稻田，镉被植物吸收并在稻米中积累。居民长期食用含镉的大米，或饮用含镉的污水，可造成慢性镉中毒。因此病主要表现为骨骼疼痛，故又称"痛痛病"。

（3）合成洗涤剂　合成洗涤剂是石油化工制品，其消费量随着洗衣机的普及而急剧增

加。由于合成洗涤剂中 N、S、P 等营养物质大量排入缓流水体，导致藻类过度繁殖，水体溶解氧下降，水质恶化，鱼类及其他生物大量死亡的现象称为富营养化。海洋中富营养化的水华往往带有红褐色，故又称"赤潮"。

有些藻类能产生毒素，对水生生物和人类健康产生危害。在 8 个门的淡水藻类中，蓝藻门是已知产生毒素最多的门类，它所产的微囊藻毒素是肝癌的强烈促癌剂。藻类毒素对水体的污染是一个全球性的环境问题，我国是蓝藻水华分布最广，受影响最大的国家之一。

（4）酚　酚在工业生产中广泛使用，含酚废水主要是来自焦化、煤气发生站等厂。饮水中酚在 1mg/L 以上时，可呈现臭味，不能饮用。长期饮用低浓度含酚水，可致记忆力减退、皮疹、瘙痒、头昏、失眠、贫血等慢性中毒症状。

3. 其他危害

（1）饮水硬度与健康　据"全国饮用水硬度与健康"科研组调研发现，男、女性冠心病与高血压性心脏病的死亡率和男性脑血管疾病的死亡率均与水的总硬度呈正相关。但也有学者提出不同看法，该问题有待于进一步研究。动物实验和现场调查结果显示，硬水对泌尿系统结石的形成可能有促进作用。此外，饮用硬度过高的水，可出现胃肠道功能紊乱；用硬水泡茶会使茶水变味；用来烹调食物会降低营养价值等。

（2）饮水氯化副产物与肿瘤　饮水氯化消毒时，氯与水中有机物反应产生一系列氯化副产物（如三氯甲烷、卤代乙酸氯乙酸等）。很多实验研究证实，氯化副产物具有致突变性、致癌性。国外多次流行病学调查结果也显示，饮用氯化水与某些癌症发病率增加有关。

二、生活饮用水的基本卫生要求

（一）饮用水水质卫生要求

① 水中不得含有病原微生物和寄生虫虫卵，防止介水传染病的发生和传播，保证流行病学上安全。

② 水中所含化学物质及放射性物质不得危害人体健康。包括不引起急性或慢性中毒及远期危害（致畸、致突变、致癌作用）。

③ 水的感官性状良好。使饮用者有安全感，乐于饮用。

④ 水量充足，使用方便，要符合远期发展的水需要量。

（二）我国生活饮用水的水质标准

我国 2006 年由卫生部颁布了《生活饮用水卫生标准》（GB 5749—2006），该标准属强制性国家标准，适用于城乡各类集中式或分散式供水的生活饮用水，自 2007 年 7 月 1 日起实施。新标准包括 42 项常规指标和 64 项非常规指标，常规指标（表 3-1、表 3-2）是各地统一要求必须检定的项目，包括微生物指标、毒理学指标、感官性状和一般化学指标、放射性指标及消毒剂指标五大类。

表 3-1　水质常规指标及限值

指　　　标	限　　值
1. 微生物指标[①]	
总大肠菌群/(MPN/100ml 或 CFU/100ml)	不得检出
耐热大肠菌群/(MPN/100ml 或 CFU/100ml)	不得检出
大肠埃希菌/(MPN/100ml 或 CFU/100ml)	不得检出
细菌总数/(CFU/ml)	100
2. 毒理学指标	

指　标	限　值
砷/(mg/L)	0.01
镉/(mg/L)	0.005
铬/(六价,mg/L)	0.05
铅/(mg/L)	0.01
汞/(mg/L)	0.001
硒/(mg/L)	0.01
氰化物/(mg/L)	0.05
氟化物/(mg/L)	1.0
硝酸盐/(以 N 计,mg/L)	10,地下水源限制时为 20
三氯甲烷/(mg/L)	0.06
四氯化碳/(mg/L)	0.002
溴酸盐/(使用臭氧时,mg/L)	0.01
甲醛/(使用臭氧时,mg/L)	0.9
亚氯酸盐/(使用二氧化氯消毒时,mg/L)	0.7
氯酸盐/(使用二氧化氯消毒时,mg/L)	0.7
3.感官性状和一般化学指标	
色度/(铂钴色度单位)	15
浑浊度/(NTU—散射浊度单位)	1(水源与净水技术条件限制时为 3)
臭和味	无异臭、异味
肉眼可见物	无
pH/(pH 单位)	不小于 6.5 且不大于 8.5
铝/(mg/L)	0.2
铁/(mg/L)	0.3
锰/(mg/L)	0.1
铜/(mg/L)	1.0
锌/(mg/L)	1.0
氯化物/(mg/L)	250
硫酸盐/(mg/L)	250
溶解性总固体/(mg/L)	1000
总硬度/(以 $CaCO_3$ 计,mg/L)	450
耗氧量/(CODMn 法,以 O_2 计,mg/L)	3(水源限制,原水耗氧量>6mg/L 时为 5)
挥发酚类/(以苯酚计,mg/L)	0.002
阴离子合成洗涤剂/(mg/L)	0.3
4.放射性指标[②]	指导值
总 α 放射性/(Bq/L)	0.5
总 β 放射性/(Bq/L)	1

① MPN 表示最可能数,CFU 为菌落形成单位。当水样检出总大肠菌群时,应进一步检验大肠埃希菌或耐热大肠菌群;水样未检出总大肠菌群,不必检验大肠埃希菌或耐热大肠菌群。
② 放射性指标超过指导值,应进行核素分析和评价,判定能否饮用。

表 3-2　饮用水中消毒剂常规指标及要求

消毒剂名称	与水接触时间	出厂水中限值/(mg/L)	出厂水中余量/(mg/L)	管网末梢水中余量/(mg/L)
氯气及游离氯制剂(游离)	≥30min	4	≥0.3	≥0.05
一氯胺(总氯)	≥120min	3	≥0.5	≥0.05
臭氧(O_3)	≥12min	0.3	—	≥0.02 如加氯,总氯≥0.05
二氧化氯(ClO_2)	≥30min	0.8	≥0.1	≥0.02

三、生活饮用水安全卫生措施

水源水质往往不能满足生活饮用水水质标准的要求，因而需要进行净化消毒处理。常规处理过程包括沉淀、过滤、消毒。地下水若水质好，可直接进行消毒。若原水中含铁、锰、氟等，则需特殊处理。

（一）水的净化

水的净化目的是除去水中的各种悬浮物质、胶体物质和部分病原体，改善水的感官性状。常用的方法包括沉淀和过滤。

1. 沉淀

水中的悬浮物质凭着本身的重力作用逐步下沉使水澄清称为自然沉淀。当自然沉淀达不到净化要求，需向水中加入混凝剂，使水中的各种悬浮物迅速凝聚成絮状物并沉淀到水底称为混凝沉淀。常用混凝剂有硫酸铝、硫酸钾铝（明矾）、碱式氯化铝、硫酸亚铁和三氯化铁等。如果水中重碳酸盐太少，不能很快形成氢氧化铝胶体，必须加入适量的熟石灰，以保证混凝效果。

2. 过滤

过滤的目的是为了进一步去除混凝沉淀时未能去除的颗粒物、微生物和一些没有沉淀的细小絮状物。过滤是水通过各种形式的砂滤池和砂层等多孔滤料阻留、吸附悬浮物的净水过程。

（二）水的消毒

水经混凝沉淀和过滤处理后，虽能去除大部分微生物，但难以达到水质标准中的微生物学要求，为了保证饮用水在流行病学上安全，水净化处理后还必须消毒。某些地下水可不经过净化处理，但仍需消毒。

水的消毒方法主要有两种：一是物理方法，如煮沸、紫外线照射、超声波等；二是化学方法，如用加氯、臭氧、二氧化氯、溴、碘及某些金属离子等。我国应用最广的是氯化消毒法，即用氯或含氯制剂进行饮用水消毒的方法。

饮水消毒的含氯化合物有液氯、漂白粉［$Ca(ClO)Cl$］和漂白粉精［$Ca(ClO)_2$］等，含氯化合物分子团中氯的化合价大于-1 者是具有杀菌作用的有效成分，称为有效氯。漂白粉含有有效氯 $25\%\sim30\%$，漂白粉精含有有效氯 $60\%\sim70\%$。

1. 氯化消毒的原理

各种氯化消毒剂在水中都能水解生成次氯酸（$HClO$），次氯酸分子体积小，电荷中性，能穿透细菌的细胞膜，导致细菌内蛋白质、RNA 和 DNA 等内容物渗出，特别是能氧化磷酸葡萄糖脱氢酶中的巯基，使细菌糖代谢发生障碍而死亡；病毒缺乏复杂酶系，对氯抵抗力较细菌强，次氯酸对病毒的作用多半是对核酸的致死性损害。次氯酸根离子（ClO^-）也具有杀菌能力，但其带负电难以接近细菌，其杀菌效力仅为次氯酸的 1/80。

2. 影响氯化消毒效果的因素

如加氯量和接触时间、水的 pH、水温、水的浑浊度和水中微生物的种类和数量。

3. 氯化消毒方法

集中式给水多用液氯，一般用真空加氯机或转子加氯机投氯。分散式给水可用漂白粉或漂白粉精。常量氯化消毒法的加氯量一般为 $1\sim2mg/L$，水质较差者为 $5mg/L$。

第三节　土壤环境与健康

土壤是食物链的首端，是连接无机界和有机界的纽带，了解土壤污染的现状及其对人类的危害和土壤污染的防治是十分必要的。

一、土壤及其环境健康学意义

土壤是指地球陆地表面的疏松部分，由岩石风化和生物作用形成。土壤和空气、水一样，是人类环境的基本要素之一。土壤由固相（矿物质、有机质）、液相（土壤水分或溶液）和气相（土壤空气）等组成。土壤为植物提供营养源和水分，是植物生长、进行能量交换的主要场所。土壤中的氧化还原反应系统、胶体离子吸附交换系统、微生态化学反应系统、废弃物存放系统、地下水过滤系统等是重要的环境保护要素。

二、土壤的污染与自净

（一）土壤污染

土壤污染（soil pollution）是指在人类生产和生活活动中排出的有害物质进入土壤中，直接或间接地危害人畜健康的现象。

1. 土壤污染的来源

土壤污染的主要有：①生活性污染，包括人畜粪便、生活垃圾和生活污水等；②工业和交通污染，主要是工业废水、废气、废渣及汽车尾气污染；③农业污染，主要是农药和化肥污染。

2. 土壤污染物的种类

土壤污染物种类繁多，主要有生物性污染物（如病原菌）、化学性污染物（如重金属和农药等有毒有害物质）、放射性污染物。

3. 土壤污染的特点

土壤污染具有危害的隐蔽性、污染物的累积性、不可逆转性和治理长期性的特点。

（二）土壤污染的自净

土壤污染的自净是指受污染的土壤通过物理、化学和生物学的作用，使病原体死亡，各种有害物质转化到无害的程度，土壤可逐渐恢复到污染前的状态。

1. 病原体的死亡

病原微生物进入土壤后，受到日光的照射、土壤中不适宜病原微生物生活的环境条件、微生物间的拮抗作用、噬菌体作用以及植物根系分泌的杀菌素等许多不利因素的作用而死亡。

2. 有机物的净化

土壤中的有机污染物在微生物的作用下，使有机物逐步无机化或腐殖质化。无机化是指含氮有机物在土壤微生物的作用下，分解成无机物（氨或氨盐、硝酸盐、甲烷、二氧化碳和水、硫酸盐或磷酸盐）的过程。腐殖质化是指已死的生物体在土壤中经土壤微生物分解而形成有机物。

3. 化学污染物在土壤中的迁移、转化和残留

土壤中的重金属污染，如不及时修复，几乎可以长期以不同形式存在于土壤中。含有铅、砷、汞等农药的半减期为 10～30 年，有机氯农药的半减期为 2～4 年。化学污染物在土壤或农作物中的残留情况与化学污染物的特性及土壤的理化特性有关。残留情况常用半减期和残留期表示。

三、土壤污染对健康的影响

（一）土壤化学物污染的危害

土壤化学物污染主要是通过农作物、地面水或地下水对人体产生影响。在生产过磷酸钙工厂的周围，土壤中砷和氟的含量显著增高；铅、锌冶炼厂周围的土壤，不仅受到铅、锌、镉的严重污染，而且还受到含硫物质所形成的硫酸的严重污染。任意堆放的含毒废渣以及被农药等有毒化学物质污染的土壤，通过雨水的冲刷、携带和下渗，会污染水源，人、畜通过饮水和食物可引起中毒或肿瘤。我国于 1983 年停止生产有机氯农药，1984 年停止使用六六六和滴滴涕农药，但其长远影响尚需逐渐消除。

（二）土壤放射性物质污染的危害

土壤放射性物质通过放射性衰变，能产生 α、β、γ 射线，这些射线能够穿透人体组织，使机体的一些组织细胞受到不同程度的损伤，重者死亡，这些射线对机体既可造成外照射损伤，又可通过饮食或呼吸道途径进入人体，造成内照射损伤，受害者多出现头晕、乏力、脱发、白细胞减少或增多，发生癌变等。

（三）土壤生物性污染的危害

人体粪便中的病原体污染了土壤，人们吃了在这种土壤中成长的蔬菜瓜果，可能会引起肠道传染病或寄生虫病，如细菌性痢疾、伤寒、蛔虫病等。土壤中的病原体还可通过皮肤或黏膜进入人体而致病，如钩端螺旋体病、破伤风等。

> **知识拓展**
>
> **镉污染**
>
> 镉是农作物生长和人体发育的非必需元素。镉可引起肾、肺、肝、睾丸、脑、骨骼及血液系统毒性，被美国毒物管理委员会（ATSDR）列为第 6 位对人体健康有毒的物质。镉的土壤环境容量相对较小，其本底值约为 0.06mg/kg，超过 1.0mg/kg 时，即可认为土壤受镉污染。由于使用含镉磷肥及污水灌溉等，使得土壤中镉含量增加，继而被某些植物摄取而进入食物链。植物易吸收土壤中的镉，使作物体内镉含量增高。水稻对镉的富集作用很强，其镉含量可为水镉的 800 倍。食物、饮水和烟草是居民镉暴露的主要来源。日本富山县神通川流域曾出现因居民长期食用含镉量高的稻米而引起的慢性镉中毒，因患者全身疼痛，终日叫个不停，又称"痛痛病"。我国上海市郊的川沙污灌区、松江炼锌厂地区、吴淞口工业区等地土壤中，镉含量已超过背景值 100 倍左右，最高的酸溶性镉含量达 130mg/kg。

四、土壤卫生防护

为了防治土壤污染，主要采取下列措施：①对粪便、垃圾和生活污水进行无害化处理；②加强对工业"三废"治理和综合利用；③合理使用农药和化肥，积极发展高效、低毒、低残留的农药；④积极慎重地推广污水灌溉，对灌溉农田的污水进行严格的监测和控制。

知识拓展

铊中毒

在我国贵州省某地区过去曾发生过一种奇怪的脱发病。有人一觉醒来，忽然发现头发一束束脱落。

调查发现：当地人非法开采矿石的现象非常普遍，废弃的矿渣随意堆放对当地环境造成极大破坏；调查当地人群发现乏力、下肢无力、发麻或失眠等症状多见，少数人有视力下降、四肢远端感觉障碍、疼痛及脱发等症状。

经研究发现，这里的土壤富集较多的铊元素。铊元素被农作物吸收后，又富集在植物的果实和种子中，人们吃了含铊的食物通过食物链进入人体，从而造成体内铊的积累。当铊的含量在人体内达到一定程度时，就会出现铊的中毒症状——脱发。

第四节　地质环境与健康

一、地方病概述

目前人体组织中已检出 60 多种元素，其中 C、H、O、N、Ca、P、S、K、Na、Cl、Mg 11 种在体内含量较多，占人体总重的 99.95%，称人体必需的宏量元素；而 Fe、Zn、Se、Mn、Cu、I、Mo、Cr、F、Si、V、Ni、Sn、Co 14 种在体内含量较少，每种元素都占人体总重的 0.01% 以下，称人体必需的微量元素。这些元素在人体内的含量容易受环境因素的影响，与当地的土壤、水、食物和空气中的含量密切相关。由于地壳表面各种化学元素分布不均匀，从而使不同地区地球化学成分的含量亦不同（必需元素过多或过少，非必需元素过多），超出人体适应范围导致的疾病，称生物地球化学性疾病（biogeochemical disease）。由于它们有一定的地区性，又称化学性地方病（chemical endemic disease）。

我国是地方病流行严重的国家，全国各地都不同程度地流行。重病区多集中在西部地区、偏远地区和贫困地区。被列为我国国家重点防制的地方病有碘缺乏病、地方性氟中毒、地方性砷中毒、大骨节病、克山病等。

二、碘缺乏病

碘缺乏病（iodine deficiency disorders，IDD）是由于人类生存的自然环境中缺少碘而造成的机体碘营养不良所表现的一组有关疾病的总称。它不仅包括地方性甲状腺肿、地方性克汀病、地方性亚临床克汀病，还包括缺碘地区出现的胎儿流产、早产、死产、先天畸形等。

碘广泛分布于自然界，海水中碘含量较高。人体内的碘主要来源于食物，占总摄入量的 80%～90%，其次是水源。进入体内的碘主要被甲状腺摄取合成甲状腺素。碘主要通过肾脏排出。每人每天碘的生理需要量，成人约为 $150\mu g$、儿童为 $50\sim120\mu g$、孕妇、乳母为 $200\mu g$。调查研究证明，当人体碘的摄入量长期低于 $40\mu g/d$ 时，就可引起地方性甲状腺肿。

（一）流行特征

全世界有 118 个国家有此病流行，我国曾是碘缺乏病流行最为严重的国家之一，除上海市外，各省、自治区、直辖市都有该病流行。流行特点是山区多于平原，内陆多于沿海，乡村多于城市，尤以西藏、新疆、甘肃、陕西等地更为严重。就年龄而言，各年龄组均可发病，但以生长发育旺盛的青春期发病率最高，女性高于男性（1.3∶1）。

（二）临床变现

1. 地方性甲状腺肿

地方性甲状腺肿（endemic goiter），俗称"大粗脖""瘿袋"，是碘缺乏病最主要的表现形式，由于人体在生长后期（即儿童期及青春期）缺碘所致，主要症状是甲状腺肿大。

（1）病因　①缺碘：这是引起地方性甲状腺肿的主要原因。国内流行病学调查显示，绝大多数地方性甲状腺肿流行区内的土壤、饮水或食物中都缺碘。给当地居民补碘后，甲状腺肿的流行即可得到控制；②膳食因素：食物（如木薯、杏仁、黄豆、核桃仁、玉米、高粱、小米、花生、豌豆等）中的硫氰酸盐，可抑制甲状腺对碘的浓集能力，从甲状腺中驱除碘；蔬菜（如甘蓝、卷心菜、芥菜、大头菜等）含硫葡萄糖苷的水解产物，可抑制碘的有机化过程；③高碘：我国某些沿海地区和内陆低洼地区居民，由于食物和水中碘过高，人体甲状腺将过量碘转化为甲状腺胶质，贮存于甲状腺滤泡内，造成甲状腺肿。

（2）发病机制　碘是合成甲状腺激素的原料，机体碘摄入不足时，导致甲状腺激素合成与分泌不足，血浆中甲状腺素的水平降低；通过反馈机制，垂体前叶促甲状腺素（TSH）的分泌增加，反射性刺激甲状腺滤泡使其增生，导致甲状腺代偿性增生、肿大。这些变化在早期是可逆的，补碘后可以恢复正常。但如果缺碘时间过长，甲状腺过度增生，甲状腺滤泡会刺激周围组织纤维化，形成结节，其病变就不可逆了。

（3）临床表现　患者早期除颈部逐渐增粗外，多无明显的自觉症状；随着腺体的增大，中晚期可出现周围组织的压迫症状，如压迫气管可出现气短甚至呼吸困难；压迫食管可引起吞咽困难等。

2. 地方性克汀病

地方性克汀病（endemic cretinism）主要是由于胚胎期及出生早期严重缺碘，使甲状腺激素合成不足以致大脑和其他器官或组织发育分化不良或缺陷。临床表现有智力低下、体格矮小、听力障碍、神经运动障碍、甲状腺功能低下和甲状腺肿大，可概括为呆、小、聋、哑、瘫，故又称为呆小病。

（三）预防措施

补充足够的碘是防治碘缺乏病的根本性措施。

1. 碘盐

碘盐是最经济有效而又简便易行的补碘措施。碘盐是把微量碘化物（碘化钾或碘酸钾）与大量的食盐混匀后供食用的盐。WHO 推荐碘化物和食盐比例为 1∶100000，我国一般为（1∶20000）～（1∶50000）。为防止碘化物损失，碘盐应存放在干燥、低温和暗处。

2. 碘油

地处偏远，不易供应碘盐的病区，可选用碘油。碘油是植物油与碘化合而成的有机化合物。一次大剂量注射碘油后，可在体内形成碘库，再缓慢地释放出来，其效能可达 3～5 年。国内外在某些病区已用口服碘油代替碘油注射，取得了良好的预防效果。口服碘油的剂量一般为注射量的 1.4～1.6 倍，每 2 年服药 1 次。

3. 其他

供应含碘丰富的食物，如海带、海鱼等；饮用碘化水；食用碘化面包；口服碘化钾等。

三、地方性氟中毒

地方性氟中毒（endemic fluorosis）又称地方性氟病，是由于特定地区的地质环境中氟元素过多，导致当地居民经饮水、食物和空气等途径长期摄入过量氟所引起的以氟斑牙和氟骨症为主要特征的慢性全身性疾病。

氟是人体必需的微量元素之一，微量氟能促进骨骼和牙齿的钙化，对神经兴奋的传导、钙磷代谢、细胞酶活性、免疫反应及生长发育均有一定的作用。长期摄入过量的氟又可引起中毒。人体氟主要通过饮水及食物获得，进入体内的氟主要蓄积在骨骼和牙齿，主要通过肾脏排出。WHO 推荐氟摄入量＜2mg/d，国内报道为 2～4mg/d。一般认为，每人每日氟的最高摄入量为 4～5mg。如果超过 6mg/d，就能引起氟中毒。

（一）流行特征

全世界有 50 多个国家存在本病的流行，我国是流行最严重的国家之一。调查表明，除上海市外，其他地区都有不同程度的流行，主要流行区有贵州、陕西、甘肃、辽宁、吉林、黑龙江、河北、山东等省。氟斑牙主要发生于 8～12 岁的儿童，氟骨症发病主要在成人，并随着年龄和病区居住年限的增加，病情逐渐加重。一般认为，地方性氟中毒发病与性别无关。

（二）病因分型

1. 饮水型氟中毒

饮水型氟中毒是病区分布最广、患病人数最多的一型。我国饮水型氟中毒病区主要分布在淮河—秦岭—昆仑山以北的广大地区。一些调查表明，在饮水型氟中毒病区居民的病情与水氟浓度呈正相关。

2. 燃煤污染型氟中毒

调查表明，云南、贵州、四川、湖南、湖北等省多数情况下由燃煤（含氟 100～3763mg/kg）污染食物和居室空气所致，如烘烤的玉米氟量高达 276.5mg/kg。这种情形下，室内空气氟量往往也很高。

3. 饮茶型氟中毒

质地较差的老茶叶及粗加工的茶砖一般含氟量高，浸泡时间越长，析出的氟越多。如甘孜藏族居民中发现有饮茶所致的氟中毒。

（三）临床表现

1. 氟斑牙

氟斑牙是地氟病最早、最易识别的临床特征。氟过多对牙釉质、牙本质、牙骨质均可造成损害，以牙釉质为主。根据牙齿受损程度，临床上分为三型：①白垩型，釉质失去光泽，牙齿表面粗糙，出现粉笔样白色斑点；②着色型，釉质上出现明显的黄褐色或黑褐色斑点；

③缺损型，牙齿釉质层出现浅窝状或花斑样缺损，凹凸不平，牙齿外形不完整。氟斑牙主要发生于正在生长发育中的恒牙，以门牙明显。幼儿乳齿很少发生氟斑牙。

2. 氟骨症

氟骨症患者骨的基本改变为骨质硬化、骨质疏松、骨质软化和骨旁软组织骨化。临床症状在早期表现为四肢脊柱关节持续疼痛，无游走性疼痛，与天气无关，可与风湿、类风湿相区别。进而肢体麻木、关节僵硬、关节活动障碍、上下肢弯曲、驼背，肌肉萎缩、僵直变形。严重的氟骨症可引起四肢及躯干关节固定，甚至截瘫。

(四) 预防措施

对高氟地区，减少氟的摄入是预防地方性氟中毒的根本措施。

1. 饮水型氟中毒

饮水型氟中毒主要是改水降氟。引用江河、水库等低氟地面水，或使用低氟深井水及收集天然降水作为水源。在无低氟水源的情况下，可采用理化方法进行饮水除氟，如用碱式氯化铝，按 0.5g/L 加入水中搅匀，可使水氟由 7.0mg/L 下降至 1.0mg/L；明矾加碱法、煮沸法等。

2. 燃煤污染型氟中毒

燃煤污染型氟中毒以改炉改灶为主，安装排烟投放设施，将含氟烟尘排出室外；同时配合其他预防措施，减少食物氟污染，如改变主要食物玉米和辣椒的干燥方式，采用自然晾晒或烤烟房烘干，避免烟气直接接触食物；更换燃料，不用或少用高氟劣质煤。

3. 饮茶型氟中毒

制定砖茶氟含量标准，如我国地方病防治中心提出砖茶含氟应≤300mg/kg；限制生产和销售高氟茶叶；改变生活习惯，提倡饮用低氟茶来代替砖茶。

思考题

一、名词解释
大气圈　酸雨　有效氯　土壤污染　呆小病

二、填空题
1.空气污染可引起间接危害，如_____、_____、_____。
2.土壤污染的特点有_____、_____、_____、_____。
3.地方性氟中毒的病因分型_____、_____、_____。

三、简答题
1.简述空气污染的危害。
2.简述室内空气污染的来源。
3.简述碘缺乏病的预防措施。

（杨秋霞）

第四章

职业环境与健康

○○○○○○○○○○○○○○○○○○○○○○○○○○○○○○○○○○○○○○
○○○○○○○○○○○○○○○○○○○○○○○○○○○○○○○○○○○○○○

【学习目标】

1.掌握职业性有害因素、职业病的概念、特点及诊断依据；生产性粉尘和矽肺的概念及危害。

2.熟悉常见职业中毒的原因、临床表现及处理原则；矽肺的发病机制及临床表现。

3.了解职业性有害因素的来源与种类。

案例导入

案例回放：

某箱包厂劳动者发生头痛、头晕、脸色苍白等症状，前往具有职业病诊断资质的医院就诊，医生让其立即住院，并去该厂对同作业场所的劳动者进行了职业性健康检查，最后确诊有 2 名劳动者为重度苯中毒；3 名劳动者为中度苯中毒；5 名劳动者为轻度苯中毒。

思考问题：

1.哪些生产作业及行业容易发生苯中毒？

2.慢性苯中毒的预防措施有哪些？

第一节　职业性有害因素与职业损伤

劳动是人类生存的基本条件，生产劳动是促进社会进步和人类健康的必要条件，劳动条件和工作环境直接影响劳动者的健康。随着社会和科技的进步，高新技术产业的不断发展，人类从事的职业活动种类越来越多，劳动者接触到的职业性有害因素也越来越复杂。充分认识这些职业性有害因素及对人体健康的损害，重视职业卫生，可以使职业人群在有效工作年龄及其以后能享受到健康的生活，保护和促进职业人群健康，提高职业生命质量，促进经济社会持续发展。

一、职业性有害因素的来源和分类

在生产环境、生产过程、劳动过程中产生和存在的，可能对职业人群的健康、安全和作业能力造成不良影响的各种环境因素统称为职业性有害因素（occupational hazard factors）。职业性有害因素按其来源分为三大类。

1. 生产环境中的有害因素

生产环境是指劳动者从事生产劳动时所处的外界环境。生产环境中的有害因素主要有：①生产厂房建筑时布局不合理（如有毒工段与无毒工段安排在一个车间）、照明不良、厂房狭小等；②缺乏应有的卫生防护设施，如缺乏隔音、除尘、通风等设施；③自然环境中的因素，如炎热季节的太阳辐射；④不合理生产所致的环境污染。

2. 生产过程中的有害因素

生产过程是指由原材料加工到成品的整个工艺过程。生产过程中的有害因素与生产工艺过程密切相关，它随着生产技术、生产设备、使用材料和工艺流程变化而改变。生产过程中的有害因素主要有：

（1）化学因素　主要有生产性毒物，如铅、汞、砷、苯、一氧化碳、农药等；生产性粉尘，如矽尘、石棉尘、煤尘、有机粉尘等。

（2）物理因素　主要包括异常的气象条件，如高温、高湿、强热辐射、低温、高气流；异常气压，如高气压、低气压；噪声和振动；电离辐射，如 α 射线、β 射线、γ 射线、X 射线、中子射线等；非电离辐射，如紫外线、可见光、红外线、激光、射频辐射等。

（3）生物因素　屠宰、皮毛加工业等作业可能接触到炭疽杆菌；畜牧业可能接触到布氏杆菌；森林作业可能接触到森林脑炎病毒；医护人员及人民警察工作中可能接触到艾滋病病毒等。

3. 劳动过程中的有害因素

劳动过程是指劳动者为完成其工作任务而进行的各种操作的总和。劳动过程中的有害因素主要有：①劳动组织制度、作息制度不合理所导致的劳动强度过大、劳动时间过长，如精神性职业紧张等；②不良的劳动体位或使用不合理的工具所导致的个别器官或系统过度紧张，如视力紧张等。

知识拓展

职业病危害因素分类目录

为贯彻落实《职业病防治法》，切实保障劳动者健康权益，根据职业病防治工作需要，2015 年国家卫生和计划生育委员会、安全监管总局、人力资源社会保障部和全国总工会联合组织对职业病危害因素分类目录进行了修订。《职业病危害因素分类目录》国卫疾控发［2015］92 号中的职业病危害因素分为：①粉尘（矽尘、煤尘等）；②化学因素（铅、汞及其化合物等 375 种）；③物理因素（噪声、高温、高原低氧等）；④放射性因素（X 射线装置、加速器、中子发生器产生的电离辐射等）；⑤生物因素（布鲁菌等 5 种以及未提及的可导致职业病的其他生物因素）；⑥其他因素（金属烟、井下不良作业条件、刮研作业）。

二、职业性有害因素对人体健康的损害

在一定条件下，职业性有害因素对劳动者健康、劳动能力等造成的不同程度的损害称为职业性损害。职业性有害因素能否对接触者造成健康损害，主要与接触方式、接触浓度、接

触强度和作用时间有关。通常作用于机体的有害因素需要达到一定剂量时才能引起健康损害。即使接触剂量相同，因个体因素不同，个体感受性与个体损害程度亦有差异。个体因素主要取决于个体年龄、性别、遗传因素、营养状况、体质、生活方式、个人卫生等。此外，职业卫生服务状况也影响职业人群的健康水平。职业性损害包括职业病、职业性多发病和工伤三大类。

（一）职业病

1.职业病的概念和分类

（1）职业病的概念　职业性有害因素作用于人体的强度和时间超过一定限度时，造成的损害超出了机体的代偿能力，从而导致一系列的功能性和器质性的病理变化，出现相应的临床症状和体征，影响劳动能力，这类疾病统称为职业病（occupational disease）。

职业病有广义和狭义之分：广义职业病是医学上所称的职业病，是指职业性有害因素直接引起的疾病；狭义职业病是立法意义上的职业病，职业病具有一定的范畴，即指政府所规定的法定职业病。

法定职业病（statutory occupational disease）是指由政府主管部门用法令的形式明文规定的一类职业病。《中华人民共和国职业病防治法》将职业病定义为：职业病是指企业、事业单位和个体经济组织等用人单位的劳动者在职业活动中，因接触粉尘、放射性物质和其他有毒、有害物质等因素而引起的疾病。不同国家的法定职业病不尽相同。法定职业病是依据规定需要报告的一类疾病，职业病患者则依法享受国家规定的职业病待遇。

（2）职业病的分类　2013年12月23日，国家卫生和计划生育委员会、安全监管总局、人力资源与社会保障部和全国总工会联合组织四部门共同对职业病的分类和目录进行了调整，印发了《职业病分类和目录》通知，从发布日起正式施行。《职业病分类和目录》中颁布的法定职业病名单分10大类，132种。其中职业性尘肺病及其他呼吸系统疾病（19种）、职业性皮肤病（9种）、职业性眼病（3种）、职业性耳鼻喉口腔病（4种）、职业性化学中毒（60种）、物理因素所致职业病（7种）、职业性放射性疾病（11种）、职业性传染病（5种）、职业性肿瘤（11种）及其他职业病（3种）。

2.职业病的特点

（1）病因明确　职业病病因为职业性有害因素，控制接触职业性有害因素后，可以有效控制发病。

（2）存在剂量-反应关系　职业病病因大多可以检测识别，且疾病情况与接触剂量有明显的关系。

（3）群发性与个案性　接触同一职业性有害因素人群有一定的发病率，出现个别病例情况较少见。而同一环境中出现个案发病往往具有特异性，如慢性中毒的患者往往以个案出现，需注意以免误诊。

（4）疗效不满意　大多数职业病目前尚无特效疗法，早发现、早诊断、及时处理十分重要。

（5）发病可以预防　由于职业病病因明确，认真贯彻三级预防策略，积极采取相应的防治措施可以有效控制职业病的发生。

3.职业病的诊断

职业病的诊断是一项政策性和技术性很强的工作。既关系劳动保护法令的执行，又涉及现场劳动条件的评价。因此，根据国家颁布的有关规定，必须由承担职业病诊断的医疗卫生机构组织3名以上取得职业病诊断资格及有关临床学科有经验的执业医师依据职业病诊断标准，根据职业病的诊断依据，进行综合分析，做出集体诊断。凡从事职业病诊断的人员必须认真学习和掌握国家颁发的职业病标准及有关规定，以科学的态度和极端负责的精神，做好职业病诊断工作。职业病诊断的依据如下。

（1）职业史　是诊断职业病的前提条件。主要包括：①工种和工龄；②接触有害因素的种类、时间、数量、方式、操作特点以及防护措施使用情况；③同工种的其他作业人员患病情况；④非职业性接触和其他生活情况，如家庭使用农药、有机溶剂；吸烟；服药史；居住区空气和水的污染等。

（2）职业卫生现场调查　是诊断职业病的重要依据。通过现场的调查取证患者接触职业性有害因素的种类、程度，了解生产（工艺）流程、劳动过程、劳动强度、卫生状况及防护措施等一般情况，以及同一场所其他作业人员是否受到危害或有类似表现。

（3）临床表现及辅助检查　是鉴定患者受职业性损害后果及其程度的重要依据。主要包括以下几方面。

① 病史：详细询问在接触职业性有害因素后引起的症状及其发生、发展和目前情况，从中分析判断这些症状与职业接触的关系。

② 体格检查：除一般常规检查外，要重点注意和检查一些与接触职业性有害因素有关的项目。

③ 实验室检查或特殊检查：根据有害因素作用的特点有选择地进行一些特殊检查。

对不能确诊的疑似职业病患者，应加强随访，做好动态观察，以便及早明确诊断。没有证据否定职业病危害因素与患者临床表现之间的必然联系的，在排除其他致病因素后，应当诊断为职业病。

4.职业病的处理

职业病的处理主要有三方面的工作：一是对已确诊的职业病患者应进行积极治疗；二是要按照我国的有关规定，落实职业病患者应享受的各种待遇；三是对不适宜继续从事原工作的职业病患者，应调离原工作岗位，并妥善安置。

5.职业病的预防

职业病的预防应遵循三级预防原则，采取技术措施、组织措施和卫生保健措施等综合性措施。

（1）技术措施　厂房建筑设计符合卫生要求，做到职业病防护设施与主体工程同时设计、同时施工、同时投入生产和使用（即"三同时"原则）；改进生产过程，实现机械化、自动化、密闭化、管道化，并防止跑、冒、滴、漏；革新工艺过程，以低毒、无毒物质代替有毒、剧毒物质；加强通风、除尘、排毒措施，做好工业"三废"的综合治理。

（2）组织措施　建立职业病防治领导小组；开展群众性预防工作，如合理组织和安排劳动过程，限制接触时间，建立、健全劳动制度，严格安全操作规程，合理使用防护用品等；贯彻执行国家制定的卫生标准和劳动保护法规。

（3）卫生保健措施　加强个人防护；做好就业前和定期的体格检查；定期监测职业性有害因素；加强自我保健；注意平衡膳食和供给相应保健食品；加强女职工的保健。

（二）职业性多发病

职业性多发病是指在生产环境、劳动过程中与接触的职业性有害因素有关的一组疾病，也称为工作有关疾病（work related disease）。其病因不直接取决于职业性危害因素，而是由职业因素、生活因素、社会因素以及心理行为因素综合作用的结果。

常见的工作有关疾病有：①心理精神障碍；②心血管系统疾病；③消化性溃疡；④骨骼

及软组织损伤；⑤慢性非特异性呼吸系统疾病，如慢性支气管炎、肺气肿、支气管哮喘等。

（三）工伤

工伤（occupational trauma）是指劳动者在工作时间和工作场所内，因工作原因发生突发性意外事故而造成的损伤，又称职业性外伤。工伤可以造成劳动者暂时性劳动能力下降或缺勤，严重者导致残疾甚至死亡。工伤的原因有生产设备落后或存在缺陷、安全生产制度不健全或落实不够、劳动者违反操作规程、劳动者个人心理状态欠佳、防护设备缺乏或不足、生产环境布局不合理、劳动组织不合理或生产管理不善等。因此，需要加强安全生产监督管理力度和安全风险评估，防患于未然。

第二节 职业中毒及其预防

为预防职业性有害因素的危害，我国相关职能部门专门发布了一系列规程、办法。对常见职业中毒制定了诊断标准；对铅、苯、汞、有机磷农药及三硝基甲苯五种职业中毒进行了全国性普查及病因学分析研究；对上百种生产性毒物规定了车间空气中的最高允许浓度。预防职业性有害因素必须采取综合措施。

一、生产性毒物概述

在一定条件下，摄入较小剂量时就可引起机体功能性或器质性损害的化学物质称为毒物。在工农业生产中，产生对人体有害的物质，称为生产性毒物。由于接触生产性毒物引起的中毒称为职业中毒（occupational poisoning）。职业中毒按病程长短可分为急性中毒、亚急性中毒和慢性中毒，以慢性中毒多见，急性中毒多出现在特殊事故中。职业中毒是当前最常见的一类职业病。

（一）生产性毒物的来源、存在形式及种类

1. 生产性毒物的来源

生产性毒物的来源主要有工业生产的原料、辅料、中间产物、成品、半成品、副产品或废弃物等。

2. 生产性毒物的存在形式

生产性毒物以固体、液体和气体的形式存在于生产环境中，而以气体、蒸气、烟雾和粉尘等形态悬浮于车间空气中，对空气造成污染。存在形式主要有：①气体，是在常温常压下呈气态的物质，如氯气、一氧化碳、二氧化硫等。②蒸气，由液体蒸发和固体升华时形成，前者如苯、汞蒸气；后者如磷、硫蒸气等。③雾，是悬浮在空气中的液体微滴，多由蒸气冷凝或液体喷洒形成，如喷洒液体农药时形成的雾滴等。④烟尘，是悬浮在空气中直径小于 $0.1\mu m$ 的固体微粒。煤不完全燃烧时可以产生烟，某些金属熔融时产生蒸气，在空气中迅速凝结或氧化成烟，如锌蒸气在空气中氧化形成氧化锌烟。⑤粉尘，是悬浮在空气中直径大于 $0.1\mu m$ 的固体微粒。多由于固体物质粉碎或包装、运输时形成或产生，如游离二氧化硅粉尘、铝粉尘、煤尘、水泥粉末等。⑥气溶胶，是悬浮在空气中的粉尘、烟、雾的统称。

3. 生产性毒物的种类

生产性毒物的种类主要有：①金属毒物和类金属毒物，如铅、汞、镉及其化合物，砷、

磷及其化合物；②有机溶剂，如苯、甲苯和汽油等；③刺激性气体与窒息性气体，如氯气、氨、酸类和一氧化碳、硫化氢等；④农药，如有机磷农药、拟除虫菊酯类农药等；⑤高分子化合物生产过程中产生的毒物，如氯乙烯、丙烯腈等。

（二）生产性毒物进入机体的途径

1. 呼吸道

呼吸道是生产性毒物进入人体的主要途径。悬浮于空气中的气体、蒸气和气溶胶都可以经呼吸道进入人体。整个呼吸道有迅速吸收毒物的能力，吸收的毒物不经过肝脏转化和解毒，而是直接进入血液循环分布全身。毒物经呼吸道吸收的速度和数量，与空气中毒物的浓度、粉尘颗粒的大小以及在体液中的溶解度等有着密切的关系。

2. 皮肤

在一定条件下，某些生产性毒物可以通过无损伤的皮肤吸收，如有机磷农药等脂溶性毒物。生产性毒物经皮肤吸收的数量，除了与毒物的脂溶性、水溶性有关外，还与皮肤的污染面积，皮肤的完整性，生产环境的气温、气湿和劳动强度等因素有关。经皮肤吸收的毒物也不经肝脏代谢而进入血液循环分布于全身。

3. 消化道

生产性毒物经消化道进入人体的机会较少，多因不遵守操作规程和不良卫生习惯所导致，如在车间进餐、饮水、吸烟等。经胃和小肠吸收的毒物，大部分在肝脏转化，解毒后进入血液循环分布全身。

（三）生产性毒物的体内过程

1. 毒物在体内的分布与蓄积

毒物经各种途径吸收后，随着血液循环分布到全身各组织器官，但分布不均衡，原因在于其通过生物膜的能力以及与体内各组织的不同。如铅进入机体早期主要分布在肝、肾，最后主要集中在骨骼。当毒物与机体长期接触而进入机体，而且进入的速度或总量超过代谢转化与排除的速度或总量时，毒物就在机体内逐渐增加并贮存，这种现象称为毒物的蓄积作用。蓄积是慢性中毒的基础。

2. 毒物在体内的转化

毒物通过各种途径被吸收进入血液后，受到体内生化过程的作用，化学结构发生一定的改变，称为生物转化。主要的生物转化过程为氧化、还原、水解和结合四种方式。毒物通过代谢转化后一般可使毒性降低或消失，这种现象称为解毒。如苯在体内氧化为酚后再与葡萄糖醛酸结合而排出。但也有些毒物经转化后使毒性或活性增加，这种现象称为活化。如有机磷农药在体内氧化为毒性更大的对硫磷。毒物在体内的转化主要在肝脏内进行，是机体防御功能的一个重要组成部分，但这种功能是有限的。

3. 毒物在体内的排泄

进入体内的毒物可以原形或者以其代谢产物排出，排出途径有多种，主要是经肾脏随尿排出和经肝脏随胆汁排出。金属和类金属、卤代烃、芳香烃等毒物经肾脏随尿排出；在体内不易分解的气体或易挥发性毒物（如一氧化碳、苯等），主要经肺随呼气排出；铅、汞、砷等毒物还可经毛发、汗腺、唾液、乳汁、月经排出；有些毒物随胆汁排入肠道后可以被再吸收，构成肝肠循环。毒物在排出过程中可以引起排出器官的损害。如砷从汗腺排出可以引起皮炎、汞随唾液排出可以引起口腔炎。

(四) 影响生产性毒物对机体作用的主要因素

1. 毒物本身的特性

毒物的化学结构不仅决定其理化性质，而且决定毒物在体内的生理生化过程，对毒物的毒性大小有决定性影响；毒物的分散度、溶解度、挥发性等物理特性，都与毒物对人体可能发生的毒作用密切相关。

2. 毒物的剂量、浓度和作用时间

毒物对人体是否产生危害作用，主要取决于进入人体的毒物剂量，在生产条件下，毒物进入人体的剂量，与毒物在生产场所空气中的浓度和接触时间密切相关。毒物的毒性大小一般以动物实验所得的半数致死量（LD50）或半数致死浓度（LC50）表示。LD50 或 LC50 越小，毒性越大。该项指标比较稳定，重复性较好，是常用的一种急性毒性指标。

3. 毒物的联合作用

在生产环境中常有两种以上毒物分别作用于人体，这种毒物的联合作用可以表现为以下几种形式。

（1）增毒作用 多种毒物同时存在的毒作用超过各毒物单独作用时毒作用的总和。如一氧化碳与氰化氢或氮氧化物共同存在时表现为增毒作用。

（2）相加作用 多种毒物同时存在的毒作用等于各毒物单独作用时毒作用的总和。如大多数氢化合物（如乙醚、乙醛等）在麻醉作用方面表现的是相加作用。

（3）拮抗作用 多种毒物同时存在的毒作用小于各毒物单独作用时毒作用的总和。

4. 个体状态

人体的健康状况、种族、年龄、遗传以及其他个体因素均会影响毒物对机体的作用。因此，在同等接触毒物条件下的不同个体对毒物的反应可有较大差异。

5. 生产环境与劳动强度

生产环境中的高气温可以增加毒物的挥发和扩散；高强度体力劳动，可使呼吸加深加快，肺血流量增加，皮肤血管扩张，血流加快，从而加速毒物经呼吸道和皮肤吸收，影响机体对毒物的反应。

二、常见的职业中毒及其防制

(一) 铅中毒

铅（Pb）为蓝灰色重金属。熔点 327℃，沸点 1525℃，当加热至 400～500℃时有大量铅蒸气逸出，在空气中迅速氧化成氧化亚铅，凝集为烟尘，长期飘浮在空气中。

1. 接触机会

铅的用途广泛，是我国最常见的职业性毒物之一。接触铅作业的工种有 100 种以上，主要作业有铅矿开采及冶炼；熔铅作业（如制造铅丝、印刷版、铸铅字等）；制造蓄电池、涂料、玻璃、搪瓷以及橡胶制品等。

2. 毒理作用

铅及其无机化合物主要以铅尘、铅烟或铅蒸气形式经呼吸道进入人体，少量为消化道，一般不能经皮肤吸收，但有机铅化合物可以通过皮肤吸收。进入血循环的铅约有 90% 与红细胞结合，其余在血浆中形成可溶性磷酸氢铅及与蛋白质结合的铅。血液中的铅初期分布在

肝、肾、脾、肺等器官中，以肝、肾最高。数周后约有95％的铅形成难溶的磷酸铅长期存在于骨骼、毛发、指甲、牙齿等组织中。当血钙降低、酸碱平衡失调、感染、饥饿、酗酒时，骨骼内的铅转变为可溶性磷酸氢铅重新返回血液循环引起铅中毒的急性发作。

铅主要经肾脏随尿液排出，少部分随乳汁、汗液、唾液、毛发和月经排出。血铅很容易经胎盘由母体进入胎儿体内，乳汁内的铅也可以影响婴儿。正常人尿铅稳定，每日排出量可以反映接触水平。

铅中毒的机制尚不完全明确。铅对全身各系统和器官均有毒性作用，主要累及造血、神经、消化、泌尿、心血管系统和肾脏。铅中毒早期引起的卟啉代谢障碍目前较为肯定，且认为是铅中毒的重要变化。卟啉是血红蛋白合成的中间产物，卟啉代谢产生障碍后使血红蛋白合成减少，导致低血红蛋白性贫血。除此之外，铅还可作用于血管引起血管痉挛，作用于红细胞使细胞脆性增加，干扰肾小管上皮细胞线粒体功能引起肾脏损伤。

3. 临床表现

急性铅中毒在生产中较少见，多为慢性铅中毒，主要累及神经系统、血液系统和消化系统。

（1）神经系统　①神经衰弱综合征，是铅中毒早期的常见症状，表现为头晕、头痛、肌肉关节酸痛、全身乏力、睡眠障碍、食欲下降等；②周围神经炎，早期出现感觉和运动神经传导速度减慢，肢端麻木或呈手套、袜套样感觉迟钝或缺失，肌运动无力，握力减退，重者瘫痪，呈"腕下垂"；③中毒性脑病，较少见，在重症铅中毒时，可以出现癫痫样发作、精神障碍或脑神经损害等症状。

（2）消化系统　①口腔内有金属味、食欲缺乏、腹胀、腹部隐痛、恶心、便秘是较常见的症状，便秘有时与腹泻交替出现，多伴有上腹部胀闷不适，如果出现顽固性便秘，则为铅绞痛的先兆。②铅绞痛（腹绞痛），是铅中毒的典型症状之一，多为突然发作，呈持续性绞痛，部位多在脐周，少数在上腹部或下腹部，发作时患者面色苍白、体位蜷曲、出冷汗，并常有呕吐，检查时腹部平软、可有轻度压痛，无固定压痛点，肠鸣音减弱。目前，典型的绞痛发作已较少见，多为腹部隐痛、腹胀等。③铅线，口腔卫生不好者，其齿龈边缘出现的蓝灰色的着色带。

（3）血液系统　贫血，多呈低血色素正常红细胞型贫血；外周血中点彩红细胞、网织红细胞及碱粒红细胞增多。

（4）其他　铅中毒可出现肾脏损害，少数病例出现蛋白尿及肾功能减退，尿中可见红细胞、管型；女性患者可引起月经不调、流产及早产等，哺乳妇女可以通过乳汁影响婴儿。

4. 诊断

根据我国现行的《职业性慢性铅中毒诊断标准（GBZ37—2015）》，密切结合职业接触史、现场资料及临床表现和实验室检查结果，进行综合性分析诊断。诊断结果分为铅吸收、轻度中毒、中度中毒和重度中毒四种类型。

5. 治疗和预防

（1）治疗

① 驱铅治疗：治疗轻度铅中毒，首选依地酸二钠钙及二巯丁二钠，3～4天为1个疗程，疗程间隔3～4天，疗程视患者情况而定，轻度铅中毒一般不超过3个疗程。

② 患者处理：已诊断为铅吸收者可以继续原工作，3～6个月复查一次。轻度铅中毒，驱铅治疗后可以恢复工作，一般不需要调离；中度铅中毒，给予积极治疗，原则上调离铅作业，适当安排其他工作；重度铅中毒，必须调离铅作业，给予积极治疗和休息。铅绞痛发作时，可以静脉注射葡萄糖酸钙或肌内注射阿托品。

（2）预防 解决铅中毒的根本措施在于积极采取预防措施，关键在于生产工艺改革及加强工作场所通风措施，降低车间空气中铅浓度，达到国家的卫生标准。同时要加强个人防护，建立安全卫生检查制度，加强工人的健康监护等预防工作。如饭前要用肥皂洗手，下班后要淋浴更衣，不在车间内吸烟和进食。用无毒或低毒物质代替铅。患贫血、神经系统疾病、肝肾疾病、心血管疾病者不得从事铅作业。

（二）汞中毒

汞俗称水银，呈银白色，常温下为液态金属，熔点−38.8℃，沸点357℃。在常温下即可蒸发，温度越高，蒸发越快。不溶于水及有机溶剂，易溶于稀酸，可溶于脂类。汞表面张力大，溅落地面后即形成汞珠，被泥土、地面缝隙、衣物等吸附，增加蒸发面积，形成持续的二次污染。

1.接触机会

金属汞及汞的化合物被广泛应用。如汞矿开采和冶炼；含汞仪表的制造；电工器材的制造、使用和维修；汞合金的制造和以汞为原料的化学工业；制药工业生产含汞药物或试剂以及口腔科用汞填补牙齿等。

2.毒理作用

汞主要以蒸气形式经呼吸道进入人体，透过肺泡壁被吸收。经完整的皮肤也能吸收。进入血液后，迅速弥散到全身各器官，肾脏含汞量最高，其次为肝脏、心脏、脑组织等器官。汞在毛发中可以长期贮存，因此毛发汞含量可以作为衡量机体汞负荷水平的一个指标。进入体内的汞主要经尿液排出，粪便、汗腺、乳腺等也可以排出少量。汞中毒的机制目前还不是完全清楚。

3.临床表现

生产过程中的汞中毒多为慢性中毒，急性中毒较为少见。

（1）急性中毒 短时间吸入高浓度汞蒸气或摄入可溶性汞盐引起，多为意外事故。起病急骤，主要表现为咳嗽、呼吸困难、头痛、头晕、乏力、口腔炎和胃肠道症状及皮炎，重者可发生化学性肺炎、肺水肿等，并可引起肾损害。

（2）慢性中毒 是常见的临床类型，多由于长期接触一定浓度的汞蒸气引起。主要表现为神经系统症状，典型的临床特点为易兴奋症、震颤和口腔炎。早期主要表现为类神经征，少数患者可有自主神经系统紊乱现象，如脸红、多汗、皮肤划痕症等。进一步发展为情绪波动、易兴奋、易怒、烦躁、焦虑和记忆力减退等，是汞中毒较突出的症状。震颤是神经毒性的早期症状，多为意向性震颤。开始为细小震颤，多在休息时发生，先是手指、舌和眼部，进一步发展为意向性粗大震颤，可伴有头部震颤和运动失调，后期可出现幻觉和痴呆。口腔炎早期表现为牙龈肿胀、出血、牙齿松动，继而发展为口腔黏膜糜烂，口腔卫生不良者在齿缘可见蓝色的硫化汞"汞线"。

汞对新生儿也有一定的影响。当母亲尚未诊断为汞中毒时，后代已有严重影响，表现为程度不同的反应迟钝、表情淡漠、运动迟缓、对视觉刺激缺乏反应与痉挛等。有的新生儿会出现脑畸形。

4.诊断

按照我国现行《职业性汞中毒诊断标准（GBZ89—2007）》进行诊断，可以分为以下几种类型。

（1）观察对象 长期接触汞后，尿汞增高，无慢性汞中毒临床表现者。

（2）急性汞中毒

① 轻度中毒：短期内接触大量汞蒸气，尿汞增高，出现发热、头晕、头痛、震颤等全身症状，并有口腔-牙龈炎或胃肠炎，或急性支气管炎之一者。

② 中度中毒：在轻度中毒基础上，有间质性肺炎或明显蛋白尿中一项者。

③ 重度中毒：在中度中毒基础上，有急性肾衰竭、急性中度或重度中毒性脑病其中之一者。

（3）慢性汞中毒

① 轻度中毒：具有以下三项者：脑神经衰弱综合征，口腔牙龈炎，眼睑、舌或手指震颤，尿汞增高。

② 中度中毒：具有以下两项者：出现精神性格改变，粗大震颤，明显肾脏损害。

③ 重度中毒：具有以下一项者：小脑共济失调，精神障碍。

5. 治疗和预防

（1）治疗　中毒患者应立即脱离中毒现场，脱去污染衣服，静卧，保暖，首选二巯丙磺钠或二巯丁二钠进行驱汞对症治疗；口服汞盐患者不应洗胃，应尽快灌服蛋清、牛奶或豆浆，以使汞与蛋白质结合，保护胃黏膜。观察对象要加强医学监护，可以进行药物驱汞。急性和慢性轻度中毒患者治愈后可以从事正常工作；急性和慢性中度及重度中毒患者治疗后不宜再从事接触汞及其他有害物质的作业。

（2）预防　改革生产工艺，尽可能不用或者少用汞；通风排毒，防止汞污染和沉积；定期测定作业场所汞蒸气浓度；工作场所的地面、桌面光滑不吸附汞，便于冲洗；建立规范的卫生操作制度，加强个人防护，做好健康检查，患有明显口腔疾病，胃肠道和肝、肾器质性疾病，精神神经性疾病，对汞化合物过敏者为职业禁忌证。

（三）苯中毒

苯为芳香烃类化合物，有特殊芳香气味，无色、透明、易挥发的油状液体，沸点 80.1℃，易燃，微溶于水，可与乙醇、氯仿、乙醚、汽油和二硫化碳等有机溶剂互溶。

1. 接触机会

苯及其同系物广泛应用于工农业生产中，是许多工业的化工原料，还可以作为溶剂和稀释剂，接触机会较多。检出率最高的是制鞋和油漆工业。

2. 毒理作用

在生产环境中苯主要以蒸气状态存在，经呼吸道进入人体，皮肤少量吸收。进入人体的苯，约50%以原形经呼吸道排出；40%左右在体内代谢，形成酚类随尿排出。大约10%储存于体内含类脂质较多的组织，如脂肪、骨髓或脑组织，逐渐转化后排出。

苯中毒的发病机制目前尚不清楚，一般认为是其在体内产生的代谢产物酚类所致。急性苯中毒可导致中枢神经系统抑制；慢性苯中毒可导致造血系统抑制，白血病发病率增高。当人接触高浓度苯及其同系物时，刺激眼、呼吸道黏膜，严重时引起抽搐、麻痹，甚至死亡；而吸入较低浓度苯及其同系物时，引起眩晕、头痛、恶心、昏睡。

3. 临床表现

（1）急性中毒　由于短时间内吸入大量苯蒸气所致。主要为中枢神经系统的麻醉作用。轻者表现为头晕、眩晕、神志恍惚、兴奋、步态蹒跚；重者表现为抽搐、瞳孔散大，对光反射消失，如治疗不及时，可因呼吸中枢麻痹而死亡。白细胞轻度增加，而后下降，不抑制造血。

（2）慢性中毒　由长期接触低浓度苯引起。

① 造血系统：外周血白细胞减少，主要是中性粒细胞减少，粒细胞胞质中可见中毒颗粒、空泡、核溶解、核畸形及碱性磷酸酶增加等变化。血小板较少可单独出现，也可以与白细胞变化共同存在。重者可发生全血细胞减少的再生障碍性贫血。长期接触高浓度苯可以诱发急性粒细胞性白血病。

② 神经系统：主要表现为神经衰弱综合征，头痛、头晕、乏力、失眠、多梦、记忆力减退等。

4.诊断

根据职业史、现场调查、临床表现和实验室检查等进行综合分析，做出诊断。根据我国《职业性苯中毒诊断标准（GBZ68—2013）》可将其分为以下两种类型。

（1）急性苯中毒　根据短期内吸入大量苯蒸气职业史，以意识障碍为主的临床表现，结合现场职业卫生学调查，参考实验室检测指标，进行综合分析，并排除其他疾病引起的中枢神经系统损害，方可诊断。

① 轻度中毒：短期内吸入大量苯蒸气后出现头晕、头痛、恶心、呕吐、黏膜刺激症状，伴有轻度意识障碍。

② 重度中毒：吸入大量苯蒸气后出现下列临床表现之一者，即中、重度意识障碍，呼吸循环衰竭，猝死。

（2）慢性苯中毒　根据较长时间密切接触苯的职业史，以造血系统损害为主的临床表现，结合现场职业卫生学调查，参考实验室检测指标，进行综合分析，并排除其他原因引起的血象、骨髓象改变，方可诊断。

① 轻度中毒：有较长时间密切接触苯的职业史，可伴有头晕、头痛、乏力、失眠、记忆力减退、易感染等症状。在 3 个月内每 2 周复查一次血常规，具备下列条件之一者：白细胞计数大多低于 $4 \times 10^9/L$ 或中性粒细胞低于 $2 \times 10^9/L$；血小板计数大多低于 $80 \times 10^9/L$。

② 中度中毒：多有慢性轻度中毒症状，并有易感染和（或）出血倾向。具备下列条件之一者：白细胞计数低于 $4 \times 10^9/L$ 或中性粒细胞低于 $2 \times 10^9/L$，伴血小板计数低于 $80 \times 10^9/L$；白细胞计数低于 $3 \times 10^9/L$ 或中性粒细胞低于 $1.5 \times 10^9/L$；血小板计数低于 $60 \times 10^9/L$。

③ 重度中毒：在慢性中度中毒的基础上，具备下列表现之一者：全血细胞减少症；再生障碍性贫血；骨髓增生异常综合征；白血病。

5.治疗和预防

（1）治疗　苯中毒一经确诊，立即调离苯作业岗位。遇急性中毒要迅速将中毒患者转移至空气新鲜处，立即脱去被污染衣物，用肥皂水清洗皮肤，并注意保温。急性期卧床休息，中毒较重者给予吸氧，并注射高渗葡萄糖液，如果出现烦躁、抽搐给予水合氯醛，无心跳停搏者禁用肾上腺素，以免诱发心室颤动。慢性中毒的治疗主要为设法恢复受损的造血功能，对症治疗。苯引起的再生障碍性贫血与白血病的治疗参考有关教材。

（2）预防　开展技术革新，改革生产工艺，以无毒或低毒物代替苯；加强个人防护，健全医疗卫生制度，严格执行就业前及定期体格检查。对于妊娠期及哺乳期女性职工应及时调离苯作业，以免对胎儿及婴儿产生不良影响。各种血液病、严重的全身性皮肤病、月经过多或功能失调性子宫出血、肝肾器质性疾病为禁忌证。

（四）刺激性气体

刺激性气体是指对眼和呼吸道黏膜有刺激作用的有害气体。常见的有氯气、氨气、氮氧化物、光气、氟化氢、二氧化硫及三氧化硫等。

1. 毒理作用

毒理作用主要为局部损害，但有时强烈的局部刺激也可引起全身反应。毒物的水溶性及其作用部位与临床表现有关，毒物浓度与接触时间与损害的严重程度有关。高水溶性的气体主要对眼和上呼吸道的刺激作用，如氯化氢、氨气；中等水溶性的气体（如氯气、二氧化硫），在低浓度时只是侵犯眼和上呼吸道，高浓度时则可以侵犯全呼吸道；低水溶性的气体（如二氧化氮、光气），对上呼吸道刺激较小，但是可以进入呼吸道深部，引起中毒性肺水肿。

2. 临床表现

（1）急性刺激作用　①眼结膜及上呼吸道炎症反应；②喉头水肿；③化学性气管、支气管炎及肺炎表现；④化学性肺水肿；⑤皮肤灼伤或皮炎。

（2）慢性刺激作用　长期接触低浓度刺激性气体，可导致慢性支气管炎、结膜炎、鼻炎、急性中毒后遗症等，同时可伴有神经衰弱综合征和消化道症状。

3. 防治原则

刺激性气体的主要危害是肺水肿，因此积极防治肺水肿是抢救刺激性气体中毒者的关键。现场处理应使患者迅速脱离现场到空气新鲜处，脱去污染衣物，静卧、保暖。污染部位迅速用大量清水或中和剂冲洗，并予以对症治疗。发生肺水肿时要通气利水，保持呼吸道通畅，给予雾化疗法、支气管解痉剂等，必要时行气管切开术；早期、足量、短期应用糖皮质激素，降低毛细血管通透性，改善和维持通气功能；对症、支持治疗，积极预防继发感染、酸中毒等并发症。

刺激性气体中毒多因意外事故导致。因此，要严格执行安全操作规程，防止跑、冒、滴、漏和杜绝意外事故发生是预防工作的重点。

（五）窒息性气体

窒息性气体是指气体进入人体后，使血液的运氧能力或组织利用氧的能力发生障碍，造成组织缺氧的有害气体。一般分为两类：①单纯窒息性气体，能引起组织供氧不足发生窒息的无毒气体和惰性气体，如氮气、甲烷、二氧化碳等；②化学窒息性气体，能影响血液氧的携带输送或损害组织对氧利用的气体，如一氧化碳、硫化氢、氰化氢、苯胺等。

1. 毒作用表现

（1）缺氧　中枢神经系统早期表现为剧烈的头痛、头晕、四肢无力、恶心、呕吐，晚期出现短暂昏厥或不同程度的意识障碍，或程度不同的昏迷；呼吸、循环系统早期表现为心跳加快、血压升高，晚期表现为呼吸浅促、发绀、心动过速、心律失常，最终导致心力衰竭、休克和呼吸衰竭。

（2）脑水肿　出现颅内压升高，头痛、呕吐、血压升高、心率减慢、抽搐、昏迷等。

2. 一氧化碳中毒

一氧化碳为无色、无味、无臭、无刺激性的气体。几乎不溶于水，易溶于氨水，不易被活性炭吸附。

（1）接触机会　采矿爆破作业；冶金工业中的炼焦、炼钢等；机器制造工业中的锻造；化学工业中的各种窑炉、煤气发生炉等作业。

（2）毒理作用　一氧化碳随空气吸入，经肺泡进入血液循环，与血红蛋白结合，形成碳氧血红蛋白（$HbCO$），失去携氧能力。由于一氧化碳与血红蛋白的亲和力比氧与血红蛋白的亲和力大 200~300 倍，而形成的碳氧血红蛋白的解离比氧合血红蛋白的解离慢 3600 倍，且碳氧血红蛋白的存在还影响氧合血红蛋白的正常解离，阻碍氧的释放和传递，从而导致低氧血症和组织缺氧。

除此之外，紧张的体力劳动、疲劳、贫血、饥饿、营养不良等因素，都可以增加人体对一氧化碳的敏感性。同时，生产环境中存在的其他毒物可与一氧化碳发生联合作用，提高人体的敏感性，从而促进中毒的发生。

（3）临床表现　①轻度中毒：HbCO＞10％出现意识障碍；②中度中毒：HbCO＞30％意识障碍发展为中度昏迷；③重度中毒：HbCO＞50％意识障碍程度达深昏迷或并发脑水肿、休克或严重心肌损害、肺水肿或呼吸衰竭；④急性一氧化碳中毒迟发性脑病：急性中毒患者在意识障碍恢复后，有的患者突然出现以精神及意识障碍、锥体系或锥体外系损害为主的表现，称为神经精神后发症或迟发性脑病。

（4）防治原则　立即将患者转移至通风处，保持呼吸道通畅，保暖，密切观察意识状态，积极纠正脑缺氧。工作场所设立 CO 报警器；防止管道漏气；改革生产工艺，加强通风；严格遵守操作规程，加强个人防护，进行安全教育。

第三节　生产性粉尘与矽肺

一、生产性粉尘概述

生产性粉尘是在生产中形成的，能够长时间悬浮在空气中的固体微粒，是常见的一类职业性有害因素。

（一）生产性粉尘的分类

按粉尘的性质可以分为以下 3 类。

1. 无机粉尘

矿物性粉尘，如石棉、滑石、煤尘等；金属性粉尘，如铅、铝、铁、锡尘等；人工无机粉尘，如水泥、玻璃纤维、金刚砂等。

2. 有机粉尘

植物性粉尘，如棉、麻、谷物、甘蔗、烟草、木材等；动物性粉尘，如羽毛、毛发、骨质尘等；人工有机粉尘，如炸药、合成纤维、有机染料等。

3. 混合性粉尘

上述各种粉尘两种或几种混合存在的粉尘，是生产过程中常见的粉尘存在形式。如煤矿工人在井下接触煤尘的同时也接触游离二氧化硅粉尘，金属矿开采的时候既有金属粉尘也有矿物粉尘。

（二）生产性粉尘的理化性质及卫生学意义

1. 粉尘的化学成分、浓度和暴露时间

生产环境中粉尘的化学成分和浓度，将决定其生物学危害的性质和程度。粉尘可以对机体产生致纤维化、刺激、中毒、致敏等作用。如矿物性粉尘致纤维化作用的程度，主要取决于其中游离二氧化硅粉尘及其含量，含量越高，致纤维化能力越强，病变进展越快；金属

（铅、铍）粉尘可以引起中毒；有机粉尘可以引起呼吸道炎症和超敏反应。生产环境中粉尘的浓度越高，暴露时间越长，对机体的危害也就越大。

2. 粉尘的分散度

分散度指物质被粉碎的程度，以粉尘颗粒的直径（μm）及其数量或质量百分比来表示。粒径较小的颗粒占的百分比越多，分散度就越高，在空气中悬浮的时间也越长。粉尘直径大小不同，到达呼吸道的部位有所不同。直径在 $10 \sim 15 \mu m$ 的粉尘主要被上呼吸道阻留，因此直径 $< 15 \mu m$ 的粉尘称为可吸入性粉尘；直径 $< 5 \mu m$ 的颗粒可以达呼吸道深部和肺泡区，因此直径 $< 5 \mu m$ 的粉尘称为呼吸性粉尘。进入肺泡并沉积在肺内而引起生物学作用的主要是呼吸性粉尘。

3. 其他

粉尘的硬度、溶解度、电荷性、爆炸性等也有一定的卫生学意义。粉碎过程中产生的固体微粒，通常带有一定的电荷，带同种电荷的粉尘颗粒相互排斥，可以长时间悬浮在空气中，带异种电荷的颗粒则相互聚集加快沉降，荷电粉尘颗粒容易滞留在肺，被吞噬细胞所吞噬。

（三）生产性粉尘对人体的致病作用

不同性质的生产性粉尘对机体的危害也不同，主要有以下几种。

1. 致纤维化作用

长期吸入矿物性粉尘可以引起肺组织进行性、弥漫性纤维组织增生而引起肺尘埃沉着病（又称尘肺）。尘肺是由于职业活动中长期吸入生产性粉尘，并在肺内潴留而引起的以肺组织纤维化为主的全身性疾病，是我国法定职业病之一，是危害最广、最严重的一种。我国法定职业病分类和目录中尘肺病共有 13 种，其中危害最严重的是硅沉着病（又称矽肺）。

2. 局部作用

经常接触粉尘，刺激呼吸道黏膜，可以引起鼻炎、咽炎、喉炎、气管炎、支气管炎等；进入眼内的粉尘，可以引起结膜炎，金属等硬度大的粉尘会损伤角膜，导致角膜浑浊；粉尘会堵塞皮脂腺，引起毛囊炎、粉刺等。

3. 全身中毒

吸入铅、砷、锰等金属粉尘，会发生全身中毒。

4. 超敏反应

棉、麻等粉尘可以引起支气管哮喘、湿疹。被真菌、细菌等污染的有机粉尘，可以引起超敏反应性肺泡炎。

5. 感染作用

携带病原菌的碎布屑、兽毛、谷物尘等吸入后，可以引起感染疾病。

6. 致癌作用

放射性粉尘可以引起肺癌，石棉粉尘可以导致肺间皮瘤。

二、矽肺

矽肺又称为硅沉着病，是由于生产过程中长期吸入游离二氧化硅含量较高的粉尘而引起的以肺部广泛的结节性纤维化为主的全身性疾病。矽肺是我国尘肺中最常见、危害最严重的一种。肺胶原纤维化是一种不可逆的病理改变，一旦形成，即使脱离接触仍会进行性发展。

1. 主要接尘作业

矿山开采，爆破；开凿隧道和涵洞；矿石原料的加工；机械制造业铸造过程中型砂、清砂、喷砂等；其他玻璃、搪瓷业、陶瓷业、石粉加工业等作业都可接触到含大量游离二氧化硅粉尘。

2. 影响矽肺发病的因素

矽肺的发病一般与生产场所空气中游离二氧化硅的含量、类型，粉尘浓度、分散度，接尘时间，防护措施及接尘者个体因素有关。粉尘中游离二氧化硅含量越高，发病时间越短，病情越严重。矽肺的发病比较缓慢，一般在接触低浓度二氧化硅粉尘 15～20 年后发病，即使脱离粉尘作业，病变仍在持续发展。少数病例由于持续吸入高浓度、高游离二氧化硅含量粉尘，经 1～2 年即可发病，称为"速发型矽肺"。还有部分病例接触较高浓度粉尘但时间不长，接尘期间 X 线检查未发现异常，脱离接尘作业若干年后发现矽肺，称为"晚发型矽肺"。

3. 发病机制与病理改变

（1）发病机制　矽肺的发病机制有许多学说，主要有机械刺激说、化学中毒说、硅酸聚合说、表面活性说等。一般认为其发病机制为：进入肺内的矽尘被巨噬细胞吞噬，在吞噬细胞内的 SiO_2 硅氧键断裂，形成活性羟基与巨噬细胞溶酶体膜上的受氢体结合形成氢键，从而改变细胞膜的通透性，进而导致巨噬细胞自溶；硅氧键的断裂还可以促使氧自由基和过氧化氢形成，参与细胞膜的脂质过氧化反应导致巨噬细胞的死亡；巨噬细胞损伤后释放出的一系列生物活性物质能够刺激成纤维细胞增生并合成胶原纤维；矽肺除激发炎症反应外，还伴有免疫反应，促使多种细胞增生，并在肺纤维化过程中发挥协同作用。

（2）病理改变

① 矽结节的形成：矽结节是矽肺的典型病理改变。肉眼观可见肺呈灰褐色，触之硬如橡皮，有沙砾感。切面观可见大小不等的散在矽结节或融合团块。镜下典型的矽结节为圆形或卵圆形，由多层排列的胶原纤维构成，内含闭塞小血管或小支气管，横断面似洋葱头。晚期矽结节的尘细胞或成纤维细胞成分变少，胶原纤维越来越粗大密集，可发生透明性变。

② 弥漫性间质纤维化：见于长期吸入低浓度或游离二氧化硅含量低的粉尘。在肺泡和肺小叶间隔以及小血管和呼吸性支气管周围纤维组织弥漫性增生，相互连接成放射状，使肺泡容积缩小，还可累及胸膜，使胸膜增厚限制呼吸运动。

4. 临床表现

（1）症状和体征　患者早期无明显自觉症状和体征或症状很轻，但 X 线胸片上已有典型的矽肺影像改变。随着病情的进展和并发症的出现症状逐渐明显和加重，常见的症状有胸闷、气短、胸痛、咳嗽和咳痰等。单纯矽肺早期并无阳性体征，少数两肺可听到呼吸音粗糙、减弱或干啰音；支气管痉挛时可闻及哮鸣音，合并感染时可有湿啰音，合并肺气肿时则呼吸音降低。

（2）肺功能改变　由于肺的代偿能力很强，患者早期肺功能变化不明显，肺功能可以降低，与 X 线胸片表现不平行。随着病情的发展，肺组织纤维增多，肺泡弹性改变，肺活量降低，病变进展并发肺气肿时，肺活量进一步降低。当大量肺泡受破坏和肺毛细血管增厚时，会导致肺弥散功能障碍，最大通气量减少。

（3）X 线胸片表现　X 线胸片影像改变是矽肺病理改变的反映，与肺内粉尘蓄积、肺组织纤维化病变程度有一定的关系。

① 小阴影：是指肺野内直径或宽度≤10mm 的阴影。形态可分为圆形和不规则形，圆形边缘整齐或不整齐，是矽结节重叠的表现。不规则形长短、粗细、形态不一，有的互不粘连，有的呈网状，是肺间质纤维化引起。早期分布于两肺中下部，随着病情进展，数量增多、直径增大、密度增加，波及两肺上部。

② 大阴影：是指肺野内直径或宽度＞10mm 以上的阴影。由团块状纤维化引起，多是晚期矽肺的表现，典型的大阴影在两肺对称呈"八"字形，也可先在一侧出现，边缘清楚，周围多有肺气肿带。

③ 其他：早期肺门阴影扩大，密度增高，肺纹理增多或增粗变形。晚期肺门上移，由于肺气肿加重，肺纹理相对减少。胸膜粘连增厚，先出现在肺底，以肋膈角变钝或消失最常见，晚期膈面粗糙，由于肺纤维组织收缩牵拉和膈胸膜粘连，呈天幕状阴影。

（4）并发症　矽肺患者抵抗力降低，容易并发其他疾病，且是矽肺患者死亡的主要原因。最常见的并发症为肺结核，此外，还有支气管及肺感染、自发性气胸和肺源性心脏病等。矽肺与并发症有互相促进发展的作用，一旦出现并发症，病情进展加剧，甚至导致死亡。因此，要积极预防、早期发现和及时治疗并发症。

（5）矽肺的诊断与防治原则　按照《尘肺病诊断标准》（GBZ70—2009）矽肺的诊断主要依据生产性粉尘接触史、现场劳动卫生学调查资料、X 线后前位胸片检查，参考动态观察资料及矽肺流行病学调查情况，结合临床表现和实验室检查，排除其他肺部类似疾病后，做出诊断和定级。

矽肺目前尚无特效的治疗方法，一旦确诊，患者应立即调离粉尘作业岗位。治疗主要采取综合措施，比如加强营养、生活规律、适当体育锻炼等提高患者的抗病能力，积极防治并发症，消除和改善症状，减轻患者的痛苦，延长寿命。目前临床上常用的药物有克矽平、铝制剂、粉防己碱等，对改善症状、延缓病情进展有一定作用，关键仍在于预防。

目前我国的防尘措施以"革、水、密、风、护、管、教、查"八字防尘措施为主。"革"指革新工艺和设备；"水"指湿式作业；"密"指密闭尘源；"风"指通风除尘；"护"指个人防护；"管"指维修管理；"教"指宣传教育；"查"指测尘检查和健康检查防止粉尘危害，遵循预防为主、综合措施这一基本原则。

思考题

一、名词解释

职业性有害因素　职业病　矽肺

二、填空题

1. 职业病的诊断依据包括：＿＿＿＿、＿＿＿＿、＿＿＿＿。

2. 窒息性气体分为＿＿＿＿＿和＿＿＿＿＿。

三、简答题

1. 举例说明职业性有害因素对人体健康的危害。

2. 生产性粉尘对人体的致病作用有哪些？

（李晓婷）

第五章

食物与健康

○○○
○○○
○○○

【学习目标】

1.掌握合理营养、平衡膳食，食品污染、食品添加剂和食物中毒的概念；食物中毒的分类和特点。

2.熟悉中国居民膳食指南及膳食宝塔；常见病营养指导；食物中毒调查处理和预防措施。

3.了解食品污染来源、对人体健康造成的影响及其预防措施。

案例导入

案例回放：

不管是烧菜还是涮火锅，口蘑是很多人必点的菜品。可是，有些在市场上售卖的口蘑却隐藏着不可告人的秘密。2016 年 12 月 10 日，记者在陕西省西安市的一家蔬菜批发市场暗访后发现，为了给口蘑增白，一些商贩竟将口蘑浸泡在含有焦亚硫酸钠等多种化学试剂的水里。这样浸泡出来的口蘑吃了能安全吗？

相关资料：焦亚硫酸钠可在食品加工中作防腐剂、漂白剂来使用，但是只限于熏蒸，不能用浸泡等直接接触食物的方式进行漂白，否则可引起人体肝、肾伤害，严重的会造成急性中毒，甚至导致死亡。而且，焦亚硫酸钠在使用的过程中，有严格的剂量要求。

思考问题：

1.食物与健康有哪些关系？

2.该如何避免食品安全事件的发生？

第一节　营养与健康

"营养"二字，从字义上讲，"营"即为"谋求"，"养"即为"养身"或"养生"。因此，营养的含义就是谋求养身。用现代的语言进行描述，营养即为机体摄取、消化、吸收及利用食物中的营养物质，以满足自身生理需要的生物学过程。简单地讲，营养是人类的摄食过程。

一、营养素

营养素是指食物中可为人体提供能量、构成机体成分和修复组织以及调节生理功能的化学物质。人体必需的营养素有 40 余种，传统上分为六大类：蛋白质、脂类、糖类、无机盐（矿物质）、维生素和水；另外，还有人称膳食纤维为第七大类营养素，植物性化学物质（未被认为是必需的营养素）为第八类营养素。蛋白质、脂类和糖类因为机体需要量较大，在膳食中所占的比重大，称为宏量营养素；又由于它们在体内代谢，经过氧化分解释放能量，所以也称为三大产能营养素。而无机盐、维生素的需要量相对较少，在膳食中所占比重也较小，称为微量营养素。

（一）膳食营养素参考摄入量

人体只有每天从膳食中获得一定量的营养素，才能满足机体的正常营养需求。如果人体长期摄入某种营养素不足或过多，就会发生该营养素缺乏症或产生毒副作用的危险。中国营养学会在 2000 年首次制定了《中国居民膳食营养素参考摄入量（DRIs）》，包括四项指标，分别是平均需要量（EAR）、推荐摄入量（RNI）、适宜摄入量（AI）和可耐受最高摄入量（UL）。为指导居民合理摄入营养素，预防营养缺乏和过量提供了重要参考。随着时间的推移，考虑到中国居民的生活环境、生活方式及膳食结构不断发生变化，人们对于某些营养素的需要量也发生着改变。因此，中国营养学会发布了 2013 年修订版《中国居民膳食营养素参考摄入量（DRIs）》。在 2000 年第一版的基础上新增加了与慢性非传染性疾病有关的三个参数，即宏量营养素可接受范围（AMDR）、预防慢性非传染性疾病的建议摄入量（PI-NCD）和某些膳食成分的特定建议值（SPL）。

1. 平均需要量

平均需要量（EAR）是指某一特定性别、年龄及生理状况的群体对某营养素需要的平均数。摄入量达到 EAR 水平时，可以满足群体中半数个体的需要，而不能满足另外半数对该营养素的需要。

2. 推荐摄入量

推荐摄入量（RNI）是满足某一特定性别、年龄及生理状况群体中的绝大多数（97%~98%）个体需要的摄入水平。长期摄入 RNI 水平，可以维持组织中有适当的储备。RNI 主要用途是作为个体膳食营养素摄入量的目标值。

3. 适宜摄入量

适宜摄入量（AI）是通过观察或实验获得的健康人群某种营养素的摄入量，亦可用作个体摄入量的目标。AI 与 RNI 共同点是都能够满足目标人群中几乎所有个体的需要。区别在于 AI 的准确性远不如 RNI。

4. 可耐受最高摄入量

可耐受最高摄入量（UL）是平均每日可以摄入该营养素的最高量，不至于损害健康，但并不表示可能是有益的。其主要用途是检查个体摄入量过高的可能，限制膳食补充剂和强化食品中某一营养素的总摄入量，以预防该营养素引起的不良作用。

5. 宏量营养素可接受范围

宏量营养素可接受范围（AMDR）是指蛋白质、脂肪和碳水化合物理想的摄入量范围，该范围可以提供这些必需营养素的需要，并且有利于降低发生慢性非传染性疾病（NCD）的危险。常用某种营养素供能占摄入总能量的百分比（%E）表示。

6. 预防慢性非传染性疾病的建议摄入量

预防慢性非传染性疾病的建议摄入量（PI-NCD；简称建议摄入量，PI）。NCD 一般涉及肥胖、高血压、血脂异常、脑卒中、心肌梗死以及某些癌症。PI-NCD 是以 NCD 的一级预防为目标，当 NCD 易感人群某些营养素的摄入量达到 PI 时，可以降低发生 NCD 的风险。提出 PI 值的有维生素 C、钾、钠。

7. 特定建议值

植物化合物，具有改善人体生理功能、预防 NCD 的生物学作用。特定建议值（SPL）是指膳食中这些成分的摄入量达到这个建议水平时，有利于维护人体健康。

（二）蛋白质

蛋白质是生命和机体的物质基础，在正常成人体内占体重的 16%～19%，体内的蛋白质均由碳、氢、氧、氮等元素组成，其中含氮量占 16%。

1. 生理功能

机体的构成和一切生命活动几乎都离不开蛋白质，其主要生理功能包括：①构成人体组织、器官及体内各种重要生理活性物质的基本成分；②机体氮元素的唯一来源；③作为能源提供能量。

蛋白质如长期摄入不足，成人可引起体重减轻、体力下降、免疫功能低下等；儿童出现生长发育迟缓、消瘦体重过轻、智力发育障碍，严重时可引起蛋白质-能量营养不良（protein-energy malnutrition，PEM）。

蛋白质摄入过多同样对人体带来危害，尤其是动物蛋白质，摄入过多会增加动物脂肪及胆固醇的摄入，还会增加肾脏的负担甚至可引起骨质疏松症的发生。

2. 食物蛋白质营养价值的评价

食物蛋白质营养价值主要从如下三方面来评价。

（1）蛋白质含量　评定一种食物蛋白质的营养价值，应以含量为基础。食物中蛋白质含量一般使用凯氏定氮法测定，将所测得的含氮量乘以换算系数 6.25，可得出食物中蛋白质含量。动物性食物蛋白质的含量高于植物性食物（除大豆蛋白外）。

（2）蛋白质消化率　是指一种食物蛋白质在人体内可被消化酶分解的程度。不仅反应蛋白质在消化道内被分解的程度，还同时反应消化后的氨基酸和肽被吸收的程度。蛋白质消化率越高，被机体吸收被利用的可能性越大，营养价值也越高。一般动物性食物蛋白质消化率要高于植物性食物，主要是因为植物性食物的蛋白质被纤维包裹，而不易与消化酶接触。如将食物进行加工烹调软化或去除纤维，就可提高其消化率。如大豆整粒进食其消化率约为60%，而加工为豆浆或豆腐后，其消化率可提高至 90% 以上。

（3）蛋白质利用率　是表示蛋白质吸收后在体内被利用的程度。衡量蛋白质利用率的指标很多，常用的评价指标有以下几种。

① 氨基酸评分（amino acid score，AAS）：食物蛋白质生物学价值的高低主要取决于氨基酸模式，氨基酸模式是指蛋白质中各种必需氨基酸的构成比例。氨基酸评分是用被测食物蛋白质的必需氨基酸评分模式与推荐的理想模式或参考蛋白质模式比较来反应蛋白质构成和利用的关系，因此是目前被广为采用的一种评价方法。不同年龄人群和不同食物其氨基酸评分亦不同。食物蛋白质的氨基酸模式与人体蛋白质的氨基酸模式越接近必需氨基酸被机体利用的程度也越高，其生物学价值亦相对越高。一般动物蛋白生物学价值比植物蛋白高（大豆类除外），动物蛋白和大豆蛋白为优质蛋白质。当食物中任何一种必需氨基酸缺乏或过量，

可造成体内氨基酸比例的不平衡而不能被充分利用，使其蛋白质营养价值降低。食物蛋白质的氨基酸构成与人体蛋白质的氨基酸构成相比较，其含量相对较低的必需氨基酸被称为限制氨基酸，其中含量最低的称第一限制氨基酸，其余依次类推，粮谷类第一限制氨基酸为赖氨酸，豆类第一限制氨基酸为含硫氨基酸（蛋氨酸＋半胱氨酸）。由于各种食物蛋白质中必需氨基酸的模式不同，故在饮食中提倡食物多样化，即将富含某种必需氨基酸的食物与缺乏该种必需氨基酸的食物混合食用，必需氨基酸得以互相补充，使其模式更接近人体的需要，从而提高蛋白质的营养价值，这种作用称为"蛋白质的互补作用"。如谷类缺乏赖氨酸，而富含蛋氨酸，豆类缺乏蛋氨酸而富含赖氨酸，两者混合食用可提高生物学价值。

② 生物价（biological value，BV）：反映食物中蛋白质消化吸收后在机体利用的程度，生物价越高，表明其被机体利用程度越高。

③ 蛋白质净利用率（net protein utilization，NPU）：是反映食物中蛋白质被机体利用的程度，包括食物蛋白质的消化和利用两个方面，将食物蛋白质消化率和生物价结合起来评价蛋白质营养价值，故更为全面。

3. 食物来源

一是蛋白质含量丰富且质量好的动物性食物，如畜、禽、鱼类的蛋白质含量在 16％～22％；蛋类为在 11％～14％；奶类（牛奶）一般为 3％～3.5％。二是植物性食物，如谷类、薯类、豆类等，其中大豆类的蛋白质不仅质优，而且含量高达 35％～40％，且其保健功能日益受到重视。在膳食中，一般要求动物性蛋白质和大豆蛋白质应占膳食蛋白质总量的 30％～50％。植物蛋白质质中，谷类含蛋白质 10％左右。我国人民膳食主要以谷类为主，膳食中由谷类供给的蛋白质约占 55％。

4. 参考摄入量

推荐摄入量以满足氮平衡为原则。我国由于以植物性食物为主，故蛋白质参考摄入量一般占总能量的 10％～15％。成年男子轻体力劳动者蛋白质 RNI 为 65g/d，成年女子为 55g/d。

（三）脂类

脂类包括脂肪和类脂，脂肪就是甘油三酯；类脂包括磷脂、糖脂、固醇类、脂蛋白等。食物中的脂类 95％是脂肪，5％是类脂。脂肪占人体体重的 14％～19％，是构成人体成分的重要物质。

1. 生理功能

（1）脂肪　不同的脂肪有不同结构与功能。其主要生理功能包括：①人体重要的组成成分；②在体内贮存和提供能量，是产能最高的能源；③维持体温、抵御寒冷及支持、保护脏器作用；④帮助机体更有效地利用糖类与节约蛋白质；⑤提供脂溶性维生素及促进其在肠道的吸收；⑥改善食品的感官性状，促进食欲，增加饱腹感；⑦必需脂肪酸的重要来源。

脂肪摄入不足，出现皮肤干燥、脱发，影响机体的正常生长发育。脂肪摄入过多，导致能量过剩，可引起肥胖，增加心血管疾病、糖尿病、肿瘤等疾病发病的危险性。

（2）必需脂肪酸（EFA）　是指体内必需的、自身不能合成的、必须由食物供给的多不饱和脂肪酸（PUFA）。传统意义上的必需脂肪酸种类有多种，如 n-6 系列的亚油酸、γ-亚麻酸、花生四烯酸（AA）等；n-3 系列的 α-亚麻酸、二十碳五烯酸（EPA）、二十二碳六烯酸（DHA）等。真正意义的必需脂肪酸只有亚油酸（18：2，n-6）和 α-亚麻酸（18：3，n-3）两种脂肪酸，其他可以利用亚油酸和 α-亚麻酸在体内来合成。

必需脂肪酸具有重要的生理功能包括：①构成细胞膜和线粒体的成分；②合成前列腺素的前体；③促进胆固醇的运转和代谢；④参与动物精子的形成；⑤维护视力等。

EPA 与 DHA 是 20 世纪 70 年代开始被关注的，由于临床研究发现 EPA 与 DHA 在体内能充分发挥必需脂肪酸所具有的生理功效，是目前营养学上备受关注的脂肪酸。机体的 EPA 与 DHA 有两个来源：①由食物提供；②由 n-3 系列的母体 α-亚麻酸转变而来，从膳食中直接获得是最为有效的途径。EPA 与 DHA 在海鱼中含量最为丰富。因此，在膳食中应增加海鱼的摄入，营养学家建议每周至少进食一次海鱼。

必需脂肪酸缺乏时，可引起皮肤湿疹样病变、婴儿生长发育迟缓、生殖障碍，以及肝、肾、神经和视觉方面的多种疾病。而过多的摄入可使体内有害的氧化物、过氧化物等增加，同样对人体产生危害。

（3）磷脂 能提供能量、构成生物膜、促进细胞内外的物质交流、有利于脂肪的吸收、转运和代谢及改善、促进大脑和神经组织的健康与功能。缺乏时可出现皮疹等。

（4）固醇类 固醇类按来源不同分为动物固醇和植物固醇。动物固醇主要是胆固醇，植物固醇主要指谷甾醇、豆甾醇等。最重要的固醇是胆固醇，它是细胞膜的重要成分，也是人体内许多重要活性物质的合成材料。由于胆固醇与高血脂、动脉粥样硬化、心脏病相关，故人们往往关注的是其在体内过多带来的危害，而忽略了它的生理功能。

人体内胆固醇的来源包括两方面：①内源性，体内合成，主要在肝脏与小肠细胞合成；②外源性，来源于动物性食物，如脑、内脏与蛋黄等。胆固醇在体内合成的主要原料是糖类和脂肪等分解产生的乙酰辅酶 A。因此，防止体内胆固醇过高，能量的平衡要比限制胆固醇摄入更为重要。饱和脂肪酸有升高胆固醇的作用，限制饱和脂肪酸的摄入量却要比仅仅限制胆固醇高摄入效果好。

2. 食物脂肪营养价值

评价脂肪的营养价值主要依据消化率、EFA 及脂溶性维生素的含量来评价。消化率高、EFA 含量多，脂溶性维生素含量丰富，营养价值就高。

3. 食物来源

动物性脂肪，如肥肉、猪油、牛油和羊油等，含饱和脂肪酸（SFA）较多，消化率低，必需脂肪酸含量较少，几乎不含维生素，因此营养价值较低；鱼类、贝类含 EPA 和 DHA 较多，鱼油和鱼肝油中富含维生素 A、维生素 D，营养价值较高；蛋黄中胆固醇高，但蛋类脂肪的不饱和脂肪酸较多，并含有丰富的磷脂、维生素 A、维生素 E、维生素 B_2、维生素 B_6、泛酸，所以应全面衡量其营养价值；奶类脂肪颗粒小，易于消化，并含有丰富的必需脂肪酸和 B 族维生素，尤其是维生素 B_2，因此营养价值很高。

植物油类，如菜油、茶油、麻油、豆油、花生油和玉米油等，含丰富的维生素 E，含 EFA 多（椰子油除外），是 EFA 的良好来源。亚油酸普遍存在于植物油中，亚麻酸在豆油和紫苏籽油中含量较高，因此植物油营养价值较高。

4. 参考摄入量

推荐我国成人膳食脂肪 AMDR 为 20%E～30%E，其中饱和脂肪酸（SFA）的 U－AMDR<10%E；单不饱和脂肪酸（MUFA）的 AMDR 仅提出原则，即控制总脂肪供能<30%E，SFA<10%E，满足 n-6PUFA、n-3PUFA 适宜摄入量前提下，其余膳食脂肪供能由 MUFA 提供；n-6 与 n-3 多不饱和脂肪酸的 AMDR 为 3.0%E～11.0%E；EPA＋DHA 的 AMDR 为 0.25～2g/d（注：膳食中含量低、人体需要量也较少的脂肪酸，采用绝对量表示）。n-3 与 n-6 脂肪酸摄入比为 1：（4～6）较适宜。推荐我国 2 岁以上儿童及成人膳食中来源于食品工业加工产生的反式脂肪酸（TFA）的 UL<1%E。胆固醇的摄入量<300mg/d。

（四）糖类

糖类又称碳水化合物，按其分子结构可分为单糖（如葡萄糖、果糖和半乳糖）、双糖（如蔗糖、麦芽糖和乳糖）、寡糖（如棉籽糖、木苏糖）、多糖（包括能被吸收的淀粉、糖原和不被消化吸收的纤维素、果胶等）。

1. 生理功能

糖类在体内主要以葡萄糖、糖原和含糖复合物的形式存在。存在形式不同其生理功能亦各异。其主要的生理功能：①构成机体组织的重要成分；②在体内贮存和提供能量，为人体最主要、最经济、最安全的能源物质；③维持神经组织功能；④具有调节血糖、节约蛋白质、抗生酮、润滑、解毒作用；⑤改变食物的色、香、味、形；⑥提供膳食纤维。糖类摄入过多可引起肥胖和血脂升高，尤其是纯糖。儿童纯糖摄入过多还可造成龋齿的发生。

2. 膳食纤维

膳食纤维（dietary fiber）是指不能被人体小肠消化酶所消化的一类非淀粉多糖类与木质素。分为可溶性与不可溶性两类；前者主要是指果胶、树胶、琼脂、海藻多糖和微生物发酵产物黄原胶，还包括人工合成的甲基纤维素和羧甲基纤维素等；后者是构成细胞壁的主要成分，包括纤维素、半纤维素、木质素，还有动物性的甲壳素等。虽然膳食纤维不被人体消化吸收，但由于其特有的生理功能，对人体健康具有良好的保护作用。因此，被誉为第七大类营养素。其主要生理功能：①促进排便；②防治肥胖病；③降低血糖，预防糖尿病；④降血脂，预防心血管疾病；⑤预防结肠癌等。

3. 食物来源

糖类的主要来源是谷类和薯类，其次是豆类。另外，还有各种食用糖，如蔗糖，但其除供能外，几乎不含其他营养素，营养价值远不如谷类、薯类和豆类。

膳食纤维主要来源于植物性食物，如谷类、根茎类、豆类和蔬菜水果类，加工过于精细的谷类食物含量很少。

4. 参考摄入量

（1）糖类　推荐我国一岁以上居民糖类 AMDR 为 50％E～65％E。添加糖，如蔗糖、糖浆等，建议控制在总能量的 10％E 以内。生活中应控制精制谷物、食糖等食品的摄入，提倡从水果、蔬菜、全谷食品和豆类中获得糖原。

（2）膳食纤维　我国成年人膳食纤维的 AI 值为 25～30g/d。鼓励每日膳食至少 1/3 为全谷物食物，蔬菜和水果摄入至少达到 500g 以上。

（五）能量

机体为了维持体温和一切生命活动都需要能量，人体所需要能量主要来自食物中的三大产能营养素。除此之外，酒精中的乙醇也提供较高的能量。我们把每克产能营养素在体内氧化实际产生可利用的能量值称为能量系数，蛋白质、脂肪和糖类的能量系数分别是 16.7kJ（4.0kcal），36.7kJ（9.0kcal）和 16.7kJ（4.0kcal）。此外，1g 乙醇产生能量为 29.3kJ（7.0kcal）；1g 有机酸产生能量为 12.6kJ（3.0kcal）。

国际通用的能量单位是焦耳（J），旧制单位曾用卡（cal）或千卡（kcal）。目前常用千焦耳（kJ）和兆焦耳（MJ）做能量单位。其换算方法为：

$$1 千卡（kcal）=4.184 千焦耳（kJ）$$

$$1 兆焦耳（MJ）=239 千卡（kcal）$$

1. 人体能量的消耗途径

人体的能量消耗是极为复杂的过程，成人每日的能量消耗主要用于基础代谢、机体活动、食物特殊动力作用三个方面。对于婴幼儿、儿童、青少年、妊娠妇女、乳母及恢复期的患者每日的能量消耗除前三方面外，还包括生长发育和新组织增加能量的消耗。

（1）基础代谢（BM）　是指人体在适宜的气温（18～25℃）环境中，处于空腹（一般禁食后 12h）、清醒而安静的状态下维持最基本的生命活动所需的能量。把单位时间内人体每平方米体表面积所消耗的基础代谢能量称为基础代谢率（BMR）。基础代谢率不仅与人的年龄、性别、体表面积、机体构成等有关，而且还受人的高级神经活动、内分泌系统状态、外界气候条件等因素的影响。基础代谢一般占人体总能量消耗的 60%～70%，为人体能量消耗的最主要部分。

（2）体力活动　体力活动能量消耗又称运动生热效应（TEE）。其消耗的能量在人体总能量消耗中所占比例变化最大。能量消耗与劳动强度、工作性质、劳动持续的时间以及工作熟练程度、体重、体型、环境及气候有关，其中以劳动强度对能量代谢的影响最为显著。通常各种体力活动所消耗的能量占人体总能量消耗的 15%～30%。

（3）食物热效应（TEF）　又称食物特殊动力作用（SDA）。人体在摄食过程中，由于要对食物中营养素进行消化、吸收、代谢、转化等，需要额外消耗能量，同时引起体温升高和散发能量，这种因摄食而引起能量的额外消耗称食物热效应。食物的热效应随食物而异，摄入蛋白质可增加 20%～30%，糖类为 5%～10%，脂肪为 0～5%。一般成人摄入混合膳食，每日 TEF 约为基础代谢的 10%，约 628kJ（150kcal）。此外，食物热效应与进食量和进食频率也有关，吃得越多、越快，能量消耗越多。

（4）生长发育和新组织增加　儿童和妊娠妇女、乳母及恢复期的患者每日所需的能量除了用于基础代谢、机体活动和食物热效应之外，还需要额外增加能量。例如，处于生长发育阶段儿童的身体组织增加，妊娠妇女的子宫、乳房、胎盘、胎儿生长发育及体脂的储备，乳母的乳汁合成和分泌，恢复期患者的组织修复，都需要额外增加能量。

2. 人体的能量平衡

在正常情况下，能量的摄入和消耗应当保持平衡。衡量人体能量摄入与消耗是否平衡的直观指标是标准体重。长期摄入不足和摄入过多都会引起人体体重的改变进而引起相应的危害。

3. 参考摄入量

参考摄入量以满足人体的能量平衡为原则。根据我国居民的饮食习惯及健康调查资料，成人蛋白质、脂肪和糖类供给的能量分别占总能量的 10%～15%、20%～30% 和 50%～65%。

（六）维生素

维生素是一类化学结构与生理功能各不相同的低分子有机化合物。其共同的特点为：①既不提供能量也不构成机体组织；②只需微量即可维持人体正常生理功能；③大多数在机体不能合成或合成量很少，必须由食物供给。

维生素根据溶解性质的不同可分为脂溶性和水溶性两大类。脂溶性维生素有维生素 A、维生素 D、维生素 E、维生素 K，它们在体内的排泄效率低，过量摄入可在体内蓄积引起中毒；水溶性维生素包括 B 族维生素（维生素 B_1、维生素 B_2、维生素 B_6、维生素 B_{12}、烟酸、叶酸、泛酸、胆碱）和维生素 C，它们的排泄效率高，体内不易贮存，一般不出现蓄积中毒现象。

维生素缺乏按原因分为原发性缺乏及继发性缺乏两种，按程度又可分为临床维生素缺乏及亚临床维生素缺乏两种。缺乏在体内是一个循序渐进的过程，最初时体内储存量降低，随后出现有关的生化代谢异常、生理功能改变，最后才会出现病理变化、临床症状及体征。出现临床症状和体征时称为临床维生素缺乏。由于体内维生素营养水平和生理功能处于低下状态，降低了机体对疾病的抵抗力及工作和生活质量而出现一些非特异性的症状，这种现象称为亚临床维生素缺乏，又称维生素边缘缺乏。它是目前营养素缺乏中的一个主要问题，由于症状不明显、不特异，易被忽视，故应引起高度重视。

1. 维生素 A 和胡萝卜素

（1）理化性质　维生素 A 又称视黄醇。维生素 A 以视黄醇、视黄醛、视黄酸的形式存在于动物食物中。类胡萝卜素主要有 α-胡萝卜素、β-胡萝卜素、γ-胡萝卜素，存在于植物食物中，在人体小肠和肝脏转变为维生素 A，将其称为维生素 A 原，其中 β-胡萝卜素的生物活性最高，但能转变为维生素 A 的只有 1/6。维生素 A 和类胡萝卜素对热、酸和碱较稳定，一般的加工烹调及罐头加工不易引起破坏。易被氧化，紫外线可促进氧化破坏。而食物中的磷脂、维生素 E、维生素 C 等抗氧化剂对其有保护作用。

（2）生理功能　①维持正常暗视觉；②维护上皮细胞结构和生殖功能；③促进生长发育；④增强机体抵抗力、抗感染与抗癌作用；⑤改善铁的吸收，促进贮存铁的转运，增强造血系统的功能。

（3）缺乏症　①暗适应能力下降，严重时导致夜盲症；②结膜干燥角化，形成眼干燥症，进一步可致角膜软化、溃疡及穿孔而致失明；③皮肤粗糙和毛囊角化；④易感染；⑤儿童生长停滞、发育迟缓和骨骼发育不良；⑥孕早期缺乏还可引起早产和分娩低体重儿等现象。

（4）过多症　①维生素 A 摄入过多，可致急、慢性中毒，导致流产及胎儿畸形。大多数维生素 A 过多症是由于服用维生素 A 制剂引起的，普通食物一般不会引起中毒；②大量摄入类胡萝卜素引起高胡萝卜素血症，出现皮肤黄染，但停止食用后症状可消失。

（5）食物来源　维生素 A 的主要来源是动物的肝脏、蛋黄、牛奶、鱼肝油等。类胡萝卜素主要来源于深色或红黄色的蔬菜及水果，如菠菜、空心菜、芹菜叶、青辣椒、胡萝卜、红心甜薯、杏、柿子、橘子等。

（6）参考摄入量　食物中全部具有视黄醇活性的物质（维生素 A 和维生素 A 原）一般用视黄醇活性当量（RAE）来表示。一般采用 1 个视黄醇活性当量（μgRAE）＝1μg 膳食视黄醇＝2μg 溶于油剂的纯品 β-胡萝卜素＝12μg 膳食 β-胡萝卜素＝24μg 其他膳食类胡萝卜素来计算食物中的视黄醇活性当量（RAE）。食物中总视黄醇活性当量（RAE）＝膳食视黄醇（μg）＋0.5×溶于油剂的纯品 β-胡萝卜素（μg）＋0.083×膳食 β-胡萝卜素（μg）＋0.042×其他膳食类胡萝卜素（μg）。过去食物中的维生素 A 通常用国际单位（IU）来表示，1IU 维生素 A 活性＝0.3μg 视黄醇活性当量（RAE）。

我国成人维生素 A 推荐摄入量（RNI）为男性 800μgRAE，女性 700μgRAE。成人维生素 A（不包括胡萝卜素）的可耐受最高摄入量（UL）为 3000μgRAE。

2. 维生素 D

（1）理化性质　维生素 D 又叫钙化醇、抗佝偻病维生素，是类固醇的衍生物。具有维生素 D 生理活性的主要有维生素 D_2（麦角钙化醇）和维生素 D_3（胆钙化醇），麦角固醇和 7-脱氢胆固醇分别是维生素 D_2 和维生素 D_3 的维生素原。维生素 D_2 是由植物中麦角固醇经紫外线照射转变而成，7-脱氢胆固醇储存于人体表皮及真皮内，经紫外线照射转变成维生素 D_3。维生素 D_2 的活性只有维生素 D_3 的 1/3。维生素 D 在中性及碱性溶液中能耐高温，不易氧化，故一般的烹调加工不会损失，但在酸性溶液中逐渐分解，脂肪酸败可引起维生素 D 的破坏。

（2）生理功能　主要的生理功能为促进钙、磷的吸收；调节钙、磷的代谢；促进骨骼和牙齿的正常生长及钙化。

（3）缺乏症　缺乏维生素 D 可影响牙齿钙化，延缓牙齿萌出。严重缺乏时儿童可患佝偻病，成人则发生骨质软化症、骨质疏松症及手足痉挛。

（4）过多症　过量服用维生素 D 可引起维生素 D 过多症，表现为厌食、恶心、呕吐、头痛、嗜睡、多尿及烦渴等中毒症状。停止服用后，可恢复正常。

（5）食物来源　维生素 D 主要来自动物肝脏、鱼肝油、蛋黄等，奶类含量不高，肉类食品及植物性食物含量很少。此外，来源于日光浴，经常晒太阳是机体获取维生素 D_3 的重要途径。

（6）参考摄入量　我国居民成人（含孕妇及乳母）维生素 D 推荐摄入量（RNI）为 $10\mu g/d$；可耐受最高摄入量（UL）为 $50\mu g/d$。

3. 维生素 B_1

（1）理化性质　维生素 B_1 又称硫胺素、抗神经炎因子或抗脚气病因子。维生素 B_1 在酸性环境下较稳定，遇碱和高温易被破坏，紫外线可使其降解而失去活性，铜离子可加速其破坏。

（2）生理功能　维生素 B_1 是构成脱羧辅酶的主要成分，参与糖代谢，维持正常的神经功能和心脏功能；能抑制胆碱酯酶的活性，维持胃肠道的正常蠕动和消化腺的分泌。

（3）缺乏症　维生素 B_1 缺乏早期临床症状不典型，可有疲乏、淡漠、食欲下降、恶心、脚麻木、心电图异常等。严重缺乏时，糖代谢发生障碍，神经组织供能不足，丙酮酸堆积而导致多发性神经炎（脚气病）。其表现有三种类型：①干性脚气病，主要症状是多发神经炎，表现为肢端麻痹或功能障碍，严重者可出现垂腕、垂足症状等；②湿性脚气病，主要症状是充血性心力衰竭引起的水肿；③混合型脚气病，既有神经炎，又有心力衰竭和水肿。

（4）食物来源　广泛存在于天然食物中，含量丰富的食物有谷类、豆类、酵母、硬果类及动物心、肝、肾、脑、瘦猪肉和蛋类。全粒谷物含维生素 B_1 丰富，是我国人民维生素 B_1 的主要来源。谷类加工碾磨过分精白、烹调方法不当（如加碱、捞米饭、弃饭汤、高温油炸食品、在水中反复搓洗等），则会造成维生素 B_1 过多的损失。此外，长期酗酒可造成维生素 B_1 缺乏而导致脚气病。

（5）参考摄入量　我国居民成人膳食维生素 B_1 推荐摄入量（RNI）为男性 1.4mg/d，女性 1.2mg/d，孕中期 1.4mg/d、孕晚期 1.5mg/d，乳母 1.5mg/d。维生素 B_1 的可耐受最高摄入量（UL）为 50mg/d。

4. 维生素 B_2

（1）理化性质　维生素 B_2 又称核黄素。维生素 B_2 在酸性溶液中较稳定，遇碱和光易分解破坏，其破坏程度可随温度和 pH 升高而增加。一般烹调加工损失率不高，多数能保存 70% 以上。

（2）生理功能　维生素 B_2 是许多黄素辅酶的组成成分，参与组织呼吸及氧化还原过程，维护皮肤黏膜的完整性。

（3）缺乏症　缺乏时可引起口腔—生殖综合征：表现为口角炎、舌炎、唇炎、阴囊炎、阴唇炎、鼻翼两侧脂溢性皮炎、睑缘炎等；长期缺乏可使儿童生长发育迟缓；妊娠期缺乏可致胎儿骨骼畸形。

（4）食物来源　含量丰富的食物是动物心、肝、肾、奶类和蛋类，其次是豆类和绿叶蔬菜，谷类和一般蔬菜含量较少。

（5）参考摄入量　我国居民成人膳食维生素 B_2 推荐摄入量（RNI）为男性 1.4mg/d，女性 1.2mg/d，孕中期 1.4mg/d，孕晚期 1.5mg/d，乳母 1.5mg/d。

5. 维生素 C

（1）理化性质　维生素 C 又称抗坏血酸。其在酸性溶液中较稳定，遇碱、光、热易分解破坏。在有二价铜离子和三价铁离子存在以及在植物抗坏血酸氧化酶、过氧化酶的作用下，易被氧化破坏。

（2）生理功能　①维生素 C 是一种活性很强的还原性物质，参与机体的羟化反应和还原反应，促进胶原纤维的合成；②促进铁的吸收和转运，促进叶酸的吸收；③有降低血清胆固醇作用；④维持牙齿、骨骼、血管的正常功能，促进伤口愈合；⑤有解毒作用，是一些重金属毒物如铅、汞、砷、苯及细菌毒素的解毒剂；⑥抗癌、防癌作用等。

（3）缺乏症　膳食中长期缺乏维生素 C 可致维生素缺乏症（坏血病），临床表现为毛细血管脆性增加，牙龈肿胀出血，伤口不易愈合，骨骼钙化异常。严重的致黏膜、皮下、肌肉、关节出血肿胀，皮下有瘀斑、紫癜、关节疼痛及关节腔积液现象等。

（4）食物来源　新鲜蔬菜和水果是维生素 C 的主要来源。植物种子（粮谷，豆类）不含维生素 C；蔬菜，如辣椒、茼蒿、苦瓜、菠菜等；水果，如酸枣、鲜枣、草莓、柑橘、柠檬等含量最多，猕猴桃、刺梨、酸枣等不仅维生素 C 含量丰富，而且含有保护维生素 C 的生物类黄酮。

（5）参考摄入量　我国居民膳食维生素 C 推荐摄入量（RNI）为一般成人 100mg/d，孕中期、孕晚期 115mg/d。成人（含孕妇及乳母）可耐受最高摄入量（UL）为 2000mg/d。考虑到维生素 C 的抗氧化功能对心血管系统具有保护作用，可降低患心血管疾病的风险和预防其他相关疾病，我国居民成人膳食维生素 C 预防慢性非传染性疾病的建议摄入量（PI-NCD）为 200mg/d。

（七）无机盐及微量元素

存在于人体的各种元素除以碳、氢、氧、氮以有机化合物形式出现外，其余无论含量多少，统称为无机盐，又称矿物质或灰分。在人体中含量大于体重的 0.01%、日需求量大于100mg 的元素称为常量元素，包括钙、镁、钾、钠、硫、磷及氯 7 种。在体内含量小于0.01%、日需求量为微克至毫克的元素称为微量元素，如铁、碘、铜、锌、钴、钼、硒、铬8 种。

机体在代谢过程中，每天都有一定量的无机盐通过各种途径排出体外，无机盐不能在体内生成，必须靠食物或饮水来供给。其在食物中分布很广，正常饮食能满足需要，但由于无机盐及微量元素生理作用剂量与中毒剂量极其接近，过量摄入无益而有害。我国居民膳食中比较容易缺乏的是钙、铁和锌，某些特殊的地理环境和生理条件下，还存在碘等元素的缺乏问题。

1. 钙

钙是人体含量最多的无机盐。成人体内含钙量占体重的 1.5%～2.0%，约 99% 集中在骨骼和牙齿中，1% 维持生理功能。

（1）生理功能　①钙是构成骨骼和牙齿的主要成分；②维持心跳的正常节律性和神经与肌肉的正常兴奋性；③是某些酶的激活剂，参与凝血过程；④维持体内酸碱平衡以及细胞内胶质稳定等。

（2）缺乏症　　钙缺乏时可使神经肌肉兴奋性增高，引起手足抽搐症；长期缺钙可影响儿童骨骼及牙齿的发育，骨钙化不良，骨骼变形，易患佝偻病和龋齿；成人则可发生骨质软化症和骨质疏松症。

（3）过量毒性　　过量钙的摄入可能增加肾结石的危险性（草酸、蛋白质和植物纤维易与钙结合形成结石相关因子）；钙与一些矿物质存在相互干扰与拮抗作用（钙明显抑制铁吸收，高钙膳食会降低锌的利用率，钙与镁之比大于 5 可致镁缺乏）；长时间摄入过量钙与碱，会引起乳碱综合征（即高钙血症、碱中毒和肾功能障碍），出现易兴奋、头痛、恶心、虚弱、肌痛和冷漠等症状，严重者记忆丧失、嗜睡、昏迷等。

（4）钙的吸收　　成人钙的吸收率为 30%～40%，儿童可达 75%。钙在肠道的吸收率受诸多因素影响，如食物中的蛋白质、维生素 D、乳糖等与钙结合形成可溶性络合物，促进钙吸收，钙磷之比为（1～1.5）∶1 时，钙吸收效果最好。而植物食物中的植酸、草酸和磷酸可与钙形成不溶性钙盐，降低钙的吸收率。食物中草酸过多不仅本身钙不能吸收，还可影响其他食物中的钙吸收。此外，膳食纤维过多、脂肪过多或脂肪消化不良时，也影响钙的吸收。

（5）食物来源　　钙的最好来源是奶类及其制品，含量丰富且吸收率高，是理想钙源；虾皮、海带、蛋黄、豆类含量也较高；谷类和蔬菜由于受植酸、草酸及膳食纤维的影响，不是钙的良好来源。我国居民以植物性食物为主，钙的质与量都不佳，应注意补充。

（6）参考摄入量　　我国成人钙推荐摄入量（RNI）为 800mg/d，成人及年龄大于 4 周岁的儿童可耐受最高摄入量（UL）为 2000mg/d。

2. 铁

铁是人体含量最多的微量元素，成人为 4～5g，70% 存在于血红蛋白、肌红蛋白中，30% 主要以铁蛋白和含铁血黄素形式存在于肝、脾和骨髓中。

（1）生理功能　　①铁是合成血红蛋白的重要原料，主要参与氧的运输、交换和组织呼吸过程；②维持正常的造血功能和正常免疫功能；③铁还能催化促进 β-胡萝卜素转化为维生素 A；④在嘌呤与胶原的合成、抗体的产生、脂类从血液中转运及药物在肝脏解毒方面都有重要的作用。

（2）缺乏症　　缺铁时可引起缺铁性贫血，特别是婴幼儿、青少年、妊娠妇女、乳母及老年人更易发生，被世界卫生组织（WHO）列为全球性预防和控制的疾病之一。缺铁还可导致工作效率降低、学习能力下降，表情冷漠呆板，易烦躁，抵抗力下降等。

（3）过量毒性　　误服过量铁剂会出现急性铁中毒，多见于儿童，主要症状是消化道出血，且死亡率很高。多种疾病（如心脏病、肝脏疾病、糖尿病）及某些肿瘤与体内铁的储存过量亦有关。

（4）铁的吸收　　食物中的铁有血色素铁和非血色素铁两种形式。前者是与血红蛋白和肌红蛋白中的卟啉结合的铁，主要存在于动物性食物，不受植物性食物中植酸、草酸和鞣质的影响，吸收率高，为 10%～30%；后者必须还原为二价铁才能吸收利用，主要存在于植物性食物，并与食物中的植酸、草酸和鞣质形成不溶性铁盐，吸收率较低，一般不到 10%。影响铁吸收的主要因素有：①促进铁吸收的因素有维生素 C、维生素 B_2、动物蛋白、柠檬酸、果糖和胃酸等；②抑制铁吸收的因素除食物中的植酸、草酸和鞣质外，无机锌与无机铁之间有较强的竞争作用，相互干扰吸收；③铁的需要量和贮存量，一般铁贮存量多时其吸收率低。

（5）食物来源　　铁的主要来源为动物肝脏和全血，其次是瘦肉和鱼类。蛋黄中的铁受卵黄高磷蛋白的影响，吸收率只有 3%。奶类为贫铁食物。植物性食物中以豆类和绿叶蔬菜含量较高，一般蔬菜不高，黑木耳和芝麻酱含量丰富。

（6）参考摄入量　我国居民成人铁的推荐摄入量（RNI）男性为 12mg/d，女性为 20mg/d，妊娠中期和乳母为 24mg/d，妊娠后期为 29mg/d；可耐受最高摄入量（UL）男女均为 42mg/d。

3. 锌

锌在人体的含量为 2.0～2.5g，分布于人体所有组织、器官、体液及分泌物中，约 60% 的锌存在于肌肉，30% 的锌存于骨骼。

（1）生理功能　①锌是许多酶的组成成分，在组织呼吸、蛋白质合成和核酸代谢中起重要作用，能促进生长发育，促进性器官和性功能的正常发育；②参与维持正常的味觉、嗅觉，促进食欲；③维护正常视力和皮肤健康；④参与免疫过程。

（2）缺乏症　缺锌对儿童少年危害较大，表现为食欲下降、味觉减退、异食癖、生长发育迟缓、皮炎、伤口愈合缓慢、暗适应能力下降、性器官发育不全、免疫力下降等，严重缺乏时可致侏儒症；妊娠妇女缺锌易出现胎儿畸形和低体重儿。

（3）过量毒性　成人一次性摄入 2g 以上的锌会发生锌中毒，主要是对肠胃的作用，出现腹泻、恶心及呕吐。长期补充超剂量的锌可能出现其他慢性影响，包括贫血、免疫功能下降等。

（4）锌的吸收　锌在小肠吸收率为 20%～30%，食物中的植酸、草酸、纤维素等可影响其吸收，故植物性食物的锌吸收率较动物性食物低。

（5）食物来源　高蛋白食物普遍含锌较高，锌的良好来源是贝壳类海产品、红色肉类（牛、羊、猪）及其内脏，蛋、奶含量次之。植物性食物含锌较少并且吸收率低。

（6）参考摄入量　我国居民成人锌的推荐摄入量（RNI）男性为 12.5mg/d，女性为 7.5mg/d，孕妇为 9.5mg/d，乳母为 12.0mg/d；可耐受最高摄入量（UL）为 40mg/d。

4. 碘

碘在人体的含量为 20～50mg，其中 70%～80% 存在于甲状腺组织内，其余分布在皮肤、骨骼、中枢神经系统及其他内分泌腺。

（1）生理功能　主要参与甲状腺激素合成，碘的生理功能主要显示甲状腺激素的生理作用。其主要作用是维持机体的正常代谢，促进生长发育，促进物质代谢，维持神经系统正常发育，促进维生素的吸收与利用等。

（2）缺乏症　碘缺乏可引起甲状腺肿大，在胎儿、新生儿及婴幼儿期缺乏可引起生长发育迟缓、智力低下，甚至发生呆小病（克汀病）。

（3）过量毒性　碘摄入过量可引起高碘性甲状腺肿、碘性甲状腺功能亢进症等。

（4）食物来源　主要是海盐和海产品，如海带、紫菜、海参、海蜇等。预防碘缺乏病最好的办法是采用强化碘的食盐。

（5）参考摄入量　我国居民成人碘的推荐摄入量（RNI）为 120μg/d，孕妇为 230μg/d，乳母为 240μg/d；可耐受最高摄入量（UL）为 600μg/d。

（八）水

水是构成生命体最重要的营养元素，被认为是具有生命迹象的首要特征，是机体含量最多的物质。成年男子的总体水量约为体重的 60%，女子为 50%～55%，新生儿可达 80%。人如果缺水比缺食物更危险，断水 5～10 天，即可危及生命；断食而能饮水则可生存数周，断食至体脂与蛋白质消耗 50% 时才会死亡。水虽然不能提供能量，但对生命则具有重要的作用。

1. 生理功能

生理功能包括：①机体的重要组成成分，是物质溶剂；②参与体内的物质代谢；③体温调节作用；④润滑作用。

2. 缺乏与过量

正常情况下，人体排出的水与摄入的水是平衡的，体内不储存多余的水，但也不能缺少水。水摄入不足或丢失过多，会出现机体缺水。失水达体重2%，可感到口渴，食欲降低、消化功能减弱，出现少尿；失水达10%以上时，出现烦躁，皮肤失去弹性，全身无力、体温和脉搏增加、血压下降，危及生命等情况发生；失水20%以上时，可引起死亡。若水量超过肾脏排出能力，可导致体内水过量或水中毒。正常情况下，人体很少出现水中毒。

3. 供给量与食物来源

建议我国成人在温和气候条件下，轻体力活动男子的饮水适宜摄入量（AI）是1.7L/d，女子1.5L/d。根据饮水量占总水摄入量为56%的比例，进一步推算，我国成人男性总水适宜摄入量（AI）是3.0L/d，女性2.7L/d。对于身处炎热环境或身体活动量有所增加的人群，需要增加摄水量。

人体摄水量受季节、个体年龄、体重及活动强度、食物种类和数量、食物含盐量、饮茶或喝饮料的习惯等很多因素的影响。每日摄入的水来源于饮用水及食物水，其中饮用水为白开水与饮料水之和。食物水来自于主食、菜品、零食及汤，包括食物本身含的水分和烹调过程中加入的水。常见含水分较多（含水量≥水量中）的食物主要有液态奶、豆浆、汤、粥类以及蔬菜水果类等。另外，体内氧化代谢也可以获得一部分水。

（九）植物化学物质

植物中除含传统营养素类的物质外，还含有多种对机体产生多方面生物学作用的微量小分子化学物，如酚类、萜类、含硫化合物等，其对预防慢性病具有重要的作用，统称为植物化学物质。其中有些已成为保健食品的成分而被广泛应用。

2013年修订的《中国居民膳食营养素参考摄入量》中提出特定建议值（SPL）的有大豆异黄酮、叶黄素、番茄红素、植物甾醇、氨基葡萄糖、花色苷、原花青素。SPL的提出主要是考虑植物化学物的生物学作用，当NCD易感人群通过膳食途径摄入的植物化合物接近或达到SPL时，有利于维护健康、降低某些NCD的发生概率。

1. 原花青素多酚类黄酮化合物

原花青素多酚类黄酮化合物具有抗氧化、降低某些癌症的患病风险、预防心血管系统疾病以及预防尿路感染等生物学作用。其在植物体内，可转变为花青素。推荐原花青素特定建议值（SPL）为200mg/d，可耐受最高摄入量（UL）为800mg/d。

原花青素分布于植物性食物中，主要存在于葡萄、高粱、苹果、可可豆等豆类以及玫瑰果、樱桃、木莓、黑莓、红莓和草莓等野生水果中，其中葡萄是原花青素的最丰富、最重要的食物来源。

2. 花色苷糖苷衍生物

花色苷糖苷衍生物为植物性广泛分布的一种水溶性色素。除了赋予植物性食品鲜艳的色泽外，还具有抗氧化、抗炎、预防慢性病以及改善视力等生物学作用。推荐我国成人花色苷特定建议值（SPL）为50.0mg/d。

花色苷在深色浆果、蔬菜、薯类和谷物种皮中的含量丰富，使其呈红色、紫色乃至黑色。花色苷是一种资源丰富的天然色素，安全无毒，色彩鲜艳、色质好，是葡萄酒、果汁与汽水等饮料产品以及糖果、果酱等食品的理想着色剂。

3. 大豆异黄酮多酚类化合物

大豆异黄酮多酚类化合物具有苯并吡喃的化学结构，主要存在于豆科植物中。大豆及以大豆为基础的食品是大豆异黄酮的主要来源。其具有雌激素样活性、抗氧化作用、降低乳腺癌的发病风险、改善绝经后骨质疏松、改善心血管系统等作用。

推荐绝经前、围绝经期、绝经后我国女性预防乳腺癌的大豆异黄酮特定建议值（SPL）为 55mg/d，绝经后女性可耐受最高摄入量（UL）为 120mg/d。

4. 叶黄素

叶黄素别名类胡萝卜素，广泛存在于自然界中，是构成玉米、蔬菜、水果、花卉等植物色素的主要组分。叶黄素是构成人眼视网膜黄斑区的主要色素，补充叶黄素可显著增加视网膜黄斑区色素密度，改善视觉功能。其对心血管疾病、癌症、糖尿病等慢性疾病有一定的预防作用。鉴于叶黄素具有较强的抗氧化、改善视觉功能，已被作为食品补充剂允许在食品、饮料、保健食品、化妆品，甚至婴幼儿食品中添加。

推荐我国成人叶黄素特定建议值（SPL）为 10.0mg/d，可耐受最高摄入量（UL）为 40mg/d。

叶黄素主要存在于植物性食物中，在万寿菊中含量较高，并且易于分离纯化。羽衣甘蓝、菠菜等深绿叶蔬菜是膳食叶黄素的主要来源，桃子、木瓜、柑橘等黄橙色水果中也含有丰富的叶黄素。天然叶黄素在动物性食物中主要以蛋类和乳类为主。蛋类里叶黄素含量虽然不高，但是其生物利用度较高，为等量蔬菜的 3 倍。母乳是婴幼儿叶黄素的主要食物来源。发酵乳是叶黄素的良好载体，长时间储存对叶黄素的含量及生物活性影响不大。

5. 番茄红素

番茄红素广泛存在于番茄、番茄制品及西瓜、葡萄柚等水果中，是成熟番茄中的主要色素，也是常见的类胡萝卜素之一。其具有抗氧化活性以及降低前列腺癌等肿瘤和心血管疾病等发生风险的作用。番茄红素不仅已广泛用作天然色素，而且也应用于功能性食品、药品中。推荐我国成人番茄红素特定建议值（SPL）为 18.0mg/d，可耐受最高摄入量（UL）为 70mg/d。

哺乳动物不能自行合成番茄红素，必须从蔬菜和水果中获得。番茄红素广泛存在于番茄、西瓜、葡萄柚及番石榴等食物中，少量存在于胡萝卜、南瓜、李子、柿、桃、芒果、石榴、葡萄等水果及蔬菜中。番茄成熟度越高，其番茄红素含量越高。

6. 植物甾醇

植物甾醇（植物固醇）是植物中存在的一大类化学物质的总称，目前已发现的植物甾醇有百余种，其中自然界存在最多的包括 β-谷甾醇、菜油甾醇、豆甾醇等。植物甾醇能降低人体部分慢性病，如冠心病、癌症、良性前列腺增生等的发生率。目前已有许多国家将其作为功能成分在食品中广泛使用，以降低慢性病的发生。

推荐我国成人植物甾醇特定建议值（SPL）为 0.9g/d，植物甾醇酯为 1.5g/d。同时建议配合食用低饱和脂肪和低胆固醇的膳食，以预防和减少心血管疾病的发生。植物甾醇可耐受最高摄入量（UL）为 2.4g/d，植物甾醇酯为 3.9g/d。

各类植物食物中均含有植物甾醇，以 β-谷甾醇为主。植物油、豆类、谷类食物中植物甾醇含量较高，蔬菜、水果含量相对较少。

7. 大蒜素

从植物大蒜的鳞茎（大蒜头）中提取的一种有机硫化合物，淡黄色油状物质，具有抑制病原微生物生长和繁殖、抑制肿瘤细胞生长和增殖、降低血脂等作用。人类食用大蒜的历史悠久，其能减少多种疾病的发生。大蒜素被广泛应用在食品及医药等领域，且在农业生产中，对于畜禽及鱼类产品产量与质量的提高均有重要的意义。

由于大蒜素的研究数据尚少，暂不能提出 SPL。目前为止还未发现因食用其过量而致中毒现象的发生。因此，无法进行定量的风险评估，也未确定可耐受最高摄入量（UL）。

大蒜素主要存在于大蒜的鳞茎中，青蒜、洋葱、大葱、小葱、圆葱、韭菜和韭黄等百合科植物也有大蒜素。

二、平衡膳食

平衡膳食是合理营养的物质基础，是达到合理营养的手段。

（一）基本概念

1. 合理营养

合理营养是一个综合性的概念，既要通过膳食调配提供满足人体生理需求的能量和各种营养素，又要考虑合理的膳食制度和烹调方法，以利于各种营养物质的消化、吸收及利用，同时还要避免膳食构成的比例失调、某些营养素的过多，以及在烹调过程中营养素的损失或有害物质的形成。合理营养可以维持人体的正常生理功能，促进健康及生长发育，提高机体的劳动能力、抵抗能力及免疫能力，有利于某些疾病的预防及治疗；而缺乏合理营养将发生营养缺乏或营养过剩性疾病（如肥胖、心脑血管疾病等）。

2. 平衡膳食

平衡膳食又称为合理膳食或健康膳食，是指一段时间内膳食组成中的食物种类及比例可以最大限度地满足不同年龄、不同能量水平的健康人群的健康需求。合理膳食能使食物与机体达到和谐统一，这种平衡不仅表现在能量与每一种营养素必须满足机体的生理需要，还表现在能量与营养素之间、营养素相互之间要有合适的比例。如产热营养素之间构成平衡（糖类占热量的 50%～65%、脂肪占热量的 20%～30%、蛋白质占热量的 10%～15%），氨基酸平衡，矿物质之间的平衡［如膳食中的钙、磷比例为（1～2）：1 时有利于二者的吸收与利用］，维生素与其他营养素之间的平衡（如维生素 D 可促进钙、磷的吸收代谢和利用）。

（二）膳食结构类型

膳食结构又称为食物构成，是指居民消费的食物种类及数量的相对构成。一般可以根据各类食物所提供的能量及各种营养素的数量比例来衡量膳食结构的组成是否合理。长期膳食结构的特点会对人体的健康造成很大的影响。

依据动、植物性食物所占的比重，以及能量、蛋白质、脂肪与糖类的供给量作为划分膳食结构的标准，一般将世界各国的膳食结构分为以下四种类型。

1. 动植物食物较为平衡的膳食结构

动植物食物较为平衡的膳食结构以日本、新加坡为代表。膳食中动物性食物与植物性食物比例比较适当。动物性食物消费量中，海产品所占比例达到 50%，动物蛋白占总蛋白的 42.8%；每天能量摄入保持在 2000kcal 左右，宏量营养素供能比例为蛋白质占 16.0%，脂肪占 26.3%，碳水化合物占 57.7%。该类型的膳食能量可满足人体需要，又不致过剩；三大供能营养素的供能比例合理。来自植物性食物的膳食纤维与来自动物性食物的营养素（如铁、钙等）均比较充足，而且动物脂肪又不高，既保留了东方膳食结构的特点又吸取了西方膳食的优点，少油、少盐、多海产品，有利于避免营养缺乏病和营养过剩性疾病，促进健康。此型膳食结构已成为世界各国调整膳食结构的参考。

2. 以植物性食物为主的膳食结构

大多数发展中国家属此类型。膳食构成以植物性食物为主，动物性食物为辅。动物性蛋白质一般占蛋白质总量的 10%～20%，低者不足 10%；植物性食物提供的能量占总能量近 90%。该类型的膳食能量基本可以满足人体需要，但蛋白质、脂肪摄入量均偏低，且来自动物性食物的营养素（如优质蛋白质、铁、钙、维生素 A 等）摄入不足。人群中的主要营养问题是存在"营养缺乏"。但从另一方面看，以植物性食物为主的膳食结构，膳食纤维充足，动物脂肪较低，有利于高脂血症、冠心病等心脑血管疾病的预防。

3. 以动物性食物为主的膳食结构

以动物性食物为主的膳食结构是多数欧美发达国家（如西欧、北欧各国、美国）的典型膳食结构。以动物性食物为主，提供以高蛋白质、高脂肪、高能量、低纤维为主，谷类摄入量较小，食糖摄入比例高，属于营养过剩型的膳食。人均日摄入能量高达 3300～3500kcal，蛋白质 100g 以上，脂肪 130～150g，食糖可达 100g，属高能量、高蛋白、高脂肪、低膳食纤维饮食。"营养过剩"是此型膳食结构人群所面临的主要健康问题，易造成肥胖、高血压、冠心病、糖尿病等慢性疾病发病率的上升。

4. 地中海膳食结构

居住在地中海地区居民所特有的膳食模式，意大利、西班牙、希腊可作为该类膳食结构的代表。突出特点是饱和脂肪酸摄入量低，膳食中复合碳水化合物较多，蔬菜、水果摄入量较高。其主要特点是：膳食富含植物性食物，食物的加工程度较低、新鲜度较高；居民以食用当地、当季产的食物为主，橄榄油是主要食用油；脂肪提供能量占总能量的 25%～35%，饱和脂肪酸所占比例较低，7%～8%；每天食用一定量的奶酪和酸奶；每周食用适量的鱼、禽、少量的蛋；以新鲜水果作为典型的每日餐后食物。甜食每周只吃几次；每月食用几次红肉；大部分成年人有饮用红葡萄酒的习惯。这种膳食习惯致使当地居民中的心血管疾病发病率较低，引起了西方国家的注意，并开始参照这种膳食模式来改善自己国家的膳食结构。

（三）中国居民膳食指南和膳食宝塔

1. 中国居民膳食指南

我国政府于 1989 年首次发布了《中国居民膳食指南》。1997 年、2007 年、2016 年，中国营养学会根据我国居民的具体情况，对膳食指南进行了三次修订和发布。从时间上来看，差不多是每间隔 10 年，中国营养学会就会组织专家委员会对指南进行修订，并发布新版指南。对指南的修订，主要是根据我国居民的食物消费和膳食营养的变化，以及存在的主要营养与健康问题为依据来进行修订的。

《中国居民膳食指南（2016 年）》版，是在 2007 版的基础上，由中国营养学会经过两年时间修订并完成的。其由一般人群膳食指南、特定人群膳食指南（包括婴幼儿、孕妇乳母、儿童青少年、老年人和素食人群）和中国居民平衡膳食实践（中国居民平衡膳食宝塔、中国居民平衡膳食餐盘、中国儿童平衡膳食算盘等）组成。新版膳食指南强调食物的多样化与均衡，以及吃动平衡。

一般人群膳食指南适用于 2 岁以上健康人群，内容包括以下六条。

（1）食物多样，谷类为主　平衡膳食是最大程度上保障人体营养需要和健康的基础，食物多样是平衡膳食模式的基本原则。食物可分为五大类，包括谷薯类、蔬菜水果类、畜禽鱼蛋奶类、大豆坚果类和油脂类。不同食物中的营养素及有益膳食成分的种类与含量不同。除供 6 月龄内婴儿的母乳外，没有任何一种食物可以满足人体所需的能量及全部营养素。只有多种食物组成的膳食才能满足人体对能量及各种营养素的需要。因此，每天的膳食应包括谷薯类、蔬菜水果类、畜禽鱼蛋奶类、大豆坚果类等食物。建议我国居民的平衡膳食应做到食物多样，平均每天摄入 12 种以上食物，每周达 25 种以上。谷类为主是平衡膳食模式的重要特征。谷类食物含有丰富的碳水化合物，它是提供人体所需能量的最经济、最重要的食物来源，也是提供 B 族维生素、矿物质、膳食纤维及蛋白质的重要食物来源，在保障儿童、青少年生长发育，维护人体健康方面发挥着重要作用。

建议每天摄入谷薯类食物 250～400g，其中全谷物及杂豆类 50～150g，薯类 50～100g；膳食中糖类提供的能量应占总能量的一半以上。

（2）吃动平衡，健康体重　体重是评价人体营养与健康状况的重要指标，吃与动是保持健康体重的关键。食物摄入量与身体活动量是保持能量平衡，维持健康体重的两个主要因素。如果吃得过多或活动过少，多余的能量就会以脂肪的形式在体内积存下来，体重增加，造成超重或肥胖；相反，若吃得过少或活动过多，也可由于能量摄入不足或能量消耗过多出现引起体重过低或消瘦。体重过高和过低都是不健康的表现，易患多种疾病，缩短寿命。目前，我国大多数居民身体活动不足或缺乏运动锻炼，能量摄入相对过多，导致超重和肥胖的发生率逐年增加。增加身体活动或运动不仅有助于保持健康体重，还能够调节机体代谢，降低全因死亡风险和冠心病、脑卒中、2 型糖尿病、结肠癌等慢性病的发生风险；同时也有助于调节心理平衡，有效消除压力，缓解抑郁和焦虑等不良精神状态。各个年龄段的人群都应坚持天天运动、维持能量平衡、保持健康体重。

建议成年人积极参加日常活动和运动，每周应至少进行 5 天中等强度身体活动，累计150min 以上；坚持日常身体活动，平均每天主动身体活动 6000 步；尽量减少久坐时间，每小时起来动一动，动则有益。

（3）多吃蔬菜和水果、奶类、大豆　新鲜蔬菜和水果、奶类、大豆及其制品是平衡膳食的重要组成部分，坚果类是膳食的有益补充。蔬菜和水果是维生素、矿物质、膳食纤维及植物化合物的重要来源，对提高膳食微量营养素与植物化合物的摄入量起到重要作用。循证医学研究发现，提高蔬菜和水果摄入量，可维持机体健康，有效降低心血管疾病、肺癌、糖尿病等慢性病的发病风险。奶类富含钙，是优质蛋白与 B 族维生素的良好来源。增加奶类摄入量有利于儿童、少年生长发育，促进成人骨骼健康。大豆富含优质蛋白、必需脂肪酸、维生素 E，且含有大豆异黄酮、植物固醇等多种植物化合物。多吃大豆及其制品可以降低乳腺癌、骨质疏松症的发病风险。坚果富含脂类和多不饱和脂肪酸、蛋白质等营养素，适量食用有助于预防心血管疾病。

提倡餐餐有蔬菜，建议每天摄入 300～500g，深色蔬菜应占一半。天天吃水果，建议每天摄入 200～350g 的新鲜水果，果汁不能代替新鲜的水果。吃各种奶制品，摄入量相当于每天液态奶 300g 或相当量的奶制品。经常吃豆制品，每天相当大豆 25g 以上，适量吃坚果。

（4）适量吃鱼、禽、蛋、瘦肉　鱼、禽、蛋和瘦肉均属于动物性食物，富含优质蛋白、脂类、脂溶性维生素、B 族维生素及矿物质等，是平衡膳食的重要组成部分。这类食物蛋白质的含量普遍较高，其氨基酸组成也更适合人体需要，利用率高，但脂肪含量较多，能量高；有些含有较多的饱和脂肪酸和胆固醇，摄入过多可增加肥胖、心血管疾病等的发病风险，应当适量食用。鱼类脂肪含量相对较低，且含有较多的不饱和脂肪酸，建议首选。禽类脂肪含量相对较低，其脂肪酸组成优于畜类脂肪。蛋类各种营养成分比较齐全，营养价值高，但胆固醇含量较高，摄入量不宜过多。畜肉类脂肪含量较多，尤其是饱和脂肪酸含量较高，摄入过多会提高某些慢性病的发病风险，摄入红肉应适量。烟熏和腌制肉类在加工过程中易遭受一些致癌物污染，过多食用可增加肿瘤发生的风险，应当少吃。

建议每周吃鱼 280～525g，畜禽肉 280～525g，蛋类 280～350g，平均每天摄入鱼、禽、蛋和瘦肉总量 120～200g。

（5）少盐少油，控糖限酒　食盐是食物烹饪、加工食品的主要调味品，也是人体所需要的钠和碘的主要来源。我国多数居民的食盐摄入量过高，而过多的盐摄入与高血压、胃癌及脑卒中有关，因此要降低食盐的摄入。烹调油包括植物油及动物油，是人体必需脂肪酸、维生素 E 的重要来源，也有助于食物中脂溶性维生素的吸收利用。指南首次提出对添加糖的摄入量进行控制，特别是甜饮料、果汁、各种糕点、烹调用糖以及加工食品中的隐性糖。很多食物吃起来不甜，但在配料表中却有糖、果葡糖浆等字样，这就是隐性糖。隐性糖应引起注意。过量饮酒与多种疾病相关，会增加肝脏损伤、痛风、心血管疾病和某些癌症发生的风险，因此不推荐饮酒。

建议成人每天食盐不超过 6g，每天烹调油 25～30g。每天摄入糖不超过 50g，最好控制在约 25g 以下。成年人每天饮水 7～8 杯（1500～1700ml），提倡饮用白开水或茶水，不喝或少喝含糖饮料。儿童少年、孕妇、乳母不应饮酒，成人如饮酒，一天饮酒的酒精量男性不超过 25g，女性不超过 15g。

（6）杜绝浪费，兴新食尚　食物是人类获取营养、赖以生存和发展的物质基础。食物资源宝贵、来之不易，应勤俭节约，珍惜食物，杜绝浪费。应按需选购食物，备餐适量，提倡分餐不浪费。在外点餐要根据人数确定多少，集体用餐时采取分餐制和简餐，文明用餐，反对铺张浪费。倡导在家吃饭，与家人一起分享食物与享受亲情。食物在生产、加工、运输、储存等过程中，如果受到致病性微生物、寄生虫与有毒有害等物质的污染，可引起食源性疾病，威胁人体健康。同时，食物生产、加工、运输等环节，也会多产生垃圾，造成能源上的循环消耗，加大生态环境成本。因此，选择新鲜卫生的食物、当地当季的食物；学会阅读食品标签、合理储藏食物、采用适宜的烹调方式，是提高饮食卫生水平，减少消耗环节浪费的重要措施。

2. 中国居民平衡膳食宝塔

中国居民平衡膳食宝塔是根据《中国居民膳食指南（2016）》的核心内容和推荐，结合中国居民膳食的实际情况，把平衡膳食的原则转化为各种食物的数量和比例的图形化表示。中国居民平衡膳食宝塔形象化的组合，遵循了平衡膳食的原则，体现了一个在营养上比较理想的基本构成（图 5-1）。

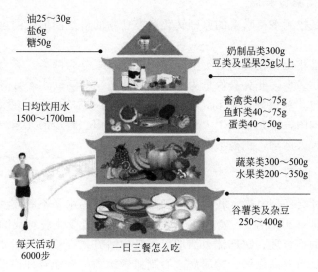

油25～30g
盐6g
糖50g

奶制品类300g
豆类及坚果25g以上

日均饮用水
1500～1700ml

畜禽类40～75g
鱼虾类40～75g
蛋类40～50g

蔬菜类300～500g
水果类200～350g

谷薯类及杂豆
250～400g

每天活动
6000步

一日三餐怎么吃

图 5-1　中国居民平衡膳食宝塔

平衡膳食宝塔共分五层，各层面积大小不同，体现了五种食物和食物量的多少；五类食物包括谷薯类，蔬菜水果类，畜禽鱼蛋类，奶类、大豆和坚果类以及烹饪用油盐，其食物数量是根据不同能量需要而设计，宝塔旁边的文字注释，标明了在能量 1600～2400kcal 之间时，一段时间内成人每人每大种类食物摄入量的平均范围。

3. 中国居民平衡膳食餐盘

中国居民平衡膳食餐盘是按照平衡膳食原则，在不考虑烹饪用油盐的前提下，描述了一个人一餐中膳食的食物组成和大致比例。餐盘更加直观，一餐膳食的食物组合搭配轮廓清晰明了（图 5-2）。

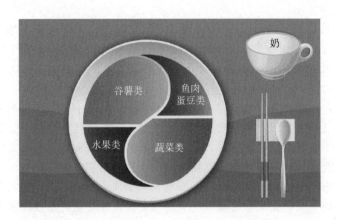

图 5-2　中国居民平衡膳食餐盘（2016）

餐盘分成四部分，分别是谷薯类、动物性食物和富含蛋白质的大豆、蔬菜和水果，餐盘旁的一杯牛奶提示其重要性。此餐盘适用于 2 岁以上人群，是一餐中的食物基本构成的描述。与平衡膳食宝塔相比，"平衡膳食餐盘"更加简明，给大家一个框架性认识，容易记忆和操作。

4. 中国儿童平衡膳食算盘

平衡膳食算盘是按照平衡膳食的原则转化各类食物的份量图形化的表示，算盘主要针对儿童（图 5-3）。

与平衡膳食宝塔相比，在食物分类上，把蔬菜、水果分为两类，算盘分成六行，用不同色彩的彩珠标示食物多少。此算盘份量为 8～11 岁儿童中等活动水平计算，宣传和知识传播中可以寓教于乐，与儿童很好沟通和记忆一日三餐食物基本构成的多少。"平衡膳食算盘"简单勾画了膳食结构图，给儿童一个大致膳食模式的认识。跑步的儿童身挎水壶，表达了鼓励喝白开水，不忘天天运动，积极活跃的生活和学习。

三、常见病营养指导

近年来，随着社会经济发展，我国居民健康状况和营养水平不断改善，但《中国居民营养与慢性病状况报告（2015 年）》显示，与膳食营养相关的慢性病对我国居民健康的威胁日益突出。膳食结构的不合理、缺乏体力活动等不良生活方式因素是其主要原因。超重肥胖问题凸显。超重肥胖是引发高血压、糖尿病、心脑血管疾病、癌症等许多慢性病的重要危险因素，对居民的身心健康、体能及生活质量造成严重不良影响。

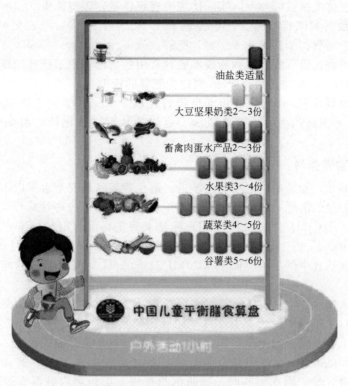

油盐类适量

大豆坚果奶类2～3份

畜禽肉蛋水产品2～3份

水果类3～4份

蔬菜类4～5份

谷薯类5～6份

中国儿童平衡膳食算盘

户外活动1小时

图 5-3　中国儿童平衡膳食算盘（2016）

（一）肥胖者的营养指导

肥胖（obesity）是指人体内脂肪过量贮存，超出正常范围，表现为脂肪细胞增多或细胞体积增大，并可能引起人体生理功能出现异常、可潜伏着诱发其他疾病的一种状态。正常情况下，18 岁以上的男性体内脂肪量占体重的 15％～18％，女性 20％～25％。肥胖可分为单纯性肥胖、继发性肥胖和遗传性肥胖。超重肥胖是引发高血压、糖尿病、心脑血管疾病、癌症等许多慢性病的重要危险因素，对居民的身心健康、体能及生活质量造成严重不良影响。儿童时期的肥胖对健康的影响往往会持续到成年期，加强对儿童超重肥胖的防控尤为重要。

1. 肥胖的判断

目前估计肥胖程度的最常用的人体测量学指标是体重指数、理想体重指数，腰围、腰臀比也是评价肥胖的参考指标。

（1）体重指数（BMI）　也称体质指数，其计算公式为：BMI＝实际体重（kg）/身高的平方（m^2）。中国成人的体重指数低于 18.5 为消瘦，18.5～23.9 为正常，24～27.9 为超重，高于 28 为肥胖。

BMI 指标考虑了身高和体重两个因素，常用来对成人体重过低、超重和肥胖进行分类，且不受性别的影响，但对于某些特殊人群（如运动员等），BMI 就不能准确反映超重、肥胖的程度。

（2）理想体重指数　理想体重即标准体重，是使用流行病学调查的方法，观察人群的体重与疾病患病率或死亡率的关系，当体重维持在这个数值时，人群的死亡率是最低的。成人标准体重可根据 Broca 改良公式计算，其计算公式为：成人标准体重＝身高（cm）－105。

理想体重指数（％）＝[（实际体重－理想体重）/理想体重]×100％

理想体重指数的判断标准是：严重瘦弱：＜－20％；瘦弱：－20％～－11％；正常：－10％～＋10％；超重：＋10％～＋20％；肥胖：≥＋20％。

（3）腰围、腰臀比值　腰围是判断腹部肥胖常用的指标，中国肥胖问题工作组建议中国成年男性腰围≥85cm、女性腰围≥80cm判定为肥胖的标准。

若成年男性腰臀比值≥0.9，成年女性腰臀比值≥0.85，则属于腹型肥胖，比外周型（四肢型）肥胖更易患高脂血症、高血压病、冠状动脉粥样硬化性心脏病（冠心病）等慢性病。

2. 肥胖者的营养指导

（1）限制总能量　能量的限制要循序渐进，避免骤然降至安全水平以下。辅以适当的体力活动，以增加能量的消耗，而减轻体重。成年轻度肥胖者，按每月减轻 0.5～1.0kg 体重，即每天减少 0.52～1.05MJ（125～250kcal）能量来确定每天的用餐标准；成年中度以上肥胖者，按每周减少 0.5～1.0kg 体重，即每天减少 2.31～4.62MJ（552～1104kcal），且要从严控制。每人每天饮食中供能不应低于 4.20MJ（1000kcal），这是较长时间可以坚持的最低能量的安全水平。

（2）适量摄入蛋白质　蛋白质供给过多可导致肝肾功能的损害，所以低能量饮食蛋白质供给不宜太高。对采用低能量饮食中度以上肥胖者，蛋白质提供的能量以占 20％～30％较为合适，并选用生物价较高的蛋白，如牛奶、鱼、鸡、鸡蛋清、瘦肉等。

（3）限制脂肪的摄入　肥胖者饮食脂肪应控制在总能量的 25％～30％之下，并限制动物脂肪及油脂的摄入量。因在肥胖时，脂肪沉积在皮下组织和内脏器官过多，易引起脂肪肝、高脂血症、冠心病等并发症；高脂肪饮食易引起饱腻感，降低食欲。

（4）限制糖类　为防止酮症及负氮平衡的发生，糖类应控制在总能量的 40％～55％为宜。由于糖类在体内可转变成脂肪，尤其是肥胖者摄入简单糖后，更容易以脂肪的形式沉积，因此应不吃或尽量少吃蔗糖、麦芽糖、果糖、蜜饯、甜点等，食物纤维不加限制并可适当多食用，每人每天食物纤维的量不低于 12g。

（5）其他　如多吃些蔬菜，能量低并有饱腹感；食物应多样化，切忌偏食，宜多采用蒸、煮、烧、汆、烤等烹调方式，忌用油煎、炸的方法；进食餐次应因人而异，通常为每天3～5 餐。

（二）高血压人群的营养指导

原发性高血压是常见的全身性慢性疾病，是以体循环动脉血压持续性增高为特征的临床综合征。与原发性高血压相对应的是继发于肾、内分泌和神经系统疾病的高血压，这些高血压多为暂时性，在原发病治愈后，高血压会随之消失。高血压的症状主要有头痛、头胀、发晕、耳鸣、失眠、注意力不集中、颜面潮红、脾气急躁等，有时症状与血压水平未必一致。小血管长期处于高压状态时将引起血管痉挛、动脉管壁增厚、管腔变窄，导致动脉硬化，器官组织缺血，最终引起心、脑、肾等重要器官损害。原发性高血压的发病机制中膳食因素是重要原因之一。

1. 血压的定义和分类 血压的定义和分类

血压的定义和分类见表5-1。

2. 高血压人群的营养指导

（1）限制总能量　控制体重在标准体重范围内，肥胖者应节食减肥，体重以每周减轻1.0～1.5kg 为宜。体重每增加 12.5kg，收缩压可上升 1.3kPa（10mmHg），舒张压可升高

0.9kPa（7mmHg），说明体重的增加，对高血压病治疗是极为不利。

表 5-1　血压的定义和分类

类别	收缩压/mmHg	舒张压/mmHg
理想血压	<120	<80
正常血压	<130	<85
正常高值	130～139	85～89
1级高血压(轻度)	140～159	90～99
亚组：临界高血压	140～149	90～94
2级高血压(中度)	160～179	100～109
3级高血压(重度)	≥高血压	≥高血压
单纯收缩期高血压	≥纯收缩	<90
亚组：临界收缩期高血压	140～149	<90

（2）适量蛋白质　蛋白质代谢产生的有害物质，可引起血压波动，故应限制动物蛋白的摄入量。应选择高生物价的优质蛋白，可按 1g/kg 供给，其中植物蛋白质应占 1/2，动物蛋白可选择鱼、鸡、牛肉、鸡蛋、牛奶、猪瘦肉等。

（3）限制脂类　减少脂肪，限制胆固醇。脂肪供给量为 40～50g/d，应以食用花生油、大豆油、芝麻油等植物油（椰子油不用）为主，因其均含维生素 E 和较多亚油酸，对预防血管破裂有一定作用。限制动物脂肪的摄入量，饮食胆固醇应在 300～400mg/d，长期摄入高胆固醇的食物，如动物内脏、脑髓、蛋黄、肥肉、贝类、动物脂肪等，可引起高脂蛋白血症，促使脂质沉积，加重高血压。

（4）多选用复合碳水化合物　进食多糖类、含纤维多的食物（如糙米、淀粉、标准粉、小米、玉米等）可促进肠的蠕动，加速胆固醇排出，对防治高血压病有益。尽量少食用葡萄糖、果糖、蔗糖等升高血脂的糖类。

（5）控制适量矿物质与维生素　①限制钠摄入：供给食盐以 2～5g/d 为宜。②补钾：限钠时要注意补钾，钾钠比例至少为 1.5∶1。有些利尿药促使钾大量从尿中排出，故应摄入含钾丰富的食物（如龙须菜、豌豆苗、莴笋、芹菜、丝瓜、茄子等）或钾制剂。③补钙：钙对高血压病治疗有一定作用，每天应供给钙 1000mg，连用 8 周可使血压下降。含钙丰富的食物有豆类及制品，葵花子、核桃、牛奶、花生、虾、芹菜、韭菜等。④补充维生素 C：大剂量的维生素 C 可使胆固醇氧化为胆酸排出体外，改善心脏功能和血液循环。及时补充其他水溶性维生素，如维生素 B_1、维生素 B_2、维生素 B_6 等，以预防其缺乏所致的症状发生。

（6）养成良好的生活习惯　①节制饮食；②适量饮茶、戒烟戒酒；③增加体力活动。

（三）糖尿病患者的营养指导

糖尿病是由多种病因引起的代谢紊乱综合征，其特点是慢性高血糖，伴有胰岛素分泌不足和（或）作用障碍，导致碳水化合物、脂肪、蛋白质、水和电解质代谢紊乱，造成多种器官的慢性损伤、功能障碍衰竭。

1. 糖尿病患者的诊断标准

糖尿病患者的诊断标准见表 5-2。

2. 糖尿病患者的营养指导

（1）合理控制能量的摄入，调节营养素的供能比例　总能量的确定以维持或略低于理想体重为宜。体重是检验总能量摄入量是否进行合理控制的简便且有效的指标，建议每周称量一次体重。碳水化合物占总能量的 45%～60%，不超过 65%，膳食纤维为 25～30g/d；限制脂肪总量（小于总能量30％）和胆固醇的量（300mg/d）；蛋白质占总能量的10％～20％（如大于20％，易引起糖尿病肾病）。若有糖尿病肾病，蛋白质控制在 0.6～0.7g/(kg·d) 以下。处于生长发育阶段的儿童患者可按 2～3g/(kg·d) 计算，或按蛋白质摄入量占总能量的20％计算。根据体重调整食物摄入量和运动量，肥胖者应逐渐减少能量的摄入并注意增加运动量；消瘦者应适当增加能量的摄入，直至实际体重略低于或达到理想体重。能量供给量见表5-3。

表 5-2　正常、糖尿病、糖耐量减退和空腹血糖调节受损的诊断标准

项目	静脉血糖	
	空腹/(mmol/L)	OGTT(清晨空腹口服葡萄糖75g,2h后)/(mmol/L)
正常	<6.1	<7.8
糖尿病	≥7.0	≥11.1(或随机血糖)
糖耐量减退(IGT)	<7.0	7.8～11.1
空腹血糖调节受损(IFG)	6.1～7.0	<7.8

注：表中"随机血糖"表示任何时候，不考虑距上一餐的时间抽取的血糖，若无典型症状，应在不同日期再测一次，均超过上表标准，方可诊断为糖尿病。

表 5-3　糖尿病每日能量供给量　　　　　　　　　　　　　单位：kJ（kcal)/kg

体型	卧床	轻体力劳动	中体力劳动	重体力劳动
消瘦	84～105(20～25)	146(35)	168(40)	188～209(45～50)
正常	63～84(15～20)	126(30)	146(35)	168(40)
肥胖	63(15)	84～105(20～25)	126(30)	146(35)

（2）多选用复合碳水化合物，并增加可溶性膳食纤维的摄入　在合理控制能量的基础上给予丰富的碳水化合物，其占总能量的60％左右，成人轻体力劳动强度每天碳水化合物在200～300g，相当于主食300～400g；肥胖者可控制在150～250g。如低于100g可能发生酮症酸中毒。尽量选用吸收较慢的多糖类谷物，如玉米、燕麦、荞麦、莜麦、红薯等；也可选用米、面等谷类；注意在食用含淀粉较多的根茎类、鲜豆等蔬菜，如土豆、藕等时要替代部分主食；使用胰岛素治疗者可适当放宽。限制蔗糖、葡萄糖等小分子糖的摄入。

每天食物纤维的供给量约为40g，或按每1000kcal能量补充12～28g食物纤维。含可溶性纤维的食物包括整粒豆、燕麦麸、香蕉、杏等。

（3）控制脂肪和胆固醇的摄入　心脑血管疾病与高脂血症是糖尿病的常见并发症。因此，糖尿病饮食应适当降低脂肪的供给量。尽量减少可见脂肪用量的摄入量，植物油约20g/d；S∶M∶P 比例为 1∶1∶1，胆固醇小于 300mg/d，高胆固醇血症者应限制在200mg/d 以下，并要限制饱和脂肪酸的摄入。富含饱和脂肪酸的有牛油、羊油、猪油、奶油等动物脂肪（鸡油、鱼油除外）。植物油如豆油、花生油、菜籽油、芝麻油等含多不饱和脂肪酸，可适量多用。

（4）选用优质蛋白　多选用大豆、兔、鱼、禽、瘦肉等优质蛋白，不低于蛋白质总量的1/3。伴肝、肾疾病的患者蛋白质总量应降低，此时更应注意保证优质蛋白的供给。

（5）提供丰富的维生素、矿物质　维生素与糖尿病关系密切，补充B族维生素（如维生素 B_1、维生素 B_{12} 及维生素 PP 等）可改善神经症状，充足维生素 C 可改善微血管循环。水果可在两餐间食用，摄入甜水果或水果用量较大时，要注意替代部分主食，血糖控制不好者慎用。补充矿物质可维持体内电解质平衡，防止或纠正电解质紊乱。铬、锌、钙尤其受到关注，因三价铬是葡萄糖耐量因子的组成部分，锌是胰岛素的组成部分。补钙对预防骨质疏

松症有益。含活性铬的食物有酵母、牛肉、动物肝、蘑菇等；锌主要来源是动物性食物。平时钠盐摄入不宜太高，太高易诱发高血压及脑动脉硬化。

（6）保持食物多样化、执行合理的进餐制度，防止低血糖的发生　糖尿病患者常食用的食物包括谷薯类、含淀粉多的豆类、蔬菜、水果、大豆、奶类、瘦肉、鱼虾、蛋类、油脂类（包括硬果类）等，每类食物可选用 1～3 种；进餐时间要定时、定量，两餐间隔时间太长容易出现低血糖，每天可安排 3～6 餐；出现低血糖时，可立即服用白糖、葡萄糖或馒头 25g，严重者要及时送至医院。

（四）痛风人群的营养指导

痛风是由于嘌呤的代谢紊乱引发的以血尿酸浓度增高为主的疾病。人体尿酸的来源有内源性、外源性两种。前者是体内谷氨酸在肝脏内合成或由核蛋白不断更新分解而来；后者是摄入高嘌呤食物所致。痛风以反复发作的急性关节炎和某些慢性症（如痛风结石、关节强直或畸形、肾实质损害、尿路结石及高尿酸血症等）为特征。

痛风的营养需要在限制总能量的前提下，蛋白质的供能比为 10%～15%（或每千克理想体重给予 0.8～1.0g）；脂肪的供能比小于 30%，全日脂肪包括食物中的脂肪及烹调用油的量在 50g 以内。糖类供能比是 50%～65%，以防止组织分解及产生酮体。供给充足的维生素及微量元素。

1. 急性痛风的营养指导

（1）限制嘌呤　正常成人每天嘌呤摄取量是 600～1000mg。急性痛风症患者应长期控制含嘌呤高的食物摄入。急性期每天摄入嘌呤的量应限制在 150mg 以内，故需选择含嘌呤低的食物，禁用嘌呤高的食物，如动物内脏、凤尾鱼、鲭鱼、沙丁鱼、小虾、黄豆、扁豆、浓肉汤及菌藻类。

（2）限制能量　痛风患者多伴有肥胖、高血压及糖尿病等，故应降低体重、限制能量，体重最好能控制在低于理想体重的 15%。能量根据病情而定，通常为 1500～1800kcal。切忌减肥过快，应循序渐进。

（3）摄入足量的糖类　充足的糖类可防止组织分解而产生酮体。可选择精白米及面粉、各种淀粉制品、精白面包、饼干、馒头、面条等，在供能比的范围内不限制食用量。

（4）摄入适量蛋白质和脂肪　标准体重时，蛋白质可按 0.8～1.0g/(kg·d) 供给，全天 40～65g，以植物蛋白为主，动物蛋白质可选择牛奶及鸡蛋（牛奶、鸡蛋无细胞结构，不含核蛋白，可在蛋白质供给量允许范围内选用）；尽量不用或少用肉类、禽类、鱼类，并注意肉类煮沸弃汤后食用；每天肉类限制在 100g 以内，脂肪可减少尿酸正常排泄，应适当限制，控制在 50g 左右。

（5）供给大量水分　多喝水、多选用水分多的水果和食物，使液体量能维持在 2000ml 以上，最好能达到 3000ml，以保证尿量，促进尿酸的排泄。肾功能不全者，饮水要适量。

（6）摄入足量维生素和矿物质，禁用刺激性食物　B 族维生素和维生素 C 要供给充足，多食用蔬菜、水果等食物，有利于尿酸的排泄；痛风症易合并高血压、高脂血症等，应限制钠盐的摄入（2～5g/d）；禁用强烈香料及调味品，如酒和辛辣调味品。过去临床上禁用咖啡、茶叶及可可，因分别含有咖啡因、茶叶碱及可可碱。但咖啡因、茶叶碱及可可碱在体内代谢过程中并不产生尿酸盐，也不在痛风石里沉积，现提出可适量选用。

2. 慢性痛风的营养指导

适当放宽嘌呤摄入的原则，但仍禁用含嘌呤较多的食物，限量选用含嘌呤在 75～100mg/100g 以内的食物，自由选用含嘌呤量少的食物；坚持减肥，维持理想体重；瘦肉煮沸去汤后与鸡蛋、牛奶交换食用；限制脂肪的摄入，防止过度饥饿；平时养成多饮水的习惯；少用盐及酱油。

第二节 食品污染

《中华人民共和国食品安全法》对"食品"的定义：各种供人食用或者饮用的成品和原料以及按照传统既是食品又是中药材的物品，但是不包括以治疗为目的的物品。食品是构成人类生命和健康的三大要素之一。食品一旦受污染，就要危害人类的健康。

一、食品污染的概念和来源

（一）概念

食品污染是指食品受到有害物质的污染后使食品的营养性、感官性和安全性发生了不利于健康的改变过程。食品污染物是指食品中外来的影响其食用价值、商品价值及损害人体健康的各种因素。

（二）来源

食品污染按污染物的性质分为如下三大类。

1. 生物性污染

生物性污染主要是指微生物及其毒素的污染，主要包括细菌、真菌及其毒素、寄生虫与虫卵、昆虫及病毒污染，其中以细菌、真菌及其毒素（尤其是黄曲霉毒素）污染最为常见。战争时期使用的生物武器也可造成生物制剂对食品的污染。

2. 化学性污染

化学性污染种类繁多，来源复杂。主要包括各种有害金属、非金属、有机物、无机物或人工合成物质的污染，如农药、化肥、激素与抗生素、重金属、多环芳烃、N-亚硝基化合物、有害的醇类和醛类、原材料和单体污染等。其主要来源于农药、化肥使用；食品添加剂的滥用；工业三废的污染；食品容器及包装材料；食品制作中的掺假、制假等。

3. 物理性污染

物理性污染主要包括放射性污染和杂物污染，如放射性核素及草籽、灰尘、苍蝇、沙石、肉中注入的水、奶中掺加的糖等。放射性污染主要来源于放射性物质的开采、冶炼、生产生活中的应用与排放以及核爆炸、核废物及意外事故等。杂物污染主要来源于食品制作中的掺假、制假；食品生产加工、储运及销售中的污染。其中最受关注的是放射性核素对食品的污染。

二、食品污染对人体健康的危害

食品污染会引起食品的腐败变质，对人的健康有很大的危害。

1. 食品失去食用价值

受污染的食品发生变味、变形、变色、腐败变质或营养成分破坏。

2. 急性感染或中毒

食用被细菌、真菌及其毒素或有毒化学物质污染的食品，可引起各种感染或急性中毒。

3. 慢性危害

长期持续不断地摄入被某些有毒有害物质污染的食物，可致机体的慢性中毒等危害，如痛痛病、水俣病、慢性铅中毒等。

4. 致癌、致畸和致突变作用

某些食品的污染物可通过母体作用于胚胎，使发育中的细胞分化和器官形成不能正常的进行，出现畸胎，甚至死胎等。亚硝酸盐、黄曲霉毒素、多环芳烃以及砷、镉、铅等重金属还有致突变和（或）致癌作用。

知识拓展

食品的腐败变质

食品腐败变质是指食品受到各种内外因素的影响，造成其原有化学性质或物理性质和感官性状发生变质，降低或失去其营养价值和商品价值的过程。

食品腐败变质实质上是食品中糖类、脂肪、蛋白质等被微生物代谢分解作用或自身组织酶所发生的某些生物化学的变化过程。由于食品成分的分解和形成的产物十分复杂，因此建立食品腐败变质的定量检测尚有一定难度。食品腐败变质不仅降低食品的营养价值，使人产生厌恶感，而且还可产生各种有毒有害物质，引起食用者发生急性中毒或产生慢性毒害。食品的腐败变质是各类食品中普遍存在的实际问题，因此，必须研究和掌握食品腐败变质的规律，有针对性地制定控制措施，以防止食品发生腐败变质。

三、食品污染的预防与控制

① 大力进行防止食品污染的教育，经常组织食品企业从业人员进行卫生知识讲座，使他们懂得食品污染的危害，自觉做好防止食品污染工作。

② 根据国家颁布的食品安全法，有关部门应对食品企业（食品工厂和商店）饮食行业、公共食堂进行卫生管理与监督，凡不符合卫生标准的食品，应找出污染原因并及时进行处理。

③ 加强对"三废"的管理，凡不符合排放标准的"三废"不得任意排放，杜绝"三废"对食品的污染。

④ 加强对食品包装材料及容器的卫生管理，执行食品运输、贮存的卫生管理条例，确保食品在运输、贮存的过程中不受污染及受潮霉变或变质。

⑤ 卫生检疫部门做好肉品检验工作，严禁病死畜禽进入市场，发现病畜禽及肉品应立即进行处理。

⑥ 应采用高效、低毒、低残留的化学农药或其他防治方法，以取代高残毒的农药，减少其对环境造成的污染以及在生物体内的残留。

⑦ 制定各类食品中有毒有害金属元素的最高允许限量标准，加强食品卫生质量检测和监督工作；严格管理有毒有害金属及其化合物，防止误食、误用。

第三节　食品添加剂及其管理

由于食品工业的飞快发展，食品添加剂不仅是现代食品工业的重要组成部分，而且已经成为食品工业技术进步及科技创新的重要推动力。食品添加剂具有如下三大特征：一是为加入到食品当中的物质，因此，它一般不单独作为食品来食用；二是既包括天然物质，也包括人工合成的物质；三是加入到食品当中的目的是为了改善食品品质和色、香、味以及为防腐、保鲜和加工工艺的需要。在食品添加剂的使用过程中，除要保证其发挥应有的功能和作用外，更重要的是要保证食品的食用安全与卫生。

一、食品添加剂的概念和分类

（一）概念

食品添加剂是指为改善食品品质和色、香、味，以及为防腐、保鲜和加工工艺的需要而加入食品中的人工合成或者天然物质。营养强化剂、食品用香料、胶基糖果中基础剂物质、食品工业用加工助剂也包括在内。

> ### 知识拓展
>
> **食品添加剂**
>
> 1.营养强化剂
>
> 营养强化剂是指根据营养需要向食品中添加一种或多种营养素或者某些天然食品，提高食品营养价值的过程。主要有维生素、矿物质、氨基酸三类。此外还有用于营养强化的天然食品及其制品。
>
> 2.食品用香料
>
> 食品用香料是食品用香精的简称，是一种能够赋予食品香味的混合物。主要有天然香精、等同天然香精、人工合成香精、微生物方法制备的香精和反应型香精。
>
> 3.胶基糖果中基础剂物质
>
> 胶基糖果中基础剂物质是指赋予胶基糖果起泡、增塑、耐咀嚼等作用的物质。胶姆糖是一种特殊类型的糖果，是唯一经咀嚼而不吞咽的食品。其类型既有口香糖、也有能成泡的泡泡糖，并有非甜味的营养口嚼片等。胶姆糖是由胶基、糖、油脂、香精等制成，胶基占胶姆糖的 $18\%\sim29\%$ ；糖包括砂糖、葡萄糖、饴糖、麦芽糊精等，占胶姆糖的 $69\%\sim81\%$ ；油脂占 $2.1\%\sim2.9\%$ ；香精香料占 $0.6\%\sim2.1\%$ ；还有少量的甜味剂、卵磷脂、色素、水等。
>
> 4.食品工业用加工助剂
>
> 保证食品加工能顺利进行的各种物质，与食品本身无关。如助滤、澄清、吸附、脱模、脱色、脱皮、提取溶剂、发酵用营养物质等。

（二）分类

1.按来源分类

食品添加剂根据来源分为天然食品添加剂与化学合成食品添加剂两种。天然食品添加剂是以动物、植物或微生物的代谢产物等为原料，经提取来获得的天然物质；化学合成食品添加剂是经化学合成手段，使元素或化合物通过氧化、还原、缩合、聚合或成盐等反应得到的物质。一般来说，天然食品添加剂其毒性比化学合成食品添加剂要弱。但由于天然食品添加剂品种少，价格较高，故目前普遍使用的添加剂大多是化学合成食品添加剂。

2. 按功能分类

食品添加剂按用途分类方便使用，是其最常用的分类方法。由于不同国家对食品添加剂的功能判断不同，因而其分类也有差别。目前我国食品添加剂有 23 个类别，2000 多个品种。具体包括：酸度调节剂、抗结剂、消泡剂、抗氧化剂、漂白剂、膨松剂、胶基糖果中基础剂物质、着色剂、护色剂、乳化剂、酶制剂、增味剂、面粉处理剂、被膜剂、水分保持剂、营养强化剂、防腐剂、稳定剂和凝固剂、甜味剂、增稠剂、食品用香料、食品用加工助剂和其他。

二、食品添加剂的卫生要求

食品添加剂使用时应符合以下基本要求：
① 不应对人体产生任何健康危害。
② 不应掩盖食品腐败变质。
③ 不应掩盖食品本身或加工过程中的质量缺陷或以掺杂、掺假、伪造为目的而使用食品添加剂。
④ 不应降低食品本身的营养价值。
⑤ 在达到预期效果的前提下尽可能降低在食品中的使用量。
在下列情况下可使用食品添加剂：
① 保持或提高食品本身的营养价值。
② 作为某些特殊膳食用食品的必要配料或成分。
③ 提高食品的质量和稳定性，改进其感官特性。
④ 便于食品的生产、加工、包装、运输或者贮藏。

三、食品非法添加物

非法添加是指在法律、法规上明令禁止用于食品生产的，却添加了；滥用是指能够在食品中使用，属于食品添加剂但是超量、超范围使用。非法添加物是指那些不属于传统上被认为是食品原料的、不属于批准使用的新资源食品的、不属于卫生部公布的食药两用或作为普通食品管理物质的、也未列入我国《食品添加剂使用卫生标准》（GB 2760）及卫生部食品添加剂公告、营养强化剂品种［《食品营养强化剂使用卫生标准》（GB 14880—2012）及卫生部食品添加剂公告］的及其他我国法律法规允许使用物质之外的物质，均为非食用物质。国务院食品安全委员会为严厉打击食品生产经营中违法添加非食用物质、滥用食品添加剂以及饲料、水产养殖中使用违禁药物，国家卫生和计划生育委员会、农业部等部门根据风险监测和监督检查中发现的问题，不断更新非法使用物质名单。就食品中常用的非法添加物介绍如下。

1. 吊白块

吊白块又称雕白粉，化学名称是二水合次硫酸氢钠甲醛或二水甲醛合次硫酸氢钠，为半透明白色结晶或小块，易溶于水。高温下具有极强的还原性，有漂白作用。遇酸即分解，生成钠盐和吊白块酸，120℃下分解产生甲醛、二氧化硫和硫化氢等有毒气体。吊白块水溶液在 60℃ 以上就开始分解出有害物质。吊白块在印染工业用作拔染剂和还原剂，生产靛蓝染料、还原染料等。

部分违法者将吊白块掺入腐竹、粉丝、面粉、竹笋等食品中，主要起到增白、保鲜、增加口感、防腐的效果。使用吊白块可以掩盖劣质食品已变质的外观。

从色泽上看，无吊白块的面粉和面制品为乳白色或浅黄色，使用吊白块的面粉及其制品呈雪白；从气味上辨别，无吊白块面粉有一股面粉固有的清香气味，而使用吊白块的面粉淡而无味，甚至带有少许化学药品味。还可以通过燃烧的办法，来鉴别粉丝、腐竹等食品当中是否添加吊白块。一般情况下，纯淀粉制品可以燃烧但较困难，而添加了吊白块的可以完全燃烧。

吊白块的毒性与其分解时产生的甲醛有关。甲醛易与体内多种化学结构的受体发生反应，如与氨基化合物可以发生缩合，与巯基化合物加成，使蛋白质变性。甲醛在体内还可还原为醇，故可表现出甲醇的毒理作用。对人体的肾、肝、中枢神经、免疫功能、消化系统等均有损害。国际癌症研究机构于 2004 年将甲醛定为第一类致癌物质，对人体有明确的致癌性。

2. 苏丹红

苏丹红是一种人工合成的红色染料，常作为一种工业染料，被广泛用于溶剂、油、蜡、汽油的增色以及鞋、地板等增光方面，是一种亲脂性偶氮化合物，主要包括Ⅰ、Ⅱ、Ⅲ和Ⅳ四种类型。

苏丹红不容易褪色，可以掩盖辣椒放置久后变色的现象。此外一些企业将玉米芯等植物粉末用苏丹红染色后，混在辣椒粉中，以降低成本，谋取利益。

从色泽上看，天然的辣椒粉颜色是自然的金黄色，而加入苏丹红的辣椒粉颜色是十分鲜艳的红色。此外，可以往食用油中加入辣椒粉，过几个小时再观察，加入天然辣椒粉的食用油颜色变化不大，而加入了苏丹红的辣椒粉的食用油颜色变红。

国际癌症研究机构将苏丹红Ⅰ归为三类致癌物，即动物致癌物，主要基于体外和动物试验的研究结果，尚不能确定对人类有致癌作用。肝脏是苏丹红Ⅰ产生致癌性的主要靶器官，此外还可引起膀胱、脾脏等脏器的肿瘤。苏丹红Ⅰ具有致敏性，可引起人体皮炎。

3. 三聚氰胺

三聚氰胺是一种三嗪类含氮杂环有机化合物，重要的氮杂环有机化工原料。简称三胺，俗称蜜胺、蛋白精，主要用来生产三聚氰胺树脂，用于装饰板、氨基塑料、黏合剂、涂料，以及造纸、纺织、皮革等行业。

三聚氰胺被人为添加进食品或饲料中，以提升食品或饲料检测中的蛋白质含量虚高。在液体乳、乳粉、婴幼儿乳粉、含乳饮料、植物蛋白饮料、含乳糖果、冷冻饮品等食品中均有可能违禁使用。一般针对乳制品和含乳食品国家标准均有蛋白质含量要求，部分违法分子为了掩盖产品蛋白质不足的缺陷，添加三聚氰胺，通过不正当手段增加产品蛋白质含量虚高，造成蛋白质含量的"假达标"。

将奶搅拌后，用吸管取一滴，滴在玻璃上。风干后看奶渍是否均匀饱满。如有粒状凸起，就可能是添加了三聚氰胺。

长期摄入三聚氰胺会造成生殖、泌尿系统的损害，膀胱、肾结石，并可进一步诱发膀胱癌。三聚氰胺在胃的强酸性环境中会有部分水解成为三聚氰酸，因此只要含有了三聚氰胺就相当于含有了三聚氰酸，三聚氰酸和三聚氰胺形成大的网状结构，造成结石，可对婴儿健康构成威胁。

4. 工业火碱

火碱又称烧碱、苛性钠，化学名称氢氧化钠，常温下为白色固体，具有强腐蚀性，易溶于水，其水溶液呈强碱性，是一种极常用的碱。市售火碱有固态和液态两种：固体呈白色，有块状、片状、棒状、粒状，质脆；纯液体烧碱为无色透明液体。火碱广泛应用于化工、印染、造纸、环保等很多行业，有工业级、食品级（食品添加剂氢氧化钠）之分，两者的主要区别不在于其纯度高低，而是铅、砷、汞等有毒物质的含量有差异，工业级的因有毒物质含量较高而不得用于食品行业。

在制作水发食品、豆制品、果蔬制品、肉制品等时，有些食品生产者会违法使用工业火碱，其目的主要是以较低的成本来改善产品外观或口感。工业级火碱市场价每吨仅1700元左右，而优质的食品级火碱价格却在4000元以上，成本的显著差异是不法食品生产者选择使用前者的主要原因。

用工业火碱等"原料"处理过的水产品基本上没有原味，而正常的水产品则能闻到隐隐的腥味。

由于其腐蚀性，人体食用火碱后，受直接损害最大的就是胃肠，易造成消化道灼伤，胃黏膜损伤。另外，工业火碱中铅、砷、汞等重金属含量较高，而这些重金属会对人体的神经系统、消化系统等有严重危害，如铅会阻碍儿童的发育和生长，引起小儿贫血，还有可能导致感觉功能障碍；砷会蓄积于骨质疏松部、肝、肾、脾、肌肉、头发、指甲等部位，作用于神经系统，刺激造血器官，并可能诱发恶性肿瘤；汞会导致失眠、记忆力减退、情绪失常、思维紊乱、幻觉，以及心悸、多汗、血压不稳等多种症状。

5. 一氧化碳

一氧化碳是无色、无臭、无味的气体，故易于忽略而致中毒。在水中的溶解度甚低，但易溶于氨水。一氧化碳进入人体之后会和血液中的血红蛋白结合，进而使血红蛋白不能与氧气结合，从而引起机体组织出现缺氧，导致人体窒息死亡。

部分违规生产企业在水产品前期加工环节，将其分割冷冻后放入塑料袋内，并充装一氧化碳，当一氧化碳与肌红蛋白结合后，可使肉色呈现鲜艳的粉红色，看起来与新鲜鱼一样，即使已腐败变质，颜色也可和新鲜的差不多，提高产品的外观卖相，因此一氧化碳可作为水产品的发色剂。

一氧化碳处理过的金枪鱼，肉色多数是粉红色系列的颜色，均匀而无光泽，而且无浓淡之分，各个体的颜色都没什么差别，且易变色。把金枪鱼块切开，一氧化碳制作的金枪鱼横截面不久就会变色。一氧化碳处理过的金枪鱼鱼肉，解冻后用手触摸时无弹性，吃到嘴里无任何金枪鱼特有的美味和香味。

食用含有一氧化碳的水产品会导致人体中毒，轻度中毒者出现头痛、头晕、呕吐、无力。重度患者昏迷不醒、瞳孔缩小、肌张力增加，频繁抽搐、大小便失禁等，深度中毒可致死。

6. 罂粟壳

罂粟壳俗称大烟壳，含有20多种生物碱，其中以吗啡、可待因，那可丁、罂粟碱等为主要成分。罂粟壳具有镇痛、催眠、呼吸抑制与镇咳作用，一般用于医药行业。我国法律明令禁止在食品中加入罂粟壳。

不法商家为了牟取暴利，在火锅、麻辣烫、牛肉粉等的汤料和辅料中添加罂粟壳及其水浸物，使食物味道鲜美，也容易使人上瘾。

初吃加了罂粟壳的火锅和卤制品后，一般有心跳加快、脸微红、口感舒服、不易入睡等感觉。如觉得吃的火锅和卤制品可疑，需要留下不少于50ml的火锅汤送到当地的毒品检测机构或公安局的刑事技术检验室进行成分分析。

罂粟壳含有吗啡等物质，易使人体产生依赖性而造成瘾癖，对人体肝脏、心脏有一定的毒害作用。如果长期食用含有罂粟壳的食物，就会出现发冷、出虚汗、乏力、面黄肌瘦、犯困等症状，严重时可能对神经系统、消化系统造成损害，引起精神失常，出现幻觉，有时甚至会因呼吸停止而死亡。

7. 革皮水解物

顾名思义，革皮水解物作为一种食品中的非法添加物，就是将破旧皮衣、皮箱、皮鞋以及厂家生产皮包等皮具时剩下的边角料，经过化学处理，水解产生的粉状物。因其氨基酸或者说蛋白含量较高，故人们称之为"皮革水解蛋白"。

乳制品企业收购原奶时，蛋白质含量为主要的定价依据。部分违法分子为了达到既要掺水又要保证蛋白质含量的目的，非法向生鲜乳中添加革皮水解物。

严格来讲"皮革水解蛋白"对人体健康并无伤害，但其前提条件是所用皮革必须是未经糅制、染色等人工加工处理过的，然而这样的"皮革水解蛋白"几乎是不存在的。

革皮水解蛋白中存在大量皮革加工过程中使用一些化学品残留，如六价铬、工业染料、有机致癌物等，被人体食用可能导致中毒、关节肿大、骨质疏松等疾病。

8. 溴酸钾

溴酸钾为无色三角晶体或白色结晶性粉末，熔点为 370℃，易溶于水，微溶于乙醇，不溶于丙酮。主要用作分析试剂、氧化剂、羊毛漂白处理剂。

溴酸钾在焙烤业曾被认为是最好的面团调节剂之一。溴酸钾作为一种缓慢氧化剂，在面团发酵、醒发及焙烤过程中能够与面筋发生反应，影响面的结构和流变性能，增加面筋的强度和弹性，形成好的面筋网络，从而改善面粉的烘焙效果和口感。因而常被用作面粉处理剂和面制品添加剂。

1914 年，溴酸钾作为氧化剂被初次用于美国焙烤工业中，多年来人们都认为在加工过程中溴酸盐转化成了惰性、无害的溴化物。直到 20 世纪 80 年代人们发现焙烤工艺中溴酸钾的残留物高达 300ppb。溴酸钾可引起恶心、呕吐、胃痛等症状，大量接触可导致血压下降，严重者发生肾小管坏死和肝脏损害。近些年的研究发现，溴酸钾可引起肾脏的突发病变，已被世界卫生组织确认为氧化性致癌物质。

9. 邻苯二甲酸酯类物质

邻苯二甲酸酯又称酞酸酯，是邻苯二甲酸形成的酯的统称。当其被用作塑料增塑剂时，一般指的是邻苯二甲酸与 4～15 个碳的醇形成的酯，是一类能起到软化作用的化学品，可以使塑料材料的硬度、模量、软化温度和脆化温度下降，而伸长率、曲挠性和柔韧性提高。

增塑剂进入食品主要分为 3 个途径：①随着塑料制品的使用及废弃，邻苯二甲酸酯可迁移扩散到外环境，进入并通过食品链，最终进入动物和人体体内；②通过食品包装迁移到食品中；③非法添加。"起云剂"是一种合法食品添加物，经常使用于果汁、果酱、饮料等食品中，是由阿拉伯胶、乳化剂、棕榈油及多种食品添加物混合制成。但因棕榈油价格昂贵，售价为增塑剂的五倍，不法企业遂以便宜却有毒性的增塑剂取代，加入到"起云剂"中以节省成本。

邻苯二甲酸酯类增塑剂被归类为疑似环境荷尔蒙，其生物毒性主要属雌激素与抗雄激素活性，会造成内分泌失调，阻害生物体生殖功能，包括生殖率降低、流产、先天缺陷、异常的精子数、睾丸损害，严重的会导致睾丸癌，是造成男性生殖问题的"罪魁祸首"，还会引发恶性肿瘤和畸形儿。

10. "瘦肉精"

"瘦肉精"是一类药物的统称，为肾上腺素受体激动剂类药物（克仑特罗等），任何能够促进瘦肉生长的饲料添加剂都可以叫做"瘦肉精"。但却对人体健康危害过大，有很强的毒副作用，因而在全球多数国家遭到禁用，我国已经禁止用于动物饲料中。

"瘦肉精"能使猪提高生长速度，增加瘦肉率，使猪肉肉色鲜红，卖相好。因此，对于养殖户最大的诱惑就在于降低成本、提高利润。

识别"瘦肉精"猪肉的要点主要有：①看猪肉皮下脂肪层的厚度，在选购猪肉时皮下脂肪太薄、太松软的猪肉不要买。②看猪肉的颜色，一般情况下，含有瘦肉精的猪肉特别鲜红、光亮。因此，瘦肉部分太红的，肉质可能不正常。③将猪肉切成二三指宽，如果猪肉比较软，不能立于案上，可能含有瘦肉精。④如果肥肉与瘦肉有明显分离，而且瘦肉与脂肪间有黄色液体流出则可能含有瘦肉精。

食用含"瘦肉精"食品中毒后，患者主要临床表现有烦躁不安、焦虑、眩晕、耳鸣、肌肉疼痛、震颤等，重者甚至昏迷。潜伏期为 30min 至 2h，与进食量多少有关。长期食用会导致人体代谢紊乱，甚至诱发恶性肿瘤。

第四节　食物中毒

食物中毒事件是目前比较突出的一个公共卫生问题，一年四季均有发生。食物中毒通常是由于食用了被致病菌或其毒素污染的食品、被有毒化学品污染的食品或食品本身含有有毒成分所造成的。

一、食物中毒的概念、特点和分类

(一) 概念

食物中毒是指食用了含有生物性、化学性有毒有害物质的食物或把有毒有害物质当作食物食用后出现的非传染性的急性、亚急性疾病。食物中毒属于食源性疾病的范畴。

> **知识拓展**
>
> ### 食源性疾病
>
> 1984 年，WHO 将"食源性疾病"（foodborne disease）一词作为正式的专业术语，以代替历史上使用的"食物中毒"一词，并将食源性疾病定义为"通过摄食方式进入人体内的各种致病因子引起的通常具有感染或中毒性质的一类疾病。包括常见的食物中毒、肠道传染病、人畜共患传染病、寄生虫病以及化学性有毒有害物质所引起的疾病。"食源性疾病的发病率居各类疾病总发病率的前列，是当前世界上最突出的卫生问题。
>
> 食源性疾病可以有病原，也可有不同的病理和临床表现。这类疾病有一个共同的特征，就是通过进食行为而发病，这就为预防这类疾病提供了一个有效的途径：加强食品卫生监督管理，倡导合理营养，控制食品污染，提高食品卫生质量，可有效地预防食源性疾病的发生。

(二) 特点

1. 潜伏期短，多为集体暴发
在短时间内可有很多人同时或先后发病，病势急剧，很快形成一个发病高峰。

2. 临床表现类似
大多为急性胃肠炎症状，以恶心、呕吐、腹痛、腹泻等不适症状为主。

3. 发病与进食某种食物有明确的关系

发病者必定食用了某种有毒的食物，未食用者不发病。

4. 人与人之间一般无直接传染

发病曲线呈现突然上升又快速下降的趋势，无传染病流行后的余波。

（三）分类

按病原物的不同，一般将食物中毒分为以下五类。

1. 细菌性食物中毒

细菌性食物中毒指因食入了被致病菌或其毒素污染的食物而引起的急性或亚急性疾病，是食物中毒中最多见的一类。其特点发病率较高，但病死率较低；有明显的季节性，5～10月份较多见。常见的致病菌，如沙门菌、副溶血性弧菌、变形杆菌、致病性大肠埃希菌、葡萄球菌、肉毒梭菌等。

2. 有毒动物性食物中毒

有毒动物性食物中毒的发病率及死亡率均较高。一般出现的食物中毒常有两种情况：一是将天然含有有毒成分的动物当作食物食用，如河豚中毒；二是在一定条件下产生大量有毒成分的动物性食物，如鱼类引起的组胺中毒。

3. 有毒植物性食物中毒

有毒植物性食物中毒指误食有毒植物或摄入因加工、烹调不当而未去除有毒成分的植物而引起的中毒。例如，毒蕈、木薯、四季豆、发芽马铃薯等引起的食物中毒。发病特点因引起中毒的食物而异，最常见的是毒蕈中毒，春秋暖湿的季节与丘陵地区常发生，病死率较高。

4. 化学性食物中毒

化学性食物中毒指误食有毒化学物质或摄入被其污染的食物而引起的中毒。例如，金属及其化合物、亚硝酸盐、有机磷农药、鼠药等。发病无明显的季节性和地区性，但死亡率较高。

5. 真菌毒素和霉变食物中毒

真菌毒素和霉变食物中毒指食用被产毒真菌及其毒素污染的食物而引起的中毒。例如，黄曲霉毒素、赤霉病麦、霉变甘蔗中毒等。一般的烹调加热方式不能破坏食物中的真菌毒素，发病率及死亡率均较高，发病具有明显的季节性与地区性，如霉变甘蔗中毒常见于初春的北方。

二、细菌性食物中毒

（一）沙门菌属食物中毒

1. 病原学

沙门菌属肠杆菌科，是寄生于人和动物肠道的革兰阴性杆菌，菌种繁多，现有 2500 个血清型。我国已发现 200 多种血清型，引起食物中毒最常见的为猪霍乱沙门菌、鼠伤寒沙门菌和肠炎沙门菌等。该菌需氧或兼性厌氧，在外界环境中生存力较强，其生长繁殖的适宜温度为 20～37℃，在普通水中可生存 2～3 周，在粪便和冰水中生存 1～2 个月，在冰冻土壤中可过冬，在含盐 12%～19% 的咸肉中可存活 75 日。沙门菌不耐热，55℃ 1h、60℃ 15～

30min、70℃ 5min 或 100℃ 时立即死亡，水经氯化消毒 5min 可杀灭。沙门菌不分解蛋白质，污染食物后无感官性状的变化，应予以注意。

2. 流行特点

（1）季节性　沙门菌属食物中毒全年皆可发生，多见于夏秋季。

（2）引起中毒的食品　主要是肉类食品，尤其是有病的或病死的牲畜肉最危险，少数也可由鱼虾、家禽、蛋类和奶类引起。

（3）污染来源与中毒原因　沙门菌污染肉类食品的来源有两方面：一是生前感染；二是屠宰污染。蛋类可因家禽带菌而被污染；带菌的牛羊所产的奶中也可有大量沙门菌；水产品可因水体污染而带菌。中毒主要是烹调时未烧熟煮透，烹调后又被污染且存放不当，食前加热不充分所致。

3. 中毒机制

大量沙门活菌随食物进入机体，可在肠道内繁殖并经淋巴系统进入血液，而引起菌血症。沙门菌可在肠系膜淋巴结和单核细胞吞噬系统中被破坏而释放出毒力较强的内毒素，与活菌共同侵犯肠系膜，引起炎症改变、抑制水和电解质吸收，从而出现胃肠炎症状。

4. 临床表现

潜伏期数小时至 3 日，一般为 12～36h。以急性胃肠炎为主要临床症状，前驱症状为发热、头痛、恶心、食欲下降，随后出现呕吐、腹痛、腹泻等。每日腹泻可数次至十余次，主要为黄绿色水样便，有时有恶臭，带脓血和黏液，多数患者体温可达 38～40℃，重者可出现脱水、寒战、惊厥、抽搐和昏迷。严重时会因呼吸衰竭而出现休克，救治不及时而导致死亡。病程 3～5 日，一般预后良好。

除上述胃肠炎型外，沙门菌属食物中毒还可表现为类霍乱型、类伤寒型、类感冒型和败血症型。

（二）副溶血性弧菌食物中毒

1. 病原学

副溶血性弧菌为分布极广的一种近海细菌，是一种嗜盐菌，革兰阴性，在含盐 3%～4% 的环境中生长良好，在无盐情况下不生长，但含盐达 12% 以上也不易繁殖。生长最适温度为 30～37℃。该菌不耐热，56℃ 5min 或 90℃ 1min 可被杀灭；对醋酸敏感，2% 醋酸或 50% 食醋即可杀死。

2. 流行特点

（1）地区性、季节性及易感性　多发生于沿海地区，发生季节多为夏秋季，高峰期为 8～9 月份，冬季极少发生。男女老幼均可患病，但以青壮年为多，感染本病后可产生免疫力，但不巩固，经常暴露于该菌者，可获得一定的免疫力。

（2）引起中毒的食品　主要是海产品引起的中毒，如鱼、虾、蟹、贝类等，以虾类最为常见，其次为受到该菌污染的肉类及咸菜。

（3）污染来源与中毒原因　沿海居民带菌较高，带菌者可直接污染食品；近海海水及海底沉淀物对海产品的污染；食品在储存、烹调加工过程中被污染等。中毒主要是烹调时未烧熟煮透，烹调后又被污染且存放不当，食前加热不充分所致。此外，不卫生的凉拌拼盘、生食、半生食鱼和贝蛤类以及被染菌的厨具、容器污染的食品亦可引起中毒。

3. 中毒机制

随食物摄入的大量活菌在肠道内繁殖，并侵入肠壁上皮细胞和黏膜下组织，引起炎症、水肿和充血。该菌可产生肠毒素和耐热性溶血素，后者具有心脏毒性，对其他组织亦有毒性，并可引起黏液血便样腹泻及肝功能障碍。

4.临床表现

潜伏期短，多呈暴发。潜伏期 2～40h，一般为 10～24h。主要症状为上腹部阵发性剧烈疼痛、频繁腹泻、粪便为水样便或糊状，部分患者出现洗肉水样血水便，少数出现黏液便及脓血便，里急后重不明显，多数患者在腹泻后出现恶心、呕吐，患者可有发热，体温一般在 37.5～39.5℃，重者出现脱水、虚脱、血压下降。病程一般 1～3 日，预后良好。

（三）金黄色葡萄球菌食物中毒

1.病原学

葡萄球菌为革兰阳性兼性厌氧菌，耐热性不强，在 30～37℃，pH 为 6～7，水分较高，蛋白质和淀粉丰富的环境中生长良好，并产生大量肠毒素。引起食物中毒的为金黄色葡萄球菌中血浆凝固酶阳性的菌株，其中近 50% 可产生肠毒素。肠毒素为一种耐热性单纯蛋白质，分为 A、B、C、D、E 五型，A 型毒力强，耐热，加热 100℃ 30min 不能将其破坏，故一般烹调方法仍能引起食物中毒。

2.流行特点

（1）季节性　全年皆可发生，但多见于夏秋季节。

（2）引起中毒的食品　主要是营养丰富且含水分较多的食物，如奶类及奶制品、含奶冷饮、肉类、剩饭等，其次为熟肉类，偶尔鱼类及其制品、蛋制品等也可发生中毒。近年来，由熟鸡、鸭制品引起的金黄色葡萄球菌食物中毒事件增多。

（3）污染来源与中毒原因　该菌广泛存在于自然界，健康人和动物的鼻咽部、消化道、皮肤等处均有寄生。因此，其污染主要来源于人带菌者和畜禽化脓感染对各种食物的污染，尤其是患化脓性皮肤疾病、上呼吸道感染者和患乳腺炎的乳牛带菌率更高。产生肠毒素的葡萄球菌污染了食物，在适宜条件下可大量繁殖产毒，人若食用了这些食物就可引起中毒。

3.中毒机制

肠毒素作用于迷走神经内脏分支而引起反射性呕吐，作用于肠黏膜引起充血、水肿、糜烂等炎性改变及水电解质紊乱而导致腹泻。

4.临床表现

发病急，病程短。各型毒素引起的中毒症状基本相似。潜伏期 1～6h，多为 2～4h。主要症状是恶心、剧烈频繁呕吐、上腹部剧痛、腹泻，呈水样便，体温大多正常或略高。重者可脱水、虚脱，虚脱后痉挛，病程 1～2 日可恢复。

（四）肉毒梭菌食物中毒

1.病原学

肉毒梭菌是厌氧芽孢革兰阳性杆菌，在厌氧、20℃ 以上条件下可产生外毒素，即肉毒毒素，温度低于 5℃ 或高于 55℃ 均不能繁殖和形成毒素。肉毒梭菌的芽孢耐热性强，干热 180℃ 5～10min，湿热 100℃ 5h 或高压蒸汽 121℃ 30min 才能将其杀死。肉毒毒素是一种强烈的神经毒素，是已知毒性最强的毒物，毒性比氰化钾大 1 万倍。摄入被此毒素污染的食物即可引起食物中毒。肉毒毒素耐酸和低温，但对碱和热耐受力较差，80℃ 30min 或 100℃ 5～20min 即可完全破坏。肉毒毒素按其毒素抗原性分为 A、B、C_α、C_β、D、E、F、G 八型，各型的致病性相同，但无交叉免疫，即一种毒素只能被其产生的抗毒素所中和，这在抗毒素血清治疗上有重要意义。

2. 流行特点

（1）季节性　一年四季均可发生，以冬春季多见。肉毒梭菌引起的食物中毒与人们的饮食习惯密切相关，多以家庭或个体形式出现，很少集体暴发。

（2）引起中毒的食品　我国发生的肉毒梭菌中毒大多为植物性食物引起，其中大部分是家庭自制的发酵食品，如豆豉、豆酱和臭豆腐；国外主要为火腿、腊肠及其他肉类制品。近年报道，婴儿食用的奶粉、蜂蜜、饴糖及砂糖等中也检出肉毒梭菌。

（3）污染来源与中毒原因　食品中肉毒梭菌主要来源于带菌土壤、地面水、尘埃与粪便。被污染的食品原料在制作食品时，卫生条件差、加热或压力不足、放置时间长且伴有缺氧环境，食用时不加热或加热不充分，则无法破坏或杀灭肉毒毒素和芽孢而导致中毒。

3. 中毒机制

肉毒毒素经消化道进入血液后，主要作用于中枢神经系统的颅脑神经核、神经-肌肉连接部及自主神经末梢，尤其是对运动神经与副交感神经有选择性作用，阻止神经末梢释放乙酰胆碱而引起肌肉麻痹和神经功能障碍。

4. 临床表现

肉毒梭菌食物中毒的潜伏期长，其临床表现以运动神经麻痹症状为主。潜伏期 6h 至 15 天，一般为 12～36h。早期症状为全身疲乏无力、头晕、头痛、食欲下降等，少数为胃肠炎症状。典型症状为视物模糊、眼睑下垂、复视，咀嚼与吞咽困难，并有声嘶、语言障碍、颈肌无力、头下垂等。呼吸肌麻痹可出现呼吸困难，或因呼吸衰竭而死亡。在无抗毒素治疗的情况下，病死率较高。

（五）致病性大肠埃希菌食物中毒

1. 病原学

大肠埃希菌为革兰阴性杆菌，大多数菌株周身有鞭毛，能运动，一般不致病，但致病性大肠埃希菌能引起食物中毒。另有产生耐热性、不耐热性肠毒素的大肠埃希菌和产生肠溶血毒素的大肠埃希菌均可致人体中毒。该菌在自然界生存能力较强，在室温下能生存数周，在土壤、水中能存活数月。加热 60℃ 15～30min 可杀死大多数菌株。不耐热性肠毒素在加热 60℃ 1min 即可破坏，耐热性肠毒素加热至 100℃ 30min 仍不能破坏。

2. 流行特点

（1）季节性　全年皆可发生，但多见于 3～9 月份。

（2）引起中毒的食物　主要是肉类、水产品、豆制品和蔬菜，尤其是各类熟肉食品和凉拌菜。

（3）污染来源与中毒原因　大肠埃希菌是人和动物肠道的正常细菌，随粪便排出而污染水体和土壤。其污染主要来源于受污染的水体、土壤和带菌者的手对食品的直接污染或通过食品容器及生熟交叉再污染食品。由于食用时不加热、加热不充分或食用生熟交叉污染该菌的食品而引起食物中毒。

3. 中毒机制

致病菌、肠毒素和肠溶血毒素有着不同的致病机制。大量致病性大肠埃希菌侵入肠黏膜上皮细胞，具有痢疾杆菌样的致病力，引起急性细菌性痢疾样症状；产生肠毒素的大肠埃希菌，在肠道内定居繁殖引起肠道感染并释放肠毒素，肠毒素与肠黏膜结合，导致小肠黏膜细胞对水和电解质分泌过度，肠内液体贮留，引起米泔样腹泻或水样腹泻；部分大肠埃希菌还可产生肠溶血毒素，引起肠出血性腹泻。

4.临床表现

不同中毒机制可导致不同的临床表现。

（1）急性痢疾型　主要由致病性大肠埃希菌引起。潜伏期48～72h，主要表现为血便、脓性黏液血便，里急后重、腹痛、发热38～40℃，呕吐物较少，病程1～2周。

（2）急性胃肠炎型　主要由肠毒素引起。易患人群为婴幼儿、儿童。潜伏期6～72h，一般为10～15h。主要症状为米泔样腹泻或水样腹泻、腹痛、恶心、呕吐、发热38～40℃，重度脱水者可发生循环衰竭。

（3）出血性肠炎　主要由肠溶血毒素引起。潜伏期一般为72～96h，主要表现为先是腹部痉挛性疼痛、呕吐、非血性腹泻，随后出现便血和剧烈腹痛。

三、非细菌性食物中毒

（一）有毒动物性食物中毒

1.河豚中毒

河豚在我国沿海各地及长江下游均有出产，在淡水、海水中均能生活。河豚味道鲜美但含有剧毒，民间有"拼死吃河豚"的说法。河豚中毒国外多发生在日本、东南亚，我国主要发生于沿海和长江中下游地区。

（1）有毒成分　河豚的有毒成分为河豚毒素，是一种毒性极强的非蛋白质类神经毒素，分布在皮肤、内脏及血液中，其中以卵巢、肝脏中含量最高。新鲜洗净的鱼肉一般不含毒素，但鱼死后较久，毒液及内脏的毒素可渗入肌肉组织中，有的河豚品种鱼肉也具有毒性。每年春季2～5月份为生殖产卵期，毒性最强。河豚毒素稳定，日晒、盐腌或煮沸均不易被破坏。

（2）中毒机制　河豚毒素可阻断神经-肌肉间的传导，也可导致感觉神经传导阻滞，在心血管系统导致外周血管扩张及动脉压急剧下降，对呼吸中枢亦有特殊的抑制作用。首先是知觉神经麻痹，随后运动神经麻痹，最后是呼吸中枢和血管运动中枢麻痹。

（3）临床表现　发病急速，潜伏期10min至3h。早期有手指、舌、唇刺痛感，然后出现恶心、呕吐、腹泻、发热、口唇及肢端知觉麻痹，随后发展至四肢肌肉麻痹，甚至瘫痪，最后出现语言不清、体温和血压下降、呼吸困难。一般预后不良，死亡率较高，常死于呼吸循环衰竭。

2.鱼类引起的组胺中毒

引起中毒的大多是含组胺较高的鱼类。主要是海产鱼中的青皮红肉鱼类，如金枪鱼、秋刀鱼、沙丁鱼、竹荚鱼、鲐鱼等，河鱼主要是指鲤鱼。

（1）有毒成分　含组胺较高的鱼体不新鲜或腐败时，受到组胺无色杆菌、大肠埃希菌、葡萄球菌、链球菌等污染后产生大量的组氨酸脱羧酶，使组氨酸被脱羧而产生大量组胺。

（2）中毒机制　组胺导致支气管平滑肌强烈收缩，引起支气管痉挛，局部或全身毛细血管扩张充血，患者可出现低血压、心律失常，甚至心脏停搏。

（3）临床表现　潜伏期为数分钟至数小时，主要表现为面部和胸部及全身皮肤潮红、刺痛、烧灼感，眼结膜充血，并伴有头晕、心动加速、荨麻疹等。1～2天恢复，预后良好，未见死亡。

（二）有毒植物性食物中毒

1. 毒蕈中毒

蕈即蘑菇，包括可食用蕈（种类繁多）和毒蕈。已知毒蕈（toxic mushroom）有100多种，其中含剧毒的有10多种。常因误食而中毒，多散发在高温多雨季节。

（1）有毒成分及中毒机制　蕈的有毒成分较复杂，常有一种毒素分布于几种毒蕈中，或一种毒蕈含有多种毒素，几种有毒成分同时存在，可互相拮抗或相互协同，症状较为复杂。

（2）临床表现　根据毒蕈毒素成分、中毒症状可分为以下四型。

① 胃肠炎型：潜伏期10min至6h。主要症状为剧烈恶心、呕吐、腹痛、腹泻，以上腹部疼痛为主，多为水样便，体温不高，病程短，预后好。

② 神经精神型：潜伏期10min至4h，中毒症状除有胃肠炎外，主要有神经兴奋、精神错乱和精神抑制等，也可引起副交感神经兴奋的症状，如多汗、流涎、流泪、瞳孔缩小、缓脉等，病程短，1～2日可恢复，无后遗症。

③ 溶血型：潜伏期6～12h，除胃肠炎外，还出现黄疸、血尿、肝脾大等溶血现象，重者可死亡。

④ 肝肾损伤型：潜伏期6h至数日，一般10～24h，长者可达数日。此型中毒最严重，依据病情发展又分为潜伏期、胃肠炎期、假愈期、内脏损害期、精神症状及恢复期。最初症状为胃肠炎，1～2日后消失，经1～3日假愈期后患者出现肝、肾、脑、心脏等内脏的损害，以肝损害最为严重，出现肝大、黄疸和氨基转移酶升高，严重者出现肝坏死和肝性脑病。肝性脑病患者出现精神症状，如烦躁不安、抽搐、惊厥、昏迷、休克甚至死亡。侵犯肾脏时可出现少尿、无尿或血尿，甚至出现尿毒症、肾衰竭。及时治疗患者可在2～3周后恢复。此型症状严重，病死率高达60%～80%。

2. 含氰苷类食物中毒

含氰苷类食物中毒是指因食用苦杏仁、桃仁、枇杷仁和木薯等含氰苷类食物而引起的食物中毒。

（1）有毒成分及中毒机制　含氰苷类食物中毒以苦杏仁中毒较多见，其有毒成分为氰苷。氰苷在体内水解，可释放出氰离子（CN^-）；CN^-与体内多种酶结合，尤其是与细胞色素氧化酶结合，使其不能传递电子，组织呼吸不能正常进行，氧气不能被组织细胞利用，机体由于缺氧而陷入窒息状态。

（2）临床表现与急救治疗　潜伏期一般为1～2h。主要症状为口内苦涩、流涎、恶心、呕吐、心悸、头晕、头痛及四肢软弱无力，随组织缺氧加重，患者表现为呼吸困难，并可闻到苦杏仁味。重者意识不清，呼吸急促、微弱，全身阵发性痉挛，最后因呼吸麻痹或心脏停搏而死亡。患者临床症状凶险，可在很短的时间内死亡。中毒患者立即吸入亚硝酸异戊酯，相继静脉注射亚硝酸钠和硫代硫酸钠。

（三）化学性食物中毒

1. 亚硝酸盐食物中毒

（1）中毒原因　亚硝酸盐中毒是由于吃了含有大量亚硝酸盐的食物而引起的急性中毒。①蔬菜中的硝酸盐在还原菌的作用下，可变成亚硝酸盐。大量食用储存不当、腐烂变质、煮后放置过久的蔬菜及腌制不够充分的咸菜；②有些儿童胃酸浓度下降时，胃肠道内还原菌大量繁殖，将食物中的硝酸盐还原为亚硝酸盐；③误食了亚硝酸盐；④食用亚硝酸盐添加过多的肉制食品；⑤苦井水做饮用水。

（2）中毒机制　亚硝酸盐进入血液后，血红蛋白中二价铁离子被氧化成三价，血红蛋白转变为高铁血红蛋白，从而失去携带氧的能力，引起组织缺氧，以致发生发绀现象。亚硝酸盐的中毒剂量为0.2～0.5g，最小致死剂量为1～3g。

（3）临床表现　临床特点为组织缺氧引起的发绀现象。潜伏期较短，如误食纯亚硝酸盐引起的中毒，10min左右发病；大量食用蔬菜所致中毒，潜伏期为1～3h。主要症状为口唇、指甲以及全身皮肤出现发绀等组织缺氧表现，并有头晕、头痛、心率加速、嗜睡、烦躁不安、呼吸急促等症状。重者如未能及时抢救，可因呼吸困难、缺氧窒息或呼吸麻痹、循环衰竭而死亡。

2. 有机磷农药引起的食物中毒

（1）中毒原因　有机磷农药中毒是由于吃了被有机磷农药污染的食物而引起的急性中毒。①误食农药拌过的种子或误将有机磷农药当作酱油或食用油而食用，或把盛装过农药的容器再盛装油、酒以及其他食物等引起中毒；②喷洒泻药不久的瓜果、蔬菜、未经安全间隔期即采摘食用，可造成中毒；③误食农药毒杀的家禽家畜。

（2）中毒机制　有机磷农药进入人体后与体内胆碱酯酶迅速结合，形成磷酰化胆碱酯酶，使胆碱酯酶的活性受到抑制，失去催化水解乙酰胆碱的能力，结果使大量乙酰胆碱在体内蓄积，导致以乙酰胆碱为传导介质的胆碱能神经处于过度兴奋状态，从而出现中毒的症状。

（3）临床表现　中毒的潜伏期一般在2h以内，误服农药纯品者可立即发病。根据中毒症状的轻重分为轻中重三度。①轻度中毒：头痛、头晕、恶心、呕吐、多汗、流涎、胸闷无力、视物模糊等，瞳孔可能缩小。血中胆碱酯酶活力减少30%～50%；②中度中毒：除轻度症状外，出现头肌束震颤、轻度呼吸困难、瞳孔明显缩小、血压升高、意识轻度障碍、血中胆碱酯酶活力减少50%～70%；③重度中毒：瞳孔缩小如针尖，呼吸极度困难，出现青紫、肺水肿、抽搐、昏迷、呼吸衰竭、大小便失禁等，少数患者可出现脑水肿。血中胆碱酯酶活力减少70%以上。上述症状中以瞳孔缩小、肌束震颤、血压升高、肺水肿、多汗为主要特点。需要特别注意的是某些有机磷农药，如马拉硫磷、敌百虫、对硫磷、伊皮恩、乐果、甲基对硫磷等有迟发性神经毒性，即在急性中毒后的第2周产生神经症状，主要表现为下肢软弱无力、运动失调和神经麻痹等。

（四）真菌毒素和霉变食物中毒

1. 赤霉病麦

中毒小麦、玉米等谷物被镰刀菌感染引起谷物的赤霉病。赤霉病麦引起中毒的有毒成分是赤霉病麦毒素，如雪腐镰刀菌烯醇、镰刀菌烯酮-X、T-2毒素等。这一类毒素属单端孢霉烯族化合物，是镰刀菌产生的真菌代谢产物。赤霉病麦毒素对热稳定，一般烹调方法不能去除。中毒多发生于麦收以后食用受病害的新麦，也有因误食库存的赤霉病麦或霉变玉米引起。中毒潜伏期为十几分钟至半小时，主要是乏力、头晕、头痛、恶心、呕吐、腹痛、腹泻、嗜睡等症状，少数患者有发热、畏寒。症状一般1天左右可自行消失，最晚的一般一周左右，预后良好。呕吐严重者需要进行补液。个别重症者有呼吸、脉搏、体温及血压波动、四肢酸软、步态不稳、形似醉酒，故有的地方称其为"醉谷病"。

2. 霉变甘蔗中毒

甘蔗节菱孢霉产生的毒素为3-硝基丙酸，属于神经毒素，主要损害中枢神经系统。新鲜甘蔗节菱孢霉的侵染率极低，仅为0.7%～1.5%，经过3个月储藏后，其污染率可达34%～56%。食用了保存不当而霉变的甘蔗即可引起急性食物中毒。中毒多发生在我国北方地区的初春季节，潜伏期短，最短仅十几分钟。症状最初表现是消化道功能紊乱，恶心、呕吐、腹痛、腹泻、黑便，随后出现神经系统症状，如头昏、头痛、复视等；严重者出现阵发性抽搐，抽搐时四肢强直、屈曲内旋、手足鸡爪状，眼球向上偏向凝视、瞳孔散大，随后进入昏迷。患者可死于呼吸衰竭，幸存者有可能留下严重后遗症，导致终身残疾。霉变甘蔗中毒目前无特殊治疗，在发生中毒后应尽快洗胃、灌肠，以排出毒物，并对症治疗。

四、食物中毒的调查和处理

（一）食物中毒报告

食物中毒报告至关重要，它关系到公众身体健康与生命安危。因此，要及时报告，以便"早发现、早诊断、早治疗"，尽快减少及有效控制中毒的再发生。

1. 法定报告人与法定接受单位

法定报告人包括：造成食物中毒的单位、食物中毒患者发生单位以及接收患者进行治疗的单位；法定接受单位是县级以上人民政府卫生行政部门。

2. 报告时限

食物中毒报告人应当在了解到食物中毒或疑似食物中毒后立即向所在地卫生行政部门报告。中毒人数超过30人应当于6h内报告同级人民政府和上一级人民政府卫生行政部门；超过100人以上集体性食物中毒或有死亡病例的重大食物中毒要求及时逐级上报，并在6h内报至国家卫生和计划生育委员会。

3. 报告内容

报告内容包括中毒单位、地址、中毒发生的时间（日、时、分）、中毒人数、进食人数、可疑中毒食品、临床表现、诊断和治疗情况、患者就诊地址和医疗机构名称、交通情况和通讯方式等。

4. 其他

报告人要保护现场，留存患者粪便和呕吐物及可疑中毒食物以备取样；法定接受单位在接到报告时尽量全面询问，为组织赶赴现场进行调查处理提供线索和做好必要的准备工作。

（二）食物中毒的调查

及时组织流行病学调查是食物中毒发生后的一项重要措施。其目的是确定中毒的性质和发生的原因，以便采取合理的治疗和预防措施，并从中吸取经验教训，防止中毒事件再次发生。具体步骤如下。

1. 一般调查

了解中毒发生的时间及经过情况、中毒人数及严重程度，听取对中毒原因的初步反映，判断中毒与食物的关系；详细询问中毒患者在发病当日与前两日所吃食物，筛选出全部患者均吃过而健康者未吃过的食物，确定可疑食品并立即查封；查明患者的发病时间及主要临床表现，积极抢救、治疗患者，促使毒物尽快排出，并采取对症处理和特效治疗。

2. 采样送检

对可疑食品的剩余部分，患者的吐泻物及其他可疑物品应采样送检，以查明中毒原因。采样后应避免发生变质和再污染，细菌样品应在低温下保存运送。

3. 进一步调查

调查可疑食品的来源、运输、贮存、加工、烹调，食堂、厨房的卫生状况，从业人员的健康卫生等情况。结合检验结果，明确中毒食品以及污染环节和原因。

（三）食物中毒的诊断

根据食物中毒的特征结合各种食物中毒的流行病学特点、临床表现及实验室检查（细菌学检查、血清学检查、毒素检测、动物实验）综合分析，进行诊断。未获得足够实验室诊断资料时，可判定为不明原因的食物中毒，但必须满足食物中毒流行病学特征的要求，必要时可由 3 名副主任医师以上的食品卫生专家进行评定。

（四）食物中毒的处理

1. 积极抢救处理患者

以分级抢救的原则，尽量避免患者死亡。

2. 及时处理可疑食物及中毒

现场调查时可疑食物一经确定，应立即封存。已封存食物未经卫生部门或专业人员许可，不得解除封存。如确定可疑食物为含毒食品应经消毒后予以销毁。接触过有毒食物的容器、用具、地面和墙壁，患者的呕吐物、排泄物等一律进行消毒处理。

3. 污染源处理

对饮食行业及炊事人员中带菌者或肠道传染病、上呼吸道感染、化脓性皮肤病者，应调离岗位并积极治疗。

4. 总结评价

总结整个食物中毒调查和处理过程，内容包括中毒的时间、地点、人数、发病经过和主要表现；波及范围、发展趋势、引起中毒的食品；采取的措施、控制的情况；处理结果及效果评价等。撰写报告，及时向当地卫生行政部门报告。

5. 行政处罚与宣传教育

卫生部门在追究引起中毒当事人的法律责任之外，应重视卫生宣传与指导工作，并针对本次中毒原因提出具体改进意见和措施。

五、食物中毒的预防与控制

（一）细菌性食物中毒的预防与控制

1. 预防原则

（1）防止食品污染　加强食品卫生质量检查和监督制度，严格遵守牲畜宰前、宰中和宰后的卫生要求，禁止病死畜肉上市出售，食品加工、储存和销售过程要严格遵守卫生制度，做好食具、容器和工具的消毒，避免生熟交叉感染，食品加工人员、医院、托幼机构人员和炊事员应认真执行就业前体格检查和录用后定期体格检查，应经常接受食品卫生教育，养成良好的个人卫生习惯，凡患化脓性皮肤病和传染病者在治愈前不得参与接触食品的工作。

（2）控制病原体繁殖及外毒素的形成　在低温、通风阴凉处存放食品或采用脱水、盐腌、糖渍及高温灭菌方法保存食品，尽量缩短食品存放时间。

（3）彻底杀灭病原体和破坏毒素　食品要充分加热，防止外熟里生，剩余饭菜应重新彻底加热方可食用。

2. 治疗原则

（1）迅速排出毒物　常采用催吐、洗胃法，对肉毒毒素中毒，早期可用 1∶4000 高锰酸钾液洗胃。

（2）对症治疗　如治疗腹痛与腹泻，纠正酸中毒和电解质紊乱，抢救呼吸衰竭。

（3）特殊治疗　对细菌性食物中毒可选用合适的抗生素，如致病性大肠埃希菌食物中毒可选用氯霉素、多黏菌素和庆大霉素，但对金黄色葡萄球菌肠毒素引起的中毒，一般不用抗生素，以补液、调节饮食为主。对肉毒毒素中毒，应及早使用多价抗毒素血清，试用盐酸胍等，以促进神经系统功能的恢复。

（二）非细菌性食物中毒的预防与控制

（1）早期应洗胃、催吐和导泻，促使未吸收的毒物排出。

（2）应及时应用特效解毒剂

① 亚硝酸盐食物中毒：应用亚甲蓝，可使高铁血红蛋白还原成低铁血红蛋白，恢复携氧功能，亚甲蓝、维生素C和葡萄糖三者合用效果更好，用1‰亚甲蓝按1～2mg/kg静脉注射。

② 河豚中毒：尚无特效解毒药，但可用番木鳖碱2～3mg肌内注射或皮下注射治疗肌肉麻痹，可试用亚硫酸钠和半胱氨酸解毒。

（3）对症处理　毒蕈中毒：神经精神型可注射阿托品及镇静剂；溶血型可用糖皮质激素；肝肾损伤型可用二巯丁二钠或二巯丙磺钠；贫血严重的应及时输血。

（4）加强宣传教育及食品检查

① 预防亚硝酸盐食物中毒：不吃腐败变质的蔬菜；不吃腌制时间短或变质腌菜；不用苦井水烹调食物；加工食品用亚硝酸盐作发色剂时应严格遵守用量标准；加强亚硝酸盐的管理，防止误食等。

② 预防河豚中毒：加强宣传，以防误食；新鲜河豚应经有关部门集中处理，去除头、内脏、皮，肌肉经反复冲洗，加2‰Na_2CO_3处理24h，经鉴定合格后才准出售。

③ 预防毒蕈中毒：提醒炊事人员不要食用未经证实无毒的蕈类，提高对毒蕈的识别能力等。

④ 预防鱼类引起的组胺中毒：防止鱼类腐败变质；冷冻冷藏、减少污染；腌制食用盐量不低于25‰；青皮红肉鱼类中组胺含量超过100mg/100g者不得上市销售；消费者购买青皮红肉时要注意其新鲜质量，并及时烹调，烹调时加醋烧煮和油炸等可使组胺减少（至2/3左右）。

思考题

一、名词解释
营养素　合理营养　平衡膳食　食品污染　食物中毒　食品添加剂

二、填空题
1. 六大营养素是指：_____、_____、_____、_____、_____、_____。
2. 食物中毒的特点包括：_____、_____、_____、_____。
3. 食品污染按污染物的性质分为_____、_____、_____三大类。

三、简答题
1. 在何种情况下可以使用食品添加剂？
2. 简述《中国居民膳食指南（2016）》的核心内容（六条）。
3. 如何诊断食物中毒？

（刘爱红）

第六章

社会环境与健康

○○○○○○○○○○○○○○○○○○○○○○○○○○○○○○○○○○○○○○○
○○○○○○○○○○○○○○○○○○○○○○○○○○○○○○○○○○○○○○○
○○○○○○○○○○○○○○○○○○○○○○○○○○○○○○○○○○○○○○○

【学习目标】
  1.掌握社会因素对健康的影响。
  2.了解心理行为对健康的影响；经济发展带来的新健康问题。

案例导入

案例回放：

  某女，46岁，性格争强好胜，自我要求严格。其父患肺癌住院，其母患甲状腺功能减退症在家，其夫因胆囊炎手术治疗，其子适值高考。本人工作重担在肩，不能脱身，每天除完成大量艰巨工作外，还奔波于两家医院，照顾父亲和丈夫。回家后还要关心和照顾儿子的高考和复习，持续的高度紧张、忧虑导致突发性的应激性溃疡。

思考问题：

  1.试分析患者应激性溃疡产生的原因？
  2.如何避免此类事情的发生？

  人群的健康既受自然环境影响，也受社会环境（social environment）影响。社会环境包括一系列与社会生产力、生产关系有密切联系的因素，即社会因素、社会心理因素、行为生活方式等，这些因素从不同角度、不同层次影响着人群的健康，同时人群的健康水平变化也会影响社会的发展。

第一节　社会因素与健康

一、社会经济与健康

  社会经济（social economy）是指社会价值的创造、转化与实现。而社会经济活动是指创造、转化、实现价值，满足人类物质文化生活需要的活动。

  社会经济与卫生事业之间存在着对立统一的辩证关系。社会经济是满足社会人群基本需要的物质基础，社会经济的发展推动了卫生事业的发展，卫生事业的发展又反过来促进社会经济进一步发展，两者具有双向互动作用。

  社会经济与健康之间存在着对立统一的辩证关系。一方面，在不同的社会经济条件下，人们健康观念、健康行为不完全相同，同时又在一定程度上影响着社会经济的发展。每一个历史时期的健康问题都是适应社会经济的要求建立起来的，并且随着社会经济的变更发生变革。另一方面，健康观念、健康行为并不是被动地适应社会经济，它还起着积极的反作用。WHO 在 1998 年世界卫生报告中有关世界各国的统计资料充分反映了社会经济发展对人群健康的影响（表 6-1）。

表 6-1　经济发展与健康的关系

国家类别	人均 GNP/美元	婴儿死亡率/‰	低出生体重率/%	平均期望寿命/岁
不发达国家	170	160	30	45
发展中国家	520	94	17	60
发达国家	6230	19	7	72

社会经济活动是人类一切社会活动的物质前提，社会经济关系是人类一切社会关系的基础。它对人类健康有着深刻影响。但是，社会经济因素并不是唯一的因素。健康水平还与文化教育、生活环境、卫生保健水平有关。

二、文化教育与健康

文化因素（cultural factor）是人类在历史实践中所创造的物质财富和精神财富的总和，包括思想意识、宗教信仰、教育、艺术、科学技术、风俗习惯、法律、道德规范等。这些因素可以通过影响人群的行为习惯、改变人群对健康价值的认识和卫生服务的反应等影响健康。文化因素对健康的影响可以持续于生命的整个过程，甚至几代人乃至更长的时间。这种文化对健康的影响有时是直接的，有时也可能是间接的，表现为各种各样不同的方式与途径。

1. 思想意识对健康的影响

思想意识的核心内容是世界观，其确定人们的其他观念。人的观念的形成，一方面来源于个人的生活经历和实践；另一方面来源于社会观念的影响，从而使思想观念具有个别性和社会普遍性。因此，由某种观念带来的健康问题也表现出个别性和社会倾向性。不良的社会道德和观念可带来社会病态现象和健康问题——社会病。

2. 风俗习惯对健康的影响

风俗习惯是历代相沿的规范文化，是一种无形的力量，约束着人们的行为，从而对健康发生着重要的影响。不良的风俗习惯可导致不良的行为，将直接危及和影响人群健康。

3. 教育对健康的影响

教育是人们社会化的过程和手段，通过培养人的文化素质来指导人群的生活方式，文化教育水平的高低对健康的影响十分明显。研究表明，受过良好教育的人，自我保健意识强，能自觉地养成良好的卫生习惯，建立起科学的生活方式，主动预防疾病并合理利用卫生服务，因此有利于保护和促进健康；反之，文化水平较低的人群卫生知识贫乏，缺乏自我保健意识，健康水平也较低。

4. 科学技术对健康的影响

科学技术的发展，改善了人们的工作环境和生活环境，改变了人们的生活方式，从而对个体和群体的心身健康产生重大的影响。

三、家庭与健康

家庭（family）是社会的细胞，是维护健康的基本单位。通过优生、优育和计划生育可使人口数量得以控制，且能保证人口质量，降低人群发病率。家庭成员和睦相处，有助于保持良好的生理和心理状态。良好的家庭生活习惯、卫生习惯可保证生活质量，增强体质，减少疾病。

家庭是人成长过程的第一个社会环境。家庭教育是所有的人进行社会化的第一步，家庭的教育功能在青少年成长及其社会化过程中所起的作用是学校或其他社会群体所无法替代的。家庭环境主要通过以下途径影响健康。

1. 家庭通过生物遗传影响健康

每个人都是其父母基因型与环境相互作用的产物。受到家庭遗传因素和母亲孕期的各种因素影响可产生疾病。近亲结婚可使子女遗传性疾病和先天性疾病的危险增加。

2. 家庭支持对健康的影响

家庭的支持对疾病的治疗和康复有很大的影响，如糖尿病患者的饮食控制，家人的合作与监督是极为关键的因素。家庭关系不融洽甚至家庭暴力，使家庭成员不但得不到家庭的帮助和支持，反而带来心理创伤和躯体损伤，对健康产生不利的影响。在良好的家庭中患有慢性病的儿童比功能不良家庭中的慢性病儿童生活得更愉快、更有食欲、更利于康复。良好的家庭环境是儿童生理、心理和社会性成熟的必要条件。对老年人来说，有配偶的、家庭和睦的、无孤独感的、经常参与家庭事务者健康状况更好。

3. 家庭生活习惯养成对健康的影响

家庭成员一般都具有相似的生活习惯和行为方式，一些不良的生活习惯和行为方式常成为家庭成员的"通病"，明显影响家庭成员的健康。研究表明，青少年犯罪大多是由家庭走向社会的，如父母离异、贫穷、溺爱、娇惯、遗弃等都可成为青少年犯罪的诱因。长期失去父母的照顾与自杀、抑郁和社会病态人格三种精神障碍有密切关系。

4. 家庭居住环境对健康的影响

家庭居住环境过分拥挤为许多疾病的传播创造了条件，而过分拥挤所引起的家庭成员的身心障碍比传播疾病对健康的影响更为重要。由于缺少家庭成员个人活动的适当距离，夫妻的感情交流及性生活受到限制，使家庭成员产生压抑感、沉闷感。

四、社会阶层与健康

社会阶层（social class）是指将社会所有成员按照一定等级标准划分为彼此地位相互区别的社会集团。在认知态度、行为、模式和价值观等方面，相同集团成员之间具有相似性，不同集团成员之间具有差异性。社会医学将社会阶层作为一项综合标志，研究社会经济发展对不同社会阶层人群健康的影响和卫生服务公平性问题，目的在于发现高危人群。

随着改革开放的不断深入和社会经济的急剧变迁，中国的社会阶层结构发生了深刻变化。中国社会阶层结构除由工人、农民和知识分子组成的传统阶层外，还扩展到由企业家阶层和私营企业主阶层组成的新兴阶层，后者有不断发展壮大的趋势。

在当代中国社会阶层研究报告中，将当代中国社会阶层界定为十大阶层：①国家与社会管理者阶层；②经理人员阶层；③私营企业主阶层；④专业技术人员阶层；⑤办事人员阶层；⑥个体工商户阶层；⑦商业服务业员工阶层；⑧产业工人阶层；⑨农业劳动者阶层；⑩城乡无业、失业、半失业者阶层。

不同阶层由于受教育程度、职业性质、社会角色和经济收入的不同，生活行为方式、健康认知水平存在较大差异，因而不同阶层人群健康危险因素存在较大的差异。调查显示：较高社会阶层人群的健康危险因素主要源于职业因素的心理压力；较低社会阶层人群的健康危险因素主要源于对健康的认知水平和无经济保障的医疗服务；而各个社会阶层人群的健康危险因素主要源于不良的生活行为方式。

第二节　社会心理因素与健康

社会心理因素（social and psychological factors）是指在特定的社会环境中，导致人们在心理行为乃至身体器官状态方面产生变化的因素。人的心理现象较为复杂，既包括认识、情感和意志等心理过程，也包括能力、气质、性格、兴趣、信念及自我调控等个性特征。这些特征都可能成为影响人们健康的因素。

一、个性心理特征与健康

个性心理特征包括一个人的意识倾向性（兴趣、需要、动机、理想、信念、人生观等）、人格特征（性格、气质和能力）和自我意识系统（自我认识、自我体验、自我调控）。对个体来说，各种心理刺激物是能够引起心理和生理反应，最终可能导致心身疾病的外在东西，它们必须通过一个人的心理特征起中介或调节作用。这些心理刺激物是心身疾病的外部条件，心理特征对个人来说是内在的东西，一些人的心理特征倾向于增强心理刺激物的不良影响而使人发病。

性格是个性最核心、最本质的心理特征。它是个人对自己、对他人和对现实环境所采取的态度和习惯性的行为方式。性格具有独特性和相对稳定性的心理特征。健全的性格常是健康的性格和良好的心理条件的标志，躯体和心理健康者必须是一位性格健全者。性格缺陷作为易患素质的核心因素，是引发心身疾病的内因和基础。心理因素、性格缺陷和情绪障碍是心身疾病的基本病理特征。美国 Fiedman 和 Rosenman 等提出 A 型性格模型，并且他们研究的 A 型性格与冠心病的关系已被大家所公认。A 型性格的特征是：行为急促，具有时间紧迫感，办事快，效率高；个性好强，好胜，竞争意识强烈，事业心强，好与人争辩，对人怀有敌意，富有攻击性；性情急躁，缺乏耐心，容易激动，好发脾气。与此相反的性格，如不争强好胜，心地坦荡，生活与工作有节奏，不计较事业上有无成就的性格称为 B 型性格。流行病学调查证明，A 型性格者的冠心病发病率是 B 型性格的 2 倍，复发率为 5 倍，死亡率为 4 倍。实验研究表明，A 型性格者的血胆固醇、三酰甘油、去甲肾上腺素水平均较高。因此，A 型性格被认为是与高胆固醇血症、吸烟及高血压并列的四项冠心病危险因素之一。

Baltruch 于 1988 年首次提出 C 型性格的概念。由于这种性格与恶性肿瘤的发生有密切的关系，所以又称“肿瘤易发性格”，其核心特征是：童年生活不顺利、形成压抑、克制的性格；行为上过分与人合作，谨慎、自信心差、过分忍让、回避矛盾；情绪上易于愤怒，怒而不发、易生闷气，易焦虑、抑郁等。据研究 C 型性格者的宫颈癌、胃癌等发病率比其他人高 3 倍，并可促进恶性肿瘤的转移，促进癌前病变的恶化。

性格缺陷除是心身疾病发病机制重要的一个因素之外，其对人的行为，与犯罪、性心理障碍等亦有关系。

二、情绪、生活事件与健康

情绪（mood）是人对客观事物所持态度的主观体验，是人对客观事物的一种好恶倾向。心理学上，把喜悦、愤怒、恐惧和悲哀视为情绪中最基本的表现，因为这四种情绪的目的性强、复杂程度低、强度大、紧张性高，且与人的健康和疾病关系密切。

在喜悦、愤怒、恐惧和悲哀四种基本情绪的基础上，还可以出现不胜枚举的复合形式，因而产生出万种情绪，并且还可以赋予各种社会内容。根据情绪体验的强度和持续的时间，心理学上又把情绪分为心境、激情和应激三种。

情绪与人的身心健康是密切关联的。每个人都需要调节好自己的情绪，使愉快、积极的情绪多于抑郁、消极的情绪，并在情绪体验的强度上和时间上保持适当，这样才有利于身心的健康。保持好心情和去除消极情绪，每个人可以根据自己的具体情况，努力消除那些导致不良情绪产生、可以改变的生活事件；或对那些非个人力量所能改变的现实，尽量给予理智的接受。同时，利用各种调节情绪的技术，使自己保持良好的情绪，达到身心健康。

生活事件（life events）是指人们在生活中遭遇的各种变故，它可以扰乱人们的心理和生理稳态。这些生活事件有积极的和消极的，对健康影响较大的是消极的生活事件，研究显示，越是消极的、不可预料的、不可控制的生活事件所致的心理应激作用越强。如夫妻不和或离婚、子女离家、配偶的死亡、亲人的意外事故、失业、退休、各种生活挫折等而产生的社会心理应激超过了心理适应能力和自我调节系统功能，就会导致疾病。近代医学对癌症的致病因素研究表明：癌症发生之前，患者大多数有焦虑、失望、抑郁、压抑、愤怒等导致心理紧张状态的经历。

三、社会支持与健康

社会支持（social support）是个体从其所拥有的社会关系中获得的精神上和物质上的支持，这些支持能减轻个体的心理应激反应，缓解精神紧张状态，提高社会适应能力。社会关系是指家庭成员、亲友、同事、团体、组织和社区等。

社会支持可以分为工具性支持、情感支持、信息性支持和同伴性支持四种。工具性支持是指提供财力帮助、物质资源或所需服务等。情感支持是指涉及个体表达的共鸣、关心和爱意，使人感到温暖与信任。信息性支持是指提供相关的信息以帮助个体应对当前的困难，一般采用建议或指导的形式。同伴性支持，是指能够与他人共度时光，从事消遣或娱乐活动，这可以满足个体与他人接触的需要，转移个体对压力问题的忧虑或通过他人直接带来正面的情绪来降低个体对压力的反应。

社会支持的作用机制主要有主效应模型、缓冲效应模型和动态效应模型三种模型。主效应模型是指社会支持对个体的身心健康有着普遍的增益作用，它可以维持个体平时良好的情绪体验和身心状态，从而有益于个体的身心的健康。缓冲效应模型是指社会支持可以在压力情况下和个体的身心健康发生联系，并起到缓和压力事件对身心状态的消极影响以及保持和提高个体身心健康水平的作用。动态效应模型是指社会支持、心理压力与个体心理健康等变量在概念与实证关系上并不是人们通常所理解的正向影响关系，而是一种复合的关系，它们之间存在着相互作用。因此，应当把社会支持和压力都当作自变量，通过直接和间接的作用对个体的身心健康发生作用。

四、心身疾病

心身疾病（psychosomatic disease）又称心理生理疾病，是指以心理社会因素为主要致病因素的躯体疾病和躯体功能障碍的总称。心身疾病严重威胁人类健康，是造成人们死亡的常见病和多发病。统计资料显示综合性医院临床各科心身疾病占 22%～35%。随着社会发展和工业化进程加快，心身疾病的患病率，有逐年增高的趋势。心身疾病发病一般女性高于男性，患病高峰为更年期或老年前期，脑力劳动者高于体力劳动者，城市高于农村，发达国家高于发展中国家。

心身疾病按器官、系统分类如下：循环系统，如原发性高血压、冠心病等；呼吸系统，如支气管哮喘、过度换气综合征等；消化系统，如消化性溃疡、溃疡性结肠炎等；内分泌和代谢系统，如甲状腺功能亢进症、糖尿病等；泌尿生殖系统，如夜尿症、阳痿、早泄等；骨骼肌肉系统，如类风湿关节炎、全身肌痛症等；神经系统，如偏头痛、自主神经功能失调等；此外，如神经性皮炎、痛经、手术后神经症、遗尿症、过敏性鼻炎、原发性青光眼、口臭等。

心身疾病的诊断包括躯体诊断和心理诊断两方面。诊断程序包括：听取主诉和现病史、体格检查、生活经历和紧张刺激、精神检查、自主神经功能检查、心理生理检查、心理负荷实验、心理社会因素的评估等。心身疾病与神经症的区分较复杂，所以做出心身疾病诊断时，必须正确进行两者之间的鉴别诊断。

心身疾病的综合预防措施应从生理方面和心理方面两方面着手。治疗可以采取以下措施。

① 转换环境：许多研究发现，只要让患者住院或转换环境，即使不用药，患者的病情也会好转。

② 心理治疗：心理治疗是指医务人员在密切医患关系的基础上，通过心理学的语言和非语言的交往及其他心理学的技术改变患者的心理活动，从而治疗疾病的过程。具体包括一般心理治疗、心理分析治疗法、理性情绪治疗法、认知疗法、行为治疗、其他疗法（如森田疗法、生物反馈疗法、催眠疗法、音乐疗法、气功疗法、家庭疗法等）。

③ 药物疗法：药物治疗分为特效药物治疗和精神药物治疗二大类。每种疾病都有相对固定的特效药物常规治疗。大多数心身疾病都需要配合精神药物治疗。如焦虑患者服用苯二氮䓬类等镇静药，在心理上可起降低紧张、抗焦虑、镇静作用，在躯体上可发挥肌肉松弛、抑制自主神经过度活动等作用；又如抑郁患者服用小量丙咪嗪、阿米替林、多虑平等抗抑郁剂，在心理上可起提高心境、调整内驱力、抗焦虑作用，在躯体上可发挥调节自主神经的作用；自主神经功能失调的患者，可服用谷维素，以调节脑功能。

第三节　行为生活方式与健康

一、行为与生活方式概述

行为是人类为了维持个体的生存和种族的延续，在适应不断变化的复杂环境中做出的反应，包括促进健康的行为和危害健康的行为。

生活方式（lifestyle）是指人们长期受一定民族文化、经济、社会习俗、规范，特别是家庭影响而形成的一系列生活习惯、生活制度和生活意义。

国内外有关的社会医学研究表明，影响健康的因素中，行为生活方式约占各类健康影响因素的1/2，其中引起心脏病、恶性肿瘤和脑血管病的病因中占第一位的均为行为生活方式。目前在危害健康的行为生活方式中研究最多，危害最大的主要有吸烟、药物滥用与吸毒、酗酒、不良性行为、不良饮食习惯、缺乏体育锻炼等。促进健康行为是个人或群体表现出的、客观上有利于自身和他人健康的一组行为。

> **知识拓展**
>
> **促进健康的行为**
>
> 1.日常健康行为
> 如合理营养、平衡膳食、适量睡眠、积极锻炼等。

2.保健行为

合理应用医疗保健服务如定期体检、预防接种等，以维护自身健康的行为。

3.避免有害环境行为

"环境"在此既指自然环境（如环境污染），调适、主动回避、"积极应对"引起过度心理应激的紧张生活环境属此类行为。

4.戒除不良嗜好

如戒烟、不酗酒与不滥用药物等。

5.预警行为

通指预防事故发生和一旦发生事故后正确处理的行为，如乘飞机、坐汽车系安全带，发生车祸后能自救和他救等。

6.求医行为

觉察到自己有某种病患时寻求科学可靠的医疗帮助的行为，如主动求医、真实提供病史和症状、积极配合医疗和护理、保持乐观向上的心态等。

7.遵医行为

发生在已知自己确有病患后，积极配合医生、服从治疗的一系列行为。

8.患者角色行为，有多层含义

如：有病后及时解除原有角色职责，转而接受医疗和社会服务；在身体条件允许的情况下发挥"余热"；伤病致残后，身残志坚，积极康复；以正确的人生价值观和归宿感对待病残和死亡。

二、不良饮食习惯

饮食习惯（eating habits）是指人们对食品和饮品的偏好。其中包括对饮食材料与烹调方法以及烹调风味及佐料的偏好。饮食习惯受经济、文化、民俗、地区等多种因素的影响，而饮食习惯的好坏对人体健康产生重要的影响，良好饮食习惯对人体健康有益。不良饮食习惯可导致多种疾病的发生。

良好饮食习惯是指在饮食上能够做到科学、规律、合理的膳食习惯。良好饮食习惯能够合理分配三餐、荤素搭配适当、不挑食和偏食、不暴饮暴食。不良饮食习惯是指在饮食上存在不科学、不规律、不合理的膳食习惯。不良饮食习惯包括进食无规律、暴饮暴食、偏食、挑食、过多吃零食；进食过快、过热、过硬、过酸等食物；长期摄入高热量、高脂肪、高糖、高盐的食物；喜食腌制、烟熏烤食物等。

长期不吃早餐或吃不好早餐，很容易引发胃炎、胃溃疡等胃肠疾病，甚至诱发胰腺、胆囊结石；不合理的膳食结构可导致营养过剩性疾病（如肥胖、心脑血管疾病、恶性肿瘤、糖尿病等），并可增加肝、胆等疾病的发病率，同时降低人体的抗病能力。

我国是世界上食盐摄入量较多的国家，人均每天的食盐摄入量为11～24g，而WHO规定每人每天食盐摄入量不超过6g，高盐饮食与高血压的发病呈正相关，而高血压又是脑卒中的重要危险因素。

三、静坐式的生活方式

静坐式生活方式（sit-down lifestyle）是指在工作、家务、交通行程期间或在休闲时间内，不进行任何体力活动或仅有非常少的体力活动。一般认为每个成年人在一周的每一天或绝大部分天内都应该有累计30min的中等强度的体力活动。对那些从事静坐职业并且以控制体重为目的的人，一周的每一天要有 60min 的体力活动为宜。根据锻炼的类型、时间与健康、强身的线性关系，在一定范围内活动强度越大、持续时间越长则健康效益越高。

静坐式的生活方式主要危害在于，静坐生活方式者同时进食高脂肪膳食，最直接的后果就是引起体重增加及代谢紊乱，进而导致肥胖、血胆固醇及血糖水平升高。缺乏体力活动导致骨质疏松、情绪低落、关节炎等疾病，引起生活质量下降、缩短寿命等后果。

为了预防静坐式生活方式带来的危害，必须采取干预策略和措施。第一，信息策略及措施。如在社区开展信息宣传运动；在楼梯口、电梯旁定点宣传鼓励人们爬楼梯。第二，行为与社会策略及措施。如在学校开展体育课程；在社区内建立社会支持干预（建立锻炼小组或彼此签订锻炼合约来完成一定量的体力活动）。第三，个体化的健康行为改变。

四、吸烟行为

世界卫生组织曾把吸烟（smoking）称为"20 世纪的瘟疫"，是"慢性自杀"行为。香烟烟雾中大约有 2000 多种不同的化学物质，其中有毒化合物 20 多种，最主要的有尼古丁、焦油、一氧化碳和多种多环芳烃。这些物质对人体组织器官的生理、生化和代谢产生影响，可降低血氧含量、降低免疫功能、诱发心脏病、致癌等，其中尼古丁是致癌和香烟成瘾的主要因素。

有关研究表明，吸烟者的平均寿命明显低于不吸烟者，吸烟量越大，开始吸烟的年龄越早，吸烟的时间越长，吸入越深，烟质越劣，则吸烟者的平均寿命越短，死亡率越高。与吸烟有关的疾病多达几十种，其中特别与恶性肿瘤、冠心病、呼吸系统慢性疾病关系密切。据科学估计，在吸烟盛行的国家中，65 岁以下男性肺癌死亡的 90%，支气管炎死亡的 75%，缺血性心脏病死亡的 25% 是由吸烟引起的。由于吸烟散发的烟雾污染空气，还可使不吸烟者被动吸烟而受到危害。孕妇吸烟影响胎儿的健康，使死胎和自然流产率增加，低体重儿、早产及畸胎增多，同时还影响着子代的身体和智力发育。

五、酗酒行为

酗酒（alcoholism）即过量或无节制地饮酒，是一种病态或异常行为。酗酒带来的健康问题和社会问题已引起全球的广泛关注。据世界卫生组织报告，有 60 种疾病因不健康饮酒造成，酗酒者的死亡率比一般居民高 1～3 倍，酗酒男性消化系统疾病的发病率比普通男性居民高 20%，比严重酗酒者高出 50%，在导致死亡的交通事故中，30%～50% 与司机酗酒有关。

酗酒对健康的影响可分为急性和慢性两大类。酗酒引起的急性健康问题有急性酒精中毒、车祸、家庭不和、打架斗殴、犯罪等；慢性酒瘾问题有酒瘾综合征（表现为完全或部分停止饮酒后震颤、一过性的幻觉、癫痫发作和震颤谵妄）、肝硬化、心血管疾病、神经精神疾病、肿瘤等。酗酒的同时大量吸烟对脑血管病和癌症都有协同作用。父母酗酒对后代健康也有危害，影响其身心发育，孕妇酗酒可导致早产、死产及畸胎的发生，最严重的后果是胎儿酒精综合征，其表现为小头畸形、异常神经行为发育、典型面部异常、心脏畸形等。

六、吸毒行为

药物滥用（drug abuse）是指反复使用某些可以显著影响精神活动的物质，从而导致身体和心理健康的损害和危险的行为，这类物质主要作用于神经系统，影响神经活动。

吸毒（drug addiction）是一种采取各种方式滥用违禁、成瘾药物的行为和现象，主要是随意使用麻醉品（阿片类、可卡因类、大麻类等）和精神药物（巴比妥类、苯丙胺类等）。

吸毒人群的死亡率比一般人群高 15 倍，吸毒者的平均寿命较一般人群短 10～15 年。毒品作用于大脑神经中枢，一次过量会导致中枢神经过度兴奋而衰竭或过度抑制而麻痹，导致死亡；长期使用后，不仅损害脑、肝、肾、心脏等重要的内脏器官，还可使人产生精神和身体的依赖性，戒断后又会产生严重的戒断症状（withdrawal symptoms）；吸毒者共用针具静脉注射毒品，也是艾滋病、病毒性肝炎等血源性疾病的重要传播途径；孕妇滥用药物或吸毒，可影响其妊娠、分娩和子代的健康。

吸毒不仅损害个人的身心健康，同时也给家庭及社会带来危害，因此必须采取强制性的法律和行政手段，禁种、禁吸、禁贩毒品，加强健康教育，严格对易成瘾物质的管制，同时还应对吸毒者进行药物治疗和心理治疗，帮助吸毒者解除躯体、精神方面对药物的依赖。

思考题

一、名词解释
社会阶层　社会心理因素　生活事件　社会支持　心身疾病　生活方式

二、填空题
1.个性心理特征包括_____，_____和_____。
2.人的四种基本情绪是_____、_____、_____、_____。
3.社会支持可以分为_____、_____、_____和_____四种。
4.心身疾病的综合预防措施应从_____和_____两方面着手。
5.国家对吸毒采取的强制性三禁措施是_____、_____、_____。

三、简答题
1.家庭环境主要通过哪些途径影响健康？
2.如何在生活中摒弃不良饮食习惯？

（王祥荣）

第七章

卫生统计学方法

【学习目标】

1.掌握卫生统计学的基本概念；集中趋势指标和离散趋势指标的意义、种类、计算方法和应用；相对数的意义、计算和使用相对数的注意事项；统计图表的绘制和应用。

2.熟悉 t 检验和 χ^2 检验等统计学检验方法的原理和应用。

3.了解 SPSS 软件的基本知识，能用 SPSS 软件进行 t 检验和 χ^2 检验。

案例导入

案例回放：

某项目研究 60 例孕产妇死亡地点及死因顺位，研究者撰文得出结论：60 例死亡的孕产妇中，死亡地点在地区医院有 3 例（5%），县级医院的有 12 例（20%），乡级医院的有 28 例（46.7%），在家中生产者 10 例（16.7%），途中死亡者 5 例（8.3%），死前未得到救治的 2 例（3.3%）。

思考问题：

1.该研究者得出的结论可信吗？

2.怎样计算才能得出正确结论？

第一节　卫生统计学概述

一、卫生统计学的基本概念

1.卫生统计学

在医学的发展中，卫生统计学（health statistics）已作为一门工具学科在医学研究和实践中广泛应用。卫生统计学是运用概率论与数理统计的原理与方法，研究居民健康状况以及卫生服务领域中的资料和信息的搜集、整理、分析与推断的一门科学。David Freedman 提出"统计学是对令人困惑费解的问题做出数学设想的艺术"，在医学领域，可以把它引申为"处理医学资料中同质性（homogeneity）和变异性（variation）的科学与艺术"。首先，这种艺术体现在以定量的语言来描述定性的事物上，如艾滋病患者前五年内的病死率为 50%，这个数据就从定量的角度体现了"病死率高"这一水平；其次，在医学数据千变万化中必然存在规律性的内容，卫生统计学通过一定数量的信息收集、处理和分析，从偶然性的剖析中找出事物发展的必然性，并以此指导医学实践活动。

卫生统计学作为一门科学，必须如实地反映客观现况，其主要研究内容有以下三个方面：①卫生统计的基本原理和方法，包括统计设计，搜集整理资料的方法，利用描述性指标及统计图表描述资料的特征的方法，根据研究目的和资料性质，利用样本信息对总体特征或性质进行估计和推断等；②居民健康统计，包括研究人口数量、构成及出生、死亡等的人口统计，研究疾病在人群中发生、发展和流行情况的疾病统计，以及研究人群发育水平的发育统计等；③卫生服务统计，包括卫生资源利用、卫生服务供给及卫生服务需求等的统计工作。

随着计算机技术的发展和普及，大量信息的存储和运算成为可能，同时也使得医务工作者必须具备一定的计算机技术和统计学观念。作为护理工作者，要做好护理工作，除了具备过硬的护理学专业知识和素质外，还需要深入临床进行观察、记录、实践和研究，针对不同的现场情况做出预先的判断，提出有针对性的护理措施，并能够根据工作的需要开展相应的研究工作，因此具备一定的统计学知识对做好护理工作是有很大帮助的。

2. 总体与样本

总体（population）是根据研究目的所确定的同质的观察单位的全体。同质（homogeneity）是指事物的性质、影响条件或背景相同或相近，但由于事物千差万别，各不相同，即使是性质相同的事物，就同一观察指标来看，各观察单位之间也各有差异，称为变异（variation）。观察单位（observed unit）又称个体（individual），是研究的最基本单位，它可以是一只动物、一个人或是一群人等等。样本（sample）则是根据随机的原则从总体中抽取的有代表性的一部分观察单位。这种从总体中抽取部分个体的过程称为抽样（sampling），样本所包含的个体数目，称为样本含量或样本大小。

如调查某地 2011 年正常成年女性的血红蛋白含量，则观察对象是该地 2011 年的正常成年女性，那么该地该年正常成年女性的全体就构成了此次研究的总体，如果从中抽取 100 名正常成年女子个体，测量其血红蛋白，则所得数据即构成了一个样本含量为 100 的样本。本例中，总体明确了确定的时间（2011 年）、空间（某地）和人群范围内（正常成年女性）有限数量的观察单位，因此称为有限总体（finite population）。

有些情况下，总体是设想的，无特定时间和空间限制，观察单位是无限的，这类总体称为无限总体（infinite population）。如研究使用某药物治疗缺铁性贫血的疗效，这里总体的同质基础是缺铁性贫血的患者，同时用该种药物治疗，这个总体应包括使用该药治疗的所有贫血患者的治疗结果，可是当研究开始时，这个总体在时间和空间上是没有限制的。

总体包含的观察单位通常是大量的甚至是无限的，在实际工作中，一般不可能或不必要对每个观察单位逐一进行研究，只能从总体中随机抽取一定含量的样本加以实际观察或调查研究，根据样本的信息推断总体的特征。如上述药物治疗缺铁性贫血，试验治疗的只是少数有限的患者，而结论却要推广到全体，得出一个该药对所有缺铁性贫血是否有效的规律性。因此，样本来自于总体，而其目的在于通过样本推断总体，这就是样本与总体的辩证关系。为了使样本能够更好地反映总体情况，研究开始时应对总体有明确的同质规定，在抽取样本的过程中必须遵守随机化原则，且要有一定的样本量。

3. 参数与统计量

描述总体特征的有关指标，称为参数（parameter），用希腊字母表示。如总体平均数（μ）、总体标准差（σ）和总体率（π）等。反映样本特征的有关指标，称为统计量（statistic），用拉丁字母表示。如样本均数（$\bar{x}$）、样本标准差（s）和样本率（p）等。如研究某地

10 岁男孩身高的情况，该地所有 10 岁男孩作为观察对象，计算的身高均数为参数。若进行抽样研究，用随机的方法从总体中抽出一部分 10 岁男孩，计算出的身高均数为统计量。

总体参数是事物本身固有的，是不变的。而统计量则会随抽样的不同而不同，但统计量的分布是有规律的。

4. 抽样误差

由于总体中各观察单位间存在个体变异，抽样研究中抽取的样本，只包含总体的一部分观察单位，因而样本指标不可能恰好等于相应的总体指标。这种由于抽样而引起的样本指标与总体指标的差异，统计学上称为抽样误差（sampling error）。一般来说，样本越大，则抽样误差越小，越和总体的情况相接近，用样本推断总体的精确度越高，反之亦然。由于个体变异是客观存在的，因而抽样误差是不可避免的，但抽样误差是可以控制的。

5. 随机化

随机化（randomization）是抽样研究和抽样分配时十分重要的原则。从研究对象的总体中抽取样本进行研究时，为了使样本对总体有较好的代表性，并使其抽样误差大小可以用统计学方法来估计，必须遵循随机化的原则，使总体中的每一个个体都有同等的机会被抽取。如在动物实验中，要按随机化原则使各个动物都有同等机会被分配到各处理组去，只有这样，才能避免人为的因素所造成的偏差，以便于用统计方法处理各种数据。因此，统计分析和统计推断方法是根据随机化抽样而建立的。随机化的方法有抽签法和随机数字表法等。

6. 概率

概率（probability）亦称机率，是描述某事件发生的可能性大小的一个量度。如事件 A 发生的可能性大小，用实数来表示，即称为事件 A 的概率，常记为 $P(A)$，或简记为 P。如在大量的临床研究中发现，某种新药治疗某病的治愈率为 80% （0.80），该数值说明该药治愈某病的可能性，也就是说该药治愈某病的概率估计为 0.80。

在一定条件下，肯定发生的事件称为必然事件，肯定不发生的事件称为不可能事件，可能发生也可能不发生的事件，称为随机事件或偶然事件。必然事件的概率等于 1，不可能事件的概率等于 0，随机事件的概率介于 0 与 1 之间。概率越接近 1，表明事件发生的可能性越大。概率越接近 0，发生的可能性越小。在医学科研论著中常见到 $P \leqslant 0.05$，或 $P \leqslant 0.01$，前者表示事件发生的可能性等于或小于 0.05，后者表示发生的可能性等于或小于 0.01，习惯上把 $P \leqslant 0.05$ 或 $P \leqslant 0.01$ 称为小概率事件，作为事物差别有统计意义和高度统计意义的界限，小概率事件在一次随机事件中不可能发生。

二、卫生统计工作的基本步骤

卫生统计工作一般分四个步骤，即先有一个精密的设计、然后根据设计的要求搜集资料、整理资料和分析资料。这四个步骤是相互联系、前后呼应、不可分割的整体。

（一）统计设计

在制订调查计划或实验设计时，除从专业上考虑外，还必须根据卫生统计要求进行周密的设计，以保证结果的准确性、严密性和可重复性。统计设计（statistical design）是整个研究过程的总体规划，设计的内容包括资料搜集、整理和分析全过程总的设想和安排。一个好的统计设计可以用较少的人力、物力和时间取得更多的较可靠的资料。

（二）收集资料

收集资料（collection of data）是根据统计设计的要求，通过合理可靠的手段或渠道，及时取得完整、准确的原始数据的过程。这是保证统计分析结果正确的关键一步，只有获得完整、准确的原始数据，才能得出科学的结论。

1. 卫生统计资料的来源

（1）统计报表 卫生统计报表是根据国家规定的报告制度，由医疗卫生机构定期逐级上报。如医院工作年报表、月报表、卫生基本情况年报表、疫情报表、居民的病伤死因报表等。这些报表定期提供居民健康状况和医疗卫生机构工作的主要数据，为制订卫生工作计划和措施、检查和总结工作提供依据，也为科学研究提供基础资料。

（2）医疗卫生工作记录与报告卡 医疗卫生工作记录，如门诊记录、住院记录、检验报告单、健康检查记录等。医院工作记录在分析时应注意资料的局限性（如不能反应一般人群的特征）。报告卡，如传染病、职业病报告卡，出生、死亡报告卡等。

（3）专题调查和实（试）验资料 当上述两方面资料不能满足需要时，可应用专题调查或实（试）验的方法获取资料。

2. 搜集资料的注意事项

搜集资料时应注意资料的完整、准确、及时。完整首先是指研究单位数量和研究对象的完整，所有应调查、研究的对象均不能遗漏，也不能重复；其次指所有研究项目和内容都应填写记录，不能遗漏、重复。准确是指填写的项目应界限清晰、项目之间无矛盾、无重复，保证资料真实可靠。及时是指调查和实（试）验应在规定的时间内完成，不能任意拖延。否则资料可能无法反应特定时间的具体情况。

（三）整理资料

整理资料（sorting data）是根据统计设计的要求，对原始资料进行科学的加工、整理，使其条理化、系统化，以便进一步进行统计分析的过程。一般来说，整理资料首先应检查核对资料，检查核对资料要注意：资料的逻辑检查，检查原始报表（或报告卡）的横向、纵向合计和总合计是否吻合。从专业角度对资料的合理性进行检查，原始资料有无相互矛盾的地方。如性别男，死因为卵巢癌；新生儿体重为10kg；退休年龄30岁等。从专业角度对资料的一致性进行检查，如诊断标准、疗效评定标准是否统一等。

根据统计分析的需要，可对原始数据进行加工，按性质或类型分组，按数量大小分组，按等级高低分组，计算出各组出现的频数，将其转化为频数表资料。频数表资料不仅可以表示数据的分布情况，也有利于各种统计指标的计算。

（四）分析资料

分析资料（analysis of data）就是将整理好的资料，按照设计的要求，进行统计分析。分析资料包括统计描述（descriptive statistics）和统计推断（inferential statistics）两部分内容。统计描述是利用描述性指标及统计表、图描述资料的某些特征及其分布规律，为进一步作统计推断奠定基础。统计推断又包括两部分：参数估计和假设检验，参数估计指用样本统计量估计总体参数，假设检验是用样本统计量对总体参数或分布的特定假设进行检验，进而对该假设成立与否做出判断。统计推断是统计学的主体，不同资料类型，不同分析目的，使用的统计分析方法不同，本章后几节将作详细介绍。

三、卫生统计资料的类型

卫生统计资料可分为数值变量资料和分类变量资料两大类型。不同类型的资料应采用不同的分析方法。

（一）数值变量资料

数值变量（numerical variable）资料亦称计量资料（measurement data），是对每个观察单位用定量方法测定某项指标量的大小，它的取值是定量的，表现为数值大小，一般用数字表示，有度量衡单位。如调查某地某年 8 岁男孩的身体发育状况，以人为单位，每个人的身高（cm）、体重（kg）、血压（kPa）等，都属于数值变量资料。数值变量资料常用平均数、标准差、标准误等指标进行描述；用 t 检验、方差分析、相关回归等统计方法作资料的比较和分析。

（二）分类变量资料

分类变量（categorical variable）资料亦称计数资料（enumeration data），是将观察单位按某种属性或类别分类，它的取值是定性的，表现为互不相容的类别，一般用符号表示，无度量衡单位。主要有以下两种情况。

1. 二项分类资料

二项分类资料即仅分为两个类别，如性别分男、女；HbsAg 检查结果分为阳性、阴性等。

2. 多项分类资料

多项分类资料即分为两个以上类别。包括：①无序分类资料，指各类别之间无程度上的差别和等级顺序关系，如 ABO 血型分为 A 型、B 型、AB 型和 O 型；②有序分类资料，又称等级资料（ranked data），指各类别之间存在程度上的差别和等级顺序关系，如疾病预后分为痊愈、显效、好转、无效，尿糖检测结果分为－、＋、＋＋、＋＋＋、＋＋＋＋等。

（三）不同类型资料的转化

根据研究目的，数值变量资料、分类变量资料可以互相转化。如每个人的血红蛋白含量，原属数值变量资料。若按血红蛋白正常与异常分为两组，得各组人数，是二项分类资料。若将血红蛋白按量（g/L）的多少分为五个等级（表 7-1）。数值变量资料就转化为有序分类资料（等级资料）。

表 7-1　血红蛋白含量分级

等级	血红蛋白含量/(g/L)
增高	＞160
正常	120～160
轻度贫血	90～
中度贫血	60～
重度贫血	＜60

第二节　统计表和统计图

统计表和统计图都是表达统计资料的重要工具，在医学科学研究中，经常用统计图表表达其分析结果。统计图表不仅简单明了，易于理解和接受，而且便于比较和分析。

一、统计表

统计表（statistical table）是用表格的形式来表达统计分析的事物及其指标。广义的统计表包括调查资料所用的调查表、整理资料所用的整理汇总表以及分析资料所用的统计分析表等；狭义的统计表仅指统计分析表。

（一）统计表的结构

一张统计表的必备部分通常包括标题、标目、线条和数字，如表7-2所示。

表 7-2　统计表的基本结构

表格序号	标题	
横标目的总标目	纵标目	合　计
横标目	数字	
合　计		

（二）制表的基本要求

1. 标题

标题（title）位于表格的上方中央，标题要求简明扼要地说明表的中心内容，必要时注明资料的时间和地点。标题不能过于简略，也不能过于烦琐，更不能标题不确切。若有两个以上的统计表，在标题的前面应有表序，以备查找。

2. 标目

标目（heading）有横标目和纵标目，横标目用来表示表中被研究事物或对象的主要标志，是表的主语，列在表的左侧，说明表内同一横行的含义；纵标目用来说明横标目的各种统计指标，是表的谓语，列在表的右侧上方，说明表内同一纵列数字的含义。标目不能过多，层次一定要清楚。

3. 线条

表内线条（line）只有横线，竖线和斜线一律不要。横线也不宜过多，常用三条基本线表示，即顶线和底线，以及隔开纵标目和数字的一条横线。如有合计，再加一条隔开合计与数字的线。通常顶线和底线略粗一点，另两条线可略细一点。

4. 数字

表内数字（figure）必须准确，一律用阿拉伯数字来表示，所有数字位次对齐，同一指标的小数位数应一致，表内不得留有空格。资料暂缺或未记录用"…"表示，未调查、无数字用"—"表示，数字若为"0"，则写"0"。

5. 备注

备注（footnote）不是表的必备部分，当有需要说明的问题时，用"＊"号标出，列在表的下方。

（三）统计表的种类

统计表一般分为两种，简单表和组合表。

1. 简单表

简单表（simple table）是按一种特征或标志分组，即由一组横标目和一组纵标目组成的统计表，如表 7-3 所示。

表 7-3　2003 年某社区不同文化程度的慢性病患病率

文化程度	调查人数	病例数	患病率/%
文盲	186	58	31.18
小学	607	149	24.55
初中	179	42	23.46
高中及以上	121	26	21.49
合计	1093	275	25.16

2. 组合表

组合表（combinative table）是按两种或两种以上特征或标志分组，即由两组及两组以上的横标目和纵标目组成的统计表，如表 7-4 所示。

表 7-4　2003 年某社区不同性别老年人的吸烟情况

性别	不吸烟		现在吸烟		过去吸烟		合计	
	人数	百分比	人数	百分比	人数	百分比	人数	百分比
男	266	23.38	808	71.00	64	5.62	1138	100.00
女	1139	87.01	138	10.54	32	2.45	1309	100.00
合计	1405	57.42	946	38.66	96	3.92	2447	100.00

（四）统计表的修改

统计表要从资料表达的目的、标题、横纵标目、线条、数字等方面来评价，力求做到简明、直观，便于比较。

例 7-1：指出表 7-5 的缺陷，并作改进。

表 7-5　两个治疗组对比

并发症	西药组			中西药结合组		
	例数	结果		例数	结果	
		良好	死亡		良好	死亡
休克						
	13	6	7	10	10	0

表 7-5 表达的是用两种治疗法治疗急性心肌梗死并发休克的疗效。缺点是：标题太简单，不能概括表的内容，横纵标目安排不当，标目组合重复，两种疗法组的数据未能紧密对应，不便于相互比较，可修改如表 7-6 所示。

表 7-6　急性心肌梗死并发休克患者的疗效比较

治疗组	患者例数	良好	死亡
西药组	13	6	7
中西药结合组	10	10	0

二、统计图

统计图（statistical chart）是用点、线、面等形式来表达统计分析的结果，反映事物及其指标间的数量关系。统计图比较形象、直观，使读者一目了然，印象清晰。但统计图只能给出概括的印象，不能非常准确地表达数据，一般需要结合文字进行描述。医学统计中常用的有直条图、百分条图、圆形图、线图、直方图、半对数线图等。

（一）制作统计图的基本要求

1. 选图
根据资料的性质和分析目的选择合适的图形。

2. 标题
标题要简明扼要，说明资料的内容，必要时注明时间、地点；编号一般用图加阿拉伯数字表示，标题及编号写在图的下方。

3. 标目
纵横两轴应有标目，并应注明标目单位。

4. 尺度
横轴尺度自左而右，纵轴尺度自下而上，数值一律由小到大，等距或有一定的规律性地标明。

5. 比例
除圆形图外，图形的纵横轴比例一般以 5：7 为宜，过大或过小易造成错觉。

6. 图例
当比较不同地区或同一地区不同时间某一事物的变化情况时，须用不同的线条或颜色表示，并附图例说明。

（二）常用统计图的种类和绘制方法

1. 直条图
直条图（bar chart）简称条图，是用等宽直条的长短来表示相互独立的各指标的数值大小。如不同的地区、不同的病种、不同的科室、不同的疾病名称等。直条图分单式直条图（图 7-1）和复式直条图（图 7-2）两种。绘制要点如下。

（1）坐标轴　横轴为观察项目，纵轴为数值，纵轴坐标一定要从 0 开始。

（2）直条的宽度　各直条应等宽，等间距，间距宽度和直条相等或为其一半。复式直条图在同一观察项目的各组之间无间距。

（3）排列顺序　可以根据数值从大到小，从小到大，或按时间顺序排列。图 7-1，图 7-2 分别依据表 7-7，表 7-8 的资料绘制。

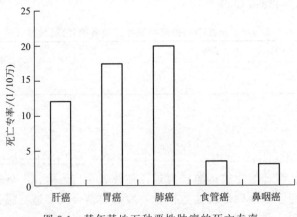

图 7-1　某年某地五种恶性肿瘤的死亡专率

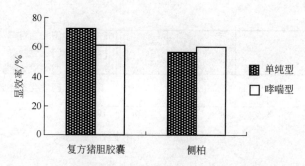

图 7-2　某医院用两种中药治疗不同类型慢性气管炎的疗效

表 7-7　某年某地五种恶性肿瘤的死亡专率

病　种	死亡人数	死亡专率/(1/10 万)
肝癌	86	12.0
胃癌	122	17.5
肺癌	144	20.0
食管癌	21	3.5
鼻咽癌	23	3.2

表 7-8　某医院用两种中药治疗不同类型慢性气管炎的疗效

分　　组	单纯型		哮喘型	
	治疗数	显效率/%	治疗数	显效率/%
复方猪胆胶囊	200	72.5	198	61.3
侧柏	210	56.4	189	60.5

2. 百分条图

百分条图（percentage bar chart）适用于构成比资料，用来表示全体中各部分所占的比重。绘制要点如下。

（1）标尺　一定要有标尺，画在图的上方或下方，起始的位置、总长度和百分条图一致，并和百分条图平行。全长为 100%，分成 10 格，每格 10%。

（2）分段　按各部分所占百分比的大小排列，可以在图上用数字标出百分比。

（3）图例　在图外要附图例说明。

（4）多组比较　若要比较的事物不止一个时，可以画几个平行的百分条图，以利于比较。各条图的排列顺序相同，图例相同。

3. 圆形图

圆形图（pie chart）适用的资料、用途同百分直条图。以圆形的面积为 100%，将百分比转化为角度，把圆形的面积按比例分成若干部分，以角度大小来表示各部分所占的比重。绘制要点如下。

（1）由于圆周为 360°，以每 1% 相当于 3.6° 的圆周角，将百分比乘 3.6° 即为所占扇形的度数。用量角器画出。

（2）从相当于时钟 12 点或 9 点的位置开始顺时针方向绘图。

（3）每部分用不同线条或颜色表示，并在图上标出百分比，下附图例说明。

（4）当比较不同资料的百分构成时，可以画两个相等大小的圆，在每个圆的下面写明标题，并用相同的图例表示同一构成部分。

图 7-3（百分条图）、图 7-4（圆形图）按表 7-9 资料绘成。

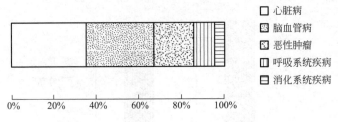

心脏病
脑血管病
恶性肿瘤
呼吸系统疾病
消化系统疾病

图 7-3　某地 1995 年五种主要死因构成

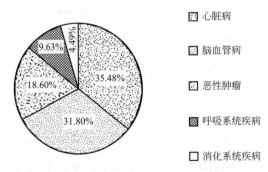

心脏病

脑血管病

恶性肿瘤

呼吸系统疾病

消化系统疾病

图 7-4　某地 1995 年五种主要死因构成

表 7-9　某地 1995 年五种主要死因构成

死因分类	例数	构成比/%
心脏病	1242	35.48
脑血管病	1113	31.80
恶性肿瘤	651	18.60
呼吸系统疾病	337	9.63
消化系统疾病	157	4.49
合计	3500	100.00

4. 线图

线图（line diagram）以线段的上升或下降来表示事物在时间上的发展变化或一种现象随另一种现象变迁的情况，适用于连续性资料。绘制要点如下。

（1）横轴表示某一连续变量（时间或年龄），纵轴表示某种率或频数。

（2）数据点画在组段中间位置。相邻的点用直线连接，不能任意改为光滑曲线。

（3）同一张图不要画太多条线，否则不易分清。当有两条或两条以上曲线在同一张线图上时，须用不同颜色或不同的图形形式加以区分，并附图例加以说明。图 7-5（线图）按表7-10 资料绘制。

表 7-10　某地 1981~1990 年某传染病病死率

年份	病死率/%	年份	病死率/%
1981	35.7	1986	16.2
1982	23.8	1987	12.5
1983	16.0	1988	13.2
1984	17.5	1989	11.8
1985	17.2	1990	12.4

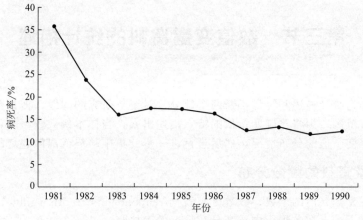

图 7-5　某地 1981～1990 年某传染病病死率

5. 直方图

直方图（histogram）以各矩形的面积来代表各组频数的多少，适用于连续变量的频数分布。绘制要点如下。

（1）坐标轴，横轴代表变量值，要用相等的距离表示相等的数量。纵轴坐标要从 0 开始。

（2）各矩形间不留空隙。

（3）对于组距相等的资料可以直接作图；组距不等的资料先进行换算，全部转化为组距相等的频数，用转化后的频数作图。图 7-6（直方图）按表 7-11 资料绘制。

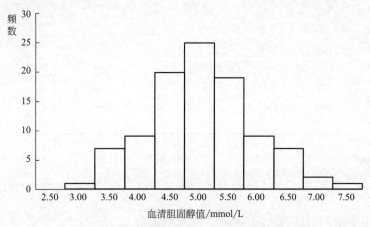

图 7-6　某年某地 100 名健康成年男子血清胆固醇值的频数分布

表 7-11　某年某地 100 名健康成年男子血清总胆固醇（mmol/L）频数分布表

组段(1)	划记(2)	频数 f(3)
2.50～	一	1
3.00～	正丁	7
3.50～	正下	9
4.00～	正 正 正 正	20
4.50～	正 正 正 正 正	25
5.00～	正 正 正 下	19
5.50～	正下	9
6.00～	正丁	7
6.50～	丁	2
7.00～7.50	一	1
合计		100

第三节　数值变量资料的统计描述

统计分析分为统计描述和统计推断两个部分。对于待研究的问题，搜集数据后，首先要了解数据的分布范围，为将这群变量值的特点描述出来，当样本例数较多时，可先编制成频数分布表，了解变量值的分布情况，然后进行进一步的集中趋势或离散趋势的描述。

一、数值变量资料的频数分布

所谓频数就是观察值的个数。频数分布表（frequency distribution table）即同时列出观察值在其取值范围内，在各组段中频数分布情况的表格。

（一）频数分布表的编制方法

例 7-2：某年某市 100 名成年男子血清总胆固醇测定结果如表 7-12 所示，试编制频数分布表。

表 7-12　某年某市 100 名成年男子血清总胆固醇（mmol/L）测定结果

3.37	4.79	5.10	4.77	5.32	4.50	5.10	4.70	4.44	5.16
4.37	6.25	5.55	4.56	3.35	4.08	4.63	3.61	4.97	4.17
5.77	5.09	4.38	5.18	4.79	5.15	4.79	5.30	4.77	4.40
4.89	5.86	3.40	3.38	4.55	5.15	4.24	4.32	5.85	3.24
5.85	3.04	3.89	6.16	4.58	5.72	4.87	5.17	4.61	4.12
4.43	4.31	6.14	4.88	2.70	4.60	6.55	4.76	4.48	6.51
5.18	3.91	5.39	4.52	4.47	3.64	4.09	5.96	6.14	4.69
6.36	4.60	5.09	4.47	3.56	4.23	4.34	5.18	5.69	4.25
6.30	3.95	4.03	5.38	5.21	7.22	4.31	4.71	5.21	3.97
5.12	4.55	4.90	3.05	5.20	4.74	5.54	3.93	3.50	6.38

1. 计算全距

全距（range）又称极差，用 R 表示，全距是一组资料最大值与最小值之差，即：

$$R = X_{max} - X_{min} \tag{7-1}$$

式中，R 为全距；X_{max} 为最大值；X_{min} 为最小值。

本例中，该组数据的最大值 $=7.22$mmol/L，最小值 $=2.70$mmol/L，因此全距 $R = 7.22 - 2.70 = 4.52$（mmol/L）。

2. 确定组段数

根据全距（R），观察值个数（n），决定组段数（k）。全距大，观察值多，则组段数可适当增加。一般分 $8 \sim 15$ 组为宜。本例 $R = 4.52$（mmol/L），$n = 100$，可以分为 10 组即 $k = 10$。

3. 确定组距

根据全距和组段数确定组距（i），组距可用公式(7-2)进行估算。

$$i = R/k \tag{7-2}$$

本例中，$i = 4.52/10 = 0.452$（mmol/L），为方便计算，取 0.5mmol/L 作为组距。

4. 划分组段

各组段的界限应清晰分明，第一组段应包括最小值，最后一组段应包括最大值。每一组段的起始值称下限，终止值称上限。为了避免交叉，各组段从下限开始（包括下限），到本组段上限为止（不包括上限），用各组段下限及"～"表示。注意最后一组段应同时写出上下限。

本例第一组段可为 2.50～开始，包括最小值，第二组段 3.00～，第三组段 3.50～，…，第十组段 7.00～7.50（见表 7-11 第 1 列）。

5. 统计各组段频数

统计各组段频数即统计各组段内观察值的个数。按照确定的组段设计划记表（表 7-11），将原始数据进行归纳计数，可用划"正"字的方式（见表 7-11 第 2 栏），并给出各组段的频数 f（见表 7-11 第 3 栏），频数分布表的编制即完成。

随着计算机和统计分析软件的普遍应用，频数分布表的编制一般由计算机完成。在原始数据输入准确和分组合理的前提下，计算机编制频数分布表准确、快速，并可根据需要随时变换组距和组段，编制理想的频数分布表。

（二）频数分布图的绘制

将数值资料的频数分布表，以观察值为横轴，以各组频数为纵轴，每一组段画一直方，直方面积与该组段频数成正比，如图 7-6 所示，称为直方图。

（三）频数分布类型

从频数分布情况来看，常见的频数分布有三种类型。

1. 正态分布型

如图 7-7(a)，整个图形高峰位于中心，左右逐步下降并对称。这类分布最为多见，如身高、体重、血压、脉搏、血红蛋白等许多生理、生化指标的分布。

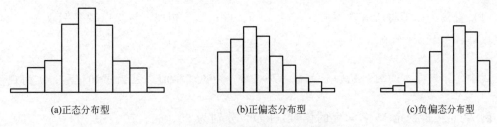

(a)正态分布型   (b)正偏态分布型   (c)负偏态分布型

图 7-7　常见频数分布类型示意图

2. 正偏态分布型

如图 7-7(b)，整个图形不对称，高峰偏左，即频数主要集中在观察值较小的一端。属于此类分布的资料，如传染病潜伏期、正常人体内非必需元素含量的分布等。

3. 负偏态分布型

如图 7-7(c)，整个图形不对称，高峰偏右，即频数主要集中在观察值较大的一端。属于这一类型分布的资料，如肿瘤患者的年龄分布等。

（四）频数分布表的用途

数值变量资料频数分布表能够清楚显示各分类观察值出现的频率，为描述性研究和进一步统计推断分析提供支持。对于数值变量来说，频数分布表主要作用如下。

① 揭示资料的频数分布类型。如表 7-12 所示，虽然健康成年男子血清总胆固醇数值有高有低，但过高或过低的人毕竟是少数，大多数为居中者。

② 反映数值变量资料的两个重要特征，即集中趋势和离散趋势。如表 7-11 可见 100 名健康成年男子的血清胆固醇含量向中央集中，以 4.50～5.00mmol/L 附近居多，是集中趋势；从中央到左右两侧频数分布逐渐减少，是离散趋势。

③ 发现数据中某些特大或特小的离群值。如在频数分布表两侧，连续出现数个频数为 0 的组段后，又出现特大值和特小值，就应进行核对检查是否存在错误。

④ 有助于对数据的进一步统计分析。

二、集中趋势指标

集中趋势（central tendency）指的是一组数值变量资料中，所有观察值的中心位置。从频数分布表和频数分布图可以初步看出数值变量资料的频数分布情况，也可以大致了解数值变量资料分布的集中趋势和离散趋势。如果要准确掌握数值变量资料的频数分布特征，就应进一步计算集中趋势指标和离散趋势指标。

集中趋势指标主要反映一组观察值的集中位置和平均水平，常作为一组资料的代表值。卫生统计学中常用的集中趋势指标有算术均数、几何均数和中位数，这些指标也称为位置度量指标。

（一）算术均数

算术均数（arithmetic mean）简称均数（mean），是描述变量的所有观察值平均水平的指标。一般来说，总体均数希腊字母用 μ 表示，样本均数用 $\bar{x}$ 表示。

1. 适用条件

适用于对称分布、正态分布或近似正态分布资料。

2. 计算方法

（1）直接法 即将所有观察值 x_1、x_2、x_3、$\cdots$、x_n 相加，再除以观察例数 n。

$$\bar{x} = \frac{x_1 + x_2 + \cdots + x_n}{n} = \frac{\sum x}{n} \tag{7-3}$$

式中，$\bar{x}$ 为样本均数；x_1、x_2、x_3、$\cdots$、x_n 为各观察值；$\sum$ 为求和符号；n 为观察值例数。

例 7-3： 体检测定 15 名学生的体重（kg），分别为 65、64、70、68、71、54、60、56、60、56、65、67、54、58、59，求平均体重。

$$\bar{x} = \frac{65 + 64 + 70 + 68 + 71 + 54 + 60 + 56 + 60 + 56 + 65 + 67 + 54 + 58 + 59}{15} = 61.8$$

故 15 名学生的平均体重为 61.8kg。

（2）加权法 当资料中出现相同观察值时，可将相同观察值的个数（即频数 f）与该观察值 x 的乘积代替相同观察值的逐个相加；对已编制成频数分布表的资料，可用每组的组中值代替该组段观察单位的实际值，用加权法计算均数。

$$\bar{x} = \frac{f_1 x_1 + f_2 x_2 + \cdots + f_n x_n}{f_1 + f_2 + \cdots + f_n} = \frac{\sum fx}{\sum f} \tag{7-4}$$

例 7-4： 根据 100 名健康成年男子血清胆固醇频数分布表资料（表 7-12），计算其平均数。

$$\bar{x} = \frac{1 \times 2.75 + 7 \times 3.25 + 9 \times 3.75 + 20 \times 4.25 + \cdots + 2 \times 6.75 + 1 \times 7.25}{100} = 4.79$$

其中 2.75、3.25、3.75、4.25、…、6.75、7.25 是各组段的组中值〔组中值＝（上限＋下限）/2〕；1、7、9、20、…、2、1 是相应组段的频数。

故 100 名健康成年男子血清胆固醇平均值为 4.79mmol/L。

（二）几何均数

几何均数（geometric mean）也是描述数据集中趋势的指标之一，通常用 G 表示。

1. 适用条件

一般来说，几何均数适用于等比数列资料、对数正态分布资料（即原始数据呈偏态分布，但经对数转换后呈正态分布的资料）。

2. 计算方法

（1）直接法　计算公式为：

$$G = \sqrt[n]{X_1 X_2 \cdots X_n} \tag{7-5}$$

利用对数变换，上述公式可转变为：

$$G = \lg^{-1}\left(\frac{\sum \lg X}{n}\right) \tag{7-6}$$

例 7-5：5 人的血清抗体滴度分别为 1：2、1：4、1：8、1：16、1：32，求平均滴度。

$$G = \lg^{-1}\left(\frac{\lg 2 + \lg 4 + \lg 8 + \lg 16 + \lg 32}{5}\right) = 8$$

故血清抗体平均滴度为 1：8。

（2）加权法　当资料中相同观察值较多，或为频数分布表资料时，可用加权法计算。

$$G = \lg^{-1}\left(\frac{\sum f \lg X}{\sum f}\right) \tag{7-7}$$

例 7-6：某地 50 名儿童接种某疫苗，1 个月后测定其血凝抑制抗体滴度（表 7-13），求平均滴度。

表 7-13　某地 50 名儿童某疫苗接种后血凝抑制抗体滴度

抗体滴度	1：4	1：8	1：16	1：32	1：64	1：128	1：256	1：512
频数 f	3	6	7	3	10	12	5	4

$$G = \lg^{-1}\left(\frac{3 \times \lg 4 + 6 \times \lg 8 + 7 \times \lg 16 + \cdots + 4 \times \lg 512}{50}\right) = \lg^{-1} 1.729 = 53.45$$

其中 lg4、lg8、lg16、…、lg512 为抗体滴度倒数的对数值；3、6、7、…、4 为各组的频数。

故 50 名儿童某疫苗接种后血凝抑制抗体平均滴度为 1：53.45。

计算几何均数时应注意：①观察值中有小于或等于 0，则不能计算几何均数；②观察值中同时有正值、负值，不能计算几何均数。

（三）中位数

中位数（median）是指将一组观察值按从大到小排序后，位置居于中间的那个数值，在全部观察值中，大于和小于中位数的观察值各占一半，通常用 M 表示。

1. 适用条件

用中位数表示平均水平，不受资料分布类型的影响，因此应用范围广。常用于：①偏态分布资料；②一端或两端无界限的资料，即开口资料；③分布类型不清楚的资料。

2. 计算方法

（1）直接法 将观察值按大小排序，当观察值例数为奇数时，中位数就是位居中央的那个数，即位次为 $(n+1)/2$ 的那个数；当观察值例数为偶数时，中位数就是位于中央两个数相加再除以 2，即位次为 $n/2$ 和 $(n/2+1)$ 的两个数的算术均数。

例 7-7：某病 7 名患者潜伏期分别为 2、2、3、3、4、6、8（天），求其平均潜伏期。

先将观察值按大小排序，$n=7$ 为奇数，位次为 $(n+1)/2=(7+1)/2=4$，即第 4 个数为中位数，$M=3$（天）。

例 7-8：某病 10 名患者的病程分别为 3、3、4、5、5、6、6、6、6、7（天），求其中位数。

先将观察值按大小排序，$n=10$ 为偶数，位次为 $n/2=10/2=5$ 和 $(n/2+1)=(10/2+1)=6$ 的两个数分别是 5 天和 6 天，$M=(5+6)/2=5.5$（天）。

（2）频数分布表法 当为频数分布表资料时，可先分别计算累计频数和累计频率（表 7-14 第 3 栏和第 4 栏），利用累计频数或找出中位数所在组段（即累计频数首次超过 $n/2$ 或累计频率首次超过 50% 的组段），然后按公式(7-8)计算中位数。

$$M=L+\frac{i}{f_m}\left(\frac{n}{2}-\sum f_L\right) \tag{7-8}$$

式中，L 为中位数所在组段的下限；i 为中位数所在组段的组距；f_m 为中位数所在组段的频数；$\sum f_L$ 为小于 L 的累计频数。

例 7-9：某地 300 名正常人尿汞值分布见表 7-14，试求其平均值。

表 7-14 300 名正常人尿汞值（µg/L）中位数计算

尿汞值	频数	累计频数	累计频率/%
0～	49	49	16.33
4～	27	76	25.33
8～	58	134	44.67
12～	50	184	61.33
16～	45	229	76.33
20～	22	251	83.67
24～	16	267	89.00
28～	10	277	92.33
32～	9	286	95.33
36～	4	290	96.67
40～	5	295	98.33
44～	5	300	100.00

$$M=12+\frac{4}{50}\times\left(\frac{300}{2}-134\right)=13.28$$

即本例 300 名正常人平均尿汞值为 $13.28\mu g/L$。

中位数使用时应注意：中位数适用范围广泛，稳定性好，但精确度较低，进一步统计处理的方法较少。因此，实际工作中对于能用算术均数或几何均数描述集中趋势的资料，应当尽量使用算术均数或几何均数。

（四）平均数使用时的注意事项

1. 同质的事物或现象才能求平均数

计算平均数以前必须考虑资料的同质性。检查 200 名正常人的红细胞数（$10^{12}/m^3$）计算平均数，定出正常值范围，作为诊断贫血的依据之一。如果正常人中混有贫血患者，那么求出的平均数既不能说明正常人也不能说明贫血患者，有人把它称为虚构的平均数，因为它模糊了数量特征，不能提供分析的依据。若研究各医院的平均住院天数时，医院类型（传染病院、儿童医院、综合医院……）不同就是不同质。不同质的事物就要分组求平均数，以便分析比较。因此，科学的平均数是建立在同质的基础上的。

2. 根据资料的分布选用适当的平均数

数值变量资料是对称、正态分布，宜用均数；若是偏态分布，则中位数的代表性为好。而血清学资料，则呈现等比数列分布的特征，应计算几何均数以描述其平均水平。

三、离散趋势指标

集中趋势是数值变量资料的一个重要特征，但仅有集中趋势指标还不能很好地描述数值变量资料的分布规律。

例 7-10：有三组同年龄、同性别的儿童身高（cm）资料：

甲组　94　99　100　101　108

乙组　94　96　100　106　108

丙组　96　98　100　104　106

三组身高的均数都为 100cm，但是三组资料中 5 个数据参差不齐的程度（离散趋势）不同。为了比较全面地描述数值变量资料的分布规律，除了需要有描述集中趋势的指标，还需要有描述离散趋势的指标。离散趋势 tendency of dispersion 又称离散程度、变异程度，是指数值变量资料所有观察值偏离中心位置的程度，常用的离散趋势指标有极差、方差、标准差、变异系数等。

（一）极差

极差又称全距，用符号 R 表示，是观察值中最大值与最小值的差值。如例 7-10 中，$R_甲=14cm$，$R_乙=14cm$，$R_丙=10cm$，甲、乙两组的极差大，丙组的极差小，说明甲、乙两组的离散程度大，丙组的离散程度小。极差的优点是计算方便、理解容易；缺点是极差的大小仅与最大值、最小值有关，不能精确地反映其他观察值的差异情况，因此资料的信息没有充分加以利用。如直观判断，乙组资料比甲组的离散程度更大，但极差却无法反映。

（二）方差

为了克服极差的不稳定、不精确，必须考虑每一个观察值对离散程度的影响。方差（variance）是描述所有观察值与均数的平均离散程度的指标，是常用的离散趋势指标，总体方差用 σ^2 表示，样本方差用 S^2 表示，总体方差的计算公式为：

$$\sigma^2 = \frac{\sum(x-\mu)^2}{N} \tag{7-9}$$

由于医学研究中往往是抽样研究，总体方差往往是未知的，常用样本方差来估计，样本方差用 S^2 表示。统计研究发现，用样本资料计算出的样本方差往往比总体方差偏小，为了得到较为准确的结果，将样本方差分母中 n 减去 1，则计算公式为：

$$S^2 = \frac{\sum(x-\overline{x})^2}{n-1} \tag{7-10}$$

方差既考虑了每一个观察值对离散程度的影响,又考虑了观察值多少的影响,因此对观察值的离散程度反映更全面。

(三)标准差

方差因计算的原因,原有的计量单位被平方,这不利于进一步统计处理,因此人们常用其平方根——标准差(standard deviation)替代方差描述资料的离散程度。总体标准差(用 σ 表示)、样本标准差(用 S 表示)计算公式为:

$$\sigma = \sqrt{\frac{\sum(x-\mu)^2}{N}} \tag{7-11}$$

$$S = \sqrt{\frac{\sum(x-\overline{x})^2}{n-1}} \tag{7-12}$$

标准越差小,表示资料的离散程度小,观察值越整齐,各观察值越接近均数;标准差越大,表示资料的离散程度大,各观察值越远离均数,观察值越不整齐。

标准差的计算:

1. 直接法

未分组的资料,可用公式(7-12)直接计算。但在实际工作中这样运算很不方便,经数学推导公式(7-13)可转变为:

$$S = \sqrt{\frac{\sum x^2 - \frac{(\sum x)^2}{n}}{n-1}} \tag{7-13}$$

例 7-11:以例 7-10 中甲组的标准差计算如下:

$n=5$,$\sum X = 94+99+100+101+108 = 502$(cm)

$\sum X^2 = 94^2+99^2+100^2+101^2+108^2 = 50502$(cm²)

$$S_{甲} = \sqrt{\frac{50502 - \frac{502^2}{5}}{5-1}} = 5.030(\text{cm})$$

故甲组 5 名儿童身高的标准差为 5.030cm。同理可计算出乙组和丙组儿童身高的标准差分别为 6.099cm、4.174cm。说明丙组的离散程度最小,甲组次之,乙组的离散程度最大。

2. 加权法

与加权法计算均数一样,当相同观察值较多或频数分布表资料时,可按公式(7-14)计算:

$$S = \sqrt{\frac{\sum fx^2 - \frac{(\sum fx)^2}{\sum f}}{\sum f - 1}} \tag{7-14}$$

例 7-12:对表 7-12 资料用加权法计算标准差。

$\sum f = 100$,$\sum fx = 1 \times 2.75 + 7 \times 3.25 + 9 \times 3.75 + \cdots + 2 \times 6.75 + 1 \times 7.25 = 479$

$\sum fx^2 = 1 \times 2.75^2 + 7 \times 3.25^2 + 9 \times 3.75^2 + \cdots + 2 \times 6.75^2 + 1 \times 7.25^2 = 2371.75$

$$S = \sqrt{\frac{2371.75 - \frac{479^2}{100}}{100-1}} = 0.884 \text{ (mmol/L)}$$

即 100 名健康成年男子血清胆固醇标准差为 0.884mmol/L。

（四）变异系数

标准差反映观察值的绝对离散程度，有计量单位，其单位与观察值单位相同，当两组或多组变量值的单位不同或均数相差较大时，不能用标准差直接比较其离散程度。变异系数（coefficient of variation，用 CV 表示）克服了这一缺点。变异系数又称离散系数，指标准差与均数的比值，常用百分数表示，计算如公式(7-15)。变异系数没有单位，更便于资料间的比较。

$$CV = \frac{S}{\bar{x}} \times 100\% \tag{7-15}$$

1. 计量单位不同的资料间的比较

例 7-13：某地 20 岁男子 120 名，身高均数为 171.06cm，标准差为 4.95cm；体重均数为 61.54kg，标准差为 5.02kg。试比较该地男子身高与体重变异程度的大小。

本例因身高与体重的单位不同，不能用标准差直接比较，而应计算变异系数。

身高 $CV = \frac{S}{\bar{x}} \times 100\% = \frac{4.95}{171.06} \times 100\% = 2.89\%$

体重 $CV = \frac{S}{\bar{x}} \times 100\% = \frac{5.02}{61.54} \times 100\% = 8.16\%$

可见，该地男子体重的变异程度大于身高。

2. 均数相差较大的资料间的比较

例 7-14：测得某地 250 名成人的舒张压均数为 77.5mmHg，标准差为 10.7mmHg；收缩压均数为 122.9mmHg，标准差为 17.1mmHg。试比较舒张压和收缩压的变异程度。

舒张压 $CV = \frac{S}{\bar{x}} \times 100\% = \frac{10.7}{77.5} \times 100\% = 13.8\%$

收缩压 $CV = \frac{S}{\bar{x}} \times 100\% = \frac{17.1}{122.9} \times 100\% = 13.9\%$

可见，该地成人舒张压与收缩压的变异程度非常接近。

（五）离散程度指标使用时的注意事项

① 离散程度指标表示观察值的离散趋势或变异情况，常与集中趋势指标平均数结合运用，说明观察值的集中趋势与离散程度。

② 离散程度指标越大，表示变异程度大，观察值之间的差异大；离散程度指标越小，表示变异程度小，观察值较集中。比较两个或几个同类事物的变异程度时，要用同一变异指标。

③ 根据资料的分布选用适当的离散程度指标。正态分布资料常用均数与标准差描述其集中与离散情况，记为 $\bar{x} \pm s$；偏态分布资料宜用中位数及四分位数间距描述。

④ 比较几组资料的变异程度，若各组资料的单位不全相同，或均数相差悬殊时，用变异系数。

四、正态分布和参考值范围的估计

（一）正态分布的概念

正态分布（normal distribution）是一种连续型随机变量分布，是医学和生物学中最常见的数值变量资料分布类型。如健康人的红细胞数、血红蛋白量、血清总胆固醇，同年龄同性别儿童的身高、体重等。正态分布能用平均数描述集中趋势，用变异指标描述离散情况，而频数表则把变量值的分布描绘得更具体。为了直观还可把频数表画成直方图。如第三节中曾将例 7-2，100 名成年男子的血清总胆固醇的频数资料绘成图 7-6。从图 7-6 中可看出数据集中均数左右，两侧基本对称，离均数越近数据越多，离均数越远数据越少的特点。正态分布资料虽然数据各异，但画出的直方图图形是类似的。可以设想，这种类型的资料如果调查例数逐渐增多，所用组距又逐渐减小，那么直方图顶端就连成了一条光滑的曲线（图 7-8，图 7-9），这条曲线在统计学上称为正态曲线（normal curve）。

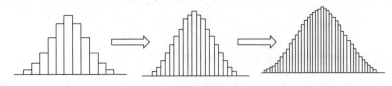

图 7-8　频数分布逐渐接近正态分布示意图

（二）正态分布的特征

① 在直角坐标系中，正态分布曲线是位于 X 轴上方的钟型曲线，且以 $X=\mu$ 为对称轴左右对称，以 X 轴为渐近线，两端与 X 轴永不相交。

② X 取值范围理论上无界限（$-\infty<X<\infty$），X 距离 μ 越近，曲线越高，X 距离 μ 越远，曲线越低（图 7-9）。

③ 正态分布有两个参数。均数 μ 决定曲线的中心位置，称为位置参数。σ 一定时，μ 越大，曲线越靠右，μ 越小，曲线越靠左（图 7-10）。标准差是变异度参数，决定曲线的形态。σ 越大，曲线"越矮越胖"，表示数据越分散，σ 越小，曲线"越高越瘦"，表示数据越集中（图 7-11）。

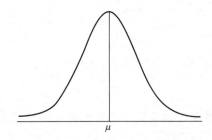

图 7-9　正态曲线示意图

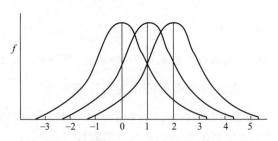

图 7-10　标准差相同均数不同的正态曲线

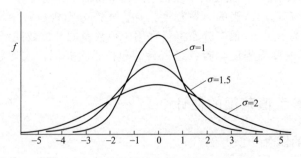

图 7-11　均数相同标准差不同的正态曲线

④ 正态曲线下的面积分布是有规律的。整个正态曲线下的面积表示总频数，用 1 或 100％表示。正态曲线下的面积分布规律如图 7-12、表 7-15 所示。

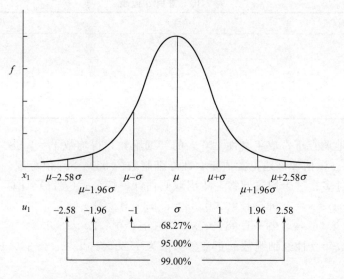

图 7-12 正态曲线下的面积分布规律

表 7-15 正态曲线下面积分布规律

正态分布 x 取值区间	标准正态分布 μ 取值区间	样本资料 x 取值区间	占总面积/%
$\mu \pm \sigma$	± 1	$\bar{x} \pm s$	68.27
$\mu \pm 1.96\sigma$	± 1.96	$\bar{x} \pm 1.96s$	95.00
$\mu \pm 2.58\sigma$	± 2.58	$\bar{x} \pm 2.58s$	99.00

即 $\mu \pm \sigma$ 区间与横轴所夹面积占总面积的 68.27%；$\mu \pm 1.96\sigma$ 区间与横轴所夹面积占总面积的 95.00%；$\mu \pm 2.58\sigma$ 区间与横轴所夹面积占总面积的 99.00%。对于样本资料，可用 $\bar{x}$ 替代 μ，用 S 替代 σ 进行估计。

通过变量变换 $u = \dfrac{x - \mu}{\sigma}$ 可将任一均数为 μ，标准差为 σ 的正态分布 (μ, σ^2) 转化为均数为 0，标准差为 1 的标准正态分布 $N(0, 1)$ 即 u 分布（图 7-12）。

则标准正态分布下的面积分布规律为：即 ± 1 区间与横轴所夹面积占总面积的 68.27%；± 1.96 区间与横轴所夹面积占总面积的 95.00%；± 2.58 区间与横轴所夹面积占总面积的 99.00%。

（三）正态分布的应用

（1）估计医学参考值范围（reference ranges） 对符合正态分布、近似正态分布或可转化为正态分布的某些人体生理、生化指标资料，可根据正态曲线面积分布规律，按下式进行参考值范围估计。

双侧	$\bar{x} \pm us$	(7-16)
单侧	$\bar{x} + us$	(7-17)
	$\bar{x} - us$	(7-18)

如果指标过高、过低均为异常的，按公式(7-16)进行估计；如果指标只有过高为异常的，按公式(7-17)估计；如果指标只有过低异常的，按公式(7-18)估计。公式中 u 值可根据要求查表 7-16。

表 7-16 常用 u 值表

参考值范围/%	单侧	双侧
80	0.842	1.282
90	1.282	1.645
95	1.645	1.960
99	2.326	2.576

例 7-15：某地调查正常成年女性 120 人的红细胞数，得均数 $\bar{x}=4.98\times10^{12}/L$，标准差 $s=0.35\times10^{12}/L$。试估计该地正常成年女性红细胞数的 95% 参考值范围。

因红细胞数过多、过少均属异常，故用双侧估计，按公式(7-17)计算

上限为 $\bar{x}+1.96s=4.98+1.96\times0.35=5.67$ （$10^{12}/L$）

下限为 $\bar{x}-1.96s=4.98-1.96\times0.35=4.29$ （$10^{12}/L$）

即该地正常成年女性红细胞数的正常参考值为 $4.29\times10^{12}/L\sim5.66\times10^{12}/L$。

知识拓展

偏态分布医学参考值

当观察值不服从正态分布时，可用百分位数法估计医学参考值范围见表 7-17。

表 7-17 偏态分布医学参考值

双侧	95%参考值范围	$P_{2.5}\sim P_{97.5}$
	99%参考值范围	$P_{0.5}\sim P_{99.5}$
单侧	95%参考值下限	P_5
	95%参考值上限	P_{95}
单侧	99%参考值下限	P_1
	99%参考值上限	P_{99}

（2）质量控制　为了控制实验中的检测误差，根据正态分布的特征，常以 $\bar{x}\pm2s$ 作为上下警告线，以 $\bar{x}\pm3s$ 作为上下控制线。这里的 $2s$ 和 $3s$ 可认为是 $1.96s$ 和 $2.58s$ 的约数。

（3）以正态分布为理论，可进行 u 检验；以正态分布为基础，可推导出其他一些抽样分布如 t 分布。

第四节　数值变量资料的统计推断

在医学研究中常常需从总体中随机抽取样本进行研究，目的是用样本的信息去推断总体的特征，这就是统计推断。统计推断的内容主要有两方面，即参数估计和假设检验。由于样本是总体中的一部分，因此必然会产生抽样误差。本节着重介绍抽样误差及如何进行统计推断。

一、均数的抽样误差与标准误

1. 抽样误差的概念

由于生物间的个体差异是客观存在的，因此在抽样研究中，样本统计量不一定等于相应的总体参数。这种由于抽样引起的样本指标与总体指标之差或样本指标与样本指标之差，称为抽样误差。根据资料的性质和指标种类的不同，抽样误差分为均数的抽样误差和率的抽样误差两种。均数的抽样误差是指由于抽样引起的样本均数与总体均数或样本均数与样本均数之间的差异；率的抽样误差是指由于抽样引起的样本率与总体率或样本率与样本率之间的差异。

2. 均数的标准误

表示均数抽样误差大小的指标称为均数的标准误（standard error）。均数标准误的计算公式为：

$$\sigma_{\bar{x}} = \frac{\sigma}{\sqrt{n}} \tag{7-19}$$

式中，σ 为总体标准差；n 为样本例数。

由于在抽样研究中，总体标准差 σ 常属未知，而用样本标准差 s 来估计。因此在实际工作中，常以公式(7-20)计算均数标准误的估计值。

$$s_{\bar{x}} = \frac{s}{\sqrt{n}} \tag{7-20}$$

例 7-16：某护士抽样测量了 25 名某病患者的脉搏，$\bar{x} = 74.3$ 次/分，$s = 6.09$，试估计其抽样误差大小。

代入公式(7-20)计算均数标准误。

$$s_{\bar{x}} = \frac{6.09}{\sqrt{25}} = 1.218$$

从公式(7-19)、公式(7-20) 可以看出，当 n 一定时，均数的标准误与标准差成正比。标准差越大，均数标准误越大，均数的抽样误差越大，反之亦然。当标准差一定时，均数的标准误与 $\sqrt{n}$ 成反比。样本含量越大，均数的抽样误差越小。在实际工作中，可通过适当增加样本例数来减小抽样误差。

标准差和标准误是有区别的。标准差表示个体变异程度的大小，而标准误是样本均数的标准差，表示样本均数间变异程度或样本均数与总体均数的接近程度。标准误小，表示样本均数抽样误差小，样本均数与总体均数接近。

二、总体均数可信期间的估计

（一）t 分布

在本章第三节中曾对正态变量 X 采用变量变换 $u = \frac{x - \mu}{\sigma}$ 转换为标准正态分布 $N(0, 1)$，即 u 分布。而从正态分布总体中，随机抽样得到含量相等多个样本均数 $\bar{x}$，它们也服从正态分布，经 $u = \frac{\bar{x} - \mu}{\sigma_{\bar{x}}}$ 变换则服从标准正态分布 $N(0, 1)$。在实际工作中，$\sigma_{\bar{x}}$ 往往未知，常用 $s_{\bar{x}}$ 替代，而 $t = \frac{x - \mu}{s_{\bar{x}}}$ 不服从标准正态分布。英国统计学家 W. S. Goset 于 1908 年以笔名

"Student" 提出了著名的 t 分布，证明了服从自由度 $\nu = n - 1$ 的 t 分布（t distribution），故亦称 tudent t 分布。

t 分布是以 0 为中心的对称分布，t 分布曲线不是一条曲线，而是一簇曲线（图 7-13）。其分布曲线的形态变化与自由度 ν（ν 与 n 有联系，这里 $\nu = n - 1$）有关。自由度 ν 越大，t 分布越接近于正态分布；当自由度 ν 逼近 ∞，t 分布趋向于标准正态分布。因此，t 分布曲线下面积的 95% 或 99% 界值不是一个常量，而是随着自由度大小而变化的（图 7-14）。

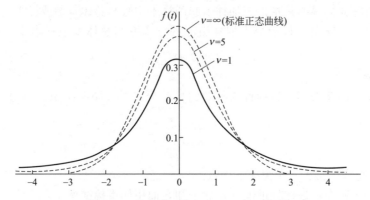

图 7-13　自由度 ν 为 1、5、∞ 的 t 分布

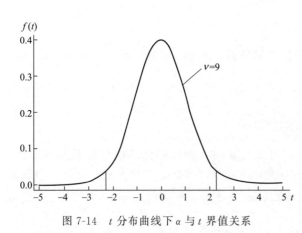

图 7-14　t 分布曲线下 α 与 t 界值关系

为便于使用，统计学家编制了不同自由度 ν 对应的 t 界值表（表 7-18），可根据表 7-18 查找相应的 t 界值。t 界值表中，横标目为自由度 ν，纵标目为概率 P，一侧尾部面积为单侧概率，两侧尾部面积之和为双侧概率。表中 t 界值 $t_{\alpha,\nu}$，表示自由度为 ν 的 t 分布曲线下，$t = -t_{\alpha,\nu}$ 和 $t = t_{\alpha,\nu}$ 的面积为总面积的 α，$-t_{\alpha,\nu} < t < t_{\alpha,\nu}$ 的面积为总面积的 $1-\alpha$，即，$t = -t_{\alpha,\nu}$ 和 $t = t_{\alpha,\nu}$ 的概率为 α，$-t_{\alpha,\nu} < t < t_{\alpha,\nu}$ 的概率为 $1-\alpha$。如当 $\nu = 9$，双侧概率 $\alpha = 0.05$ 时，由表中查得 $t_{0.05,9} = 2.262$，表示在 $\nu = 9$ 的 t 分布曲线下，$t = -2.262$ 和 $t = 2.262$ 的面积为总面积的 0.05（5%），$-2.262 < t < 2.262$ 的面积为总面积的 0.95（95%），即 $t = -2.262$ 和 $t = 2.262$ 的概率为 0.05，$-2.262 < t < 2.262$ 的概率为 0.95。t 分布主要用于总体均数的区间估计及 t 检验等。表 7-18 只列出正值，若算得的 t 值为负值时，应使用其绝对值查表。

表 7-18　t 界值表

自由度 (ν)		概率（P）								
	单侧	0.25	0.10	0.05	0.025	0.01	0.005	0.0025	0.001	0.0005
	双侧	0.50	0.20	0.10	0.05	0.02	0.01	0.005	0.002	0.001
1		1.000	3.078	6.314	12.706	31.821	63.657	127.321	318.309	636.619
2		0.816	1.886	2.920	4.303	6.965	9.925	14.089	22.327	31.599
3		0.765	1.638	2.353	3.182	4.541	5.841	7.453	10.215	12.924

自由度 (ν)		概率(P)								
	单侧	0.25	0.10	0.05	0.025	0.01	0.005	0.0025	0.001	0.0005
	双侧	0.50	0.20	0.10	0.05	0.02	0.01	0.005	0.002	0.001
4		0.741	1.533	2.132	2.776	3.747	4.604	5.598	7.173	8.610
5		0.727	1.476	2.015	2.571	3.365	4.032	4.773	5.893	6.869
6		0.718	1.440	1.943	2.447	3.143	3.707	4.317	5.208	5.959
7		0.711	1.415	1.895	2.365	2.998	3.499	4.029	4.785	5.408
8		0.706	1.397	1.860	2.306	2.896	3.355	3.833	4.501	5.041
9		0.703	1.383	1.833	2.262	2.821	3.250	3.690	4.297	4.781
10		0.700	1.372	1.812	2.228	2.764	3.169	3.581	4.144	4.587
11		0.697	1.363	1.796	2.201	2.718	3.106	3.497	4.025	4.437
12		0.695	1.356	1.782	2.179	2.681	3.055	3.428	3.930	4.318
13		0.694	1.350	1.771	2.160	2.650	3.012	3.372	3.852	4.221
14		0.692	1.345	1.761	2.145	2.624	2.977	3.326	3.787	4.140
15		0.691	1.341	1.753	2.131	2.602	2.947	3.286	3.733	4.073
16		0.690	1.337	1.746	2.120	2.583	2.921	3.252	3.686	4.015
17		0.689	1.333	1.740	2.110	2.567	2.898	3.222	3.646	3.965
18		0.688	1.330	1.734	2.101	2.552	2.878	3.197	3.610	3.922
19		0.688	1.328	1.729	2.093	2.539	2.861	3.174	3.579	3.883
20		0.687	1.325	1.725	2.086	2.528	2.845	3.153	3.552	3.850
21		0.686	1.323	1.721	2.080	2.518	2.831	3.135	3.527	3.819
22		0.686	1.321	1.717	2.074	2.508	2.819	3.119	3.505	3.792
23		0.685	1.319	1.714	2.069	2.500	2.807	3.104	3.485	3.768
24		0.685	1.318	1.711	2.064	2.492	2.797	3.091	3.467	3.745
25		0.684	1.316	1.708	2.060	2.485	2.787	3.078	3.450	3.725
26		0.684	1.315	1.706	2.056	2.479	2.779	3.067	3.435	3.707
27		0.684	1.314	1.703	2.052	2.473	2.771	3.057	3.421	3.690
28		0.683	1.313	1.701	2.048	2.467	2.763	3.047	3.408	3.674
29		0.683	1.311	1.699	2.045	2.462	2.756	3.038	3.396	3.659
30		0.683	1.310	1.697	2.042	2.457	2.750	3.030	3.385	3.646
31		0.682	1.309	1.696	2.040	2.453	2.744	3.022	3.375	3.633
32		0.682	1.309	1.694	2.037	2.449	2.738	3.015	3.365	3.622
33		0.682	1.308	1.692	2.035	2.445	2.733	3.008	3.356	3.611
34		0.682	1.307	1.691	2.032	2.441	2.728	3.002	3.348	3.601
35		0.682	1.306	1.690	2.030	2.438	2.724	2.996	3.340	3.591
36		0.681	1.306	1.688	2.028	2.434	2.719	2.990	3.333	3.582
37		0.681	1.305	1.687	2.026	2.431	2.715	2.985	3.326	3.574
38		0.681	1.304	1.686	2.024	2.429	2.712	2.980	3.319	3.566

自由度 (ν)	概率(P)								
	单侧	0.25	0.10	0.05	0.025	0.01	0.005	0.0025	0.001	0.0005
	双侧	0.50	0.20	0.10	0.05	0.02	0.01	0.005	0.002	0.001
39		0.681	1.304	1.685	2.023	2.426	2.708	2.976	3.313	3.558
40		0.681	1.303	1.684	2.021	2.423	2.704	2.971	3.307	3.551
50		0.679	1.299	1.676	2.009	2.403	2.678	2.937	3.261	3.496
60		0.679	1.296	1.671	2.000	2.390	2.660	2.915	3.232	3.460
70		0.678	1.294	1.667	1.994	2.381	2.648	2.899	3.211	3.435
80		0.678	1.292	1.664	1.990	2.374	2.639	2.887	3.195	3.416
90		0.677	1.291	1.662	1.987	2.368	2.632	2.878	3.183	3.402
100		0.677	1.290	1.660	1.984	2.364	2.626	2.871	3.174	3.390
200		0.676	1.286	1.653	1.972	2.345	2.601	2.839	3.131	3.340
500		0.675	1.283	1.648	1.965	2.334	2.586	2.820	3.107	3.310
1000		0.675	1.282	1.646	1.962	2.330	2.581	2.813	3.098	3.300
∞		0.674	1.281	1.644	1.960	2.326	2.5758	2.807	3.090	3.290

(二) 总体均数可信期间的估计

在实际工作中，常常希望从样本指标推断总体指标。例如从样本均数推断总体均数的范围，这种方法称为参数估计（parameter estimation）。参数估计的方法有两种，点估计和区间估计。点估计（point estimation）就是直接以样本均数估计总体均数。但由于抽样误差的存在，不同的样本可能得到不同的均数，从而对总体均数可以得到不同的点估计，估计正确程度很难评价。区间估计（interval estimation）是估计总体均数大概在哪一个范围，这个范围称为均数的可信区间（confidence interval，CI）。通常对一个样本均数以95%的可信度或99%的可信度估计总体均数的一个范围，称为总体均数95%可信区间或99%可信区间。实际工作中，常用区间估计。

总体均数的区间估计方法，根据总体标准差 σ 是否已知，以及样本含量 n 的大小而不同。

1. 总体标准差 σ 未知

根据 t 分布的原理，$P(-t_{\alpha,\nu}<t<t_{\alpha,\nu})=1-\alpha$，按 $t=\dfrac{\bar{x}-\mu}{s_{\bar{x}}}$ 代入进行变量变换，可得可信度为 $1-\alpha$ 的总体均数可信区间的公式为：

$$\bar{x}-t_{\alpha,\nu} \cdot s_{\bar{x}}<t<\bar{x}+t_{\alpha,\nu} \cdot s_{\bar{x}} \tag{7-21}$$

简记为 $$\bar{x}\pm t_{\alpha,\nu} \cdot s_{\bar{x}} \tag{7-22}$$

临床常用95%和99%可信区间的公式如下：

总体均数95%可信区间公式 $\qquad \bar{x}\pm t_{0.05,\nu} \cdot s_{\bar{x}}$ (7-23)

总体均数99%可信区间公式 $\qquad \bar{x}\pm t_{0.01,\nu} \cdot s_{\bar{x}}$ (7-24)

例7-17：随机抽取5名则出生男婴，平均体重为3.5kg，标准差为0.18kg，试估计该地刚出生男婴平均体重的95%可信区间。

本题 $\nu=5-1=4$，查 t 界值表（表7-18）得 $t_{0.05(4)}=2.776$，代入公式(7-24)得：

总体均数 95% 可信区间：$\bar{x} \pm t_{0.05,4} \cdot s_{\bar{x}} = 3.5 \pm 2.776 \times 0.18 / \sqrt{5} = 3.28 \sim 3.72 \text{kg}$。

2. 总体标准差 σ 已知，或 σ 未知但 n 足够大

σ 已知，可按照正态分布估计，公式如下：

总体均数 95% 可信区间公式 $\bar{x} \pm 1.96 \sigma_{\bar{x}}$ (7-25)

总体均数 99% 可信区间公式 $\bar{x} \pm 2.58 \sigma_{\bar{x}}$ (7-26)

σ 未知但 n 足够大（$n=100$），$t_{0.05,v}$ 接近 1.96，$t_{0.05,v}$ 接近 2.58，可近似替代，公式为：

总体均数 95% 可信区间公式 $\bar{x} \pm 1.96 s_{\bar{x}}$ (7-27)

总体均数 99% 可信区间公式 $\bar{x} \pm 2.58 s_{\bar{x}}$ (7-28)

例 7-18：抽样调查某地 100 名正常成年男子血清胆固醇 $\bar{x}=4.8 \text{mmol/L}$，$s=3.6 \text{mmol/L}$。试估计该地正常成年男子血清胆固醇总体均数 99% 可信区间。

本例为大样本资料，按公式(7-28)得：

总体均数 99% 可信区间 $= \bar{x} \pm 2.58 s_{\bar{x}} = 4.8 \pm 2.58 \times 3.6 / \sqrt{100} = 3.9 \sim 5.7 \text{mmol/L}$。

三、假设检验的基本原理

（一）假设检验的概念

假设检验（hypothesis test）是统计推断的另一重要内容，亦称显著性检验（significant test）。假设检验是对所检验的总体先提出一个假设，然后通过样本数据去推断是否拒绝这一假设。如两个班级的考试成绩，甲班为 78.5 分，乙班为 79 分，这两组均数不同可能是抽样误差引起，也可能是本质不同。在下结论前首先要区别两组均数间差异的性质和来源。若是由于抽样误差引起的差异，统计上认为无显著意义，如果这种差异超出了抽样误差的范围，那么很可能是本质上的差异，统计上称这种差异有显著意义。判断两个均数之间有无差异的假设检验，常用 t 检验。

（二）假设检验的步骤

1. 建立假设和确定检验水准

在建立假设之前，首先应根据资料的性质和分析目的确定作双侧检验（two-sided test）还是单侧检验（one-sided test）。例如，欲了解两药疗效有无差别，这时应该用双侧检验；欲了解甲药疗效是否优于乙药，或欲了解甲药疗效是否劣于乙药，就应该用单侧检验。一般应用双侧检验较为稳妥，如无特别说明，都是双侧检验。

作假设检验时，所作的假设包括两个方面，即检验假设和备择假设。

检验假设（hypothesis under test）亦称无效假设，符号为 H_0。也就是假设样本指标与总体指标，或样本指标与样本指标的差别是由于抽样误差引起的。

备择假设（alternative hypothesis）亦称对立假设，符号为 H_1。它是与 H_0 相对立的假设。亦就是假设样本指标与总体指标，或样本指标与样本指标的差别，不是由于抽样误差引起的。

建立假设后，再确定检验水准。检验水准（size of test）的符号为 α，它是肯定或否定 H_0 的概率标准，通常取 $\alpha = 0.05$，有时根据实际情况，亦可以取 $\alpha = 0.01$，$\alpha = 0.10$ 等。

2. 选定检验方法并计算统计量

应根据资料性质类型、分析目的和检验方法的适用条件等选择适当的检验方法。

3. 确定 P 值

亦就是确定样本指标与已知总体指标，或样本指标与样本指标的差别由于抽样误差引起

的概率。根据计算出的检验统计量，查相应的界值表即可得概率 P。如 t 检验计算出统计量 t 值后，根据自由度，查 t 界值表（表7-18），把 t 值的绝对值与 t 界值作比较，就可以确定 P 值的范围。

$t \geqslant t_{0.05(\nu)}$，则 $P \leqslant 0.05$

$t \geqslant t_{0.01(\nu)}$，则 $P \leqslant 0.01$

$t < t_{0.05(\nu)}$，则 $P > 0.05$

4. 判断结果

当 $P \geqslant \alpha$ 时，说明样本指标与已知总体指标，或样本指标与样本指标的差别由抽样误差引起的概率很小。根据"小概率事件在一次试验中基本上不会发生"的原理，就有理由按 α 水准拒绝 H_0，接受 H_1；相反，当 $P > \alpha$ 时，就没有理由按 α 水准拒绝 H_0，即统计上所称的不拒绝 H_0，差别有可能由抽样误差引起。

四、t 检验与 u 检验

假设检验的具体方法，通常用检验统计量来命名。如检验统计量 t 称为 t 检验，检验统计量 u 则称为 u 检验。实际应用时应注意各种检验方法的用途、适用条件和注意事项。常用的 t 检验和 u 检验方法如下。

（一）样本均数与总体均数比较的 t 检验

一般把标准值、理论值或经大量调查或反复实验所获得的较稳定的结果作为已知的总体均数 μ_0。样本均数与总体均数比较的目的是推断样本所代表的总体均数（未知的）与已知总体均数 μ_0 有无差别。t 值计算公式如下：

$$t = \frac{|\bar{x} - \mu_0|}{s_{\bar{x}}} = \frac{|\bar{x} - \mu|}{\dfrac{s}{\sqrt{n}}} \tag{7-29}$$

例7-19：已知正常成人脉搏均数为 72 次/分。现随机抽取某病成年患者 25 人，测得脉搏均数为 74.32 次/分，标准差为 6.09 次/分。试问能否认为该病患者脉搏均数与正常成人脉搏均数不同？

检验步骤如下：

① 建立假设和确定检验水准

H_0：某病患者脉搏均数与正常成人脉搏均数相同，即 $\mu = \mu_0 = 72$ 次/分

H_1：某病患者脉搏均数与正常成人脉搏均数不同，即 $\mu \neq \mu_0$

$\alpha = 0.05$

② 计算 t 值：按公式(7-29)计算

本题 $\bar{x} = 74.32, \mu_0 = 72, s = 6.09, n = 25$

$$t = \frac{|74.32 - 72|}{6.09 / \sqrt{25}} = 1.905$$

③ 确定 P 值：按 $\nu = 25 - 1 = 24$，查 t 界值表，得 $t_{0.05(24)} = 2.064$，$1.905 < t_{0.05(24)}$，$P > 0.05$。

④ 判断结果：按 $\alpha = 0.05$ 水准，不拒绝 H_0，还不能认为该病患者的脉搏均数与正常成人的脉搏均数不同。

（二）配对计量资料比较的 t 检验

在医学研究中，为了减少误差，提高检验效率，常采用配对设计（paired design）。配对设

计主要有：①将试验对象按照一定的条件配成若干对，然后随机将每对中的两个观察单位分配到实验组和对照组中去，给以不同的处理，观察某种指标的变化；②同一组试验对象在处理前后观察某种指标的变化；③对同一样品用两种方法检测结果的比较等。其假设检验的目的是推断两种处理或处理前后的结果有无差别。计算公式如下：

$$t=\frac{|\bar{d}|}{s_{\bar{d}}}=\frac{|\bar{d}|}{s_d/\sqrt{n}} \tag{7-30}$$

式中，$\bar{d}$ 为差数的均数；$s_{\bar{d}}$ 为差数的标准误；s_d 为差数的标准差。

$$s_d=\sqrt{\frac{\sum d^2-(\sum d)^2/n}{n-1}} \tag{7-31}$$

式中，$\sum d^2$ 为差数的平方和；$\sum d$ 为差数之和。

例 7-20：某医院对 10 名健康成人在空腹后 9h 和 12h 分别进行了血糖测定，结果见表 7-19，问空腹时间的长短对血糖浓度有无影响？

表 7-19　某年某地 10 名健康成人不同空腹时间血糖浓度（mmol/L）

编号	空腹 9h	空腹 12h	d	d^2
1	5.17	4.83	0.34	0.1156
2	5.67	4.89	0.78	0.6084
3	6.11	4.39	1.72	2.9584
4	5.67	5.39	0.28	0.0784
5	5.44	4.78	0.66	0.4356
6	6.06	5.94	0.12	0.0144
7	5.11	5.11	0	0
8	5.39	4.89	0.50	0.2500
9	5.56	5.56	0	0
10	5.72	5.39	0.33	0.1089
合计	—	—	4.73	4.5697

检验步骤如下：

① 建立假设和确定检验水准

H_0：差数的总体均数等于零，$\mu_d=0$

H_1：差数的总体均数不等于零，$\mu_d\neq0$

$\alpha=0.05$

② 计算 t 值：先计算 d、$\sum d$、$\sum d^2$，见表 7-19，代入公式（7-31）和公式（7-30），得

$$s_d=\sqrt{\frac{\sum d^2-(\sum d)^2/n}{n-1}}=\sqrt{\frac{4.5697-(4.73)^2/10}{10-1}}=0.5091$$

$$t=\frac{|\bar{x}-\mu_0|}{s/\sqrt{n}}=\frac{|4.73/10|}{0.5091/\sqrt{10}}=2.94$$

③ 确定 P 值：按 $\nu=$ 对子数$-1=10-1=9$，查 t 界值表，$t_{0.05(9)}=2.262$，$t_{0.01(9)}=3.25$，本例 $t=2.94>t_{0.05(9)}$，$P<0.05$。

④ 判断结果：按 $\alpha=0.05$ 水准，拒绝 H_0，接受 H_1，即根据本资料可以认为空腹时间的长短对血糖浓度有影响。

例 7-21：选择 24 人随机配成 12 对，其中一组甲型流感活疫苗做气雾免疫，另一组作鼻腔喷雾。1 个月后采血，分别测定其血凝抑制抗体滴度，结果见表 7-20，试比较两种免疫方法效果有无不同？

表 7-20 两种免疫方法的血清抗体滴度（稀释倍数）

配对号	气雾免疫组	鼻腔喷雾组	d	d^2
1	40	50	10	100
2	20	40	20	400
3	30	30	0	0
4	25	35	10	100
5	10	60	50	2500
6	15	70	55	3025
7	25	30	5	25
8	30	20	-10	100
9	40	25	-15	225
10	10	70	60	3600
11	15	35	20	400
12	30	25	-5	25
合计	—	—	200	10500

检验步骤如下：

① 建立假设和确定检验水准

H_0：$\mu_d = 0$

H_1：$\mu_d \neq 0$

$\alpha = 0.05$

② 计算 t 值

$$s_d = \sqrt{\frac{\sum d^2 - (\sum d)^2/n}{n-1}} = \sqrt{\frac{10500 - (200)^2/12}{12-1}} = 25.52$$

$$t = \frac{|\bar{d}|}{s_d/\sqrt{n}} = \frac{|200/12|}{25.52/\sqrt{12}} = 2.26$$

③ 确定 P 值：按 $\nu =$ 对子数 $-1 = 12-1 = 11$，查 t 界值表，$t_{0.05(11)} = 2.201$，$t_{0.01(11)} = 3.106$，本例 $t = 2.26 > t_{0.05(11)}$，$P < 0.05$。

④ 判断结果：按 $\alpha = 0.05$ 水准，拒绝 H_0，接受 H_1，可以认为两种免疫方法效果不同。鼻腔喷雾法优于气雾免疫法。

（三）两个小样本均数比较的 t 检验

在医学研究中，能够进行配对比较的资料较少，更多的是两组资料的比较。目的是推断两样本各自代表的总体均数 μ_1 与 μ_2 是否相等。当两个样本含量较小时，$n_1 + n_2 < 100$，用 t 检验，t 值的计算公式如下：

$$t = \frac{|\bar{x}_1 - \bar{x}_2|}{s_{\bar{x}_1 - \bar{x}_2}} = \frac{|\bar{x}_1 - \bar{x}_2|}{\sqrt{s_c^2\left(\frac{1}{n_1} + \frac{1}{n_2}\right)}} \tag{7-32}$$

式中，$s_{\bar{x}_1-\bar{x}_2}$ 为两均数之差的标准误；s_c^2 为两样本合并方差。

$$s_c^2 = \frac{\sum x_1^2 - \dfrac{(\sum x_1)^2}{n_1} + \sum x_2^2 - \dfrac{(\sum x_2)^2}{n_2}}{n_1 + n_2 - 2} \tag{7-33}$$

$$= \frac{(n_1-1)s_1^2 + (n_2-1)s_2^2}{n_1 + n_2 - 2}$$

例 7-22：某院用黄连黄柏和硼酸湿敷治疗局部药物渗漏，结果见表 7-21，问两药疗效有无不同？

表 7-21　两药治疗局部药物渗漏疗效观察

药物	例数	平均镇痛时间/h	平均治疗有效时间/h
黄连黄柏	21	1.09 ± 0.67	5.31 ± 1.01
硼酸	15	2.18 ± 0.64	7.09 ± 1.14

检验步骤如下：

① 建立假设和确定检验水准

H_0：两药平均镇痛时间相同，$\mu_1 = \mu_2$

H_1：两药平均镇痛时间不同，$\mu_1 \neq \mu_2$

$\alpha = 0.05$

② 计算 t 值：先求 s_c^2

$$s_c^2 = \frac{(21-1) \times 0.67^2 + (15-1) \times 0.64^2}{21 + 15 - 2} = 0.433$$

$$t = \frac{|1.09 - 2.18|}{\sqrt{0.433 \times \left(\dfrac{1}{21} + \dfrac{1}{15}\right)}} = 4.90$$

③ 确定 P 值：按按 $\nu = n_1 + n_2 - 2 = 21 + 15 - 2 = 34$，查 t 界值表，$t_{0.05(34)} = 2.032$，$t_{0.01(34)} = 2.728$，本例 $t = 4.90 > 2.728$，$P < 0.01$。

④ 判断结果：因为 $P < 0.01$，按 $\alpha = 0.05$ 水准，拒绝 H_0，可以认为两药平均镇痛时间不同。

同理，可以求出两药平均治疗有效时间比较的 $t = 4.94$，得 $P < 0.01$，所以可以认为两药疗效不同，用黄连黄柏治疗局部药物渗漏疗效优于硼酸湿敷。

（四）两个大样本均数比较的 u 检验

当两个样本含量较大时，$n_1 + n_2 \geq 100$，可用 u 检验代替 t 检验，以简化运算。u 值的计算公式如下：

$$u = \frac{|\bar{x}_1 - \bar{x}_2|}{\sqrt{s_{\bar{x}_1}^2 + s_{\bar{x}_2}^2}} = \frac{|\bar{x}_1 - \bar{x}_2|}{\sqrt{\dfrac{s_1^2}{n_1} + \dfrac{s_2^2}{n_2}}} \tag{7-34}$$

双侧检验，如 $u \geq 1.96$，则 $P \leq 0.05$；如 $u \geq 2.58$，$P \leq 0.01$；如 $u < 1.96$，$P > 0.05$。

例 7-23：为了解儿童血糖、血胰岛素与高血压的关系，某科研所对肥胖儿童及正常对照组儿童各 100 例进行空腹血糖（GS）、血胰岛素（IS）及高密度脂蛋白（HDL）测定，结果见表 7-22，问两组儿童血胰岛素含量有无不同？

表 7-22　两组儿童 GS、IS、HDL 平均数与标准差

组别	例数	血糖/(mmol/L)	血胰岛素/(mU/L)	高密度脂蛋白/(mmol/L)
肥胖组	100	4.81±0.85	22.72±11.14	1.49±0.42
对照组	100	4.59±0.87	9.82±4.04	1.58±0.38

检验步骤如下：

① 建立假设和确定检验水准

H_0：两组儿童血胰岛素含量相同 $\mu_1 = \mu_2$

H_1：两药儿童血胰岛素含量不同 $\mu_1 \neq \mu_2$

$\alpha = 0.05$

② 计算 u 值：本题 $n_1 = 100$，$\bar{x}_1 = 22.72$，$s_1 = 11.14$，$n_2 = 100$，$\bar{x}_2 = 9.82$，$s_2 = 4.04$，代入公式(7-34)，得：

$$u = \frac{|\bar{x}_1 - \bar{x}_2|}{\sqrt{\dfrac{s_1^2}{n_1} + \dfrac{s_2^2}{n_2}}} = \frac{|22.72 - 9.82|}{\sqrt{\dfrac{11.14^2}{100} + \dfrac{4.04^2}{100}}} = 10.89$$

③ 确定 P 值：本例 $u = 10.89 > 2.58$，$P < 0.01$。

④ 判断结果：按 $\alpha = 0.05$ 水准，拒绝 H_0，接受 H_1，可以认为两组儿童血胰岛素含量不同。同理，可将两组儿童空腹血糖、高密度脂蛋白含量进行差别的显著性检验，这里就不详述了。

例 7-24：随机抽取某市健康成年女子 100 名，检查其血清总蛋白含量（g/L），得均数为 74.2g/L，标准误为 2.1g/L；同时在另一城市随机抽取健康成年女子 100 名，得均数为 70.0g/L，标准误为 3.2g/L。问两市健康成年女子血清总蛋白含量是否不同？

检验步骤如下：

① 建立假设和确定检验水准

H_0：$\mu_1 = \mu_2$

H_1：$\mu_1 \neq \mu_2$

$\alpha = 0.05$

② 计算 u 值：本题 $n_1 = 100$，$\bar{x}_1 = 74.2$，$s_{\bar{x}_1} = 2.1$，$n_2 = 100$，$\bar{x}_2 = 70.0$，$s_{\bar{x}_2} = 3.2$，代入公式(7-34)，得：

$$u = \frac{|\bar{x}_1 - \bar{x}_2|}{\sqrt{s_{\bar{x}_1}^2 + s_{\bar{x}_2}^2}} = \frac{|74.2 - 70.0|}{\sqrt{2.1^2 + 3.2^2}} = 1.10$$

③ 确定 P 值：本例 $u = 1.10 < 1.96$，$P > 0.05$。

④ 判断结果：按 $\alpha = 0.05$ 水准，不拒绝 H_0，可以认为两市健康女子血清总蛋白含量相同。

五、假设检验的注意事项

1. 要注意用单侧还是双侧检验

在假设检验之前应确定用单侧还是双侧检验。当研究两种方法的效果，分析的目的在于确定两法有无差别，这时用双侧检验。如分析的目的在于确定一法是否比另一法效果好，就用单侧检验。

2. 要注意每种方法的应用条件

资料的性质不同、设计类型不同、检验方法也不相同。因此，选用检验方法应注意其应用条件。如 t 检验和 u 检验中，要求资料服从正态分布或近似正态分布；两样本资料与配对资料应选择相应的 t 检验方法；样本含量较小时用 t 检验，样本含量较大时可用 u 检验；两样本资料 t 检验还要求方差要齐等。

3. 要注意资料的可比性

例如，要比较新旧两药的疗效，要注意这两组患者除用药因素不同外，其他如患者的年龄、性别、病性、病程等可能影响疗效的因素需基本一致，即保持均衡。

4. 要注意判断结果不能绝对化

如按 $P \leqslant 0.05$ 而拒绝无效假设 H_0，意思是当无效假设 H_0 成立时，由抽样误差造成如此大差别的概率很小，而并不是 H_0 绝对不能成立。P 值越小，越有理由拒绝检验假设；反之，如 $P > 0.05$，不拒绝 H_0，意思是当 H_0 为真时，由抽样误差造成如此大差别的概率 $P > 0.05$，并不是 H_0 绝对成立。在检验假设中，不论接受 H_0 还是拒绝 H_0，都可能犯错误。如果无效假设 H_0 为真，拒绝了它，这叫第一类错误（type Ⅰ error）。如果无效假设 H_0 不真，接受它，这叫第二类错误（type Ⅱ error）。第一类错误又称假阳性错误，第二类错误又称假阴性错误。第一类错误的概率为检验水准 α，如 $P < 0.05$，在 100 次抽样中，发生这样的错误不到 5 次，第二类错误的概率用 β 表示，β 很难估计，当样本含量确定时，α 愈小，β 愈大；反之，α 愈大，β 愈小，要同时减小 α 和 β，唯一的方法是增大样本含量。

5. 要注意实际差别大小与统计意义的区别

当统计检验结果拒绝 H_0 时，可认为差别有显著性，而不应该误解为两均数相差很大；$P < 0.01$ 和 $P < 0.05$，表示犯第一类错误的概率大小，并不意味着 $P < 0.01$ 比 $P < 0.05$ 的两均数实际差别更大。

第五节　分类变量资料的统计描述

一、常用相对数

在医疗卫生工作中，经常会使用分类变量，如 ABO 血型。通过日常医疗卫生工作记录、统计报表、现场调查、实验研究所搜集来的数据，如出生数、治愈数、阳性数等都是绝对数。绝对数可以反映事物在某时某地出现的实际情况，是统计分析和制订计划的基础。但绝对数的大小，常受基数多少的影响，不便于进行深入的分析比较。要比较资料的情况，必须计算相对数，再进行比较，才能得出正确的结论。

（一）相对数的概念

相对数（relative number）是两个有联系指标的比值，常用于计数资料的统计分析。

例 7-25：甲乙两地发生感染性腹泻，甲地发病 102 人，乙地发病 153 人，乙地较甲地多发病 51 人，但不能肯定乙地发病情况比甲地更为严重。要比较两地发病的严重程度，需考虑两地人口数。如甲地有 1000 人，乙地有 1500 人，则：

$$甲地发病率 = \frac{102}{1000} \times 100\% = 10.2\%$$

$$乙地发病率=\frac{153}{1500}\times100\%=10.2\%$$

可见甲乙两地感染性腹泻发病情况相同，这里两地感染性腹泻发病率就是相对数。计算相对数可以帮助了解事物相互之间的关系，便于进行事物之间的比较。

(二) 相对数的种类及计算方法

相对数按其联系的性质和说明的问题不同有多种，其中最常用的是：

1. 率

率（rate）称频率指标，说明某现象发生的频率或强度。常以百分率（%）、千分率（‰）、万分率（1/万）、十万分率（1/10万）等表示。计算公式为：

$$率=\frac{发生某现象的观察单位数}{可能发生某现象的观察单位总数}\times K \tag{7-35}$$

式中，K 为比例基数（可为100%、1000‰、10000/万等）。

计算时比例基数的选择，主要依据习惯用法或使算得的率至少保留一位整数，以便于阅读、比较。如有效率、治愈率，习惯上用百分率；出生率、死亡率、人口自然增长率，习惯上用千分率；某些死亡专率、恶性肿瘤发病率，习惯上用万分率、十万分率等。

2. 构成比

构成比（proportion）又称构成指标，它表示某一事物内部各组成部分所占的比重或分布。常用100为基数，以百分比表示，计算公式为：

$$构成比=\frac{某一组成部分的观察单位数}{同一事物各组成部分的观察单位总数}\times100\% \tag{7-36}$$

一般说构成比的总和理应为100%（亦可用小数表示总和为1），但有时由于计算尾数取舍的关系，其总和不一定恰好等于100%，需对各构成比的尾数作适当调整，使构成比的总和等于100%。

事物某构成部分构成比的大小，受两方面因素的影响，一是该部分自身数值变化的影响，这一影响易被人们所察觉；二是其他部分数值变化的影响，这一影响往往被人们所忽视。

例7-26：某医院1998年与2000年各科病床数见表7-23，试计算各科病床构成比。

表7-23　某医院两年各科病床构成情况

科室	1998年		2000年	
	病床数	构成比/%	病床数	构成比/%
内科	200	50.0	300	60.0
外科	100	25.0	100	20.0
传染科	100	25.0	100	20.0
合计	400	100.0	500	100.0

由于2000年内科病床数的增加，虽然外科、传染科病床数未变，但构成比却下降了。

3. 相对比

相对比（relative ratio）是两个有关指标之比。例如，不同地区、不同单位或不同时期的两个有关指标（可以是绝对数、相对数或平均数）之比，可反映两者之间的差别变化情况。相对比通常用百分数（%）或倍数表示。其计算公式为：

$$相对比 = \frac{甲指标}{乙指标}(或 \times 100\%) \tag{7-37}$$

例 7-27：某年某地出生男婴 28750 人，女婴 27860 人，试计算男女性别比。

$$性别比 = \frac{28750}{27860} \times 100\% = 103.19\%$$

这表示男婴数约为女婴数的 103.19%，也就是当女婴数为 100 名时，男婴数则为 103.19 名。

$$或性别比 = \frac{28750}{27860} = 1.03 \text{ 倍}$$

这表示男婴数约为女婴数的 1.03 倍。习惯上，性别比常以女子为 100 作为基数。

二、应用相对数的注意事项

1. 要注意率与构成比的区别

构成比说明某部分占全体的比重，率说明事物发生的概率，两者计算不同，说明的问题也不同，但由于两指标同属于相对数范畴，有时又都用 100 作基数，所以易于混淆。常见的错误是把构成比当作率来应用。例如，某地某年普查肿瘤（表 7-24），如果根据表中构成比作出 50～岁组人群最容易得肿瘤，患病情况最严重，60 岁以后反而有所下降的结论，则是错误的。若要了解哪一个年龄组患病最严重应从患病率来分析。由此表可以看出，肿瘤患病率随年龄增大而逐渐上升，年满 60 岁以上者最严重。这里率和比不一致的原因是 60 岁以上组检查人数较少，虽然患病率最高，但患病人数相对并不比 50～岁组多，所以百分比反较低。

表 7-24 某地某年肿瘤普查资料

年龄/岁	检查人数	肿瘤患者数	构成比/%	患病率/(1/万)
0～	633000	19	1.27	0.30
30～	570000	171	11.46	3.00
40～	374000	486	32.58	12.99
50～	143000	574	38.47	40.16
60～	30250	242	16.22	80.00
合计	1750250	1492	100.00	8.52

2. 要注意计算相对数分母不宜过小

一般说来，调查和实验观察单位应有足够的数量。观察单位足够时，计算的相对数比较稳定，能够正确反映实际情况。如果观察例数过少，计算的相对数可靠性较差，此时应以绝对数直接表示为好。例如 4 例患者中 2 例治愈，最好用绝对数表示。

3. 要注意平均率的计算

计算率的平均值时，不能将各组率相加，然后除以组数。如计算表 7-24 资料各年龄组人群平均患病率时，不能将各年龄组患病率相加后求平均率，而应该将各年龄组检查人数与患者数分别相加，然后以总患者数除以总检查人数，即：1492/1750250 × 10000/万 = 8.52/万。

4. 要注意正确选择分子和分母的数值

不同的分子和分母的搭配说明的问题也不一样，计算相对数，要注意其分子和分母的合理搭配。如计算麻疹疫苗接种后的阳转人数，分母应为麻疹疫苗接种人数。

5. 要注意率和构成比亦存在抽样误差

在抽样研究中，率和构成比也存在抽样误差，所以比较构成比或率时，不能仅凭表面数据直接下结论，应进行差别的显著性检验。

6. 要注意资料的可比性

所谓可比性，即除了两者被比较的实验因素不同以外，其余可能影响结果的因素应尽可能相同或相近。一般应注意：①所要比较资料的时间、地点、方法等是否相同；②所要比较对象的年龄、性别构成是否相同，如果要比较组的年龄、性别构成不同，应计算分年龄组、分性别的率，或者计算标准化率。

第六节　分类变量资料的统计推断

一、率的抽样误差和总体率的估计

（一）率的抽样误差

分类变量资料与数值变量资料一样，样本率与总体率之间也存在抽样误差。均数的抽样误差用均数的标准误表示，同样率的抽样误差用率的标准误表示。率的标准误计算公式为：

$$\sigma_p = \sqrt{\frac{\pi(1-\pi)}{n}} \tag{7-38}$$

式中，π 为总体率。

若总体率 π 未知，则以样本率（p）代入公式求得率的标准误的估计值。

$$s_p = \sqrt{\frac{p(1-p)}{n}} \tag{7-39}$$

例 7-28：抽样调查 100 名吸烟者，患慢性气管炎者有 25 人，求吸烟者慢性气管炎患病率及其标准误。

本例 $p = 25/100 \times 100\% = 25\%$

$$s_p = \sqrt{\frac{p(1-p)}{n}} = \sqrt{\frac{0.25(1-0.25)}{100}} = 0.0433 = 4.33\%$$

（二）总体率的估计

总体率的估计与总体均数的估计意义类同。用样本率估计总体率可用区间估计，这个区间估计是指可能包括总体率的一个区间，称为总体率的可信区间。

当 n 足够大，且 p 不接近于零或不接近于 1 时，比如 $n \geq 100$，$P \geq 1\%$，可按公式（7-40）和公式（7-41）求总体率的可信区间。

总体率 95% 可信区间为　　　　　　　　$p \pm 1.96s_p$ 　　　　　　　(7-40)

总体率 99% 可信区间为　　　　　　　　$p \pm 2.58s_p$ 　　　　　　　(7-41)

例 7-28 中已求得 100 名吸烟者慢性气管炎患病率为 25%，样本率的标准误为 4.33%，则总体率 95% 可信区间为：

$p \pm 1.96s_p = 0.25 \pm 1.96 \times 0.043 = 0.1657 \sim 0.3343$

总体率 99% 可信区间为

$p \pm 2.58s_p = 0.25 \pm 2.58 \times 0.043 = 0.1391 \sim 0.3609$

二、率的 u 检验

与数值变量资料一样，率（构成比）也存在抽样误差。所以在进行率（构成比）的比较时，也需用假设检验。当样本满足正态近似条件时，如样本量较大，np 与 $n(1-p)$ 均大于5，可用率的 u 检验。

（一）样本率与总体率比较的 u 检验

一般把率的理论值、标准值或经大量调查的稳定值作为总体率。目的是推断样本率所代表的总体率（未知的）与已知的总体率 π_0 间有无差别。计算公式如下：

$$u = \frac{p - \pi_0}{\sigma_p} \tag{7-42}$$

式中，p 为样本率；π_0 为总体率；σ_p 为率的标准误。

例 7-29： 根据文献记载，一般成年人的高血压患病率为15%，某地调查了300名成年人，高血压患者55人，问该地成年人高血压患病率与一般成年人是否相同？

① 建立假设和确定检验水准

H_0：该地成年人高血压患病率与一般成年人相同，$\pi = \pi_0$

H_1：该地成年人高血压患病率与一般成年人不同，$\pi \neq \pi_0$

$\alpha = 0.05$

② 计算 u 值

$p = 55/300 \times 100\% = 18.33\%$

$$\sigma_p = \sqrt{\frac{0.1833(1 - 0.1833)}{300}} = 2.23\%$$

$$u = \frac{|0.1833 - 0.15|}{0.0233} = 1.49$$

③ 确定 P 值：本例 $u = 1.49 < 1.96$，$P > 0.05$。

④ 判断结果：按 $\alpha = 0.05$ 水准，不拒绝 H_0，还不能认为该地成年人高血压患病率与一般成年人不同。

（二）两样本率比较的 u 检验

两样本率比较符合 u 检验条件，目的是推断两样本率所代表的总体率是否相同。可用下式计算 u 值：

$$u = \frac{|p_1 - p_2|}{\sqrt{p_c(1 - p_c)\left(\dfrac{1}{n_1} + \dfrac{1}{n_2}\right)}} \tag{7-43}$$

$$p_c = \frac{x_1 + x_2}{n_1 + n_2} \tag{7-44}$$

式中，p_1 和 p_2 分别为两样本率；x_1 和 x_2 为两样本阳性数；n_1 和 n_2 为样本含量；p_c 为两样本合并率。

例 7-30： 为了比较城市与农村的糖尿病患病率，某地区在城市调查了40～59岁男性1448人，糖尿病患者398人；在农村调查了40～59岁男性387人，糖尿病患者65人。问城市与农村的糖尿病患病率是否有差别？

① 建立假设和确定检验水准

H_0：城市与农村的糖尿病患病率相同，$\pi_1 = \pi_2$

H_1：城市与农村的糖尿病患病率不同，$\pi_1 \neq \pi_2$

$\alpha = 0.05$

② 计算 u 值

$p_1 = 398/1448 = 0.275$ $p_2 = 65/387 = 0.168$

$$p_c = \frac{398 + 65}{1448 + 387} = 0.252$$

$$u = \frac{\mid p_1 - p_2 \mid}{\sqrt{p_c (1 - p_c) \left(\dfrac{1}{n_1} + \dfrac{1}{n_2} \right)}} = \frac{\mid 0.275 - 0.168 \mid}{\sqrt{0.252 (1 - 0.252) \left(\dfrac{1}{1448} + \dfrac{1}{387} \right)}} = 4.31$$

③ 确定 P 值：本例 $u = 4.31 > 2.58$，$P < 0.01$。

④ 判断结果：按 $\alpha = 0.05$ 水准，拒绝 H_0，接受 H_1，可以认为该地城市与农村的糖尿病患病率不同。

三、χ^2 检验

χ^2 检验是一种用途较广的假设检验方法，常用于计数资料的统计分析。χ^2 检验最常用于比较两个或多个率（或构成比）差别有无显著性。按照设计类型不同，可将 χ^2 检验分为四格表资料 χ^2 检验、配对资料 χ^2 检验、行乘列表 χ^2 检验等。

（一）四格表资料 χ^2 检验

比较 2 个样本率之间差别有无统计意义，除了可以用率的 u 检验外，还可以用四格表资料 χ^2 检验。四格表指 2 行 2 列组成的表格，其基本数据只有 4 个，如表 7-25 中的 31、123、10、157 四个数，这四个数据是基本数据，其他数据都是由这四个数据推算而来的，因此，这样的资料称之为四格表资料。

例 7-31：为探索系统化整体护理模式的可行性、优越性和实用性，某院选择神经内科作为模式病房，全面实施整体护理。整体护理开展前后神经内科昏迷、偏瘫患者并发肺部感染情况见表 7-25，问两组患者感染率是否相同？

表 7-25　两组患者并发肺部感染情况

组别	例数	感染数	未感染数
开展前	154	31(19.67)	123(134.33)
开展后	167	10(21.33)	157(145.67)
合计	321	41	280

本例所要解决的问题是两组患者感染率之差有无统计学意义，此类问题如符合正态近似条件可用率的 u 检验来解决，但更常用 χ^2 检验。

1. χ^2 检验公式

基本公式：
$$\chi^2 = \sum \frac{(A - T)^2}{T} \tag{7-45}$$

专用公式：
$$\chi^2 = \frac{(ad - bc)^2 N}{(a+b)(a+c)(b+d)(c+d)} \tag{7-46}$$

校正公式：
$$\chi^2 = \sum \frac{(\mid A - T \mid - 0.5)^2}{T} \tag{7-47}$$

$$\chi^2 = \frac{\left(|ad-bc|-\frac{N}{2}\right)^2 N}{(a+b)(a+c)(b+d)(c+d)} \tag{7-48}$$

式中，A 为实际数；T 为理论数；a、b、c、d 为分别代表四个格子中实际数；N 为总例数。

2. 应用范围和注意事项

（1）基本公式和专用公式　互相之间可以通用，以专用公式更为简单方便。

（2）理论数 T 的计算　可用公式 $T_{RC}=\dfrac{n_R n_C}{N}$，$T_{RC}$ 为第 R 行 C 列格子的理论数，n_R 为第 R 行的合计数，n_C 为第 C 列的合计数。

（3）卡方的自由度与行数、列数有关　$\nu=(R-1)(C-1)$，四格表的自由度 $\nu=(2-1)(2-1)=1$。

（4）各公式应用条件　基本公式和专用公式的条件是，$N \geqslant 40$，$T>5$；校正公式的条件是，$N \geqslant 40$，任何一格的理论数介于 1 与 5 之间，即 $1<T \leqslant 5$；若 $N<40$ 或 $T \leqslant 1$，则必须用四格表确切概率法（本书不作介绍）。

（5）四格表资料计算卡方值后的判断依据　根据自由度 ν 查 χ^2 界值表（表 7-26），若：

$\chi^2 \geqslant \chi^2_{0.05(\nu)}$，则 $P \leqslant 0.05$

$\chi^2 \geqslant \chi^2_{0.01(\nu)}$，则 $P \leqslant 0.01$

$\chi^2 < \chi^2_{0.05(\nu)}$，则 $P > 0.05$

表 7-26　χ^2 界值表

自由度 ν	概率 P	
	0.05	0.01
1	3.84	6.63
2	5.99	9.21
3	7.81	11.34
4	9.49	13.28
5	11.07	15.09
6	12.59	16.81
7	14.07	18.48
8	5.51	20.09
9	16.92	21.67
10	18.31	23.21

例 7-31 检验步骤如下：

① 建立假设和确定检验水准

H_0：两组患者感染率相同，$\pi_1=\pi_2$

H_1：两组患者感染率不同，$\pi_1 \neq \pi_2$

$\alpha=0.05$

② 计算 χ^2 值：先计算理论数，即按照假设 H_0 推算出的频数，再按照假设 H_0 即两组患者感染率相等，等于合并率 41/321、未感染率等于 280/321。

即可按式 $T_{RC}=\dfrac{n_R n_C}{N}$ 求得各格理论数，见表 7-27 括号内。

再按公式(7-45) 计算 χ^2 值：

$$\chi^2 = \frac{(31-19.67)^2}{19.67} + \frac{(123-134.33)^2}{134.33} + \frac{(10-21.33)^2}{21.33} + \frac{(157-145.67)^2}{145.67} = 14.38$$

或按公式(7-46) 计算 χ^2 值：

$$\chi^2 = \frac{(31 \times 157 - 123 \times 10)^2 \times 321}{154 \times 41 \times 280 \times 167} = 14.38$$

③ 确定 P 值：$\chi^2_{0.05(1)} = 3.84$，$\chi^2_{0.01(1)} = 6.63$，本例 $\chi^2 > 6.63$，$P < 0.01$。

④ 判断结果：按 $\alpha = 0.05$ 水准，拒绝 H_0，接受 H_1，可以认为开展系统化整体所理前后两组患者并发肺部感染情况有差别。

例 7-32： 为提高静脉穿刺成功率，某院抽取 58 名成年男性，随机分为两组，试验组采用负压进针法穿刺，对照组采用常规进针法穿刺，结果见表 7-27，问两种进针法成功率是否相同？

表 7-27 两种进针法静脉穿刺结果

组别	例数	一次成功例数	一次未成功例数
试验组	32	29(25.93)	3(6.07)
对照组	26	18(21.07)	8(4.93)
合 计	58	47	11

检验步骤如下：

① 建立假设和确定检验水准

H_0：两种进针法成功率相同，$\pi_1 = \pi_2$

H_1：两种进针法成功率不同，$\pi_1 \neq \pi_2$

$\alpha = 0.05$

② 计算 χ^2 值：先计算理论数。按式 $T_{RC} = \dfrac{n_R n_C}{N}$ 求得各格理论数，见表 7-27 括号内数值，本例 $N > 40$，但有一个格子的理论数大于 1 小于 5，故需用校正公式(7-47) 计算 χ^2 值。

$$\chi^2 = \frac{(|29-29.53|-0.5)^2}{25.93} + \frac{(|3-6.07|-0.5)^2}{6.07} +$$

$$\frac{(|18-21.07|-0.5)^2}{21.07} + \frac{(|8-4.93|-0.5)^2}{4.93} = 2.99$$

或公式(7-48) 计算 χ^2 值。

$$\chi^2 = \frac{\left(|29 \times 8 - 3 \times 18| - \frac{58}{2}\right)^2 \times 58}{32 \times 26 \times 47 \times 11} = 2.29$$

③ 确定 P 值：$\chi^2_{0.05(1)} = 3.84$，本例 $\chi^2 < 3.84$，$P > 0.05$。

④ 判断结果：按 $\alpha = 0.05$ 水准，不拒绝 H_0，还不能认为两种进针方法静脉穿刺成功率有所不同。

若未经校正，$\chi^2 = 4.27 > 3.84$，$P < 0.05$，可见校正与否，结论截然不同。

(二) 配对资料的 χ^2 检验

配对计数资料的两个样本中，实验单位——配对，或同一实验单位先后给以两种不同处理。

1. 配对 χ^2 检验公式

专用公式：
$$\chi^2 = \frac{(b-c)^2}{b+c} \tag{7-49}$$

校正公式：
$$\chi^2 = \frac{(\mid b-c \mid -1)^2}{b+c} \tag{7-50}$$

2. 应用范围和注意事项

（1）如果 $b+c > 40$，可用专用公式计算 χ^2 值；如果 $b+c < 40$，可用校正公式计算 χ^2 值。

（2）作配对 χ^2 检验时，表中 a 和 b 是结果相同的部分，而 b 和 c 是结果不同的部分。通常只考虑不同部分的差别。若无差别，则 $b=c$。但由于抽样误差的关系，可能样本的 $b \ne c$，因而必须进行假设检验。

（3）配对计数资料的 χ^2 检验，亦为两行两列的四格表，自由度也是 1。故计算 χ^2 值后与 3.84 和 6.63 作比较，即可得到相应的 P 值。

例 7-33：对住院患者 200 份痰标本分别用荧光法与浮游集菌法检查抗酸杆菌，结果见表 7-28，问两法检查的阳性率有无差别？

表 7-28　荧光法与浮游集菌法检查抗酸杆菌结果的比较

荧光法	浮游集菌法		合计
	+	−	
+	49(a)	25(b)	74
−	21(c)	105(d)	126
合计	70	130	200

检验步骤如下：

① 建立假设和确定检验水准：

H_0：两法检查阳性率相同，$b=c$

H_1：两法检查阳性率不同，$b \ne c$

$\alpha = 0.05$

② 计算 χ^2 值：本例 $b+c = 25+21 = 46 > 40$，选用专用公式：

$$\chi^2 = \frac{(b-c)^2}{b+c} = \frac{(25-21)^2}{25+21} = 0.35$$

③ 确定 P 值：

$\chi^2_{0.05(1)} = 3.84$，本例 $\chi^2 = 0.35 < 3.84$，$P > 0.05$。

④ 判断结果：按 $\alpha = 0.05$ 水准，不拒绝 H_0，故还不能认为两法检查抗酸杆菌的阳性率不同。

例 7-34：将 56 份咽喉涂抹标本，依同样的条件分别接种于两种白喉杆菌培养基上，观察白喉杆菌生长情况，结果见表 7-29。问两种培养基的阳性结果有无差别？

表 7-29　两种白喉杆菌培养基培养效果比较

乙培养基	甲培养基		合计
	+	−	
+	22	18	40
−	2	14	16
合计	24	32	56

检验步骤如下：

① 建立假设和确定检验水准

H_0：$b = c$

H_1：$b \neq c$

$\alpha = 0.05$

② 计算 χ^2 值：本例 $b + c = 18 + 2 < 40$，应用校正公式：

$$\chi^2 = \frac{(|b-c|-1)^2}{b+c} = \frac{(|18-2|-1)^2}{18+2} = 11.25$$

③ 确定 P 值：$\chi^2_{0.05(1)} = 3.84$，本例 $\chi^2 = 11.25 > 6.63$，$P < 0.01$。

④ 判断结果：按 $\alpha = 0.05$ 水准，拒绝 H_0，接受 H_1，可以认为两种培养基的阳性结果不同。由表可见，乙培养基优于甲培养基。

（三）行乘列表资料 χ^2 检验

四格表资料 χ^2 检验，只能用于两个样本率的比较。当样本率（构成比）为两个以上时，资料的行数或列数就超过 2，称为行乘列表资料。

1. 行乘列表资料 χ^2 检验公式

行乘列表资料比较除可以用基本公式外，还可以用行乘列表资料 χ^2 检验的专用公式：

$$\chi^2 = n\left(\sum \frac{A^2}{n_R n_C} - 1\right) \tag{7-51}$$

式中，A 为实际数；n 为总合计数；n_R 为实际数相应的行合计数；n_C 为实际数相应的列合计数。

2. 应用范围和注意事项

（1）作行乘列表资料 χ^2 检验时，不宜有 1/5 以上格子的理论数小于 5，不能有任何一个理论数小于 1。如出现不符合上述要求的情况，可采用以下 3 种方法处理使之符合要求：①增大样本量；②将理论数不符合要求的行或列作合理并组；③删除不符合要求的行或列。

（2）多个样本率（构成比）比较的 χ^2 检验，$P < 0.05$ 或更低时，结论为拒绝检验假设，只能认为各样本率代表的总体率不是全部相等，还不能认为各总体率间均有差别。

（3）用公式(7-51)计算 χ^2 值时，要保留 6 位小数，方能保证计算结果的准确。

例 7-35：某医院用 3 种药物治疗慢性支气管炎，结果见表 7-30，试比较 3 种药物治疗慢性支气管炎的疗效是否相同？

表 7-30　3 种药物治疗慢性支气管炎的效果

组别	有效	无效	合计	有效率/%
甲药	28	9	37	75.7
乙药	18	20	38	47.4
丙药	10	24	34	29.4
合计	56	53	109	51.4

检验步骤如下：

① 建立假设和确定检验水准

H_0：3 种药物治疗效果相同，$\pi_1 = \pi_2 = \pi_3$

H_1：3 种药物治疗效果不同或不全相同

$\alpha = 0.05$

② 计算 χ^2 值：本例符合行乘列表资料 χ^2 检验条件：

$$\chi^2 = n\left(\sum \frac{A^2}{n_R n_C} - 1\right)$$

$$\chi^2 = 109\left(\frac{28^2}{37 \times 56} + \frac{9^2}{37 \times 53} + \frac{18^2}{38 \times 56} + \frac{20^2}{38 \times 53} + \frac{10^2}{34 \times 56} + \frac{24^2}{34 \times 53} - 1\right) = 15.56$$

③ 确定 P 值：$\nu =$（行数-1）（列数-1）$=(3-1)(2-1)=2$，$\chi^2_{0.01(2)} = 9.21$，本例 $\chi^2 = 15.56 > 9.21$，$P < 0.01$。

④ 判断结果：按 $\alpha = 0.05$ 水准，拒绝 H_0，接受 H_1，可以认为 3 种药物治疗慢性支气管炎效果不同或不全相同。

第七节　SPSS 软件的应用

一、SPSS 软件简介

(一) SPSS 软件概述

SPSS 原意为 Statistical Package for Social Science，即"社会科学统计软件包"，2000 年正式更名为 Statistical Product and Service Solutions，意为"统计产品与服务解决方案"，标志着其应用领域的拓展加深。SPSS 是世界最著名的统计分析软件之一，和 SAS（Statistical Analysis System，统计分析系统）、BMDP（Biomedical Programs，生物医学程序）并称为国际上最有影响的三大统计软件。SPSS 是世界上最早的统计分析软件，由美国斯坦福大学的三位研究生 Norman H. Nie、C. Hadlai（Tex）Hull 和 Dale H. Bent 于 1968 年研开发成功，同时成立了 SPSS 公司，并于 1975 年成立法人组织，在芝加哥组建了 SPSS 总部。1984 年 SPSS 总部首先推出了世界上第一个统计分析软件微机版本 SPSS/PC＋，开创了 SPSS 微机系列产品的开发方向，极大地扩充了它的应用范围，并使其能很快地应用于自然科学、技术科学、社会科学的各个领域。

2009 年 7 月 28 日，IBM 公司宣布将用 12 亿美元现金收购统计分析软件提供商 SPSS 公司。具体的收购方式为，IBM 将以每股 50 美元的价格进行收购，该交易将全部以现金形式支付，预计于年底前完成。SPSS 称将在 2009 年 10 月 2 日召开特别股东大会，投票表决有关将该公司出售给 IBM 的交易。SPSS 版本（XX）由当初 6.0 升级至现今 26.0，且有继续升级的趋势。SPSS 也更名为 IBM SPSS。

SPSS 功能全面，包括数据管理、统计分析、图表分析、输出管理等，提供多种统计分析方法，可绘制各种图形。10.0 版以上采用分布式分析系统，支持动态收集、分析数据和 HTML 格式报告，全面适应互联网。它最突出的优点还是操作界面美观、大方，可操作性强，利用窗口方式展示各种管理和分析数据方法的功能，用对话框提供各种功能选择项，相对于需要输入命令或编程的其他知名统计软件来说易学易用，故成为广大非统计专业人员的首选统计软件。除了灵活的菜单操作，SPSS 系统也提供语句窗口供高级用户编程，因此适用于各种程度的用户。此外，SPSS 的分析结果清晰直观，便于修改查看；它的数据接口也很友好，以二维表格的形式管理数据，非常容易编辑，还支持直接读入其他数据库文件，如 SAS、EXCEL 及 DBF 等以及 ASCII 文件，通用性较好。目前，SPSS 已深入应用于社会科学和自然科学的各个领域，发挥着巨大的作用。

(二）SPSS 软件的基本界面

以 SPSS Statistics 17.0（以下简称 SPSS 17.0）为例，介绍 SPSS 软件的基本界面及常用的统计使用方法。SPSS 17.0 是一种用于分析数据的综合系统。SPSS Statistics 几乎可以从任何类型的文件中获取数据，然后使用这些数据生成分布和趋势、描述统计以及复杂统计分析的表格式报告、图表和图。

SPSS17.0 软件主界面是一个典型的 windows 软件界面，有菜单栏、工具栏。菜单栏上有 11 个菜单命令，自左向右依次为：文件（F）、编辑（E）、视图（V）、数据（D）、转换（T）、分析（A）、图形（G）、实用程序（U）、附加内容（O）、窗口（W）、帮助。工具栏上有 19 个菜单命令，自左向右依次为：打开数据文档、保存该文档、打印、检索最近使用的对话框、取消用户操作、重新执行用户操作、转向个案、转向变量、变量、查找、插入个案、插入变量、分割文件、加权个案、选择个案、值标签、使用变量集、显示所有变量、拼写检查。工具栏下方是数据栏，数据栏下方是数据编辑窗口的主界面。该界面有点像 excel，由若干行和列组成，每行对应一条记录，每列对应一个变量（图 7-15）。

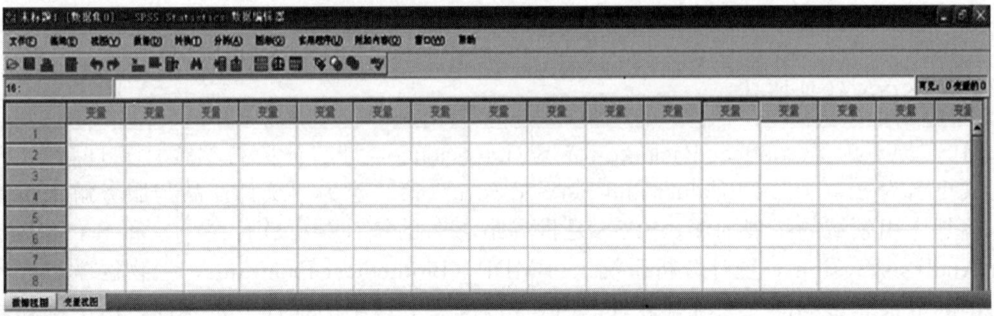

图 7-15　SPSS 17.0 主界面

（三）SPSS 的启动与退出

SPSS17.0 的启动方式有多种，安装成功后系统会自动在桌面上设置快捷方式图标，双击该图标即可启动 SPSS。也可单击 Windows 的开始→所有程序→SPSS Statistics。

退出 SPSS 系统可以采用以下几种方式：单击 SPSS 窗口的右上角图标；或单击 SPSS 文件（F）菜单→退出（X）；或单击 SPSS 窗口的左上角图标，选择×关闭（C）。

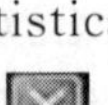

二、应用 SPSS 软件进行两独立样本的 t 检验

分析（A）是 SPSS 进行数值分析的菜单，常用的子菜单有：描述统计、比较均值（M）、一般线性模型（G）、相关（C）、回归（R）等。其中，比较均值（M）最简单、使用频率最高。比较均值（M）的下拉菜单有：均值（M）、单样本 T 检验（S）、独立样本 T 检验（T）、配对样本 T 检验（P）、单因素 AVOVA 等（图 7-16）。

（一）单样本 T 检验（One-sample T test）

单样本 T 检验，适用于样本均数与已知总体均数比较的 T 检验，即单样本资料 T 检验（S）。

例 7-36：根据大量调查，已知某地成年男子脉搏均数为 72 次/分，现在该地邻近的山区

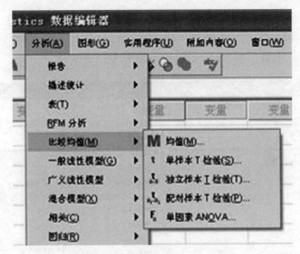

图 7-16　SPSS17.0 菜单界面

随机调查了 20 名健康成年男子，测得其脉搏值分别为：75、74、72、74、79、78、76、69、77、76、70、73、76、71、78、77、76、74、79、77。请据此推断山区成年男子的脉搏均数是否与该地成年男子有所不同。

1. 操作步骤

（1）准备分析数据　在数据视图窗口对话框中，依次输入山区成年男子的脉搏均数：75、74、72、74、79、78、76、69、77、76、70、73、76、71、78、77、76、74、79、77；在变量视图对话框中，将 VAR00001 重命名为脉搏。返回数据视图对话框。出现脉搏均数分析数据对话框（图 7-17）。点击"文件（F）"菜单中的保存子菜单或工具栏上的保存菜单命令，根据提示输入文件名后选保存即可。

	脉搏	变量	变量	变量
1	75			
2	74			
3	72			
4	74			
5	79			
6	78			
7	76			
8	69			
9	77			
10	76			
11	70			
12	73			
13	76			
14	71			
15	78			
16	77			
17	76			
18	74			
19	79			
20	77			

图 7-17　分析数据对话框

（2）启动分析过程　在主菜单选中"分析（A）"中的"比较均值（M）"，在下拉菜单中选中"单样本 T 检验（S）"，出现"单样本 T 检验（S）"菜单对话框（图 7-18）。单击"单样本 T 检验（S）"，出现"单样本 T 检验"对话框（图 7-19）。

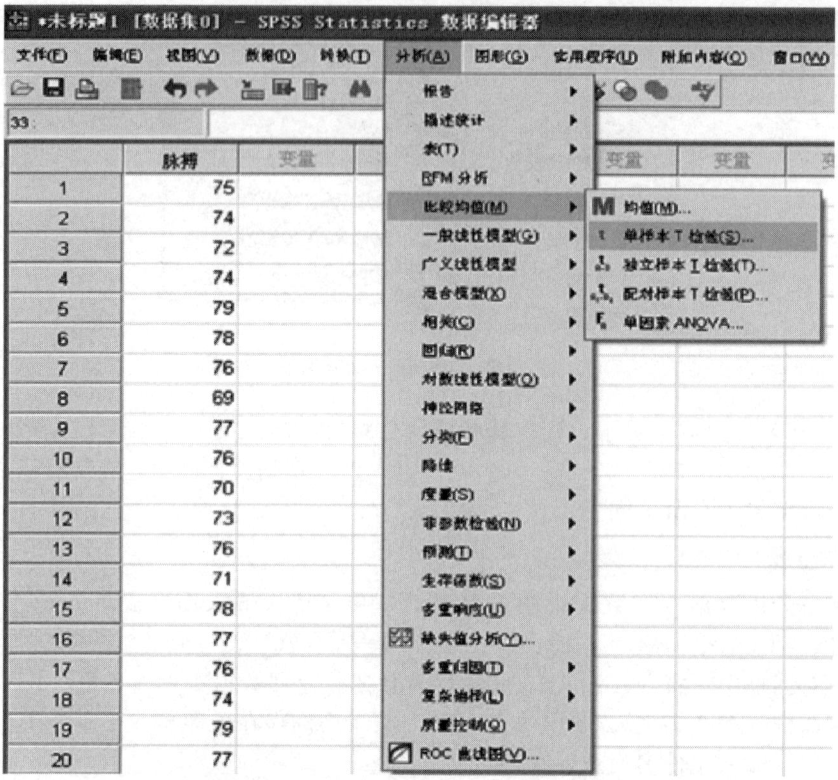

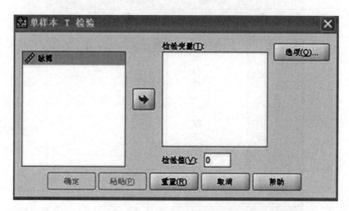

图 7-18　单样本 T 检验（S）菜单对话框

图 7-19　单样本 T 检验对话框

（3）设置分析变量　从"检验变量（T）："左侧的变量列表中选中"脉搏"，点击 ➡ 右拉按钮，"脉搏"进入"检验变量（T）："框。在"检验值（V）："框里输入 72（图 7-20）。

（4）设置其他参数　单击"选项（O）..."按钮，出现"选项（O）..."对话框。"置信区间（C）："框，默认为 95%，根据需要可自行更改数据。"缺失值"框，默认为"按分析顺序排除个案（A）"，根据需要可更改为"按列表排除个案（L）"（图 7-21）。单击继续。

（5）提交执行：输入完成后，单击"确定"按钮（图7-20），SPSS输出分析结果。

2.结果分析

上题分析结果见表7-31、表7-32。

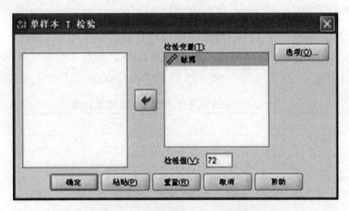

图7-20　检验变量（T）对话框

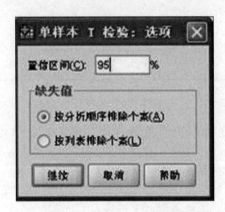

图7-21　选项（O）对话框

表7-31　One-Sample Statistics

	N	Mean	Std. Deviation	Std. Error Mean
脉搏	20	75.05	2.892	0.647

表7-32　One-Sample Test

					\multicolumn{2}{c}{Test Value=72}

	t	df	Sig. (2-tailed)	Mean Difference	95% Confidence Interval of the Difference	
					Lower	Upper
脉搏	4.716	19	0.000	3.050	1.70	4.40

表7-31为单个样本统计，第一行从左到右依次为样本例数、均值、标准差、均值的标准误。

表7-32为单样本T检验，第一行注明了用于比较的已知总体均数为72，下面从左到右依次为 t 值（t）、自由度（df）、P 值［Sig.(2-tailed)］、均值差值（Mean Difference）、差分的95%置信区间（95% Confidence Interval of the Difference）、下限（Lower）、上限（Upper）。

表 7-32 显示计算 t 值为 4.716，查界值表 $t_{0.001(19)}=3.883$。因为 4.716＞3.883，所以 $P<0.001$。因此可以拒绝 H_0，接受 H_1，结果有统计学意义。可以认为山区健康成年男子的脉搏均数与该地成年男子有所不同，结合样本均值，可以认为山区成年男子的脉搏均数较高。

（二）配对样本 T 检验（Paired-sample T test）

配对样本 T 检验，适用于进行配对资料的均数比较，即配对资料 T 检验（P）。

例 7-37：研究活血化瘀汤对动物血管管流量的影响，测得 8 只家兔给药前、给药后血管灌流量数据（相对单位），结果见表 7-33。试问：活血化瘀汤有无扩张血管的作用？

表 7-33　家兔给药前、给药后血管灌流量

家兔号	给药前	给药后	差值 d
1	15.3	31.0	−15.7
2	10.0	14.0	−4.0
3	9.0	15.7	−6.7
4	32.7	26.7	−6.0
5	5.7	11.7	−6.0
6	13.2	22.0	−8.8
7	25.3	40.0	−14.7
8	32.1	42.6	−10.5

1. 操作步骤

（1）准备分析数据　在数据视图对话框中，输入测量值：VAR00001 列输入 15.3、10.0、9.0、32.7、5.7、13.2、25.3、32.1；VAR00002 列输入 31.0、14.0、15.7、26.7、11.7、22.0、40.0、42.6。在变量视图对话框中，将 VAR00001、VAR00002 重命名为给药前、给药后。返回数据视图对话框（图 7-22）。点击文件（F）菜单中的保存子菜单或工具栏上的保存菜单命令，根据提示输入文件名后选保存即可。

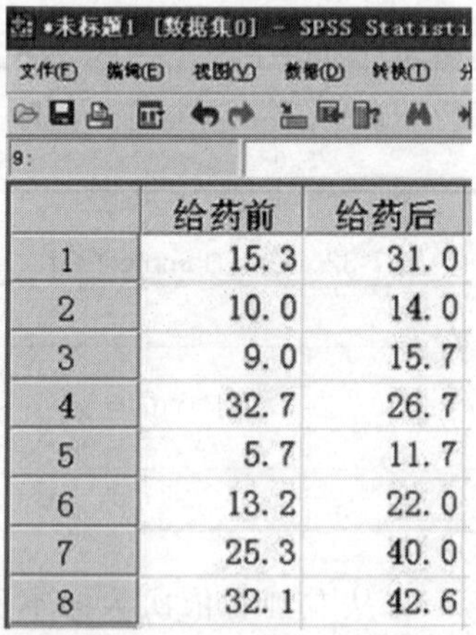

图 7-22　分析数据对话框

（2）启动分析过程　在主菜单选中"分析（A）"中的"比较均值（M）"，在下拉菜单中选中"配对样本 T 检验（P）"，单击"配对样本 T 检验（P）"命令，出现"配对样本 T 检验（P）"对话框（图 7-23）。

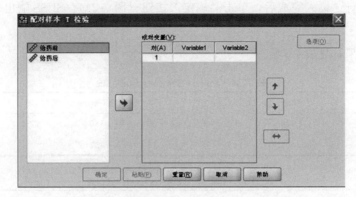

图 7-23　配对样本 T 检验（P）对话框

（3）设置分析变量　先后选中"成对变量（V）:"框左侧变量列表中"给药前"、点击
⬛右拉按钮，"给药后"、点击⬛右拉按钮，"给药前"、"给药后"进入"成对变量（V）:"
框，显示"对（A）-1""Variable1-［给药前］""Variable2-［给药后］"，出现配对样本 T 检
验"成对变量（V）:"对话框（图 7-24）。

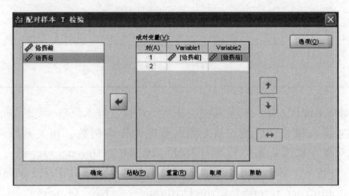

图 7-24　成对变量（V）对话框

（4）设置其他参数　单击"选项（O）…"，出现配对样本 T 检验"选项（O）…"对话
框（图 7-25）。"置信区间（C）:"框，默认为 95％，根据需要可自行更改数据。"缺失值"
框，默认为"按分析顺序排除个案（A）"，根据需要可更改为"按列表排除个案（L）"。单
击继续。

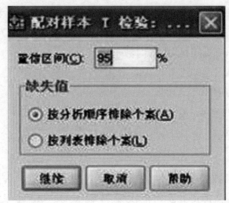

图 7-25　选项对话框

（5）提交执行　输入完成后，单击"确定"按钮（图7-24），SPSS输出分析结果。

2. 结果分析

上题分析结果，见表7-34、表7-35、表7-36。

表 7-34　Paired Samples Statistics

		Mean	N	Std. Deviation	Std. Error Mean
Pair 1	给药前	17.9125	8	10.6553	3.7672
	给药后	25.4625	8	11.7432	4.1518

表 7-35　Paired Samples Correlations

		N	Correlation	Sig.
Pair 1	给药前 & 给药后	8	0.818	0.013

表 7-36　Paired Samples Test

		Paired Differences					t	df	Sig. (2-tailed)
		Mean	Std. Deviation	Std. Error Mean	95% Confidence Interval of the Difference				
					Lower	Upper			
Pair 1	给药前一给药后	−7.5500	6.8362	2.4170	−13.2652	−1.8348	−3.124	7	0.017

表7-34为配对样本统计，第一行从左到右依次为均值、样本例数、标准差、均值的标准误。

表7-35为配对样本相关性检验，从左到右依次为样本例数、相关系数、P 值（Sig.）。

表7-36为配对样本检验，第一行配对差分（Paired Differences）。第二行从左到右依次为均值（Mean）、标准差（Std. Deviation）、均值的标准误（Std. Error Mean）、差分的95%置信区间（95% Confidence Interval of the Difference）、下限（Lower）、上限（Upper）等。

表7-36显示计算 t 值为−3.124，取绝对值为3.124，查界值表 $t_{0.05(7)}$ ＝2.365。因为3.124＞2.365，所以 $P<0.05$。因此可以拒绝 H_0，接受 H_1，结果有统计学意义。可以认为活血化瘀汤有扩张血管的作用。

（三）独立样本 T 检验（Independent-Sample T Test）

独立样本 T 检验，适用于两样本均数差别的比较，即成组资料 T 检验。

例7-38：某医生测得18例慢性支气管炎患者及16例健康人的尿17-酮类固醇排出量（mg/dl）分别为 X_1 和 X_2，试问两组的均数有无不同。

X_1：3.14　5.83　7.35　4.62　4.05　5.08　4.98　4.22　4.35　2.35　2.89　2.16
5.55　5.94　4.40　5.35　3.80　4.12

X_2：4.12　7.89　3.24　6.36　3.48　6.74　4.67　7.38　4.95　4.08　5.34　4.27
6.54　4.62　5.92　5.18

1. 操作步骤

（1）准备分析数据　在数据视图对话框中输入以下数据：VAR00001列依次交替输入 X_1、X_2、X_1、X_2、…；VAR00002列依次交替输入1、2、1、2、…、1表示患者（慢性支气管炎），2表示健康人。在变量视图对话框中，将 VAR00001、VAR00002 重命名为类固醇（尿 17 酮类固醇）、状态。结果见图 7-26。点击文件（F）菜单中的保存子菜单或工具栏上的保存菜单命令，根据提示输入文件名后选保存即可。

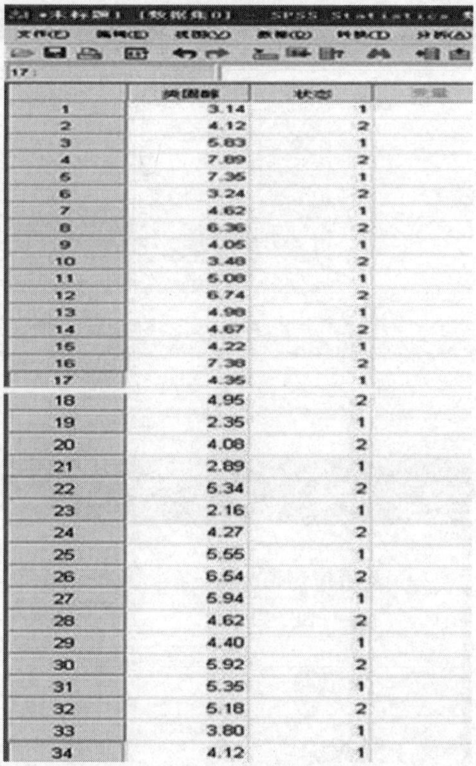

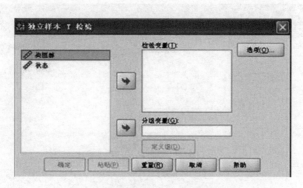

图 7-26　分析数据对话框

（2）启动分析过程　在主菜单选中"分析（A）"中的"比较均值（M）"，在下拉菜单中选中"独立样本 T 检验（T）"，单击"独立样本 T 检验（T）"命令，出现"独立样本 T 检验"对话框（图 7-27）。

图 7-27　独立样本 T 检验对话框

（3）设置分析变量　从"检验变量（T）："对话框左侧的变量列表中选中"类固醇"，点击 右拉按钮，"类固醇"进入"检验变量（T）："对话框；选中"状态"，点击 右拉按钮，"状态"进入"分类变量（G）："（图 7-28）。

点击"定义组（D）…"按钮进入"定义组（D）…"对话框。选中默认"使用指定值

（U）"项，根据需要选中"割点（C）:"。在"组1（1）:"栏输入1；在"组2（2）:"栏输入2（图7-29）。单击"继续"按钮，出现"分类变量（G）:"对话框（图7-30）。

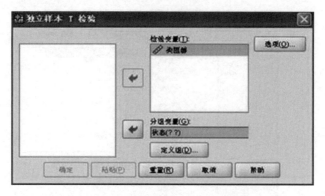

图7-28 检验变量（T）对话框

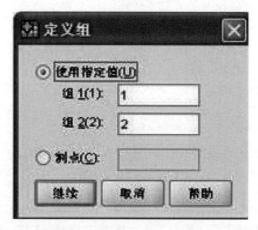

图7-29 定义组（D）对话框

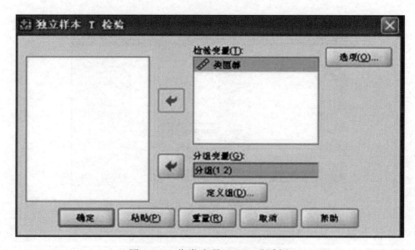

图7-30 分类变量（G）对话框

（4）设置其他参数 单击"选项（O）..."，出现独立样本T检验"选项（O）..."对话框（图7-31）。"置信区间（C）:"框，默认为95%，根据需要可自行更改数据。"缺失值"

框，默认为"按分析顺序排除个案（A）"，根据需要可更改为"按列表排除个案（L）"。单击"继续"按钮。

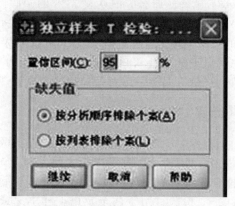

图 7-31　选项（O）对话框

（5）提交执行　输入完成后，单击"确定"按钮（图 7-30），SPSS 输出分析结果。

2. 结果分析

上题分析结果见表 7-37、表 7-38。

表 7-37　Group Statistics

	状态	N	Mean	Std. Deviation	Std. Error Mean
尿 17 酮类固醇	慢性支气管炎	18	4.4544	1.3245	0.3122
	健康人	16	5.3156	1.3974	0.3494

表 7-38　Independent Samples Test

| | | Levene's Test for Equality of Variances | | t-test for Equality of Means | | | | | | |
| | | | | | | | | | 95% Confidence Interval of the Difference | |
		F	Sig.	t	df	Sig. (2-tailed)	Mean Difference	Std. Error Difference	Lower	Upper
尿 17-酮类固醇	Equal variances assumed	0.298	0.589	−1.844	32	0.074	−0.8612	0.4670	−1.8124	0.0900
	Equal variances not assumed			−1.838	31.051	0.076	−0.8612	0.4685	−1.8167	0.0943

表 7-37 为组统计，第一行从左到右依次为样本例数、均值、标准差、均值的标准误。

表 7-38 为独立样本检验，假设方差相等（Equal variances assumed）、假设方差不相等（Equal variances not assumed）、方差方程的 Levene 检验（Levene's Test for Equality of Variances）、均值方程的 t 检验（t-test for Equality of Means）、均值差值（Mean Difference）、标准误差值（Std. Error Difference）、差分的 95% 置信区间（95% Confidence Interval of the Difference）等。

由表 7-38 "方差方程的 Levene 检验"列方差齐次性检验结果：F 值为 0.298，显著性概率为 0.589，因此两组方差不显著。那么应该从表 7-38 的 "假设方差相等"行读取数值。t 值是 -1.844，Sig.（双侧）是双尾 t 检验的显著性概率 0.074，小于 0.05。可以得出结论：慢性支气管炎患者与健康的尿 17-酮类固醇差异显著。两组的尿 17-酮类固醇均值之差为 0.86，平均慢性支气管炎患者低于健康人 0.86。差值的标准误为 0.47。最后面还附有一些其他指标，如两组均数差值的可信区间等，以对差异情况有更直观的了解。

三、应用 SPSS 软件进行 χ^2 检验

χ^2 检验是用途广泛的假设检验方法，它的原理是检验实际分布与理论分布的吻合程度。主要用途有：两个及以上样本率（或构成比）之间差异比较。推断两变量间有无相关关系，检验频数分布的拟合优度。χ^2 检验类型有：四格表资料的 χ^2 检验（用于两样本率的检验）、行×列表资料的 χ^2 检验（用于两个及以上样本率或构成比的检验）、行×列列联表 χ^2 检验（用于计数资料的相关分析）。在 SPSS 中，所有 χ^2 检验均用 Crosstabs 完成。

Crosstabs 过程用于对计数资料和有序分类资料进行统计描述和统计推断。在分析时可产生二维至 n 维列联表，并计算相应的百分数指标。统计推断则包括了我们常用的 χ^2 检验、Kappa 值、分层 χ^2（χ^2_{M-H}）。如果安装了相应模块，还可计算 n 维列联表的确切概率（Fisher's Exact Test）值。Crosstabs 过程不能产生一维频数表（单变量频数表），该过程功能由 Frequencies 过程实现。

（一）四格表资料 χ^2 检验（chi-square test for fourfold date）

例 7-39：某医师对性乱者和献血员分别检测抗-HCV，结果见表 7-39，试问两组抗-HCV 检测阳性率是否有差别？

表 7-39　性乱者和献血员抗-HCV 检测结果

分组	阳性	阴性	合计	阳性率/%
性乱者	18	190	208	8.65
献血员	2	105	107	1.87
合计	20	295	315	6.35

1. 操作步骤

（1）准备分析数据　组别（行）：1=性乱者，2=献血员；检测结果（列）：1=阳性，2=阴性；频数为 18、190、2、105。在数据编辑窗口输入分析的数据。组别变量中：输入 1、1、2、2；检测结果变量中：输入 1、2、1、2；频数变量中：输入 18、190、2、105（图 7-32）。点击文件（F）菜单中的保存子菜单或工具栏上的保存菜单命令，根据提示输入文件名后选保存即可。

（2）启动分析过程　在主菜单选中 "数据（D）"中的 "加权个案（W）"，出现 "加权个案（W）"菜单对话框（图 7-33）。

单击 "加权个案（W）"命令，出现 "加权个案"对话框（图 7-34）。

在主菜单选中 "分析（A）"中的 "描述统计"，在下拉菜单中选中 "交叉表（C）"（图 7-35）。

单击 "交叉表（C）"命令，出现 "交叉表"对话框（图 7-36）。

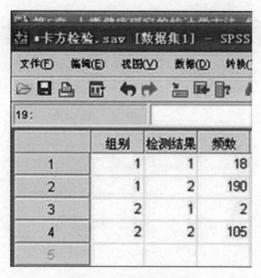

图 7-32　分析数据对话框

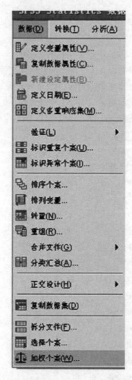

图 7-33　加权个案（W）菜单对话框

（3）设置分析变量　选中"⊙加权个案（W）"，选中"频数"，点击📥右拉按钮，"频数"进入到"频率变量（F）:"框。单击"确定"按钮。

选中"组别"，单击📥右拉按钮，"组别"进入到"行（S）:"框；选中"检测结果"，单击📥右拉按钮，"检测结果"进入到"列（C）:"框（图 7-37）。

（4）设置其他参数　单击"精确（X）"按钮，出现"精确检验"对话框（图 7-38）。选"⊙仅渐进法（A）（一般为默认）"。单击"继续"按钮。

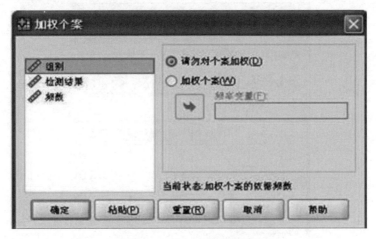

图 7-34　加权个案对话框

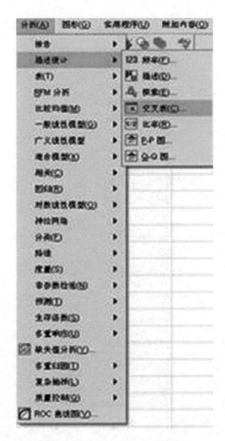

图 7-35　交叉表菜单对话框

　　单击"统计量（S）"按钮，出现"统计量"对话框（图 7-39）。勾选"卡方（H）"。单击"继续"按钮。

　　单击"单元格（E）"按钮，出现"单元显示"对话框（图 7-40）。在"计数"框勾选"观察值（O）"，在"百分比（C）"框勾选"行（R）"，在"非整数权重"框选中"四舍五入单元格计数（N）"（一般为默认），根据需要选中其他"O…"。单击"继续"按钮。

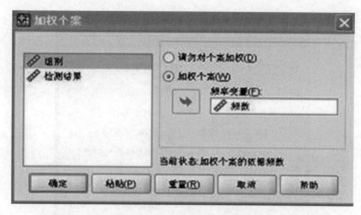

图 7-36　交叉表对话框

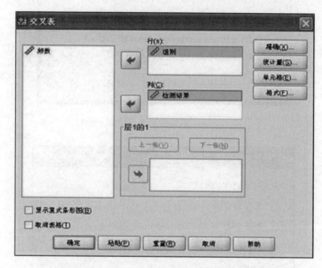

图 7-37　行（S)-列（C）对话框

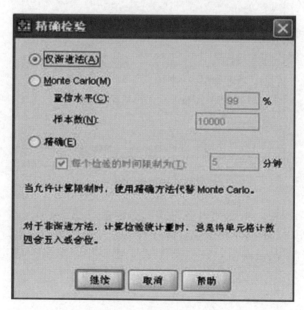

图 7-38　精确检验对话框

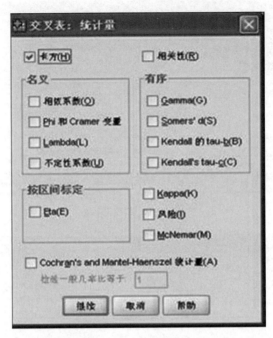

图 7-39 交叉表统计量对话框

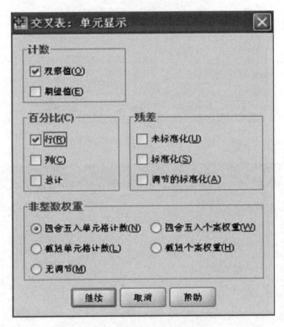

图 7-40 单元显示对话框

单击"格式(F)"按钮，出现"表格格式"对话框（图 7-41）。在"行序"框选中"升序（A）"（一般为默认），根据需要选中"降序（D）"。单击继续按钮。

（5）提交执行　输入完成后，在"交叉表"窗口中，单击"确定"按钮（图 7-37），SPSS 输出分析结果。

2. 结果分析

上题分析结果见表 7-40～表 7-42。

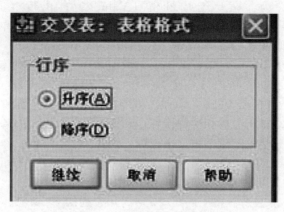

图 7-41　表格格式对话框

表 7-40　Case Processing Summary

	Valid		Missing		Total	
	N	Percent	N	Percent	N	Percent
组别 * 检测结果	315	100.0%	0	0.0%	315	100.0%

表 7-41　组别 * 检测结果 Crosstabulation

			检测结果		Total
			阳性	阴性	
组别	性乱者	Count	18	190	208
		% within 组别	8.7%	91.3%	100.0%
	献血员	Count	2	105	107
		% within 组别	1.9%	98.1%	100.0%
Total		Count	20	295	315
		% within 组别	6.3%	93.7%	100.0%

表 7-42　Chi-Square Tests

	Value	df	Asymp. Sig. (2-sided)	Exact Sig. (2-sided)	Exact Sig. (1-sided)
Pearson Chi-Square	5.470[a]	1	0.019	—	—
Continuity Correction[b]	4.388	1	0.036	—	—
Likelihood Ratio	6.602	1	0.010	—	—
Fisher's Exact Test	—	—	—	0.026	0.013
Linear-by-Linear Association	5.452	1	0.020	—	—
N of Valid Cases	315	—	—	—	—

注：a. 0 cells（0.0%）have expected count less than 5. The minimum expected count is 6.79；b. Computed only for a 2×2 table。

表 7-40 是有效记录数和处理记录缺失值情况报告，可见 315 例均为有效值。有效的（Valid）、缺失（Missing）、合计（Total）、百分比（Percent）。

表 7-41 为列出的四格表，其中加入变量值和变量值标签，看起来很清楚。

表 7-42 从左到右为：检验统计量值（Value）、自由度（df）、双侧近似概率 [Asymp. Sig.（2-sided）]、双侧精确概率 [Exact Sig.（2-sided）]、单侧精确概率 [Exact Sig.（1-sided）]；从上到下为：Pearson 卡方（Pearson Chi-Square 即常用的卡方检验）、连续性校正的卡方值（Continuity Correction）、对数似然比方法计算的卡方（Likelihood Ratio）、Fisher's 确切概率法（Fisher's Exact Test）、线性相关的卡方值（Linear-by-Linear Association）、有效记录数（N of Valid Cases）。另外，Pearson 卡方值和 Continuity Correction 处分别标注有 a 和 b，表格下方为相应的注解：b. 仅对 2×2 表计算。a. 0% 个格子的期望频数（理论数）小于 5。最小的期望频数（理论数）为 6.79。

得到了如此多的结果，该用哪一个呢？只需要在未校正卡方、校正卡方和确切概率法三种方法之间选择即可。概括起来，理论上是这样判断的：

（1）当总例数 $n \geq 40$ 且所有格子的 $T > 5$ 时 用普通的 χ^2 检验。

（2）当总例数 $n \geq 40$ 且只有一个格子的 $1 < T \leq 5$ 时 用四格表资料 χ^2 检验的校正公式。

（3）当 $n < 40$，或 $T \leq 1$ 时 用四格表资料的 Fisher 确切概率法。

本题显然符合条件 1，因此无须校正，直接采用第一行的检验结果，即 $\chi^2 = 5.470$、$P = 0.019$。因 $\chi^2_{0.05(1)} = 3.84$，本例 $\chi^2 > 3.84$，$P < 0.05$。按 $\alpha = 0.05$ 水准，拒绝 H_0，接受 H_1，结果有统计学意义。可以认为两组抗-HCV 检测阳性率有差别，结合样本率，可以认为性乱者的阳性率高于献血员。

（二）配对分类资料的 χ^2 检验（χ^2 Test of paired comparison of categorical date）

例 7-40：对住院患者 200 份痰标本分别用荧光法与浮游集菌法检查抗酸杆菌，结果见表 7-43，问两法检查的阳性率有无差别？

表 7-43　荧光法与浮游集菌法检查抗酸杆菌结果的比较

荧光法	浮游集菌法		合计
	+	−	
+	49	25	74
−	21	105	126
合　计	70	130	200

SPSS 菜单：非参数检验法

1. 操作步骤

（1）输入分析数据　荧光法：1＝阳性，2＝阴性；浮游集菌法：1＝阳性，2＝阴性；频数：49、25、21、105。在数据编辑窗口输入分析的数据。荧光法变量中：输入 1、1、2、2；浮游集菌法变量中：输入 1、2、1、2；频数变量中：输入 49、25、21、105（图 7-42）。

（2）启动分析过程　在主菜单选中"数据（D）"中的"加权个案（W）"，单击"加权个案（W）"命令，出现"加权个案"对话框（图 7-43）。

选中"加权个案（W）"，选中"频数"，点击 ➡ 右拉按钮，"频数"进入到"频率变量（F）:"框（图 7-44）。单击确定，输出"WEIGHT BY 频数."。

在主菜单选中"分析（A）"中的"非参数检验（N）"，在下拉菜单中选中"2 个相关样本（L）"（图 7-45）。

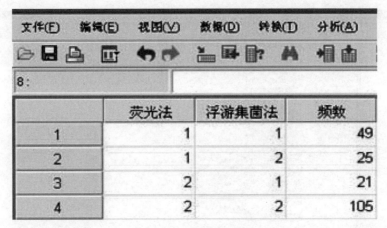

	荧光法	浮游集菌法	频数
1	1	1	49
2	1	2	25
3	2	1	21
4	2	2	105

图 7-42　分析数据对话框

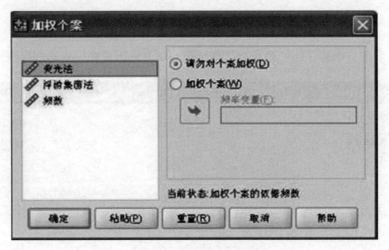

图 7-43　加权个案对话框

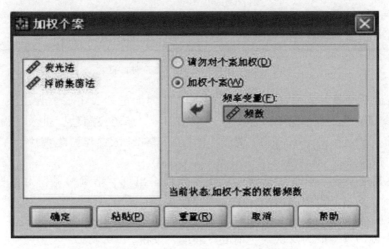

图 7-44　频率变量（F）对话框

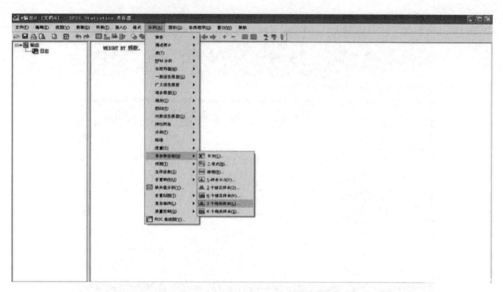

图 7-45　2 个相关样本（L）菜单对话框

单击 "2 个相关样本（L）" 命令，出现 "两个关联样本检验" 对话框（图 7-46）。

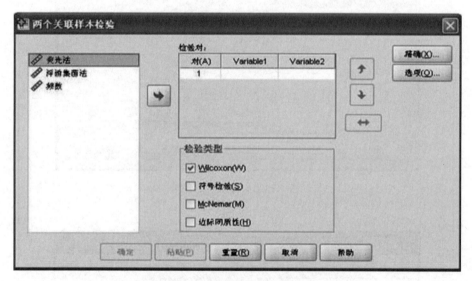

图 7-46　两个关联样本检验对话框

（3）设置分析变量　先后选中 "检验对："框左侧变量列表中 "荧光法"、点击 右拉按钮，"浮游集菌法"、点击 右拉按钮，"荧光法"、"浮游集菌法" 进入 "检验对："对话框，显示 "对（A)-1"、"Variable1-[荧光法]"、"Variable2-[浮游集菌法]"，出现两个关联样本检验 "检验对："对话框（图 7-47）。

（4）设置其他参数　单击 "精确（X)..." 按钮，出现 "精确检验" 对话框（图 7-48）。选 "仅渐进法（A）（一般为默认）"。单击继续按钮。

单击 "选项（O)..." 按钮，出现 "选项" 对话框（图 7-49）。在 "缺失值" 框选中 "按检验排除个案（T）（一般为默认）"。单击 "继续" 按钮。

在检验类型对话框勾选 "McNemar（M）"，出现 "McNemar（M）" 对话框（图 7-50）。

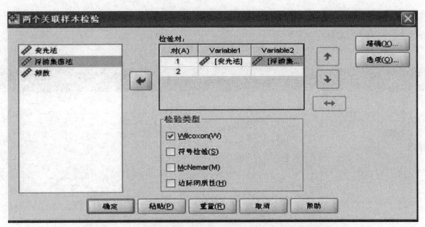

图 7-47　两个关联样本检验"检验对:"对话框

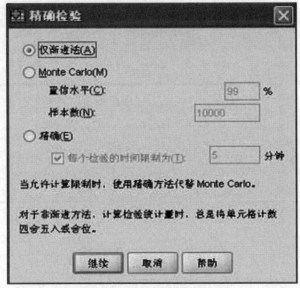

图 7-48　精确检验对话框

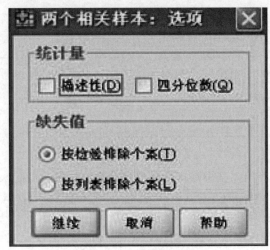

图 7-49　选项对话框

（5）提交执行　输入完成后，在"两个关联样本检验"窗口中，单击"确定"按钮（图7-50），SPSS 输出分析结果。

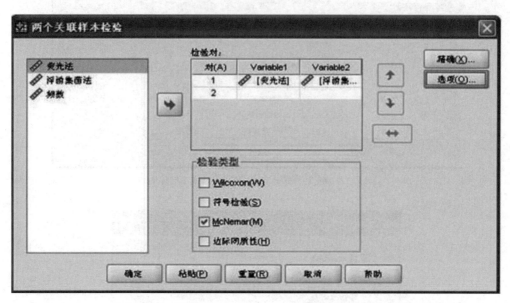

图 7-50　McNemar（M）对话框

2. 结果与分析

上题分析结果见表 7-44、表 7-45。

表 7-44　荧光法 & 浮游集菌法

荧光法	浮游集菌法	
	阳性	阴性
阳性	49	25
阴性	21	105

表 7-45　Test Statistics[b]

	荧光法 & 浮游集菌法
N	200
Chi-Square[a]	0.196
Asymp. Sig.	0.658

注：a. Continuity Corrected；b. McNemar Test。

表 7-44 为列出的四格表，其中加入变量值和变量值标签，看起来很清楚。

表 7-45 的注释 a. Continuity Corrected 为连续性校正的卡方值（Continuity Correction）；b. McNemar Test 为配对资料率的检验（相当于配对卡方检验）。表 7-45 显示 $P = 0.658$。由于 $P > 0.05$，按 $\alpha = 0.05$ 水准，接受 H_0，拒绝 H_1，结果没有统计学意义。还不能认为两法检查的阳性率有所不同。

（三）行×列表资料的 χ^2 检验（χ^2 Test for R×C Table）

例 7-41：某医院用 3 种药物治疗慢性支气管炎，结果见表 7-46，试比较 3 种药物治疗慢性支气管炎的疗效是否相同？

表 7-46　3 种药物治疗慢性支气管炎效果

组别	有效	无效	合计	有效率/%
甲药	28	9	37	75.7
乙药	18	20	38	47.4
丙药	10	24	34	29.4
合计	56	53	109	51.4

1. 操作步骤

（1）准备分析数据　组别，1＝甲药，2＝乙药，3＝丙药；疗效，1＝有效，2＝无效；频数为 28、9、18、20、10、24。在数据编辑窗口输入分析的数据。组别变量中：输入 1、1、2、2、3、3；疗效变量中：输入 1、2、1、2、1、2；频数变量中：输入 28、9、18、20、10、24（图 7-51）。

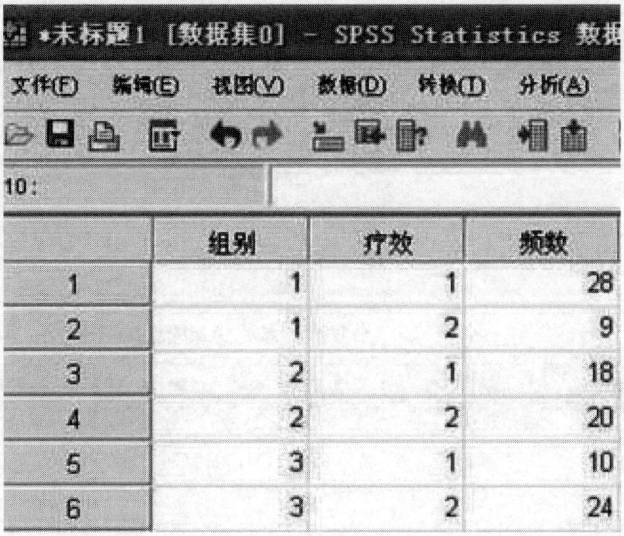

图 7-51　分析数据对话框

（2）启动分析过程与设置分析变量　在主菜单选中"数据（D）"中的"加权个案（W）"命令，出现"加权个案"对话框（图 7-52）。

选中"O 加权个案（W）"，选中"频数"，点击 右拉按钮，"频数"进入到"频率变量（F）："框（图 7-53）。单击"确定"按钮，输出"WEIGHT BY 频数."。

在主菜单选中"分析（A）"中的"描述统计"，在下拉菜单中选中"交叉表（C）..."命令，出现"交叉表"对话框（图 7-54）。

选中"组别"，单击 右拉按钮，"组别"进入到"行（S）："框；选中"疗效"，单击 右拉按钮，"疗效"进入到"列（C）："框（图 7-55）。

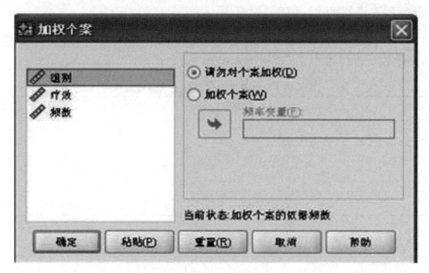

图 7-52　加权个案对话框

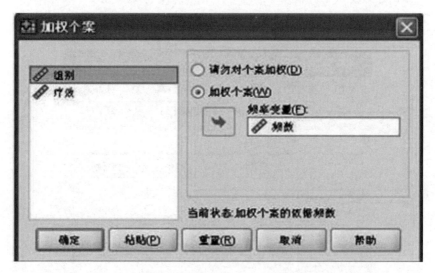

图 7-53　频率变量（F）对话框

（3）设置其他参数　单击"精确（X）…"按钮，出现"精确检验"对话框。选"仅渐进法（A）（一般为默认）"。单击"继续"按钮。

单击"统计量（S）…"按钮，出现"统计量"对话框。勾选"卡方（H）"。单击"继续"按钮。

单击"单元格（E）…"按钮，出现"单元显示"对话框。在"计数"框勾选"观察值（O）"，在"百分比（C）"框勾选"行（R）"，在"非整数权重"框勾选"四舍五入单元格计数（N）（一般为默认）"。单击"继续"按钮。

单击"格式（F）…"按钮，出现"表格格式"对话框。在"行序"框勾选"升序（A）（一般为默认）"。单击"继续"按钮。

（4）提交执行　输入完成后，在交叉表窗口中单击确定按钮，SPSS 输出分析结果。

2. 结果与分析

上题分析结果见表 7-47～表 7-49。

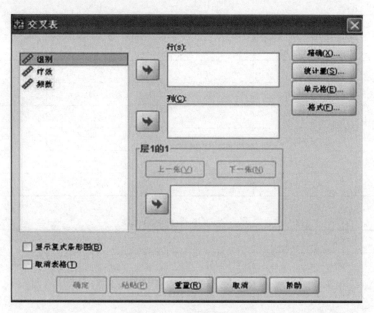

图 7-54　交叉表对话框

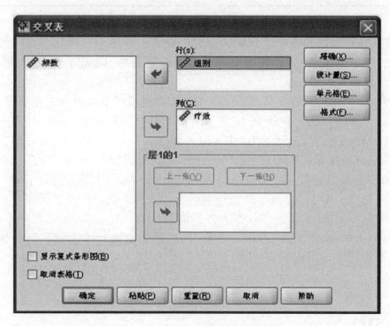

图 7-55　行（S）-列（C）对话框

表 7-47　Case Processing Summary

	Valid		Missing		Total	
	N	Percent	N	Percent	N	Percent
组别 * 疗效	109	100.0%	0	0%	109	100.0%

表 7-48　组别 * 疗效 Crosstabulation

			疗效		Total
			有效	无效	
组别	甲药	Count	28	9	37
		% within 组别	75.7%	24.3%	100.0%
	乙药	Count	18	20	38
		% within 组别	47.4%	52.6%	100.0%
	丙药	Count	10	24	34
		% within 组别	29.4%	70.6%	100.0%
Total		Count	56	53	109
		% within 组别	51.4%	48.6%	100.0%

表 7-49　Chi-Square Tests

	Value	df	Asymp. Sig. (2-sided)
Pearson Chi-Square	15.556[a]	2	0.000
Likelihood Ratio	16.201	2	0.000
Linear-by-Linear Association	15.150	1	0.000
N of Valid Cases	109	—	—

注：a. 0 cells (.0%) have expected count less than 5. The minimum expected count is 16.53.

表 7-47 是有效记录数和处理记录缺失值情况报告，可见 109 例均为有效值。案例处理摘要（Case Processing Summary）、案例（Cases）、有效的（Valid）、缺失（Missing）、合计（Total）、百分比（Percent）。

表 7-48 为列出的行×列表，其中加入变量值和变量值标签，看起来很清楚。

表 7-49 从左到右为：检验统计量值（Value）、自由度（df）、双侧近似概率［Asymp. Sig. (2-sided)］；从上到下为：Pearson 卡方（Pearson Chi-Square 即常用的卡方检验）、对数似然比方法计算的卡方（Likelihood Ratio）、线性相关的卡方值（Linear-by-Linear Association）、有效记录数（N of Valid Cases）。Pearson 卡方值处标注有 a。a. 0% 个格子的期望频数（理论数）小于 5。最小的期望频数（理论数）为 16.53。无须校正，直接采用第一行的检验结果，即 $\chi^2 = 15.556$。查卡方界值表可知：$\chi^2_{0.01(2)} = 9.21$，本例 $\chi^2 > 9.21$，$P < 0.01$。按 $\alpha = 0.05$ 水准，拒绝 H_0，接受 H_1，结果有统计学意义，可以认为 3 种药物治疗慢性支气管炎效果不同或不全相同。

思考题

一、名词解释

总体　样本　抽样误差　小概率事件　计量资料　计数资料　正态分布　相对数

二、填空题

1. 描述数值变量资料的集中趋势指标主要有：_____、_____、_____。
2. 描述数值变量资料的离散趋势指标主要有：_____、_____、_____、_____。
3. 正态分布有两个参数：_____、_____。
4. 统计推断的内容主要有两方面：_____、_____。

三、简答题

1. 简述各种统计图的应用。
2. 简述制表的基本要求。
3. 简述标准差与标准误的区别与联系。
4. 假设检验的步骤有哪些？
5. 假设检验的注意事项有哪些？
6. 应用相对数时，应注意哪些问题？

（王祥荣　毛淑芳）

第八章

流行病学方法

○○○○○○○○○○○○○○○○○○○○○○○○○○○○○○○○○○○○○○○
○○○○○○○○○○○○○○○○○○○○○○○○○○○○○○○○○○○○○○○
○○○○○○○○○○○○○○○○○○○○○○○○○○○○○○○○○○○○○○○

【学习目标】

1.掌握流行病学的定义和流行病学主要研究方法；描述疾病发生的常用指标；现况研究、普查、抽样调查的概念。

2.熟悉流行病学的特点；疾病的三间分布；疾病流行强度，病例对照研究和队列研究的概念、特点及资料分析，实验流行病学的概念和特点。

3.了解流行病学的应用；个案调查；暴发调查；实验流行病学的类型、设计和实施以及优缺点。

案例导入

案例回放：

1988年1月19日，上海市急性病毒性肝炎疫情骤然上升，数日内发病人数成倍增长，至3月18日，共发生急性病毒性肝炎292301例，平均罹患率为40.82‰，为常年发病率的12倍。死亡11例，病死率为3.76/10万。该市肝炎每年有春季发病高峰，一般2月份疫情开始上升，3月份最高，4月份开始逐渐下降。本次肝炎发病时间比往年约提前1个半月，而且日最高发病人数比以往流行年高峰日病例数高53倍。

思考问题：

1.如果派你去调查处理该起疫情，应该从哪些方面描述肝炎在人群中的发病情况？

2.你准备做哪些工作？

第一节　流行病学概述

流行病学是人类与疾病斗争过程中逐渐发展起来的一门学科，经历了学科形成前期、学科形成期和学科发展期，形成了知识体系和研究方法较为系统的现代流行病学。20世纪流行病学在防治疾病和促进健康方面发挥了巨大作用，全球公共卫生的十大领域所取得的成就都直接或间接地与流行病学研究有关。全球公共卫生的十大领域涵盖了疫苗、安全工作场所、安全和健康的饮食、机动车安全、传染病控制、降低心脑血管病死亡率、计划生育、控烟、母婴保健、饮水加氟。因此，流行病学不仅是预防医学的主干学科，近年来也成为现代医学的基础学科。

一、流行病学的定义

流行病学（epidemiology）是研究疾病和健康状态在人群中的分布及其影响因素，借以制订和评价预防、控制和消灭疾病以及促进健康的策略和措施的科学。上述定义的内涵十分丰富，主要表现在以下三个方面。

1. 从工作内容方面看

流行病学已从当初以研究传染性疾病为主要内容，发展到目前以研究疾病、伤害和健康为主要内容。疾病包括传染病、寄生虫病、地方病和非传染性疾病等一切疾病；伤害包括意外、残疾、智障和身心损害等；健康包括身体生理生化的各种机能状态、疾病前状态和长寿等，即"身体、精神和社会适应各方面均处于完好状态，而不只是无病或虚弱"。

2. 从工作任务方面看

流行病学第一阶段的任务是"揭示现象"，即揭示流行（主要是传染病）或分布（其他疾病、伤害与健康）的现象；第二阶段的任务是"寻找原因"，即从分析现象入手找出流行与分布的规律和原因；第三阶段的任务是"提供措施"，即合理利用前两阶段的结果，找出预防或控制的策略与措施。只有依次完成以上三个阶段的任务，才算完整的流行病学工作。

3. 从工作深度方面看

当工作任务是"揭示现象"时，主要通过描述性流行病学方法来实现，但通常不能直接找出原因，更不能检验措施的效果，仅能提供深入探讨原因的基础，对现象作初步分析。当工作任务是"找出原因"时，需要借助分析性流行病学方法来检验或验证所提出的病因假说。当工作任务是"提供措施"时，必须在找到原因的基础上，提供确证有效的措施，必须用实验流行病学方法的工作来完成。

上述三个范畴的工作是由浅入深，循序渐进的，在科研工作中尤其如此，只有这样才有认识和解决问题的足够说服力。但在实际工作中，常是根据具体条件和情况着重或集中进行某一部分的工作。

二、流行病学的特点

流行病学作为一门医学科学的基础学科和方法学，在其学术体系中体现着如下一些特征。

1. 群体的特征

流行病学是研究人群中的疾病现象与健康状态，即从人群的各种分布现象入手，将分布作为研究一切问题的起点，以群体为研究对象。

研究人群的职业、宗教信仰、居住地点等社会特征的分布。分析资料时也要看生活习惯、社会经历、经济条件等社会因素的影响。流行病学方法也借用了社会学和心理学的研究方法，如调查中问卷的设计及其技巧的使用、处理资料时的定性分析方法等。进行决策及采取措施时，更常用加强宣传教育，改善生活与经济条件，改进卫生设施及医疗保健服务等。流行病学是医学中渗透或结合了诸多社会因素的一门学科。医学只有借助全社会的力量才能产生最广泛、最有效的影响，公众健康与社会进步、经济发展的关系也日益明显。

2. 以分布为起点的特征

流行病学是以疾病的分布为起点来认识疾病的，即通过收集、整理并考察有关疾病在时间、空间和人群中的分布特征，以揭示疾病发生和发展的规律，为进一步研究提供线索。

3. 概率论和数理统计学的特征

在流行病学研究中尤其重视定量描述和数字分析，流行病学中得到的危险度及各种率，很少用绝对数表示，多使用相对数如频率指标，因为绝对数不能显示人群中发病的强度或死亡的危险度。频率实际上就是一种概率，流行病学强调的是概率。流行病学工作要求有数量，而且是经过计算以后所需的足够大的数量。所谓大数量不是越大越好，过多则增加无谓的经济负担和工作上的强度和难度，过少则难以正确地说明问题。合理的数量依靠统计学原则来决定，同时参照具体情况而有所变通。在实际工作中，流行病学与卫生统计学联系非常紧密。

4. 对比的特征

在流行病学研究中自始至终贯穿着对比的思想，对比是流行病学研究方法的核心。没有比较就没有鉴别，对多组观察值进行比较是科学方法的精髓。只有通过对比调查、对比分析，才能从中发现疾病发生的原因或线索。如对比高血脂组和非高血脂组的冠心病发病率，对比流感疫苗接种组和非接种组流感发病率的高低，比较经常参加锻炼者与很少锻炼者寿命之长短等。

5. 预防为主的特征

作为公共卫生和预防医学的一门重要的分支学科，流行病学始终坚持预防为主的方针并以此作为学科的研究内容之一。与临床医学不同的是，它面向整个人群，着眼于疾病的三级预防，特别是一级预防，强调在尚未接触病因前采取各种措施保护人群健康。

6. 社会医学的特征

人群健康同环境有着密切的关系。疾病的发生不仅与人体的内环境有关，而且受到自然环境和社会环境的影响与制约。在研究疾病的病因和流行因素时，应全面考察研究对象的生物、心理和社会状况，即要从原来的"生物医学模式"向"生物-心理-社会医学模式"转变。

三、流行病学的应用

随着流行病学原理的扩展和流行病学方法的迅速进步，流行病学的用途也越来越广泛。实际上，流行病学已深入到医药卫生学和公共卫生事业的各个方面。流行病学的应用可概括为以下六个方面。

1. 疾病预防和健康促进

流行病学关注疾病病因知识与功能异常之间的关系，在掌握关联和病因知识的基础上致力于预防策略的制定、病因假设的验证及预防措施的效率、效果及效益的评价。流行病学的根本任务之一就是预防疾病。预防是广义的，流行病学以疾病三级预防为指导思想，包括无病时针对病因预防使其不发生，发病早期阻止疾病的进一步发展使其得到控制，发病晚期减少并发症的发生，恢复患者的各项功能。这一用途在传染病和寄生虫病的预防上已显而易见。例如，通过接种流感疫苗来降低流感的发病，通过接种牛痘达到消灭天花的目的。在慢性非传染性疾病方面，对目前危害人们最严重的心血管病、恶性肿瘤、糖尿病、高血压等，也都经过研究后采取了相应的预防措施。

2. 疾病的监测

控制和预防疾病在人群中的发生和流行包括两部分工作：一是防制对策和策略；二是疾病监测。制订防制对策和相应措施后，就要贯彻执行。要了解措施是否正确按规划落实、措施是否有效、策略是否正确，都要进行监测。疾病的监测是贯彻预防为主方针的一项很好的措施。监测地区可以是一个地区或是整个国家，可以是长期也可以是短期，疾病可以是一种或多种，可以是传染病也可以是非传染性疾病或其他（如伤残或健康状态），既监测发生的疾病又监测已执行的措施。通过历年的监测资料可以动态的反映疾病的变化趋势，预测疾病的发展情况，为及时不断地对防制策略和措施进行必要的修改提供可靠依据。我国已建立了全国传染病监测系统和死因监测系统，如全国各级疾病预防控制中心对流感和结核的监测等，对有关疾病的预防控制监测发挥了积极作用。

3. 疾病病因和危险因素的研究

疾病病因学仍将是流行病学的主要研究内容，这是为了彻底达到预防疾病的目的而必须进行的工作。流行病学工作常常遇到"未明原因"（指一时原因不明，不意味着原因根本不能查明）疾病的调查。这些疾病是突然暴发或是短时期内多发的，而临床医务人员一时不能做出诊断。只有透彻地了解疾病发生、多发或流行的原因才能更好地防制乃至消灭某一疾病，以流行病学观点，采取流行病学调查分析的方法，再配合临床检查和检验，由寻找危险因素入手，最终这类暴发大多都能找到原因。也就是说流行病学必定要有发掘病因及疾病危险因素的工作。

有些疾病的病因是较为清楚的，如传染病中的水痘、交通事故的骨折等。有些却不这样简单，非传染性疾病就是由多种因素综合作用的结果。如高血压、高血脂、吸烟、肥胖等，这些都是冠心病的危险因素。其实，对于很多传染病也是如此。流行病学的主要用途之一就是尽量逐个澄清这些危险因素。有时，虽然真正的病因尚未完全被阐明，而诸多危险因素已被发掘出来，据此防治疾病仍可收到很好的效果。如吸烟可致肺癌，但吸烟只是肺癌的一个危险因素，病因可能是烟草中的某个成分；尽管如此，控制吸烟仍能有效地预防肺癌。再如英国伦敦宽街霍乱流行时，当时并不知道霍乱是由霍乱弧菌引起的，但是封闭了被污染的水井后切断了传播途径就使霍乱疫情得到了控制。因此，流行病学工作不拘泥于非找到病因不可，若找到一些关键的危险因素，也能在很大程度上解决防病的问题。这是很实际的，是流行病学应用中的一大特点。

> **知识拓展**
>
> ### 英国伦敦霍乱危险因素的研究
>
> John Snow（1813～1858）是英国著名内科医生。1854 年秋季，伦敦宽街暴发霍乱，10 天内死去 500 多人，在霍乱暴发后的 6 天内发病严重的街道有 3/4 以上的居民离去。据 1853 年统计，在过去几次霍乱流行中，该地区虽曾流行，但远比其他各区轻微。
>
> Snow 分析研究了伦敦和其他地方发生的霍乱流行，他调查发现几乎所有的死亡病例都发生于离宽街水井不远的地方，且他们都饮用宽街供水站的水。尽管当时霍乱病原体霍乱弧菌尚未发现，Snow 根据疾病分布进行分析，市区霍乱暴发与宽街供水站的水井有密切关系，而以后的研究进一步证实了这一假设。经封闭水井，暴发即告终止。
>
> John Snow 在宽街地区进行的出色调查，获得很高声望。他写的《霍乱的传播方式》一书被公认为有权威的流行病学方面的文献，同时对有关病菌传播理论也作了精辟的论述。

4. 揭示疾病的自然史

疾病在个体中有临床前期、临床期和临床后期的自然发生过程，称为个体的疾病自然史。疾病在人群中的自然发生发展规律叫做人群的疾病自然史，即流行病学中说的疾病的自然史。疾病的自然史的研究有助于早期预防和发现疾病，了解疾病的转归和规律，适时采取有效的措施，以促进恢复健康。如通过疾病自然史的观察，了解到乙型肝炎有很大可能通过孕妇垂直传播给新生儿，故采用接种疫苗来实现早期预防的目的。如对慢性肝炎或迁延性肝炎患者进行定期随访，研究其转归状况和规律，有助于采取有效措施，以促进其恢复健康或阻止病情的进一步发展。

5. 疾病诊断与防治效果的评价

流行病学可以用于对诊断和筛检试验的评价，药物或疗法临床疗效的评价，以及疾病预防和控制效果的评价。如观察儿童接种某种疫苗后，是否阻止了相应疾病的流行，可用实验流行病学的方法比较接种儿童和对照儿童的发病情况。又如考察一种新药是否有疗效，除在医院临床实践中短期观察外，还需在大规模的社区人群中长期观察才能下定论，尤其对药物不良反应的观察，更需要上市后的监测。在社区中实行大规模干预，如饮水加氟以防龋齿，减少吸烟以降低肺癌等疾病，也需使用流行病学实验方法去评价。类似的评价也用于卫生工作或卫生措施效果的评价，预防和控制疾病的任何药物、疗法或措施的效果，都应当在人群的基础上进行检验，看是否降低了人群发病率，是否提高了治愈率等。

6. 卫生决策和疾病防治效果的评价依据

流行病学可用于研究和促进卫生服务的实施和利用，用于卫生决策和评价。从事卫生行政及业务的干部应该了解流行病学的知识，具有流行病学的观点，从而可以从群体和社区的角度来考虑和处理所负责范围的疾病和健康问题。人群中疾病频率的知识可用于卫生管理的许多方面。卫生行政管理部门经常需要对医疗、卫生及保健服务方面的建设、资源分配及项目选择等做出决策，从而制定相应的政策。而正确的决策需要建立在充分的流行病学调查研究基础之上，即首先要了解该地区疾病与健康状况的分布、重点疾病和影响健康的因素、现有卫生资源与医疗卫生保健服务的实际需要的适应情况等。此外，卫生决策是否正确、各种卫生服务的效益如何，亦需要应用流行病学的方法进行评价。

以上列举了六项流行病学的用途。第一、二项可看作是经常性的流行病学实践，直接参与防制疾病与促进健康；第三、四项可看作流行病学的深入研究，以期从根本上防制疾病与促进健康；第五项应用则是流行病学的特殊功能，用于疾病诊断、治疗及预防方法或措施效果的评价；第六项可用于研究和促进卫生服务的实施和利用，用于卫生决策和评价，可以从群体和社区的角度来考虑和处理疾病和健康问题。

四、流行病学的研究方法

流行病学是一门应用学科，其中有多种逻辑性很强的科学研究方法。它以医学为主的多学科知识为依据，利用描述性研究方法来调查社会人群中的疾病和健康状况，描述频率和分布，通过归纳、综合和分析提出假设，然后采用分析性研究对假设进行检验，最终通过实验研究来证实假设。在对疾病的发生规律了解清楚之后，还可以上升到理论高度，用数学模型预测疾病，尤其是病因较复杂的疾病。流行病学研究方法的分类目前有多种，从流行病学研究的设计类型来分，大致可以按以下方法分类见图 8-1。

流行病学研究方法主要采用观察性研究、实验性研究和理论性研究，以观察性研究和实验性研究为主。观察性研究按是否有事先设立的对照组，又可进一步分为描述性研究和分析性研究。描述流行病学主要是描述疾病或健康状态的分布，起到揭示现象、为病因研究提供线索的作用，即提出假设；分析性流行病学主要是检验提出的假设；实验流行病学则用于验证假设。上述方法各有其适用性和优缺点，在后面章节中予以介绍。

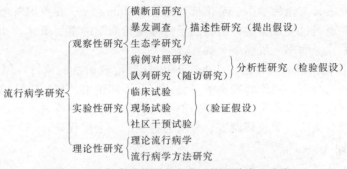

图 8-1　流行病学的研究方法（按设计类型分类）

五、流行病学的发展历史

流行病学是从观察开始，通过实践，上升为理论，从而找出规律并采取相应措施予以预防和控制疾病。在流行病学发展过程中，流行病学先驱者们的创造性贡献，有力地推动了流行病学学科的形成和发展。学习流行病学发展史，对了解流行病学学科特点及历史地位和作用具有重要意义。流行病学发展史大致经历了三个时期。

1. 学科形成前期

学科形成前期是指人类自有文明史以来至 18 世纪的一个漫长的历史时期。这一时期，科学的流行病学学科尚未形成，但与其密切相关的一些概念、观察的现象及采取的措施已构成流行病学学科的"雏形"。

在古希腊，希波克拉底（Hippocrates，公元前 460～377 年）撰写了《空气、水及地点》，该著作是全世界最早的、关于自然环境与健康和疾病关系的系统表述。流行（epidemic）一词也是这个时期在他的著作中出现的。在我国，"疫""时疫""疫疠"作为疾病流行的文字记载，也几乎是同时代出现的。

15 世纪中叶，意大利威尼斯开始出现原始的海港检疫法规，要求外来船只必须先在港外停留检疫 40 天，成为最早的检疫（quarantine）。我国在隋朝开设了"疠人坊"，以隔离麻风患者，是传染病隔离的早期实践。

1662 年英国的 John Graunt 首次利用英国伦敦一个教区的死亡数据进行了死亡分布及规律性研究，创制了第一张寿命表，用生存概率和死亡概率来概括死亡经历。在研究死亡规律和死亡资料质量的同时提出了设立比较组的思想。他的贡献在于将统计学引入流行病学领域。

2. 学科形成期

学科形成期是指 18 世纪末至 20 世纪初，大约 200 年的时间。这时西方资本主义社会出现并得到迅速发展，人们开始聚居于城市，而传染病的肆虐使流行病学学科的诞生成为必然。1850 年"英国伦敦流行病学学会"的成立，标志着流行病学学科的形成。以下是这个时期有重要意义的几个经典案例。

1747 年英国海军外科医生 James Lind 在"Salisburg"号海船上将 12 名患坏血病的海员分为 6 组进行对比治疗试验，发现柠檬和柑橘类治疗坏血病效果较好。开创了流行病学临床试验的先河。

1796 年英国医生 Edward Jenner 发明了牛痘接种以预防天花，从而使天花烈性传染得到了有效控制，为传染病的控制开创了主动免疫的先河。

18 世纪法国 Louis 探索放血疗法对炎症性疾病的疗效；利用寿命表对结核病的遗传作

用进行了研究。此后又与他的学生，英国统计总监 William Farr 在英国首创了人口和死亡的常规资料收集，并通过这些数据的分析提出了许多流行病学的重要概念，如标化死亡率、人年、剂量反应关系、患病率＝发病率×病程等。

1848～1854 年英国著名内科医生 John Snow 针对伦敦霍乱的流行，创造性地使用了标点地图法描述病例的分布，对伦敦宽街的霍乱流行及不同供水区居民霍乱的死亡率进行了调查分析。他首次提出了"霍乱是经水传播"的著名科学论断，并通过干预成功地控制了霍乱进一步的流行，成为流行病学现场调查、分析与控制的一个里程碑。

3. 学科发展期

学科发展期大约从第二次世界大战后的 20 世纪 40～50 年代起至今，也可以称之为现代流行病学（modern epidemiology）时期。这一时期的主要特点是：①流行病学从研究传染病扩大为研究所有疾病和健康问题；②研究方法由传统的调查分析扩展为定量与定性相结合、宏观与微观相结合，分析方法不断完善，分析手段更加先进；③研究从"流行"发展为"分布"，动静态结合，由三环节两因素扩展到社会行为因素；④流行病学的分支学科不断涌现，使流行病学的应用范围越来越广。按目前国际流行病学界比较公认的分类方法，现代流行病学又可分为三个阶段。

20 世纪 40～50 年代为第一阶段，此阶段创造了对慢性非传染性疾病的研究方法，包括危险度的估计方法。Doll 与 Hill 关于吸烟与肺癌关系的研究开创了生活方式的研究领域，同期美国 Framingham 心脑血管疾病的研究改变了医学界和公众对疾病起源的认识。

20 世纪 60～80 年代为第二阶段，此阶段是流行病学分析方法长足发展的时期，包括混杂和偏倚的区分、交互作用以及病例对照研究设计的实用性发展。

20 世纪 90 年代至今为第三阶段，此阶段是流行病学与其他学科交叉融合、更新理念和模式、不断推出新的分支学科、扩大流行病学应用领域的时期。微观上，流行病学与分子生物学的交叉形成了分子流行病学、生态流行病学等新的分支学科。随着信息化时代的到来，在资源有限的情况下，系统总结证据，由此产生的循证医学和循证保健逐渐成为世纪交替时一场震惊医学界的革命。

六、流行病学与其他学科的关系

流行病学作为预防医学的一部分，流行病学应用广泛，涉及面宽，几乎涉及社会科学、自然科学和医学科学的各主要学科。流行病学是伴随着卫生统计学、微生物学和免疫学以及传染病学的发展而发展的。现在，流行病学除了与基础医学和临床医学，还与社会医学、心理学及一系列预防医学学科（如环境卫生、营养与食品卫生等）建立了紧密联系。流行病学与卫生统计学形同姐妹，更是密不可分。

1. 流行病学与基础医学

基础医学中的生物学、遗传学、微生物学、寄生虫学、生物化学、免疫学、病理学等，都在流行病学调查中用来进行寻找并证实病因的研究。一方面，流行病学要充分应用基础医学的进展，掌握现代化的快速、高效、微量的测定技术为流行病学服务，促进流行病学发展；另一方面，流行病学的发展又为促进基础医学学科的发展提供新的线索。

2. 流行病学与临床医学

流行病学与临床医学关系密切，两者互相支持、互相补充。临床医学是以单个患者为研究对象，流行病研究对象是群体，研究对象不仅仅是单个症状和体征明显的患者，也研究与患者同一范围内的亚临床患者和非患者。临床医学的任务是对患者进行诊断和治疗。流行病学不仅要考虑患者，也要考虑未患病的人及环境因素，其任务要确定流行的存在，判断疫情的动态，预测未来的趋势，分析疾病与各种因素的关系，拟订防治对策并考核其效果。因此，必须具有所研究疾病的临床医学知识。临床工作者在诊断疾病、分析病因时，常需用流行病学的基本理论和方法。可以结合临床经验，利用掌握的流行病学的基本理论和方法，去探索疾病的人群现象和病因，或者用来考核疾病的治疗效果，得出正确的、科学的结论。

3. 流行病学与预防医学

流行病学是预防医学的主干课程。流行病学与预防医学中的其他学科，如环境卫生、劳动卫生、儿少卫生、营养食品卫生、职业卫生等相互渗透、相互补充，形成预防医学的整体。流行病学与卫生统计学亦有着密切联系。流行病学研究的研究设计、资料收集、抽样方法、样本大小及数据的整理与分析等，都需要运用统计学方法。正确应用统计学方法，有助于正确揭示疾病分布规律，判断预防效果，可以从数量上对流行过程各方面的特点加以说明。而流行病学资料分析的要求也会促进卫生统计学的不断发展，二者是相辅相成，共同发展的。

4. 流行病学与其他学科

随着流行病学研究领域的扩大，在进行流行病调查，分析流行过程和疾病分布规律时，有时还要用到环境科学、气象学、生物学等多种学科的相关知识及技术方法。同时人们的健康受社会因素、行为因素及人的心理因素的影响越来越明显。因此，社会学、行为医学和心理学与流行病学的关系亦越来越密切。交通事故、吸毒、性病、伤害等的流行病学研究，也充分显示出它们之间联系的必要性。

七、流行病学面临的挑战和展望

在过去的一个世纪，流行病学对防制疾病、促进健康做出了重大贡献，流行病学研究方法也有了长足的发展。但进入信息化、经济全球化、老龄化和贫富两极分化的21世纪，尤其是2003年传染性非典型肺炎（SARS）疫情的影响，流行病学面临着许多新的挑战，也充满了发展的机遇。

1. 宏观与微观并举

随着人类基因组计划和后基因组时代的到来，流行病学应充分利用分子生物学、人类基因组学的研究成果发展"微观"流行病学，从生物学机制上解读疾病的发生和发展。同时，必须重视"宏观"流行病学的发展，重视学科的社会学特性，认识到无论疾病和健康都与复杂的社会、经济、文化和生态环境有关，二者缺一不可。

2. 传染病和非传染性疾病并重

在疫苗和抗生素广泛使用后，虽然传染病的发病和死亡已经有了大幅度下降，但必须警惕新发传染病的流行，并防止某些古老传染病的死灰复燃。建立和加强疾病监测、全球疫情信息的及时交流和资料共享，是控制传染病发生的基本保证。同时，针对慢性非传染性疾病这个当前主要的公共卫生问题，要努力探索病因、寻找危险因素，这是一项任重道远有待突破的任务。

3. 健康保护与健康促进并存

自1948年世界卫生组织给出健康的全新定义，人们对健康的理解和追求逐渐发生了转变。现代流行病学的定义中也强调，流行病学研究应包括全面的疾病和健康状态，既要防治疾病，又要促进健康。为了适应观念转变后随之而来的需求，应该有意识地开展人群健康保护与健康促进的研究。

4. 发展应急流行病学

近年来，突发事件越来越受到关注，人们已经逐渐意识到其对社会稳定、经济发展和人群健康的严重危害。以往对自然灾害、重大事故和疾病暴发等突发事件的研究仅限于就事论事，缺乏系统化。因此，发展应急流行病学势在必行。探索突发事件的发生原因、发展规律和危害特点，为突发事件的预防和应对提供科学依据，制定合适的预防策略、援救措施和应对预案等，流行病学方法在研究和处理突发事件中具有不可替代的作用。

5. 重视流行病学研究中的伦理学问题

以往流行病学对人体伦理学研究多采用实验流行病学进行研究。然而，随着生命科学的快速发展，尤其是人类基因组流行病学的兴起，越来越多的流行病学研究、监测活动会涉及个体的遗传信息。生物样本的采集和基因鉴定过程或许对受试者机体产生的危险性很小，但是个体遗传信息的暴露对个人、家庭和社会的不良影响将是巨大的。另外，在一些特殊疾病的公共卫生监测和疾病控制工作中，涉及了很多复杂的伦理学难题，艾滋病就是一个很好的例子。为此，流行病学工作者必须重视实践中涉及的伦理学问题。

6. 强化流行病学在循证医学中的作用

一切卫生决策都必须基于当前最好的证据，以使有限的卫生资源得到最有效的利用。产生证据并进行科学评价和利用证据是流行病学的两个重要作用。在日益兴起的循证医学、循证保健和循证护理中，流行病学应该把握时机，进一步巩固和加强在循证医学实践过程中的作用和地位。

第二节　疾病的分布

流行病学研究可通过疾病在人群中的发生、发展和消退的表现，了解疾病在不同人群、地区和时间的分布特征，即描述疾病的分布来探索疾病的病因，以预防疾病。疾病的分布是一个经常变化的动态过程，每种疾病都有其各自特点并有一定规律的分布特征。描述疾病分布是流行病学研究的起点和基础，可帮助人们认识疾病流行的基本特征，为临床诊断和治疗决策提供依据；为疾病的研究提供线索，并指出进一步研究的方向和途径；为合理地制订疾病的防制、保健对策及措施提供科学依据。

一、描述疾病发生的常用指标

流行病学研究工作常涉及有关疾病和健康状况的测量，本节将对流行病学一些较普遍应用的疾病频率测量指标进行介绍，以期准确应用，正确测量，作为鉴别病因、监测疾病趋势研究的基础，并用于反映和表示疾病负担以及评价为降低疾病的发生频率而采取的公共卫生干预措施的效果。

（一）发病指标

1. 发病率

发病率（incidence rate）表示在一定期间内，一定人群中某病新病例出现的频率。

$$发病率 = \frac{一定期间内某人群中某病新病例数}{同时期暴露人口数} \times K \tag{8-1}$$

其中 $K = 100\%$、$1000‰$、$10000/万$ 或 $100000/10$ 万，观察时间单位通常多以年表示，也可根据所研究的疾病病种及研究问题的特点决定。

分子是一定期间内的新发病人数。若在观察期间内一个人可多次患病时，则应分别计为新发病例数，如流感、腹泻等。对慢性病或发病时间难确定的一些疾病可将初次诊断的时间作为发病时间，如恶性肿瘤、精神病等。分母中所规定的暴露人口是指可能会发生该病的人群，对那些不可能患该病的人，如传染病的非易感者，已接种疫苗的有效者，不应计入分母内，如已患麻疹者或有效接种麻疹疫苗者；但实际工作中不易实现。当描述某些地区的某病发病率时，分母多用该地区该时间内的平均人口。如观察时间以年为单位时，可用年初与年终人口之和的平均人口数或以当年 7 月 1 日的人口数表示。

发病率可按不同特征（如年龄、性别、职业、病因等）分别计算，此即发病专率。由于发病率的准确度可受很多因素的影响，所以在对比不同资料时，应考虑年龄、性别等的构成，进行发病率的标化以后再进行比较。

在流行病学中，发病率可用作描述疾病的分布，它能反映疾病发生的频率。常通过比较不同人群的某病发病率来帮助确定可能的病因，探讨发病因素，提出病因假说，评价防治措施的效果。

2. 罹患率

罹患率（attack rate）和发病率一样，也是人群新病例数的指标，通常多指在某一局限范围，短时间内的发病率。观察时间可以日、周、月为单位，适用于局部地区疾病的暴发，如食物中毒、传染病及职业中毒等暴发流行情况。其优点是可以根据暴露程度精确地测量发病概率。

3. 患病率

患病率（prevalence rate）也称现患率，是指某特定时间内总人口中某病新旧病例所占比例。患病率可按观察时间的不同分为时点患病率和期间患病率两种，时点患病率较常用。通常时点患病率一般不超过一个月，而期间患病率所指的是特定的一段时间，通常多超过一个月。

$$时点患病率 = \frac{某一时点一定人群中现患某病新旧病例数}{该时点人口数（被观察人数）} \times K \tag{8-2}$$

$$期间患病率 = \frac{某观察期间一定人群中现患某病的新旧病例数}{同期的平均人口数（被观察人数）} \times K \tag{8-3}$$

其中 $K = 100\%$、$1000‰$、$10000/万$或 $100000/10$ 万，期间患病率实际上等于某一特定期间开始时患病率加上该期间内的发病率。影响患病率的因素很多，如诊断技术、治疗方法、计划免疫等因素。

患病率取决于两个因素，即发病率和病程。因此患病率的变化可反映出发病率的变化或疾病结果的变化或两者兼有。当某地某病的发病率和该病的病程在相当长时间内保持稳定时，患病率、发病率和病程三者之间存在下述关系：患病率＝发病率×病程，这可用于推算某些疾病的病程。

患病率通常用来表示病程较长的慢性病的发生或流行情况，如冠心病、肺结核等。可为医疗设施规划、估计医院床位周转、卫生设施及人力的需要量、医疗质量的评估和医疗费用的投入等提供科学的依据。

> **知识拓展**
>
> #### 发病率与患病率的区别
>
> 发病率分子为新病例数，而患病率分子为新病例数与旧病例数之和。发病率衡量疾病出现的情况，而患病率常用来衡量疾病存在或流行情况。发病率由发病报告或队列研究获得，而患病率由横断面调查获得。

4. 感染率

感染率（infection rate）是指在某个时间内接受某项检查的整个人群样本中，某病现有感染者人数所占的比例。感染率的性质与患病率相似。

$$感染率 = \frac{受检者中阳性人数}{受检人数} \times 100\% \qquad (8\text{-}4)$$

流行病学研究可通过检出某病的病原体的方法来发现感染者，也可用血清学或皮肤试验等其他方法证明人群处于感染状态。感染率常用于研究某些传染病或寄生虫病的感染情况和分析防治工作的效果，可用于估计某病的流行态势，也可为制定防治措施提供依据，是评价人群健康状况常用的指标。流行病学工作中对这一指标的应用甚为广泛，特别是对那些隐性感染、病原携带及轻型和不典型病例的调查较为有用，如乙型肝炎、乙型脑炎、脊髓灰质炎、结核、寄生虫病等。

5. 续发率

续发率（secondary attack rate，SAR）是指在某些传染病最短潜伏期到最长潜伏期之间，易感接触者中发病的人数占所有易感接触者总数的百分率。自第一个病例（或称原发病例）出现后，在该病最短潜伏期与最长潜伏期之间发生的病例称为续发病例，也称二代病例。

$$续发率 = \frac{一个潜伏期内易感接触者中发病人数}{易感接触者总人数} \times 100\% \qquad (8\text{-}5)$$

在进行续发率计算时，应注意须将原发病例从分子及分母中去除。续发率常用于家庭内、集体宿舍、托儿所等发生传染病时的流行病学调查。续发率可用于分析传染病流行因素，包括不同条件对传染病传播的影响（如年龄、性别、家庭人口数、经济条件等）及评价卫生防疫措施的效果（如对免疫接种、隔离、消毒等措施的评价），还可用于分析比较不同传染病传染力的大小。

（二）死亡指标

1. 死亡率

死亡率（mortality rate）是指某人群在一定期间内死于所有原因（或某病）的人数在该人群中所占的比例。死亡率是测量人群死亡危险最常用的指标，其分子为死亡人数，分母为发生死亡事件的总人口数（通常为年中人口数或年均人口数）。

$$死亡率 = \frac{某期间内（因某病）死亡总数}{同期平均人口数} \times K \qquad (8\text{-}6)$$

其中 $K = 1000\text{‰}$，10000/万 或 100000/10 万。死于所有原因的死亡率是一种未经过调整的率也称粗死亡率（crude death rate）。死亡率也可按不同特征，如年龄、性别、职业、民族、种族、婚姻状况及病因等分别计算，即死亡专率（specific death rate）。计算时应注意分母必须是与分子相应的人口。对不同地区死亡率进行比较时，须注意不同地区人口构成不同而存在差异，为消除年龄构成不同所造成的影响，需将死亡率进行标化后才可进行比较。

粗死亡率是用于衡量某一时期，一个地区人群死亡危险性大小的一个指标。既可反映一个地区不同时期人群的健康状况和卫生保健工作的水平，也可为该地区卫生保健工作的需求和规划提供科学依据。

死亡专率是流行病学中的一项重要指标，可提供某病死亡在人群、时间、地区上的变化的信息，用于探讨病因和评价防治措施。某些病死率高的恶性肿瘤，如肺癌、肝癌等，死亡率与发病率十分接近，其死亡率基本上可以代表其发病率，而且其死亡率准确性高于发病率，因此常用作病因探讨的指标。对于病死率低的疾病，如糖尿病、病毒性肝炎等用死亡率分析不合适，但可以用于不同国家和地区间的比较，反映相应的经济、文化、卫生水平。

2. 病死率

病死率（fatality rate）是指表示一定时期内（通常为 1 年），患某病的全部患者中因该病死亡者的比例。

$$病死率=\frac{某时期内因某病死亡人数}{同期患某病的患者数}\times100\%\tag{8-7}$$

如果某病处于稳定状态时，病死率也可用死亡专率和发病专率推算得到：

$$某病病死率=\frac{某病死亡专率}{某病发病专率}\times100\%\tag{8-8}$$

病死率表示确诊疾病的死亡概率，它可表明疾病的严重程度，衡量疾病对人生命威胁的程度。也可反映医疗水平和诊断能力，通常多用于病程短的急性病，如急性传染病、脑卒中、心肌梗死及肿瘤等，较少用于慢性病。当用病死率作为评价不同医院的医疗水平时，必须注意不同医院入院患者的病情严重程度及医院医疗设备条件等因素的影响。

3. 生存率

生存率（survival rate）是指接受某种治疗措施的患者或患种某疾病的人，经 n 年的随访（通常为 1 年、3 年、5 年或 10 年）后，尚存活的病例数占观察病例总数的比例。

$$n\ 年生存率=\frac{随访满\ n\ 年尚存活的病例数}{随访满\ n\ 年的病例数}\times100\%\tag{8-9}$$

生存率反映了疾病对生命的危害程度，常用于评价某些病程较长疾病的远期疗效，如恶性肿瘤、心血管疾病、结核病等。

4. 累积死亡率

累积死亡率（cumulative mortality rate）是指在一定时间内死亡人数占某确定人群中的比。通常为了说明在某一年龄以前死于恶性肿瘤的累积概率的大小，有时累积死亡率可由各年龄别死亡率相加获得，多用百分率来表示。

5. 生命质量评价指标

潜在减寿年数（potential years of life lost，PYLL）是指某病某年龄组人群死亡者的期望寿命与实际死亡年龄之差的总和，即死亡所造成的寿命损失。该指标与死亡密切相关，用该指标来评价疾病对人群健康影响的程度，能消除死亡者年龄构成的不同对预期寿命损失的影响。潜在减寿年数是对每例死亡计算死亡年龄与期望寿命之差，再取总和。其计算公式如下：

$$PYLL=\sum_{i=1}^{e}a_id_i\tag{8-10}$$

伤残调整寿命年（disability adjusted life year，DALY）是指从发病到死亡所损失的全部健康寿命年，包括因早死所致的寿命损失（years of life lost）和疾病所致伤残引起的健康寿命损失年（years lived with disability）两部分。该指标是一个定量计算因各种疾病造成的早死与伤残对健康寿命年损失的综合指标，是对疾病死亡和疾病伤残而损失的健康寿命年的综合测量，是用于测量疾病负担的主要指标之一。潜在减寿年数和伤残调整寿命年是全面评价疾病的危害和人群的生命质量的重要指标之一。伤残调整寿命年是一个定量计算因各种疾病造成的早死与残疾时健康寿命年损失的综合指标，即是时疾病死亡和疾病伤残而损失的健康寿命年的综合测量。其计算公式如下：

$$DALY=\int_{x=a}^{x=a+L}DC_{xe}^{-\beta x}e^{-r(X-a)}dx\tag{8-11}$$

健康寿命年（health life years，HeaLY）是用生命质量来调整生存年数而得到的一个新指标。通过生命质量评价把不正常功能状态下的生存年数换算成有效用的生存年数（利用生命质量权重值），使其与健康人处于等同状态。其计算公式如下：

$$HeaLY = L_1 + L_2 \qquad (8\text{-}12)$$

二、描述疾病流行强度的指标

疾病的流行强度是指在一定时期内，某地区某人群中某疾病发病率的变化及其病例间的联系程度。常用散发、暴发和流行表示。

1. 散发

散发（sporadic）是指某病在某地区人群中发病率呈历年的一般水平，各病例间在发病时间和地点方面无明显联系，呈散在发生。确定散发时多与此前三年该病的发病率进行比较，散发适用于范围较大的地区。

疾病分布出现散发的原因是：①该病因在当地常年流行或因预防接种的结果使人群维持一定的免疫水平，所以出现散发。如麻疹流行后，易感人群数减少或因应用麻疹疫苗后人群中具有一定的免疫力，而出现散发。②有些以隐性感染为主的疾病，可出现散发，如脊髓灰质炎、乙型脑炎等。③有些传播机制不容易实现的一些传染病也可出现散发。如个人卫生条件好时，人群中很少发生斑疹伤寒，一些人畜共患疾病由于人与动物接触机会少故很少发生，如炭疽。④某些长潜伏期传染病也易出现散发，如麻风。

2. 暴发

暴发（outbreak）是指在一个局部地区或集体单位中，短时间内突然有很多症状相同的患者出现。这些人多有相同的传染源或传播途径，大多数患者常同时出现在该病的最长潜伏期内。如集体食堂的食物中毒、托幼机构的麻疹、流行性脑脊髓膜炎等暴发。

3. 流行

流行（epidemic）是指某病在某地区的发病率显著超过该病历年散发发病率水平，如3～10倍时。有时疾病迅速蔓延可跨越一省、一国或一洲，其发病率水平超过该地一定历史条件下的流行水平时，称大流行。如流感的世界大流行。

三、描述疾病三间分布的指标

疾病的流行特征通过疾病在不同人群中、不同时间、不同地区分布得以表现。流行特征是病因在特定的人群、时间、空间中的分布，是流行过程的可见形式。对于病因已知的疾病，流行特征是判断和解释病因的根据。对于病因未明疾病，流行特征是病因的外在表现，是形成病因假设的重要来源。因此，不论是描述性流行病学研究还是分析性流行病学研究，最初的着手处和着眼点都在于疾病的流行特征。

（一）人群分布特征

与疾病有关的一些人群特征可成为疾病的危险因素，这些信息包括年龄、性别、职业、民族等。

1. 年龄

年龄与疾病之间的关联比其他因素的作用都强，几乎所有疾病的发病率或死亡率均显示出与年龄这个变量有关。作为一个混杂因素，在大多数疾病中因年龄出现的频率差异要比其他变量为大。随着年龄改变几乎大部分疾病的发生频率都显著不一，有些疾病几乎特异地发生在一个特殊的年龄组中。一般来说，慢性非传染性疾病（如恶性肿瘤、高血压、糖尿病等）有随年龄增长发病率随之增加的趋势。对传播途径容易实现、病后有较持久免疫力的大多数呼吸道传染病以婴幼儿高发。母亲体内的抗体在胚胎时期可传给胎儿，直到出生后头 6 个月都可使其具有预防传染病的作用，到学龄时其水平达最低。在抗传染病的预防接种前，某些急性呼吸道传染病（如麻疹、水痘、百日咳、腮腺炎等）主要发生于婴幼儿中。由于在人群中预防接种的程序不断发展，免疫形式也在发生变化，所以感染的年龄模式也随之不断变化。除了传染病，慢性病的疾病分布也会表现出随年龄改变不断变化的情况，图 8-2 显示了四组不同人群女性乳腺癌年龄别发病专率。从中可见，从 30 岁开始发病率增高，其发病率曲线随年龄增高而上升。西方国家可上升到 70～80 岁为止，低发国家日本发病率 50 岁达高峰，以后即下降。这说明绝经前后乳腺癌的发病率不同，有人认为，停经前发生的乳腺癌主要受卵巢功能和遗传的影响，而绝经后发生的乳腺癌主要受社会生活环境及肾上腺分泌的影响。

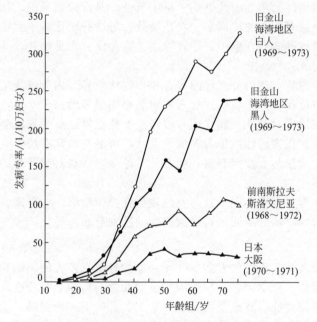

图 8-2　四组不同人群女性乳腺癌年龄别发病专率

（1）研究疾病年龄分布的目的　①分析疾病不同年龄分布的差异，有助于深入探索致病因素，为病因研究提供线索；②研究疾病的不同年龄分布，可帮助提供重点保护对象及发现高危人群，为今后有针对性地开展防治工作提供依据；③分析不同年龄分布的客观原因，有助于观察人群免疫状况的变化、确定预防接种对象和进行预防接种措施的实施，以保证预防接种的效果。

（2）年龄分布出现差异的原因　①免疫水平状况：由于胎儿可经胎盘得到来自母体的现成抗体，获得被动免疫。在边远的山区和农村，由于人口密度小，交往过少，受感染的机会也少，一旦有传染源进入该地，成人也可患儿童多见病。病后无持久免疫力的疾病如流行性感冒和普通感冒，各年龄组发病率趋于一致，不存在明显差异。呈隐性感染的疾病成人、青少年因隐性感染而获得免疫力，故儿童发病率高。②暴露病原因子的机会不同，可导致出现疾病年龄分布的差异。不同年龄的人暴露或接触感染因子或其他致病因子的程度不同。例如，水痘可见于同在一起学习或玩耍的小学生或托儿所幼儿园中的婴幼儿。非传染病的年龄分布差异主要取决于暴露致病因子的机会。由于致病因素需要较长时间的积累，才可致疾病的发生，所以通常发病年龄较晚。如冠心病多在 45 岁以后发生。③有效的预防接种可改变某些疾病固有的发病特征，如麻疹在普遍接种麻疹疫苗前主要发生于幼儿及学龄儿童中，但推行了扩大的计划免疫之后，麻疹发病年龄的分布也发生很大的变化，我国近年来在大学生和入伍新兵中常有麻疹发生。

2. 性别

有关疾病的死亡率与发病率的分析存在着明显的性别差异，比较不同性别发病的差异，有助于探讨致病因素。疾病分布出现性别差异的原因主要如下。

（1）男女暴露或接触致病因素的机会不同　某些传染病，如森林脑炎、流行性出血热、钩端螺旋体病、性传播疾病等，男女发生率不同是因感染机会不同所致。这可能与男性在儿童时期较活跃，成年后社会活动范围比较广而与传染源接触的机会较多有关。但这种倾向可因妇女参与社交活动而消失。以往森林脑炎多见于伐木工人、地质勘探人员、狩猎者、林区放蜂者，这些人多以男性为主，因此发病多见于男性。对慢性病来说，如肺癌，男女分布频率不同是由于男性吸烟者所占的比例多于女性所致。男性肝硬化多于女性是因为男性饮酒的机会多于女性。在恶性肿瘤死亡率中，除乳腺癌、宫颈癌、卵巢癌外，其他大多数部位的癌症是男性高于女性。

（2）男女解剖生理特点和内分泌代谢等存在生物性差异　内分泌或生理因素可使不同性别易患疾病或者被得以保护而不患病。如冠心病的患病率男性高于女性，有人推测可能是由于有些重要的内分泌因素对两性在起作用，或可能女性在停经前受到雌激素的保护所致。此外，胆囊炎、胆结石、伤寒慢性携带者多见于女性，可能均与此有关。克山病和地方性甲状腺肿女性多于男性，可能与女性因妊娠、哺乳及其他生理活动对硒及碘的需要量增加，造成相对供应不足有关。

（3）男女职业中毒发生率不同　这与女性较男性更少从事一些危险性很大的职业有关。

（4）男女生活方式、嗜好不同　可导致疾病的性别分布差异。

3. 职业

不同职业对健康及某些疾病的发病率、死亡率的分布有较大的影响和显著的联系。职业暴露于不同的物理因素、化学因素、生物因素及职业性的精神紧张程度均可导致疾病分布的不同。石棉工人易患间皮瘤、肺癌及胃肠癌，矿工、翻砂工易患尘肺，生产联苯胺染料的工人易患膀胱癌。林业工人、狩猎者易患森林脑炎，牧民、屠宰工人、皮毛加工者易患布鲁菌病和炭疽。矿工、建筑工人及农民均有较高的发生意外伤害和死于外伤的比率。相反，从事某些职业对预防某些疾病的发生也有关。如从事某些体力劳动有起到预防冠心病的作用，反之脑力劳动者易患高血压和冠心病。神经高度紧张的强脑力劳动和严重消耗性体力劳动均可导致心血管、神经系统的早期功能失调和病理变化。

在研究职业与疾病的关系时应考虑以下方面：①疾病的职业分布不同与感染机会或暴露于致病因素的机会不同有关；②职业反映了劳动者所处的社会经济地位和卫生文化水平；③暴露机会的多少与劳动条件有关；④不同职业的体力劳动强度和精神紧张程度不同，在疾病的种类上也有不同的反映。此外，在研究不同职业人群中的慢性病发病率时还应注意到以往可能引起各种疾病的职业，不要为刚刚更换了的较为安全的工种所迷惑而被忽略。

此外，还应注意的是，一般来说，有人可终生固定在一个单位工作，有的人可多次更换职业，甚至有人即使在同一单位也有工种的改变，所以不能轻易地确定疾病与职业间的关联。同时还应注意职业的分布虽然取决于暴露概率的大小，但同样可以人为地改变这种情况以降低其分布频率。

4. 民族

不同民族和种族人群之间在疾病的发病频率和死亡频率及其严重性等方面可有明显差异。这种分布差异的主要原因如下。

（1）与遗传因素有关　民族是个相对稳定的群体，由于长期受一定自然环境与社会环境等因素的影响，不同民族间不仅生活习惯不同，而且其群体的遗传基因表型的分布也有一定差异，这也是影响疾病分布出现差异的主要原因。如：马来西亚居住有三种民族，马来西亚人患淋巴瘤较多，印度人患口腔癌较多，而中国人患鼻咽癌较多。

（2）与社会经济状况不同有关　美国由于种族歧视的存在，黑人的社会地位较低。1989年统计，黑人中大多数疾病，如高血压性心脏病、脑血管意外、梅毒、结核病、宫颈癌、枪杀及意外伤害等的死亡率均明显高于白人。而白人中动脉硬化性心脏病、乳腺癌、车祸、自杀的死亡率高于黑人。

（3）与风俗习惯、生活习惯和饮食习惯有关　如新几内亚的 Kore 部落，有食死者脑的葬俗而感染慢病毒患 Kuru 病，其他部落因无此风俗而不发病或很少发病。朝鲜族有食用生鱼的习惯，故多易患肝吸虫病。

（4）与各民族所处定居点的地理环境、自然条件及社会条件的不同影响有关　发病与健康状况也存在明显的差异。

（5）与医疗卫生质量和水平不同有关　美国白人的生活水平、卫生状况包括居住条件和医疗服务等方面通常均较非白种人优越和有利，同时非白种人在心理和精神上多处于压抑和紧张的状态，这对疾病的发生与死亡均产生较大的影响。

5. 宗教

不同宗教有其各自独立的教义、教规，因而对其生活方式也产生一定影响。不同人群因宗教信仰不同，其生活方式也有明显差异，这些也对疾病的发生和分布规律产生一定的影响，使疾病的分布频率也出现显著差别。如犹太教有男性自幼"割礼"的教规，其结果犹太人男性阴茎癌发病甚少，女性宫颈癌发病率亦低，这与丈夫割包皮有关。伊斯兰教信徒不食猪肉，所以免除了患猪绦虫病的危险。

6. 婚姻与家庭

（1）不同婚姻状况人的健康常有很大的差别　国内外的许多研究证实，离婚者死亡率最高，丧偶和单身者次之，已婚者最低，可见离婚、丧偶对精神、心理和生活有很大影响，是导致早发病或早死亡比例高的主要原因。

（2）婚姻状况对女性健康有明显影响　婚后的性生活、妊娠、分娩、哺乳等对女性健康均有影响。在已婚的妇女中宫颈癌多见，是因为过早的性接触或有过多的性伴侣所致。在单身妇女中多见乳腺癌，初孕年龄过晚也是其危险因素，原因可能是内分泌不平衡。

（3）近亲婚配　近亲婚配者所生子女先天畸形及遗传性疾病的发病率明显高于一般人群，且其婴儿及 20 岁以前的死亡率明显高于非近亲婚配者。

（4）家庭成员相互之间接触密切，均生活在同一环境中　研究疾病的家庭集聚现象及其规律，不仅可了解遗传因素与环境因素在发病中所起的作用，同时还可以阐明疾病的流行特征，评价防疫措施的效果。家庭成员中因数量、年龄、性别、免疫水平、文化水平、风俗习惯、嗜好不同对疾病分布频率也会产生影响。

7. 流动人口

流动人口对疾病的暴发流行起到加剧的作用，这为疾病的防治工作提出一个有待解决的新问题。我国曾因人口大流动引起一些传染病的暴发和流行，如 1958 年因机关干部、学校师生上山下乡参加农业劳动，曾在这些人群中暴发肝炎和钩端螺旋体病。20 世纪 80 年代以来，随着改革开放、市场经济体制的建立，人口大流动已成为相当长时期的客观事实。流动人口对疾病分布的影响主要如下。

（1）流动人口是传染病暴发流行的高危人群　在某些大型建筑工地、城市的城乡接合部，聚集着为数众多的民工，那里卫生防病条件极差，饮用水不符合标准，食堂卫生条件低下，炊事人员未经健康检查及卫生培训，食品卫生不合要求，人群免疫水平低，卫生防护措施差，预防医疗组织不健全，所以这些人极易发生传染病的暴发流行，同时也对周围人群构成威胁。

（2）流动人口是疫区与非疫区间传染病的传播纽带　疟疾、霍乱、鼠疫等的暴发和大流行不少是因流动人口的带入性和输入性病例引起的。

（3）流动人口对性传播疾病的传播不可忽视　供销、采购、边境贸易、国际交流、服务行业等流动人口成为性传播疾病的高危人群。在我国的性传播疾病传播中这些人起重要作用。

（4）流动人口给儿童计划免疫的落实增加难度　使计划免疫适龄儿童预防接种出现免疫空白。

（二）时间分布特征

疾病现象不是恒定的，而是经常在随着时间发生变动。疾病的时间分布是流行过程的重要表现形式，各种不同的原因、因素及各种病因影响和决定疾病发生过程即流行过程的各种情况。所以研究疾病的时间分布是流行病学研究中最基本最重要的一个方面。不仅可提供疾病病因的重要线索，也可反映疾病病因的动态变化，同时还有助于验证可疑的致病因素及其与该种疾病的关系。不同疾病的时间分布不同，同一疾病可能表现为时间分布上的多种特征。

对于急性传染病、急性中毒类疾病等病因作用强烈的疾病，时间分布的意义是明显的，可能提供关于病因、传播途径等问题的重要信息。相反，如心脑血管疾病、非职业性肿瘤之类的尚未发现明显致病因素的疾病的时间分布，其意义多是不明确的、不肯定的，在叙述和分析中，需要有许多的推测。疾病的时间分布变化形式可分为以下四种类型。

1. 短期波动

短期波动（rapid fluctuation）是指以日、周、月计数的短期观察数据的汇总。短期波动的含义与暴发相近，只是区别在于暴发常用于少量人群，而短期波动常用于较大数量的人群。

短期波动或暴发系因人群中大多数人在短时间内接触或暴露同一致病因素所致。因致病因素的特性不同，可导致潜伏期的长短不一致，接触致病因素的数量和期限也不同，这可使疾病发病时间出现先后，但多数病例发生于该病的最短潜伏期与最长潜伏期之间。同时可根据发病时间推算出潜伏期，从而可推测出暴露的时间及推知暴发的原因。

传染病常表现有短期波动，如疟疾发病曲线的升高与蚊子的数量、潜伏期的长短等因素有关。非传染病也表现有短期波动现象，历史上 1952 年 12 月上旬伦敦大雾仅一周，支气管炎的死亡人数就较前一周超出 9.3 倍，全部死亡高出 2.6 倍。此外，如自然灾害及人为造成的环境污染等也会引起短期波动。

2. 季节性

季节性（seasonal variation）是指疾病每年在一定季节内呈现发病率升高的现象。季节性升高是很重要的流行病学特征，在流行季节患者数可占全年的绝大部分，很多传染病可表现明显的季节性特点：①严格的季节性，传染病发病多集中在少数几个月内，这种严格的季节性多见于虫媒传播的传染病；②季节性升高，虽一年四季均可发病，但仅在一定月份发病升高，如肠道传染病、呼吸道传染病，全年均有发生，只是肠道传染病的发生多见于夏秋季升高，而呼吸道传染病在冬春季升高。非传染病也有季节性升高的现象。如脑卒中的发病率、死亡率有较明显的季节性，一般在冬季多发，夏季低发，特别是出血性脑卒中更明显。出血性脑卒中的发生与日平均气温和相对湿度呈负相关，与平均气压呈正相关。

季节性升高的原因较为复杂，分析时应因病、因时、因地而异，常见的原因有：①病原体的生长繁殖受气候条件影响，因季节而异；②媒介昆虫的吸血活动、寿命、活动力及数量的季节消长均受到温度、湿度、雨量的影响；③与野生动物的生活习性及家畜的生长繁殖等因素有关；④受人们的生活方式、生产、劳动条件、营养、风俗习惯及医疗卫生水平变化的影响；⑤与人们暴露接触病原因子的机会及其人群易感性的变化有关。

3. 周期性

周期性（periodicity）是指疾病发生频率经过一个相当规律的时间间隔，呈现规律性变动的状况。通常每隔1年、2年或几年后发生一次流行。有些传染病由于有效预防措施的存在，这种周期性的规律也发生了改变，如我国麻疹疫苗引进普及应用前，城市中每隔一年麻疹流行一次，1965年对易感者进行普种疫苗后，其发病率降低，周期性流行的规律也不复存在。

流行性感冒每隔10~15年出现一次世界性的大流行。了解疾病的周期性变化规律，不仅对致病因素的探讨至关重要，同时对预测疾病的流行及制订相应的防制对策也非常重要。疾病周期性的变化多见于呼吸道传染病。

疾病周期性常见的原因及疾病出现周期性必备条件包括：①多见于人口密集，交通拥挤的大中城市，那里存在着传染源及足够数量的易感人群；②传播机制容易实现的疾病，人群受感染的机会较多；③由于这类疾病可形成稳固的病后免疫，所以一度流行后发病率可迅速下降；④周期性的发生还取决于易感者积累的速度及病原体变异的速度，它们也决定着流行间隔的时间。

传染病流行的间隔时间取决于下列几方面因素：①取决于前一次流行后所遗留下的易感者人数的多少，若易感者与免疫者人数的比例越小，则间隔时间越长；②取决于新的易感者补充积累的速度，速度越快，间隔则越短；③取决于人群免疫持续时间的长短，若免疫水平持续越久，则其周期间隔亦越长。

在进行周期性的分析时还应注意，周期性并不是固定不变的，任何疾病的周期性都可以在一定程度上人为地进行改变。

4. 长期趋势或长期变异

长期趋势（secular trend）或长期变异（secular change）是指对疾病动态的连续数年乃至数十年的观察，在这个长时间内观察探讨疾病的临床表现、发病率、死亡率的变化或它们同时发生的变化情况。如有些疾病可表现出有经过几年或几十年的持续发病上升或下降的趋势，这种变化不仅在传染病中可观察到，在非传染病中也同样可观察到。如对流感流行的情况进行长期的观察发现其先后出现H1N1、H2N2、H3N2及新H1N1等亚型的流行。1918~1957年H1N1持续了39年，1957~1968年N2H2存在了11年。从1968年至今为H3N2，1977年H1N1再现，并与H3N2并存，流感不同亚型流行的发生取决于病毒的变异。

表8-1表明我国疾病死亡谱的长期变化趋势，这种变化反映了从过去到现在疾病致病因素和防治对策的综合作用的结果：①病因或致病因素发生了变化，这为病因探讨提供了线索和依据；②抗原型别的变异，病原体毒力、致病力的变异和对机体免疫状况的改变，是传染病产生长期变异的主要原因；③诊断能力的改变、医生诊断经验和诊断技术的提高、新的诊

断技术方法的引进及普及应用；④诊治条件，药物疗效及新的治疗方法、手段的进步和防疫措施的采取等因素对长期变异也起到重要作用；⑤登记报告及登记制度是否完善，疾病的诊断标准、分类是否发生改变；⑥由于人口学资料的变化，如长期观察人群中随着时间迁移，其年龄分布也在发生改变。以上可能发生长期变异的原因也同时为长期变化的分析带来相应的困难，分析时也应重点注意上述各方面。

表 8-1　我国部分城市前 5 位死因变化（1957～1992 年）

位次	1957	1963	1975	1985	1992
1	呼吸系统疾病	呼吸系统疾病	脑血管疾病	心脏病	恶性肿瘤
2	急性传染病	恶性病	心脏病	脑血管疾病	脑血管病
3	肺结核	脑血管疾病	恶性肿瘤	恶性肿瘤	呼吸系统疾病
4	消化系统疾病	肺结核	呼吸系统疾病	呼吸系统疾病	心脏病
5	心脏病	心脏病	消化系统疾病	消化系统疾病	损伤和中毒

（三）地区分布特征

各种疾病包括传染病，非传染病及原因未明疾病均具有地区分布的特点。不同地区疾病的分布不同，反映出致病因子在这些地区作用的差别。疾病的地区分布不同，往往是一种表面的现象，其根本原因是致病的危险因素的分布和致病条件的不同。研究疾病的地区分布是流行病学研究的重要任务之一。了解疾病的不同地区分布，对探讨病因提供线索、拟订防治策略、控制与消灭疾病有很大帮助。

一般来说，影响疾病地区分布的不同的主要原因有：①所处的特殊地理位置、地形及环境条件，如平原、山区、荒漠、林区、沼泽地、海拔高度、水源、土壤中微量元素等；②气象条件的影响，如温度、湿度、降雨量等；③当地人群的特殊风俗习惯及其遗传特征；④人群组成的社会文化背景，如政治活动、交通条件及文化水平等。

1. 疾病的国家分布

疾病在不同国家间的分布有差别。①有些疾病只发生于世界某些地区，如黄热病只在非洲及南美洲流行；②有些疾病虽在全世界均可发生，但其在不同地区的分布不一，且各有其特点，如霍乱，多见于印度，可能是因为该地区水质适合霍乱弧菌生长及与当地人群的生活习惯、宗教活动有关；③有些非传染病全世界各地虽都可见发生，但其发病和死亡情况不一。如有报道，一些国家经比较，日本的胃癌及脑血管病的调整死亡率或年龄死亡专率居首位，而其乳腺癌、大肠癌及冠心病则最低。研究认为，日本低脂肪的进食量与低血清胆固醇量和低冠心病率有关，而其高盐摄入量可能是高血压及脑卒中的主要病因。肝癌多见于亚洲、非洲，乳腺癌、肠癌多见于欧洲、北美洲。

疾病在同一国家内的不同地区分布也有差别。无论传染病及非传染性疾病，都可见到即使在同一国家，不同地区的分布也有明显差别。如我国血吸虫病仅限于南方的一些省份，鼻咽癌最多见于广东，食管癌以河南林县为高发，肝癌以江苏启东为高发，原发性高血压北方高于南方。疾病的这种分布的不均一性可能与某些地区存在着较强的致病因素、外环境的某些理化特点（如碘、氟含量的高低可使某些疾病集中于一定的地区）、生物媒介的分布及一定的社会因素和自然因素有关。

2. 疾病的城乡分布

城市与农村由于生活条件、卫生状况、人口密度、交通条件、工业水平、动植物的分布等情况不同，所以疾病的分布也出现差异，这种差异就是由各自的特点所决定的。

城市的特点是有其特殊的环境条件，即人口多、密度大、居住面积狭窄、交通拥挤，青壮年所占比例较多，出生率保持在一定水平，人口流动性较大，这使得城市始终保持一定数量某些传染病的易感人群，因此可使某些传染病常年发生，并可形成暴发或流行，也常常出现周期性，这些也多见于托儿所、幼儿园中。

城市工业较集中，车辆多，空气、水、环境受到严重污染，慢性病患病率明显升高。空气污染可使呼吸系统疾病患病率升高，空气中致癌物质的含量较高，肺癌及其他肿瘤城市多见，发病率高于农村。与空气污染或噪声有联系的职业性因素所致的损害，也多见于城市，而且疾病频率消长与环境有密切关系。

农村由于人口密度低，交通不方便，与外界交往不频繁，呼吸道传染病不易流行，可是一旦有传染病传入，便可迅速蔓延，引起暴发，而且发病年龄也有后延的现象。农村还由于卫生条件较差，接近自然环境，所以肠道传染病较易流行。农村的虫媒传染病及自然疫源性疾病，如疟疾、流行性出血热、钩端螺旋体病等均高于城市。一些地方病如地方性甲状腺肿、氟骨症等也高于城市。

改革开放以来，农村经济也发生了大的改变，乡镇企业如雨后春笋迅速发展，但其防护条件和劳动条件较差，职业中毒和职业伤害也不断发生。农村人口不断流入城市，使农村常见的一些传染病不断流入城市，同时也把城市常见的传染病带回农村。如同人们所说"肝炎下了乡，疟疾进了城"。

3. 疾病的地区聚集性

患病或死亡频率高于周围地区或高于平时的情况称为聚集性（clustering）。研究疾病地区分布的聚集性对探讨病因或采取相应的预防策略十分重要。

研究疾病的地区聚集性有两方面的意义：一是地区聚集性的发生率可提示一个感染因子的作用。二是地区聚集性可提示局部环境污染的存在，特别是当聚集发生在局部地区某些被怀疑的污染源时，如垃圾场或工厂。

在某些情况下，疾病的聚集性是非常明显的，但当发生水平很低，仅有少数病例存在及不知道感染的来源时，判断疾病的地区聚集性是比较困难的。

4. 地方性疾病

某些疾病常存在于某一地区或某一人群，不需要从外地输入时称地方性。地方性疾病也称地方病（endemic disease），是指局限于某些特定地区内相对稳定并经常发生的疾病。从广义上看，由各种原因所致的具有地区性发病特点的疾病均属地方病。在我国地方病是指与当地水土因素、生物学因素有密切关系的疾病，其病因存在于发病地区的水、土壤、粮食中，通过食物和饮水作用于人体而致病。

判断一种疾病是否属于地方性疾病的依据是：①该地区的各类居民，任何民族其发病率均高；②在其他地区居住的相似的人群中该病的发病频率均低，甚至不发病；③迁入该地区的人经一段时间后，其发病率和当地居民一致；④人群迁出该地区后，发病率下降或患病症状减轻或自愈；⑤除人之外，当地的易感动物也可发生同样的疾病。符合上述标准的项目数越多，说明该病与该地区的有关致病因素越密切。

（四）疾病的人群、地区、时间分布的综合描述

通常在疾病流行病学研究实践中，常常需要综合地进行描述、分析其在人群、地区和时间的分布情况，移民流行病学就是进行这种综合描述的一个典型范例。

所谓移民是指由原来居住地区迁移到其他地区，包括国外或国内不同省、市、自治区的

现象。移民流行病学是对移民人群的疾病分布进行研究，以探讨病因。它是通过观察疾病在移民，移民国当地居民及原居地人群间的发病率、死亡率的差异，并从其差异中探讨病因线索，区分遗传因素或环境因素作用的大小。

移民由于居住地不同，加之气候条件、地理环境等自然因素出现明显变化，同时其生活方式、风俗习惯等许多社会因素方面也存在很大差异，因此可对疾病造成影响。对移民疾病分布特征的研究，不仅是时间、地区和人群三者的结合研究，而且也是对自然因素、社会因素的全面探讨。

移民流行病学常用于肿瘤、慢性病及某些遗传病的研究及进行病因和流行因素的探讨。移民流行病学研究应遵循下列原则：①若环境因素是引起发病率、死亡率差别的主要原因，则移民中该病的发病率及死亡率与原居地人群的发病率或死亡率不同，而与移居地当地居民人群的发病率及死亡率接近；②若遗传因素主要是对发病率及死亡率起作用，则移民的发病率及死亡率不同于移居地，而与原居地人群的频率相同。

进行移民流行病学结果的分析解释时，还应注意考虑移民移居他地的原因及移民本身的人口学特征，如年龄、职业、文化水平、社会经济状况、种族和其他人口学因素及其工作条件、生活环境的变化是否和非移民相同，移民生活条件改变的程度，以及原居地及移居地的医疗卫生水平等，这些均会影响到流行病学的研究结果。

第三节　描述性研究

描述性研究（descriptive study）又称描述性流行病学（descriptive epidemiology），是指利用常规监测记录或通过专门调查获得的数据资料包括实验室检查结果，按照不同地区、不同时间及不同人群特征分组，描述人群中疾病或健康状态或暴露因素的分布情况，在此基础上进行比较分析，获得疾病三间分布的特征，进而提出病因假设和线索。描述性研究在揭示暴露和疾病的因果关系的探索过程中是最基础的步骤，可以说，对任何因果关系的确定，都是从描述性研究开始的。它既是流行病学研究工作的起点，也是其他流行病学研究方法的基础。描述性研究主要包括现况研究、个案调查、暴发调查、筛检和生态学研究。

一、现况研究

自 1988 年 1 月 19 日起，上海地区急性甲型肝炎疫情骤然上升，数日之内发病数成倍增长，高峰期持续 16 天，2 月 6 日达到顶峰，旋即疫情下降，截至 3 月 18 日，12 个区共收到传染病报告的病例数为 292301 例，平均罹患率为 4082.6/10 万，为常年发病率的 12 倍，前后死亡 11 例。与 1983 年急性甲型肝炎流行不同，未出现明显的第二个流行波。为了进一步证实传染病报告的可靠性，对 2185664 名居民进行上门访视，获得急性甲型肝炎病例数为 78633 例，平均罹患率仅为 3600/10 万。按此推算，95% 的可信上限为 3628/10 万，略低于传染病报告率，证明本次疫情报告基本正确。

（一）现况研究的概念

现况研究（prevalence survey）是指在特定的时间内（某一时点或短时间内），通过普查或抽样调查的方法，对特定人群中某种疾病或健康状况及有关因素的情况进行调查，从而描述该病或健康状况的分布及其与相关因素的关系。进一步比较分析具有不同特征的暴露组与非暴露组的患病情况或暴露情况，为研究的纵向深入提供线索和病因学假设。从观察时间上来说，现况研究是在特定时间内进行的，即在某一时点或在短时间内完成，这个时间点犹如一个断面，故又称为横断面研究（cross-sectional study）。从观察分析指标来说，由于这种研究所得到的疾病频率一般为患病率，故也称之为患病率研究（prevalence study）。

（二）现况研究的特点

设计良好的现况研究可以描述多种暴露与疾病之间关联的现象，现况研究具有不同于其他研究的特点。

1. 属于观察性研究，不设对照组

现况研究在设计实施阶段，往往根据研究目的确定研究对象，然后查明该研究对象在某一特定时点上的暴露（特征）和疾病的状态，最后在资料处理与分析阶段，可以根据暴露（特征）的状态分组比较。

2. 现况研究的特定时间

现况研究关心的是某一特定时点上或某一特定时期内某一群体中暴露与疾病的状况及其之间有无联系。理论上，这个时间应该越集中越好，一般时点患病率较期间患病率更为精确。

3. 因果并存，不能确定因果联系

一般而言，现况研究所揭示的暴露与疾病之间的统计学联系，仅为建立因果联系提供线索，是分析性研究的基础，而不能据此作出因果推断。其理由主要有两个方面。

一方面，在现况研究中，所研究疾病病程短的患者（如迅速痊愈或很快死亡），很难入选到一个时点或一个短时期的研究中，这样的研究包括的是大量存活期长的患者。而存活期长与存活期短的患者，在许多特征上可能会很不一样。这种情况下，经研究发现与疾病有统计学关联的因素有可能是影响存活的因素，而不是影响发病的因素。

另一方面，现况研究一般揭示的是某一时点或期间暴露（特征）与疾病的关系，而不能确定暴露（特征）与疾病的时间顺序。

4. 所用的指标主要是患病率

主要适用于慢性病或慢性损害的调查，不适用于患病率很低的疾病。

（三）现况研究的目的和用途

1. 描述疾病或健康状况的分布

通过现况研究可以描述疾病或健康状况的三间分布，发现高危人群，分析疾病或健康状况的频率与哪些环境因素、人群特征等因素有关。对此经常采用的方法是抽样调查。

2. 发现病因线索

通过描述疾病频率在不同暴露状态上的分布差异、一致、趋同等现象，进行逻辑推理（如求同法、求异法、类推法等），进而提出该疾病可能的病因假设，供分析性流行病学研究。

3. 适用于疾病的二级预防

利用普查或筛检等手段达到早期发现患者、早期诊断和早期治疗的第二级预防的目的。

4. 评价疾病的防治效果

在采取某项防治措施前与采取措施一定时期后，重复进行现况研究，比较采取措施前后某病患病率或其他指标的变化情况，既可以获得开展其他类型流行病学研究的基线资料，也

可以通过对不同阶段患病率差异的比较，对防治的效果进行评价。为卫生行政部门的科学决策提供依据。

5. 进行疾病监测

在某一特定的人群中长期进行疾病监测，可以对所监测疾病的分布规律和长期变化趋势有深刻的认识和了解。

6. 其他

现况调查还可用于衡量一个国家或地区的卫生水平和健康状况；用于卫生服务需求的研究；用于社区卫生规划的制订与评估；进行参数估计，用于有关卫生或检验标准的制订。

(四) 现况研究的种类

现况研究有普查和抽样调查两种。

1. 普查

（1）普查的概念　普查（census）是指在特定时间内对特定范围内人群中每一成员所做的全面调查或检查。特定时间应该较短，甚至指某个时点，一般为几天或十几天，大规模的普查可以在 2～3 个月完成。特定范围是指某一地区或某种特征的人群，如某个地区、某个单位、某年龄组或从事某职业的人群等。

（2）普查的目的　普查目的可因不同的研究工作而异，主要有：①早期发现、早期诊断和早期治疗患者，如妇女的宫颈癌普查；②了解急慢性疾病的三间分布，如高血压普查和针对疫区开展的普查；③了解当地居民健康水平，如营养状况调查；④了解人体各类生理生化指标的正常值范围，如青少年身高、体重的测量调查。

（3）普查的优缺点　普查的优点主要有：①确定调查对象比较简单；②所获得的资料全面，可以知道全部调查对象的相关情况，准确性高，同时能发现特定人群中的全部或大部分病例，使其能及早得到治疗，达到二级预防的目的；③通过普查可较全面地描述疾病的分布特征，对疾病的病因分析和流行因素研究有一定启示；④通过普查可普及医学科普知识。

普查的缺点主要有：①大型普查参加人员多，耗费大，组织工作复杂；②在普查中，由于普查对象多，易产生重复和遗漏或者诊断不够精确，调查质量不易控制；③普查不适用于患病率很低和现场诊断技术比较复杂的疾病。

（4）普查的注意事项　①普查前应统一培训调查员，统一方法、标准和时间；②普查手段应灵敏度高，特异性强，易于现场操作；③普查前应先做预试验，在小范围内试点，取得经验；④患病率低的疾病不宜用普查的方法；⑤一般认为普查的应答率不得低于 85%。

2. 抽样调查

（1）抽样调查的概念　抽样调查（sampling survey）是指从全体被研究对象中，按照一定的方法抽取一部分有代表性的个体作为样本进行调查分析，以样本资料估计和推断被调查现象的总体特征的一种调查。在流行病学现场调查中常采用抽样调查方法。

（2）抽样调查的目的　抽样调查是一种以少窥多、以小测大、以局部估计全体的调查方法。抽样调查主要用于：①描述疾病三间分布，提出病因；②衡量一个国家或地区的卫生水平；③用于研究卫生措施及其效果；④用于检查医疗卫生质量和卫生医疗设施情况；⑤用于卫生标准的检验。

（3）抽样调查的优缺点　抽样调查的主要优点有：①节省人力、物力和时间；②抽样误差可以事先计算并加以控制；③调查的精确度高；④是最常用的方法。抽样调查的主要缺点是：①抽样调查的设计、实施与资料分析比较复杂，存在抽样误差和偏倚，不适用于变异过大的资料；②不适用于患病率过低的疾病；③是一种非全面调查方法，只能提供说明整个总体情况的统计资料。

（4）抽样调查的注意事项　为保证样本的代表性，抽样调查必须遵循随机化原则，即保证总体内每个个体有同等机会被选出来构成样本；抽样调查还必须有足够的样本含量、可靠的调查数据。

（5）抽样方法　依照抽样调查的理论和特点，可将其分为以下几类。

① 单纯随机抽样（sample random sampling）：是最基本的抽样方法，也是其他抽样方法的基础。它按随机化的原理，直接从含有 N 个研究单位的总体中，抽出 n 个作为样本进行调查，每个研究单位被抽中的机会是相等的。单纯随机抽样首先要将所有研究单位排序并编号，再用抽签、随机数字法或计算机抽取等方法随机选出进入样本的号码，已经入选的号码一般不能再次列入，直到达到预定的样本含量为止。此法的优点是，实施简单、易理解。其缺点是，往往由于总体数量大，编号、抽样麻烦以及抽到研究单位分散而导致资料收集困难等原因实际应用的不多；当抽样比例较小而样本含量较小时，所得样本代表性差。但它是其他各种抽样方法的基础。

② 系统抽样（systematic sampling）：又称机械抽样或等距抽样。它是把总体中的全部调查单位按某一标志排列起来，按固定顺序和间隔抽取样本。例如，拟选一个 10％ 的样本（即抽样比为 1/10），可先从 1～10 之间随机抽取一个数，假设为 5，这就是选出的起点，再加上 10 得 15，15 加 10 得 25，…。这样，15，25，35，45，…，依此类推直到抽满为止。系统抽样优点是：简便易行，样本的观察单位在总体中分布均匀，抽样代表性较好，抽样误差与单纯随机抽样相似或略小一些。缺点是：如果总体各单元的排列顺序有周期性，则抽取的样本可能有偏倚。

③ 分层抽样（stratified sampling）：它是先按照某些人口学特征或某些标志（如年龄、性别、住址、职业、教育程度、民族等）将研究人群分为若干组（统计学上称为分层），然后从每层抽取一个随机样本。分层抽样又分为两类：一类为按比例分配分层随机抽样，即各层内抽样比例相同；另一类为最优分配分层随机抽样（或称不等比例分层随机抽样），即各层抽样比例不同，内部变异小的层抽样比例小，内部变异大的层抽样比例大，此时获得的样本均数或样本率的方差最小。层间差异大、层内差异小时最适合进行分层抽样。

④ 整群抽样（cluster sampling）：在由若干群构成的总体中随机抽取部分群，对抽取的各群所有单位进行调查的方法。即利用现成的集体随机整群抽取集体单位加以研究，由此推断总体的情况。用此法抽样时，抽样单位不是个体而是群体，如班级、连队、居民区、乡、村、学校、工厂等。抽到的样本包括若干个群体，对群体内所有个体均进行调查。群体内个体数可以相等，也可以不等。例如某市调查 20 所初中约 5 万名学生某疾病的患病率，拟调查 1/5 的学生，可随机抽取 4 所学校，抽到的学校全部学生均进行调查。这种方法的优点是，便于组织，节约人力、物力和时间，抽样和调查均比较方便，在实际工作中易为群众所接受，因而适合大规模调查。缺点是，抽样误差较大，分析工作量也较大。

⑤ 多级抽样（multistage sampling）：是大型调查时常用的一种抽样方法。从总体中先抽取范围较大的单元，称为一级抽样单元（如市、县），再从抽中的一级单元中抽取范围较小的二级单元（如区、乡），这就是两级抽样。还可依次再抽取范围更小的单元，即为多级抽样。

（6）抽样调查样本大小的估计　确定抽样调查样本大小时应根据以下几点。①考虑总体与个体之间的差异程度，如果研究单位之间的变异较大，则样本要大些，如其间均衡性较好，则样本可以小些；②考虑调查要求达到的精确度和可信程度，调查要求的精确度高些，样本量就要大，反之样本量不必过大；③预计所调查疾病的患病率，如现患率低，则样本量要大，反之样本可小些；④考虑调查的项目和任务的要求情况。

抽样调查时，若样本数（N）过大，可造成人力、物力浪费，还容易使结果出现偏倚；若样本数过小则缺乏代表性，使结果不真实。抽样调查样本大小的估计方法有计算法和查表法。

（五）现况研究资料的收集、整理、分析和结果解释

现况研究所获得的资料，应先仔细检查这些原始资料的完整性和准确性，填补缺、漏项，对重复的予以删除，对错误的予以纠正；对疾病或某种健康状态按已明确规定好的标准进行归类、核实，然后可按不同空间、时间以及人群中的分布进行描述。由于现况研究通常只在某一特定时点或时期内对特定人群进行研究，通过收集该人群中每一个个体的暴露（特征）与疾病的资料，可进一步将人群分为暴露组和非暴露组或不同水平的暴露组，比较分析各组间疾病或健康状况发生率的差异；也可将人群分为患病组和非患病组，评价各因素（暴露）与疾病的联系。

资料的收集、整理和分析是现况研究的重要内容之一，在设计时就应该考虑，其一般步骤和内容主要包括以下几方面。

1. 资料的收集

（1）收集的内容　现况研究最基本的内容就是调查对象有无某些疾病或特征以及与之有关的其他一些因素，主要包括：①个人的基本情况，如年龄、出生日期、性别、民族、文化程度、婚姻状况、家庭成员情况和家庭经济状况等；②职业情况，包括具体的工作性质、种类、职务、从事该工作年限、与职业有关的特殊情况等；③生活习惯及保健情况，如饮食情况、吸烟史及吸烟量、饮酒史及饮酒量、个人对自我保健操的重视程度及开展情况、医疗保健条件和身体锻炼情况等；④妇女生育情况，包括月经史、生育史、使用避孕药物及激素的情况等；⑤环境资料，如生活环境和工作环境的资料，最好用客观的、量化的指标表示；⑥人口资料，包括抽样总体的人口数、按不同人口学特征分组的人口数等，以便计算各种频率指标。

（2）调查员的培训　在调查之前应对参加调查的人员按照标准的方法进行统一的培训，使其掌握调查的方法，保证收集资料方法和标准的一致性。

（3）收集的方法　现况研究中资料的收集方法有：①常规登记和报告，即利用疾病报告登记、体检记录、医疗记录或其他现有的有关记录资料；②专题询问调查和信函调查；③临床检查及其他特殊检查的有关资料，如就业、入学、入伍前体格检查资料等。

2. 资料的整理

现况研究资料的数据量一般比较大，除了调查对象数量多之外，每个调查对象的变量也多，在调查过程中难免出错或遗漏，因此在统计分析或在录入计算机前，必须认真细心地核实数据的准确性和完整性，并根据资料类型进行适当的分组。

3. 描述性分析

在现况研究中常用患病率、感染率以及某因素的流行率等指标进行相关的描述性分析。对于调查中获得的定量数据进行描述性分析主要用平均数、标准差、95％可信区间等指标。

4. 结果解释

现况研究资料经统计分析处理后，就应根据研究的目的对结果做出解释。若研究目的是为了了解疾病的分布，可根据"三间"分布特征的结果，结合有关因素解释疾病的分布特点。若研究目的是为了提供病因假设，可将人群分为暴露组和非暴露组或不同水平的暴露

组，比较分析各组间疾病或健康状况发生率的差异；也可将人群分为患病组和非患病组，评价各因素（暴露）与疾病的联系。现况研究可以建立病因假设，为进一步进行分析性流行病学研究提供依据，但现况研究不能作因果关系的分析。

（六）现况研究的优点与局限性

1. 优点

现况研究中常开展的是抽样调查。首先，抽样调查的样本一般来自人群，即从一个目标群体中，随机地选择一个代表性样本来进行暴露与患病状况的描述研究，故其研究结果有较强的推广意义，以样本估计总体的可信度较高。其次，现况研究是在资料收集完成之后，将样本按是否患病或是否暴露来分组比较，即有来自同一群体自然形成的同期对照组，使结果具有可比性。最后，现况研究往往采用问卷调查或实验室检查等手段收集研究资料，故一次调查可同时观察多种因素，其在疾病病因探索过程中，为不可或缺的基础工作之一。

2. 局限性

现况研究与分析性研究的一个明显区别是其对特定时点即某一时间横断面和特定范围的规定，收集的信息通常只能反映调查当时个体的疾病与暴露状况，难以确定先因后果的时间顺序。而且，现况研究得到的是时点患病率，不能获得发病率，除非在一个群体中连续进行同样的现况调查。另外，如果研究对象中一些人正处在所研究疾病的潜伏期或者临床前期，则有可能会被误定为正常人，使研究结果发生偏倚，低估该研究群体的患病水平。

二、个案调查

个案调查（case survey）又称个例调查、病家调查，是指对个别发生的病例、病例的家庭及周围环境进行的流行病学调查。病例一般为传染病患者，但也可以是非传染病患者或病因未明的病例等。如病例为传染病患者，而每一个传染病患者都可以形成一个疫源地，故也称疫源地调查。

（一）个案调查的目的和用途

1. 疫源地的调查和处理

发生传染病病例时，对疫源地进行的调查包括明确诊断、决定是否需要消毒及消毒的范围、查明接触者、追溯病例的传染来源，采取适当的防疫措施，控制传染病的蔓延。

2. 查明病例发生的原因

根据病例发生的原因，采取相应措施，防止或减少类似病例的发生。

3. 总结疾病分布的特征

对某病经常性地进行个案调查所获得的资料可总结该病在人群中的分布特征。

（二）个案调查的调查方法

个案调查的基本方法有询问、现场调查和检验。

1. 询问

询问是调查的基本方法，采取与调查对象进行个别交谈或开小型调查会的方式，从患者家属、护理人员或周围其他人员获得有关的调查资料。但在与调查对象的交流中应注意沟通方式和技巧，应尽量设法消除调查对象的顾虑，避免调查对象的回答不准确或不真实。询问前，应做好解释工作.取得被调查者的合作。询问时，辅以必要的提问，但应避免暗示。

2. 现场调查

对病例发生的环境进行有目的的现场调查，以补充询问时收集资料的不足。调查过程中应注意仔细了解患者的活动范围、周围环境情况、患者近期工作和生活环境的变动情况，确定其周围环境（如水源、食品、日常生活）和工作用品、昆虫媒介等有无遭受污染以及污染的具体情况，查明患者排泄物、污染物和污水的去向；了解接触人群的免疫水平等情况，并根据不同病种确定现场调查的重点内容。

3. 检验

对患者及接触者进行必要的体检，并采集有关标本进行卫生学、病原学、血清学和分子生物学等方面的检验。

（三）个案调查的分析、处理和结论

个案调查应当边调查、边分析并及时处理，最后做出结论。

1. 核实诊断

正确的诊断是制订防治措施和进一步调查的依据。对所调查的病例应从临床特征、实验室检查和流行病学资料三方面加以核实，如发现诊断错误，应予以更正。

2. 追查传染源和传播途径

一般根据患者的发病日期，往前推一个该病的最短潜伏期与最长潜伏期，即为患者可能受感染的时间。调查患者在该期间的生活、生产活动中与该病的传染源或可疑环境因素的接触情况，就有可能推断出传染源和传播途径。

3. 查明接触者

对诊断明确的传染病，可从发病日期推算出传染期，凡在传染期内与患者有过接触的人均应列为接触者。为防止疾病蔓延，根据不同病种，对接触者应尽早采取相应的预防措施。

4. 确定疫源地范围

根据患者在传染期内的活动范围、环境卫生状况及其排出病原体可能污染的物品和场所，确定疫源地的范围。

5. 采取预防和控制措施

根据调查的结果，及时采取对传染病患者的隔离、切断传播途径、接触者的处理、疫源地的消毒等相应的防治措施，控制疾病的发生和流行。

6. 调查结论

根据上述调查分析和处理情况，对该个例的发病原因、传染源、传播途径、防疫措施和效果、疫情发展趋势等做出结论。

三、暴发调查

暴发调查（outbreak survey）是对局部地区或集体单位，在较短时间内突然发生多例临床症状和体征相似的同种疾病的事件所进行的调查。

（一）暴发调查的调查目的

由于疾病暴发涉及的人数较多，病例又集中在一段时间之内，当接到疾病暴发报告时，必须迅速奔赴现场进行调查和处理。其目的是查明暴发的原因，采取有效的防治措施，控制疫情发展和蔓延，总结经验教训，防止类似事件再次发生。

（二）暴发调查的调查步骤与方法

暴发调查的步骤一般分为：核实诊断、证实暴发、初步假设、全面调查、采取措施控制暴发、总结报告。

1. 核实诊断

发生暴发疫情时，调查人员应迅速赶赴现场进行调查和处理，根据患者的病史、临床表现和实验室检查结果及流行病学特征，综合分析，迅速对疾病的诊断进行核实。对于一时尚不能确定诊断的疾病，要边调查边诊断。

2. 证实暴发

根据初步得到的线索，进行实地调查，全面考察疫情，了解暴发的时间、地点和人群的发病资料，对确诊病例做初步分析，计算各种罹患率，以确定暴发及暴发的范围。

3. 初步假设

对所获得的资料进行分析，提出可能的病因、传播途径及有关因素的初步假设。假设可以不止一个，在调查过程中可不断对假设进行检验与修正。

4. 全面调查

在初步调查的基础上，全面收集更充分的资料来证实或否定已提出的假设，调查内容包括：

（1）病例调查　对暴发中的全部病例进行调查，特别要注意首发病例。

（2）对照调查　在病例调查的同时，对同一人群内未患病者进行相同内容的调查，目的是与病例组作比较。

（3）人口资料调查　为了计算分组的率，应收集调查分组的暴露人口数，如按年龄、性别、职业、居住地区等的分组人口数。

（4）现场观察与采样　收集与发病有关的环境资料并采集必要的样品。

5. 采取措施控制暴发

暴发调查中应边调查、边分析、边采取控制暴发的综合性措施，以便尽早控制疫情发展。采取的措施是否有效也是检验假设是否正确的依据。一旦查明传染源或传播途径，就可采取针对性的有效措施，在实施措施之日起经过该病的最长潜伏期不再发生新病例，可以认为调查分析的结果和预防控制措施是正确的；否则还应深入调查分析，以补充或修改原来的预防和控制措施。

6. 总结报告

调查结束时，应做出调查分析结论，对暴发的原因、传播方式、流行特点、防治措施效果及经验教训等做出总结报告。报告的主要内容包括：本次暴发的经过、调查过程、结果与原因分析、采取的措施与效果、主要的经验和教训、对今后防止类似事件再次发生的建议等，报告尽量用数字、表格、统计图来说明，并及时存档，它既可供行政部门决策时参考，还可能有医疗和法律上的效用。

第四节　分析性研究

流行病学观察性研究分为描述性研究和分析性研究，分析性研究又称为分析性流行病学，可以用来检验疾病病因假设或流行因素。分析性研究是通过专门设计的不同组间的比较，分析研究因素作用。属于这类性质的研究主要有病例对照研究和队列研究两种。

一、病例对照研究

病例对照研究又称回顾性研究，是一种探索疾病病因的分析性研究方法。法国的Robert等人利用里昂地区出生缺陷监测系统，对1976年和1978～1982年的监测资料进行病例对照研究，以146例脊柱裂患儿作为病例组，其他各种畸形6616例作为对照组，回顾调查两组孕妇妊娠开始前3个月服用丙戊酸及其他抗惊厥药物的情况，结果显示服用丙戊酸与新生儿脊柱裂畸形的比值比为20.6，95%的可信区间为8.2～47.9，表明两者关联强度很大，提示丙戊酸是脊柱裂的危险因素。这是利用流行病学病例对照研究对药物毒副作用进行的一项成功的研究。

（一）病例对照研究的概念

病例对照研究（case-control study）是选择人群中患某病的病例作为病例组，未患某病的病例作为对照组，然后追溯两组人群过去暴露于某个（些）因素的情况（包括是否暴露及暴露的剂量），通过比较两组的暴露率有无差异，从而判断暴露因素与所研究的疾病之间有无联系以及联系强度大小的一种观察性研究方法。如病例组和对照组的暴露率，经过统计学检验，差别有显著性意义，则可认为该暴露因素与疾病存在统计学联系，可能是因果联系，其基本原理见图8-3。病例对照研究回顾性收集暴露史，是一种由"果"及"因"的研究方法。

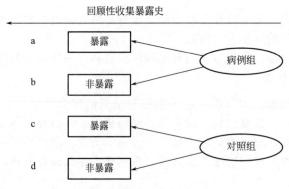

图 8-3　病例对照研究基本原理示意图

暴露（exposure）是流行病学术语、含义广泛，是指曾接触过某种因素或具备某种特征；前者如吸烟、服用某种药物、接触放射线等，后者如具备某种遗传、生理、职业等特征或处于疾病的某种状态等。危险因素也称危险因子，是指能影响人群发病率变动的内外环境因素。

（二）病例对照研究的用途

1. 探索疾病的可疑因素
对病因不明的疾病，可广泛地探索疾病的可疑危险因素。如可以从机体内外环境中回顾性地调查包括吸烟史、职业史、饮食史、患病史、遗传史、居住环境空气污染情况等，筛选肺癌的危险因素。

2. 检验病因假设

经现况调查初步形成的病因假说，可以通过病例对照研究检验该病因假设。

3. 提供进一步研究线索

利用病例对照研究获得病因线索，可进一步开展队列研究或实验性研究。

（三）病例对照研究的设计与实施

病例和对照的选择是否合理，也是整个研究的关键之一，直接关系到研究结论是否可靠。病例和对照选择的基本原则有两个：一是代表性，即选择的病例应该能够代表总体中的所有病例，对照应该能够代表产生病例的总体；二是可比性，即病例组与对照组在年龄、性别等主要特征方面均衡可比，无明显差异。

1. 病例的选择

病例的选择首先应该确定病例的定义和诊断标准，其次是被选择的病例必须具有暴露于调查因素的可能性。

（1）病例的来源

① 从医院获取：即从某一所或若干所医院选取某时期内门诊就诊或住院的某种病的全部病例。其优点是容易获取，易于询问、比较合作、收取的资料比较可靠，但医院病例只能代表疾病危害性较高的一部分人群，不能代表病例的总体。

② 从自然人群获取：即从被研究的总体人群中选取全部病例或者总体中随机样本人群中的全部病例。其优点是代表性好，结论的可信度也好，但调查比较困难，耗费人力、物力和财力。

（2）病例的类型　病例的类型有新发病例、现患病例和死亡病例。一般以新发病例为好，新发病例是指在研究开始到规定的时间内新诊断的病例；现患病例是指在研究开始时已经患有所研究疾病的病例；死亡病例是已经死亡的病例。由于只能由记载资料或他人处获取信息，而死者的资料可能不全面，或需要他人代述，一般不采用。

2. 对照的选择

对照的定义取决于病例的定义，选择对照的基本要求是保证与病例组的均衡性。对照组不能患所研究的疾病，也不应处于研究疾病的潜伏期；对照所患的其他疾病应与研究疾病之间不存在共同的病因因素，更不能有因果联系。如研究吸烟与肺癌之间的关系，病例组选的是肺癌患者，对照组不能选肺癌早期病例，也不能选患有肺部相关疾病（如支气管炎、肺结核、肺气肿等）患者作为对照。此外，其他一切可能影响研究结果的因素或特征（如年龄、性别、种族、职业、社会经济状况等）应与病例基本相似或一致。因此，对照组应与病例组来自相同的人群。在实际工作中对照的来源有以下几种。

① 如果病例组来自医院，则在同一医院中选取诊断的其他病例作对照组。

② 如果病例组来自某个社区或某单位，则从被选病例所在的同一社区居民、邻居或同一单位同事中选取健康人作为对照组。

③ 如果病例组是普查或抽样调查得到的病例，则可以在同一人群中分层随机抽取对照组。

④ 对照组也可以是病例的配偶、兄弟姐妹、亲戚或同班同学等。

（四）病例对照研究资料的分析方法

病例对照研究的资料分析主要是比较病例组和对照组中的暴露率有无差别，并由此估计暴露与疾病之间有无联系及联系强度的大小，最后做出病因关联可能性的科学判断。资料分析过程如下。

1. 资料整理

病例对照研究资料可归纳整理成四格表（表 8-2）。

表 8-2　病例对照研究资料整理表

暴露史或特征	病例组	对照组	合计
有	a	b	$a+b$
无	c	d	$c+d$
合计	$a+c$	$b+d$	n

2. 两组资料差异的 χ^2 检验

如果病例组有暴露史者的比例或暴露程度显著高于对照组，经统计学检验差异有统计学意义，则可认为这种暴露与某病存在关联，并可进一步计算联系强度。

例如 Doll 和 Hill 在 1950 年进行了吸烟与肺癌关系的病例对照研究，结果如表 8-3 所示。

表 8-3　吸烟与肺癌关系的病例对照研究资料整理表

吸烟史	肺癌患者	对照	合计
吸烟	688	650	1338
不吸烟	21	59	80
合计	709	709	1418

$$\chi^2 = \frac{(ad-bc)^2 n}{(a+b)(c+d)(a+c)(b+d)} = \frac{(688 \times 59 - 650 \times 21)^2 \times 1418}{709 \times 709 \times 1338 \times 80} = 19.13$$

经卡方检验得 $\chi^2 = 19.13$，查 χ^2 界值表，$P < 0.01$，结果表明吸烟与肺癌有明统计学联系，可进一步估计联系强度。

3. 估计联系强度

某因素与某疾病如果存在联系，则进一步估计联系强度，联系强度可用相对危险度来表示。相对危险度（relative risk，RR）是指暴露组的发病率或死亡率与非暴露组的发病率或死亡率之比，它说明暴露组发病或死亡的概率为非暴露组的多少倍。由于病例对照研究中一般无暴露组与非暴露组的观察人数，故不能计算发病率与死亡率，也就不能直接计算相对危险度，只能用 OR 来估计 RR。

比值比（odds ratio，OR）是指病例组的暴露比值与对照组的暴露比值之比。所谓的比值是指某事件发生概率与该事件不发生概率之比，在病例对照研究中即是病例组（或对照组）的有暴露史与无暴露史的概率之比，即暴露比值。

$$病例组的暴露比值 = \frac{a/(a+c)}{c/(a+c)} = \frac{a}{c}$$

$$对照组的比值 = \frac{b/(b+d)}{d/(b+d)} = \frac{b}{d}$$

$$比值比\ OR = \frac{a/c}{b/d} = \frac{ad}{bc} \tag{8-13}$$

上例 $OR = ad/bc = (688 \times 59)/(650 \times 21) = 2.97$，即估计吸烟者患肺癌的危险性是不吸烟者的 2.97 倍。

二、队列研究

1984年，欧洲9个国家多中心协作进行孕妇饮酒与妊娠后果关系的队列研究。Sulaiman等将1985年5月1日至1986年4月30日在Dundee地区产科门诊做产前检查并在医院分娩者作为调查对象。以饮酒孕妇为暴露组，不饮酒孕妇为非暴露组，从产妇和新生儿所在的医院收集妊娠经过和结局资料。研究结果表明：饮酒有关的妊娠后果有出生体重减轻、胎盘剥离、死产及智商低下。潜在的混杂因素包括母亲年龄、种族、吸烟、教育、胎次、死产史、母亲的体重、婴儿性别和妊娠长短、饮茶、咖啡、毒品以及社会和经济因素。

（一）队列研究的概念

队列研究（cohort study）又称为群组研究、定群研究、前瞻性研究等，是将人群按是否暴露于某种可疑因素及其暴露程度分为不同的亚组，追踪其各自的结局，比较不同亚组之间结局频率的差异，从而判定暴露因子与结局之间有无因果关联及关联大小的一种观察性研究方法。其基本原理如图8-4所示。队列原意是指古罗马军团中的一个分队，流行病学家加以借用，表示一个特定的研究群组。由于队列研究的被观察对象在疾病出现以前先分组，然后随访观察一段时间再比较其结局，故有人称之为随访研究。队列研究是由"因"及"果"的研究。

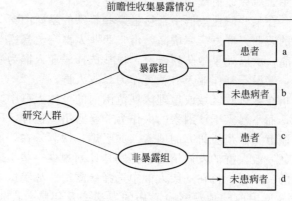

图 8-4 队列研究原理示意图

（二）队列研究的用途

1. 验证病因假设

队列研究比病例对照研究更直接、更深入地判断疾病病因假设和确定疾病的危险因素，检验病因假设是队列研究的主要用途和目的。一次队列研究可以只检验一种暴露与一种疾病之间的因果关联，也可同时检验一种暴露与多种结局之间的关联（如可同时检验吸烟与肺癌、心脏病、慢性支气管炎等的关联）。

2. 描述疾病自然史

疾病在人群中的发生、发展至结局（痊愈、病残或死亡）是一个自然过程，称为人群的疾病自然史。临床上只能观察单个患者从起病到痊愈或死亡的过程；而队列研究可以观察人群从暴露于某种因素后，疾病逐渐发生、发展，直至结局的全过程，包括亚临床阶段的变化与表现，这个过程多数伴有各种遗传和环境因素的影响。队列研究不但可了解个体疾病的全部自然史，而且可了解全部人群疾病的发展过程。

3. 评价自发预防效果

有些暴露有预防某种结局发生的效应，如大量的蔬菜摄入可预防肠癌的发生，戒烟可减少吸烟者发生肺癌的危险等，对这种暴露因素的随访研究实际上就是对其预防效果的评价。这里的预防措施（如蔬菜摄入和戒烟）不是人为给予的，而是研究对象的自发行为。这种现象称为"人群的自然实验（population natural experiment）"。

4. 新药的上市后监测

新药上市前虽然经过了三期临床试验，但由于试验的样本量和观察时间总是有限的，且观察人群是特定的，有些药物的不良反应可能没有被发现。在药物应用于临床以后的一段时间内，进行严格的新药上市后监测可认为是样本量更大和观察时间更长的队列研究。

（三）队列研究的研究对象选择

1. 暴露人群的选择

暴露人群是指具有某暴露因素的人群，也称为暴露队列，一般有以下四种选择方式。

（1）特殊暴露人群 是指对某种因素有较高暴露水平的人群。如果暴露因素与疾病有关，则高度暴露的人群中疾病的发病率或死亡率高于其他人群，将有利于探索暴露与疾病之间的联系，又是研究某些罕见暴露的唯一选择。如选择遭受过原子弹爆炸危害的人群或接受过放射线治疗的人群，用于研究放射线辐射与白血病的关系。

（2）特殊职业人群 在某些职业人群中常接触某些特殊的暴露因素（多为职业性有害因素）而使从事这种作业的职业人群发病率增高。由于职业人群有关暴露与疾病的历史记录往往较为全面、真实和可靠，所以如果做队列研究，也常选择职业人群为暴露人群。例如研究接触石棉与肺癌的关系，接触石棉作业人群就可作为暴露人群。

（3）一般人群 是指在某行政区域或地理区域范围内的全体人群中，选择其中暴露于研究因素的人作为暴露组，而不暴露于该因素的人作为非暴露组。这样，研究人群的代表性更好，研究结果更具有普遍意义。当所研究的因素（如吸烟、饮酒）在一般人群中暴露率比较高，或者计划观察某地区一般人群的发病情况，特别是计划观察一些生理、生化指标、遗传标识及环境因素与疾病的关系时，可在一般人群中选择暴露组。如美国 Framingham 地区的心脏病研究就是在一般人群中前瞻地观察冠心病的发病率及年龄、性别、家族史、血脂水平、体力活动、吸烟、饮酒等因素在冠心病发生发展中的作用。

（4）有组织的人群团体 该类人群可看作是一般人群的特殊形式，如医学会会员，社会团体、机关、学校或部队的成员等。选择这样的人群的主要目的是利用他们的组织系统，便于有效地收集随访资料。他们的职业和经历往往是相同的，可增加其可比性。如 Doll 和 Hill 选择英国医师协会会员研究吸烟与肺癌的关系就属于这种情况。

2. 对照人群的选择

选择对照人群的目的是与暴露人群进行比较，因此要注意与暴露人群的可比性，即对照人群除未暴露于所研究的因素外，其他因素（如年龄、性别、职业等）应尽可能与暴露人群相同。做到对照组与暴露组有良好可比性的关键在于选择恰当的对照人群。常用于选择对照人群的方式有以下四种。

（1）内对照（internal control） 是指选定某一地区或某社区人群作为研究对象，在研究对象中暴露于所研究因素的人为暴露组，其他未暴露于所研究因素的人为非暴露组，这样暴露组和非暴露组来自同一个人群总体，可比性好，也可以从总体上了解研究对象的发病率。如研究高血压与冠心病的关系，社区内高血压人群为暴露组，而其他正常血压人群为对照组。

（2）外对照（external control）　选择特殊职业人群或特殊暴露人群作为暴露人群，往往不能从这些人群中选出对照，常需在该人群之外寻找对照组，这样选择的对照称为外对照，也称平行对照。外对照要尽可能地选择可比性高的另一组人群作为非暴露人群。如将具有暴露因素的某工厂工人作为暴露组，而无该暴露因素的其他工厂工人作为非暴露组。由于外对照与暴露组不是来自同一人群，所以需注意两组的可比性。

（3）总人口对照（total population control）　也称一般人群对照，这种对照可看作不设对照，因为它实际上并未与暴露组平行地设立一个对照组，而是利用整个地区的现成的发病或死亡统计资料，即以全人口率为对照。如利用全国的或某省（区）、市、县的统计资料作比较。它的优点是，对比资料容易得到，缺点是资料比较粗糙，人群可比性差。另外，对照中可能包含有暴露人群。

（4）多重对照（multiple controls）　也称多种对照，即同时用上述两种或两种以上的形式选择多组人群作对照，以减少只用一种对照所带来的偏倚，增强结果的可靠性。但多重对照无疑增加了研究的工作量。

3. 基线资料的收集

在研究开始时，必须详细收集每个研究对象的基本情况，这些资料一般称为基线资料。基线资料一般包括性别、年龄、婚姻等个人状况，家庭环境、个人生活习惯、疾病与健康状况及家族疾病史等，以及待研究暴露因素的暴露状况。获取基线资料的方式一般有：①查阅健康记录或档案；②调查访问；③进行体格检查和实验室检查；④环境调查与检测。

4. 随访

队列研究要在一定时期内，对研究对象进行随访（follow up）观察。研究对象的随访是队列研究中一项十分艰巨和重要的工作，随访的对象、内容、方法、时间、随访者等都直接与研究工作的质量相关。因此，应事先计划、严格实施。在随访期间主要的要求是：①以相同的态度和方法随访各组成员，收集研究因素暴露的变化情况；②观察并记录研究对象的结局（如发病或死亡）情况；③根据规定的标准对上述结局加以诊断；④需要时也可以对研究对象进行测定或检查，有时也需要对环境做调查或检测。常用的随访方法有家访、信访、电话询问等。随访者中途一般不要出现变动。

（四）队列研究的资料分析

队列研究的资料可整理成表 8-4，队列研究的资料分析主要是计算各组的发病率或死亡率，检验各组的发病率或死亡率是否有显著性差异，以分析暴露因素与疾病是否有联系。如存在联系，则进一步计算有关指标，以分析联系的强度等。

表 8-4　队列研究资料整理表

组别	患者	非患者	合计
暴露组	a	b	$a+b$
非暴露组	c	d	$c+d$
合计	$a+c$	$b+d$	n

1. 计算常用指标

（1）累积发病率（cumulative incidence，CI）　也称累积死亡率（cumulative mortality rate，CM）。如果研究人群的数量较大且比较稳定，则无论其发病强度大小和观察时间长短，均可用观察开始时的人口数作分母，以整个观察期内的发病（或死亡）人数为分子，计算某病的累积发病（死亡）率。报告累积发病率时必须说明累积时间的长短，否则，其流行病学意义不明。

（2）发病密度（incidence density，ID） 也称死亡密度（death density，DD）。如果随访观察期较长，观察的人数很不稳定，变动很大时，则应先分别计算暴露组和非暴露组的暴露人时数，这种以暴露人时数作为分母计算的发病率或死亡率称为发病密度或死亡密度。最常用的人时单位是人年，以此求出人年发病（死亡）率。

2. 率差异的显著性检验

当观察的样本量较大，发病率较高时，可采用 u 检验或 χ^2 检验。如果发病率较低时，则改用二项分布或泊松（Poisson）分布检验。

3. 计算关联强度

队列研究资料经过统计学检验，如差异有统计学意义，应进一步确定暴露因素与疾病的联系强度。队列研究与病例对照研究的不同之处在于队列研究可以计算发病率，因此也能直接计算相对危险度等指标，在评价暴露危险时更为直接而真实。

（1）相对危险度（relative risk，RR） 也称危险度比或率比（rate ratio），是指暴露组的发病率（或死亡率）与非暴露组的发病率（或死亡率）之比。它说明暴露组的发病率（或死亡率）率是非暴露组的发病率（或死亡率）的多少倍。RR 值越大，表明暴露的效应越大，暴露与疾病关联的强度越大，作为病因的意义也越大。

设 I_e 为暴露组的发病率（或死亡率），I_u 为非暴露组的发病率（或死亡率），则

$$RR = I_e / I_u \qquad (8\text{-}14)$$

（2）归因危险度（attributable risk，AR） 也称特异危险度或率差（rate difference，RD），是指暴露组的发病率（或死亡率）与非暴露组的发病率（或死亡率）之差。它表明暴露组与非暴露组发病危险相差的绝对值。

$$AR = I_e - I_u \qquad (8\text{-}15)$$

或 $$AR = I_u(RR - 1) \qquad (8\text{-}16)$$

例如，研究资料显示：吸烟者肺癌年死亡率 I_e 为 0.96‰，非吸烟者的肺癌年死亡率 I_u 为 0.07‰。则其相对危险度和归因危险度结果为：

$RR = I_e / I_u = 0.96‰ / 0.07‰ = 13.7$，说明吸烟者死于肺癌的危险性为非吸烟者的 13.7 倍。

$AR = I_e - I_u = 0.96‰ - 0.07‰ = 0.89‰$，说明吸烟者中由于吸烟所致的肺癌死亡率为 0.89‰。

第五节 实验性研究

1946 年，英国医学会进行疫苗预防百日咳的实验性研究。通过对 10 个不同现场进行大规模的调查，研究者将受试的 6～18 个月幼儿随机分配到注射百日咳菌苗的实验组和注射抗卡他菌苗的对照组，采用双盲法。两组均每月注射 1 次，连续注射 3 次，然后由公共卫生护士每月追踪观察 1 次，确定是否发生百日咳，时间为 2～3 年。在 3801 名接种百日咳菌苗的儿童中，有 149 名患百日咳，罹患率为 3.9%；未接种百日咳菌苗的对照组共 3757 名儿童，其中 687 名患百日咳，罹患率为 18.3%。两组差异有高度统计学意义，证明了百日咳菌苗

对预防百日咳的作用。

一、实验流行病学的概念

实验流行病学（experimental epidemiology）又称为流行病学实验或现场试验或干预试验，是按随机化分配原则将实验人群分为两组，人为地给一组以某种因素、措施或新药作为实验组；另一组不给予该种因素、措施或仅给予安慰剂作为对照组。然后随访观察一定时间，并比较两组的发病率或死亡率，其基本原理见图 8-5。这种有计划地在现场进行的实验研究称为实验流行病学研究。目前实验流行病学研究已广泛用于探讨疾病病因和评价防治措施效果。

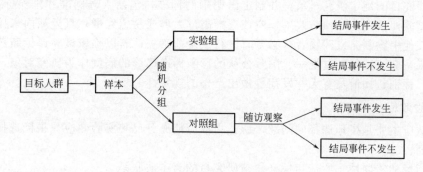

图 8-5　实验性研究原理示意图

二、实验流行病学的特点

在实验流行病学研究中，研究对象被分为两组或多组，分别接受不同的干预（处理或对照）措施，随访观察一段时间，然后比较各组的某（些）结局（outcome）或效应（effect）。因此，实验流行病学研究具有以下特点。

1. 属于前瞻性研究

实验流行病学必须是干预在前，效应在后，所以是前瞻性研究。

2. 随机化分组

严格的实验流行病学研究应采用随机化方法把研究对象分配到实验组或对照组，以控制研究中的偏倚和混杂。

3. 具有均衡可比的对照组

实验流行病学研究中的对象均来自同一总体的样本人群，其基本特征、自然暴露因素和预后因素应相似，这点与观察性研究不同。在一些研究中，因为受实际条件所限不能随机分组或不能设立平行的对照组，这种研究称为"类实验"或"准实验"（quasi-experiment）。

4. 有干预措施

这是与观察性研究的一个根本的不同点。由于实验流行病学研究的干预措施是研究者为了实现研究目的而施加于研究对象，因此实验流行病学研究容易产生医学伦理学问题。

三、实验流行病学的实验设计

（一）实验设计的基本要素

流行病学实验目的是阐明某个或某些研究因素作用于研究对象所产生的效应或影响。一个完整的流行病学实验都应有研究因素、研究对象和实验效应三个基本要素。基本要素的确定是流行病学实验设计的主要内容。

1. 研究因素

研究因素是指人为施加的因素，从性质上说它们是生物、物理和化学等因素，但有时研究对象本身的某些特征，如年龄、性别、心理因素、某些遗传因素等，不良的行为和生活方式（如吸烟、吸毒等）也可以作为研究因素。在确定研究因素时要注意以下几个问题：①突出主要研究因素；②确定研究因素和非研究因素；③研究因素标准化。

2. 研究对象

根据研究目的确定研究对象，并制定出明确的标准，包括入选标准和排除标准。例如，进行人群试验评价疫苗的预防效果，应该选择高危人群或易感人群，且近期内未接受过与本病有关的其他生物制品或药物者，必要时进行试验前筛查；若以临床试验评价新药或新疗法的治疗效果，应该选择经过统一、国际公认的诊断标准确诊的病例作为研究对象，同时对患者的年龄、性别、病情及有无并发症等做出严格的规定。

3. 实验效应

实验效应主要是指标选择的问题，所选指标应能充分反映实验效应。指标选择要注意以下几个方面。

（1）指标的关联性　所选指标必须与研究目的有本质联系。

（2）指标的客观性　客观指标是通过客观测量或仪器检测获得的结果，不受主观因素的影响，在实验设计中，应尽量采用客观指标。

（3）指标的敏感性　敏感指标比一般指标更能如实地反映轻微的效应变化，它是增强实验效应的重要手段。

（4）指标的特异性　若某一指标只与一种对应的效应相联系，而与其他效应无关，则此指标为该效应的特异指标。

（二）实验设计的基本原则

1. 对照原则

设置对照（control）是科学地评价一项治疗或干预措施时必不可少的，因为有比较才有鉴别，设置对照的主要目的是排除非研究因素对实验结果的干扰。因此，应在实验组和对照组中均衡分配非研究因素，以达到充分展现实验效应的目的。根据研究目的和内容，可选择不同的对照形式。

（1）安慰剂对照　对照组施加安慰剂。

（2）空白对照　对照组不施加任何研究因素。

（3）实验对照　对照组不施加研究因素，但施用研究因素相关的实验措施。

（4）自身对照　受试对象不分组，是以研究因素治疗前后作对比。

2. 重复原则

重复（replication）是指各处理组与对照组的例数和实验次数要有一定的数量，例数或实验重复的次数越多，则越能反映客观规律。例数或实验次数太少时，把偶然性视为必然性，有可能将个别事例误认为普遍现象，以致错误地推广不可靠的实验结果。因此，在实验设计中必须科学估计样本含量，在保证实验结果具有一定可靠性的前提下，确定最少的样本例数，以节约人力和经费。

3. 随机化原则

实验分组的随机化（randomization）是指按照随机原则将研究对象分配到实验组和对照组中去，随机不是随便或随意，而是使每一受试对象都有同等的机会分到试验组或对照组。通过随机分组使实验组和对照组的基本条件均衡，两组除研究因素不同外，其他条件（如性别、年龄、病情轻重等）均应相同。

4. 盲法

在实验中研究者或研究对象的主观认识均可能给实验效应带来影响，造成偏倚。例如医生期待阳性结果，常过于关注新疗法组的患者，新疗法组的患者因此对治疗效果常有夸大或贬低等。为消除实验中由于主观因素的作用而产生的信息偏倚，设计时应采用盲法（blind procedure）。盲法原则的具体方法是研究对象、研究者和试验设计者中的一个、两个或三个不知道研究对象接受什么治疗措施。在实验研究时可根据条件选用下列不同的盲法形式。

（1）单盲法　即研究者了解分组情况，而研究对象不知道自己属于实验组还是对照组。

（2）双盲法　即研究对象和研究者均不知道分组情况和治疗措施的具体内容。

（3）多盲法　即研究对象、研究者和资料分析者均不知道分组和处理情况。

四、实验流行病学的实施与结果评价

（一）实验实施

当实验进入实施阶段时，应注意下列问题。

1. 预实验

在正式大规模实验前，应先做小规模预实验，先取得一些资料和数据，以初步评价设计构思及假设的可行性，发现设计中的不足并加以修正。

2. 医德问题

无论是进行预防性实验、病因实验或临床实验，实验对象都是人（患者或健康人）。一般认为，如果不能肯定某种新疗法是否比旧疗法更有效或者有害，给患者使用未经临床试验的新疗法则是不道德的。在实验中应该严格遵循受益性原则，不使用增加患者痛苦或对健康有损害的手段，而尽可能使研究对象从实验中受益。

3. 依从性

依从性是指研究对象对所施加的干预或治疗措施接受和执行的客观行为及其程度。如患者忠实地执行医嘱，接受相应的治疗措施，为依从性好；否则就为依从性不好。依从性是影响实验质量的重要因素。

4. 失访

研究对象可能因依从性或其他原因而失访。这极易造成实验结果的偏差，影响实验的准确性。在实验过程中，应尽量设法控制失访的人数，保证其90％以上的研究对象坚持到实验结束。

（二）结果评价

1. 试验效果的主要评价指标

对于治疗措施效果评价，主要采用有效率、治愈率、病死率和生存率等指标；对于预防措施效果的评价，主要采用保护率、效果指数、抗体阳转率、抗体几何平均滴度等指标。

（1）评价治疗措施效果的主要指标

$$有效率=\frac{治疗有效例数}{治疗总例数}\times100\%\qquad(8\text{-}17)$$

治疗有效例数为治愈人数和好转人数之和。

$$治愈率=\frac{治愈例数}{治疗总例数}\times100\%\qquad(8\text{-}18)$$

$$病死率=\frac{因某病死亡人数}{某病受治疗人数}\times100\%\qquad(8\text{-}19)$$

$$N\text{ 年生存率}=\frac{N\text{ 年存活的病例数}}{随访满\ N\ 年的病例数}\times100\%\qquad(8\text{-}20)$$

（2）评价预防措施效果的主要指标

$$保护率=\frac{对照组发病（死亡）率-实验组发病（死亡）率}{对照组发病（死亡）率}\times100\%\qquad(8\text{-}21)$$

$$效果指数=\frac{对照组发病（死亡）率}{实验组发病（死亡）率}\times100\%\qquad(8\text{-}22)$$

2.试验效果的主要评价标准

对流行病学实验结果的评价，主要是依据一定的标准探讨其真实性、正确性和实用性。不同实验类型其结果的衡量标准也不同。

> **知识拓展**
>
> **临床流行病学**
>
> 在实验流行病学不断发展成熟的过程中，还经历了与"临床试验"相结合的过程。"临床试验"这个术语一般是指以患者为对象进行的治疗和预防实验研究。临床试验方法的完善，主要归功于流行病学学者。1938 年，美国耶鲁大学的 Paul 教授第一次提出了"临床流行病学"这个术语，提议应把流行病学的思维应用到临床实践和研究中去。Bradford Hill 在 1951 年发表了题为"The clinical trials"的论文，较系统地论述了临床试验的设计和分析问题。1962 年，他出版了第一部有关临床试验的著作《Statistical methods in clinical and preventive medicine》。此后，经过很多学者如 Fletcher、Feinstein、Morris、Holland、Rose、Sackett、Gordis 和 Weiss 等的努力，流行病学方法与临床实践和研究的结合越来越紧密，并形成了临床流行病学这一流行病学的分支用于指导临床试验等临床科研。目前，临床试验已经成为实验流行病学的一个重要的类别。

第六节　病因与病因推断

一、病因概述

（一）病因的定义

概率论的因果观（广义因果律）认为：原因就是使结果发生概率升高的事件或特征，即一定的原因可能导致一定的结果。根据广义因果律，Lilienfeld 认为：那些使人群发病概率升高的因素就可认为是病因，其中某个或多个因素不存在时人群疾病频率就会下降。Mac-Mahon 认为因果关联可定义为：事件或特征类别之间的一种关联，改变某一类别（X）的频率或特性，就会引起另一类别（Y）的频率或特性的改变，这样 X 就是 Y 的原因。

（二）病因模型

病因模型是用简洁的概念关系图来表达因果关系，提供了因果关系的思维框架、涉及的各个方面或因果关系的路径。由于对因果关系的理解不同，有多种病因模型。目前具有代表性的有以下三种因果模型。

1. 生态学模型

生态学模型（ecology model）常见的有流行病学三角以及轮状模型。

2. 疾病因素模型

疾病因素模型（disease factor model）将因素分为两个层次：外围的远因和致病机制的近因。远因包括社会经济学、环境、心理行为和卫生保健因素。流行病学的危险因素主要指外围的远因。

3. 病因网络模型

根据生态学模型或疾病因素模型提供的框架可以寻找多方面的病因，这些病因相互存在联系，按时间先后连接起来就构成一条病因链，多个病因链交错连接起来就形成一张病因网，这就是病因网络模型（etiology network model）。它提供因果关系的完整路径。要对病因做系统探索，就必须建立病因网络，才能进行全面地探讨。

（三）充分病因和必要病因

1. 充分病因和必要病因的概念

机械论将原因分为充分原因和必要原因。类似的，病因也可以分为充分病因和必要病因。充分病因是指有该病因存在，必定（概率为 100%）导致疾病发生。必要病因是指有相应疾病发生，之前必定（概率为 100%）有该病因存在。据此，病因可以分为以下四类：①充分而且必要病因；②必要但不充分病因；③充分但不必要病因；④不充分又不必要病因。

2. 充分病因和必要病因的局限性

充分病因是不存在的。概率论因果观抛弃的正是充分原因，取而代之的是"原因是使结果发生概率升高的因素"。因此，流行病学的病因研究不可能也不需要追求充分病因，而是测量危险因素"使疾病发生率升高"的程度。另外，传染病的特定病原体是必要病因，而普通感冒就没有一种病原体是"必要病因"。对于一般的慢性病，从病的字面或定义上，不可能得到"必要病因"的启示。流行病学研究中，可以测量病因的必要性或必要程度，而不必刻意追求"必要病因"。

（四）因果联接方式

因果联接方式包括单因单果、单因多果、多因单果、多因多果，以及直接病因、间接病因。多因多果以及直接病因或间接病因（病因链）联接方式结合起来，就形成病因网络。医学各研究领域所涉及的病因可能只是病因链的某一环节（段），或病因网络的某一部分，只有综合起来，才能看到全貌。那种只把致病机制的近因看成是病因的观点，显然是不完全正确的。

二、病因推断

整个流行病学病因研究过程可以分为三部分：①根据病因模型构想可能病因；②描述流行病学提出病因假设，分析性流行病学验证假设；③根据病因判定标准做出综合判定。

（一）病因研究的推理方法

在探寻病因的过程中，收集资料由浅入深，从现象到本质，从描述性流行病学到分析性流行病学乃至实验流行病学，这是一个合理的顺序，并且因果关系的论证强度也逐步递增。在这些病因研究中主要运用两种推理方法：假设演绎法和 Mill 准则。

1. 假设演绎法

假设演绎法是对描述性流行病学和分析性流行病学研究起衔接作用的逻辑方法。假设演绎法的推理形式为：①得到假设 H，并且如果 H 则证据 E，所以推出证据 E；②获得证据 E，并且如果 H 则证据 E，所以假设 H 成立。假设演义法的整个推论过程为：从假设演绎导出具体的证据，然后用观察或实验检验这个证据，如果证据成立，则假设就可成立。

2. Mill 准则

Mill 准则有求同法、差异法、同异并用法、共变法和剩余法。Mill 准则原本是用于能控制干扰条件的实验研究类型，以及假定原因为确定的必要或充分条件，而对于流行病学的观察性研究，控制干扰的条件较差。对于非确定性条件即危险因素，需要作统计学处理，从而对可能病因的必要性或充分性作出估计。

（二）统计学关联到因果关联

1. 统计学关联

狭义的统计学关联是指分类资料的相关，这主要针对流行病学中分类资料较多而言；广义的关联即是有关联。可能病因（暴露）E 与疾病 D 存在统计学关联，只说明 E 与 D 的关联排除了偶然性（随机误差）的干扰，并不一定存在因果关联。要确定因果关联，还得排除选择偏倚、测量偏倚和混杂偏倚这些系统误差的干扰，以及确定暴露 E 与疾病 D 的时间先后关系。在排除或控制了这些偏倚的干扰后，如果还有统计学关联，就说明存在真实的关联，可以用因果判定标准进行综合评价，得出一定可信度的因果关系结论，包括判断有无因果关系或存在因果关系的可能性。

2. 因果关联

根据概率论因果观，因果关系是有时间先后顺序的。病因（暴露）组发病率显著高于非暴露组发病率，就是病因（暴露 E）与疾病（D）有统计学关联。因此，统计学关联是判断因果关系的基础。

（三）病因判定的标准

1. 关联的时间顺序

如果怀疑病因 X 引起疾病 Y，则 X 必须发生于 Y 之前。

2. 关联的强度

一般而言，关联的强度越大，该关联为因果的可能性就越大。关联强度的测定，根据资料的性质或来源可以有比值比（*OR*）（病例对照研究）、相对危险度（*RR*）等反映分类资料的关联指标。

3. 剂量-反应关系

剂量-反应关系即随着暴露剂量的变化疾病的发生频率也发生变化。针对等级或连续性变量资料，有等级 OR 或 RR，等级相关系数和积差相关系数等反映相关的指标。

4. 暴露与疾病的分布一致性

这实际上是利用集团资料反映的生态学相关，即暴露与疾病在各集团（人群亚组）间呈共同变动关系。

5. 关联的可重复性

关联的可重复性是指关联可以在不同的人群、不同的地区和不同的时间重复观察到。

6. 关联的合理性

关联的合理性包括两个方面：①对于关联的解释与现有理论知识不矛盾，符合疾病的自然史和生物学原理，这相当于客观评价；②研究者或评价者从自身的知识背景出发，支持因果假设的把握度，这相当于主观评价。

7. 终止效应

当怀疑病因（暴露）减少或去除，引起疾病发生率下降，就进一步支持因果关联。

8. 关联的"特异性"

特异性的含义其实就是唯一性，病因的特异性指唯一的病因。

思考题

一、名词解释

流行病学　疾病分布　流行　描述性研究　现况研究　普查　暴发调查　分析性研究　病例对照研究　队列研究　暴露　相对危险度　比值比　归因危险度　双盲法

二、填空题

1. 流行病学研究最常用方法有_____、_____、_____。
2. 描述疾病的发病指标有_____、_____、_____、_____、续发率和病残率。
3. 描述疾病的死亡指标有_____、_____、_____、_____、潜在减寿年数、伤残调整寿命年等。
4. 描述疾病流行强度的术语有_____、_____、_____。
5. 疾病的三间分布是指疾病的_____、_____、_____。
6. 疾病随时间变化的形式有_____、_____、_____、_____。
7. 个案调查的基本方法有_____、_____、_____。
8. 分析性研究主要有两种，即_____和_____。
9. 对照可采用以下形式：_____、_____、_____。
10. 实验设计的基本要素为_____、_____、_____。
11. 实验设计的原则包括_____、_____、_____、_____。
12. 病因研究的推理方法有_____和_____两种。

三、简答题

1. 简述流行病学研究的基本步骤。
2. 简述现况研究的目的和用途。
3. 简述普查的目的和优缺点。

4. 简述抽样调查的目的和优缺点。
5. 简述暴发调查的步骤。
6. 简述病例对照研究的用途。
7. 简述队列研究的用途。
8. 简述病因判定的标准。

（李春玉）

第九章

疾病预防的策略与措施

○○
○○

【学习目标】

1. 掌握健康教育与健康促进的概念、形式和任务。
2. 熟悉全球卫生策略的概念；初级卫生保健的概念、任务。
3. 了解我国公共卫生事业的发展与面临的挑战。

案例导入

案例回放：

《中国居民营养与慢性病状况报告（2015 年）》中关于"重点慢性病患病情况"论述如下：

2012 年全国 18 岁及以上成人高血压患病率为 25.2%。糖尿病患病率为 9.7%，与 2002 年相比，患病率呈上升趋势。40 岁以上人群慢性阻塞性肺疾病患病率为 9.9%。根据 2013 年全国肿瘤登记及死因监测结果分析，我国癌症发病率为 235/10 万，肺癌和乳腺癌分别位居男性、女性发病首位，十年来我国癌症发病率呈上升趋势。

慢性病的患病率上升与经济、社会、人口、行为、环境等因素密切相关。一方面，随着人们生活质量和保健水平不断提高，人均预期寿命不断增长，老年人口数量不断增加，我国慢性病患者的基数也在不断扩大；另一方面，随着深化医药卫生体制改革的不断推进，城乡居民对医疗卫生服务需求不断增长，公共卫生和医疗服务水平不断提升，慢性病患者的生存期也在不断延长。慢性病患病率的上升，反映了国家社会经济条件和医疗卫生水平的发展，是国民生活水平提高和寿命延长的必然结果。

思考问题：

1. 面对不断上升的慢病患病率，我们如何开展健康教育与健康促进工作？
2. 慢性疾病对我国公共卫生事业发展的挑战？

第一节　全球卫生策略和初级卫生保健

当今世界，人类健康已成为衡量一个国家社会进步的重要标志之一。预防保健策略的目的是为了保护和增进人类的健康，其对社会进步和经济的持续发展也具有重要的作用。策略是根据具体情况而制定的指导全面工作的方针，如基本原则、主要策略和组织机构等；措施是实现预期目标所需要采取的具体行动方法、步骤和计划。只有在正确的预防策略指导下，采取合理措施，才能达到预期的预防效果。

一、全球卫生策略

（一）人人享有卫生保健的含义

20世纪70年代初，世界卫生组织（World Health Organization，WHO）对全球卫生状况的调查结果显示：各国之间、各国内部不同人群之间的健康状况存在较大差异，发展中国家有10亿人生活极度贫困，得不到基本的卫生服务；全球有70多个国家人均期望寿命在55岁以下，50多个国家婴儿死亡率在100‰以上；国家、地区以及城乡间的卫生资源分配不合理，大多数卫生资源集中在发达地区和城市，基本卫生服务资源明显不足。基于对世界卫生发展现状及形势的分析，WHO认为有必要在世界范围内开展卫生变革，由此，在1977年，世界卫生大会通过的全球卫生策略"2000年人人享有卫生保健（health for all by the year 2000，HFA/2000）"成为WHO和各国政府的主要卫生目标。

人人享有卫生保健并非意味着医护人员能治愈所有疾病，或者不再有人患病或者致残。它是指：人们在工作和生活场所都能保持健康；人们将运用更加有效的办法去预防疾病，减轻疾病或伤残带来的痛苦，并且通过更好的途径进入成年、老年，最后安乐地死去；在全体社会成员中均匀地分配一切卫生资源；所有个体和家庭通过自身充分地参与，将享受到初级卫生保健；人们将懂得用自己的力量去摆脱可以避免的疾病，赢得健康，并且相信疾病是可以避免的。

（二）21世纪人人享有卫生保健

自从WHO提出2000年人人享有卫生保健的全球卫生战略目标以来，全球卫生状况和卫生服务得到了明显改善。然而，随着社会的发展和人类生存环境的改变，世界卫生仍面临许多新的挑战：绝对和相对贫困广泛存在；慢性非传染性疾病、意外损伤和暴力发病率仍在上升；人口老龄化、城市化、全球化以及环境污染对人类的生存和可持续发展构成了影响；新传染病的出现和旧传染病的死灰复燃使全球公共卫生形势仍异常严峻。为了应对这些新的挑战，在1998年第51届世界卫生大会上，WHO发表了《21世纪人人享有卫生保健》宣言，确立了21世纪前20年的全球重点和具体目标。WHO强调，"人人享有卫生保健"不是一个单一的、有限的目标，它是促使人民健康状况不断改善的过程。每个公民都有相同的权利、义务和责任获得最大可能的健康；人类健康水平的提高和幸福是社会经济发展的最终目标。

1. 21世纪人人享有卫生保健的价值准则

人人享有卫生保健的战略目标旨在使人们普遍享有并保持最大可能的健康水准，要实现这一目标需要有一些社会共同认定的价值准则。

（1）承认享有最高可能的健康水平是一项基本人权　健康是充分享有一切其他权利的前提，应确保全体人民都能利用可持续发展的卫生系统，并促进部门间的行动，以处理影响健康的危险因素。

（2）公平　公平是21世纪人人享有卫生保健的基础。公平准则要求根据人们的需要来提供卫生服务，消除个人之间和群体之间的不公平、不合理的差别，实施以公平为导向的政策和策略，并强调团结。

（3）伦理　继续加强在卫生政策制定、科学研究和服务提供过程中应用伦理原则，用伦理原则指导人人享有卫生保健计划制定和实施的所有方面。

（4）性别观　在卫生政策的制定中，必须承认女性和男性具有同等的卫生需求，强调男女平等。

2. 21世纪人人享有卫生保健的全球总目标

（1）使全体人民增加期望寿命和提高生活质量。

（2）在国家之间和国家内部促进健康公平。

（3）使全体人民得到可持续发展的卫生系统提供的服务。

3. 21世纪人人享有卫生保健的实施策略

21世纪人人享有卫生保健是2000年人人享有卫生保健的继续与发展，各国政府、相关组织机构和全体人民应共同采取行动。其基本实施策略如下。

（1）将与贫困做斗争作为工作重点　在全球范围内采取行动，包括增加对贫困国家及人民的支持、改善公共卫生基础设施和基本卫生服务、控制阻碍经济发展的疾病等。

（2）全方位促进健康　在家庭、学校、工厂等各种场所采取干预措施促进健康的生活方式和创造健康的生活环境。

（3）动员各部门合作　影响健康的因素具有多元性和复杂性，有些因素单独依靠卫生部门无力控制。因此，所有部门都应积极协调和参与，共同为健康服务。

二、初级卫生保健

（一）初级卫生保健的含义

初级卫生保健（primary health care，PHC）又称为基层卫生保健，是一种保障全体居民健康的基本预防保健工作。2008年，WHO世界卫生报告提出"初级卫生保健：过去重要，现在更重要"，并建议各国政府通过广泛的、相互联系的四大政策方向，即全民保健、以人为本、有益公共政策以及务实领导力来指导卫生系统和卫生发展决策。

1978年，WHO和联合国儿童基金会（UNICEF）在哈萨克斯坦首都阿拉木图联合召开了国际初级卫生保健大会，会议发表的《阿拉木图宣言》中指出PHC是一种基本的卫生保健；PHC依靠切实可行、学术可靠又受社会欢迎的方法和技术；它能为广大群众普遍接受，并通过社区的个人和家庭积极参与而达到普及；其费用也是社区和国家依靠自力更生精神能够负担的。PHC是国家卫生系统和社会经济发展的组成部分，是国家卫生系统的中心职能和主要环节，使个人、家庭和社区同国家卫生系统保持接触，是卫生保健深入人民生产和生活的第一步，也是整个卫生保健工作的第一要素。

各个国家根据本国的经济条件水平，在采纳PHC策略时有所不同。1990年，我国卫生部、国家计划委员会、农业部、国家环境保护局、全国爱国卫生运动委员会联合颁布了《关于我国农村实现2000年人人享有卫生保健的规划目标》中，根据《阿拉木图宣言》所阐述的初级卫生保健的精神实质，对初级卫生保健的定义做了如下表述："初级卫生保健是指最基本的，人人都能得到的、体现社会平等权利的，人民群众和政府都能负担得起的卫生保健服务。"并深刻指出："我国农村实现人人享有卫生保健的基本途径和基本策略是在全体农村居民中实施初级卫生保健。""实施初级卫生保健是全社会的事业，是体现为人民服务宗旨的重要方面"。

（二）初级卫生保健的基本内容

初级卫生保健致力于解决居民的主要卫生保健问题，它依靠医务人员和居民的直接接触，将医疗和预防相结合，达到保护和增进健康的最高效益。初级卫生保健是在卫生系统中第一级接触点上开展的，其内容因不同国家或地区和居民团体而有所不同，但至少应包括下列内容。

① 对当前主要卫生问题及其预防和控制方法的健康教育。
② 改善食品供应和合理营养。
③ 供应足够的安全卫生水和基本环境卫生设施。
④ 妇幼保健和计划生育。
⑤ 主要传染病的预防接种。
⑥ 预防和控制地方病。
⑦ 常见病和外伤的合理治疗。
⑧ 提供基本药物。
⑨ 预防控制非传染性疾病和促进精神卫生。

(三) 初级卫生保健的基本任务

在 HFA/2000 的总目标下，初级卫生保健的任务包括以下四大内容。

1. 健康教育和健康促进

通过健康教育和各种政策、法规、组织等环境的支持，促进人们自觉地采纳有益于健康的行为和生活方式，消除或减轻影响健康的危险因素，促进健康和提高生活质量。

2. 疾病预防和保健服务

采取积极有效的措施，预防各种疾病的发生、发展和流行，包括计划免疫接种、传染病防治、慢性病管理、公共卫生服务、健康检查、创建卫生城市（镇）等。保健服务是以优生优育、提高人口素质和提高生活质量为目标，进行妇女儿童和老年人保健系统管理和分类管理，以及育龄妇女的计划生育宣传和技术指导等。

3. 基本治疗

以基层一级医院或社区卫生服务中心作为中心，面向社区，通过开设家庭病床、巡诊、转诊、会诊相结合，为社区居民提供及早有效的初级医疗服务，为社区居民中的常见病、多发病提供诊断和治疗。

4. 社区康复

对丧失了正常功能或功能上有缺陷的残疾者，通过医学的、教育的、职业的和社会的综合措施，尽量恢复其功能，使他们重新获得生活、学习和参加社会活动的能力。

(四) 初级卫生保健的特点

初级卫生保健具有社会性、群众性、艰巨性和长期性等特点。

1. 社会性

健康不仅是指没有疾病或虚弱，而是指健全的身心及社会适应能力的总体状态，这是每个人的基本权利。使所有人达到尽可能高的健康水平是世界范围内的一项重要社会性目标。而开展初级卫生保健是关键性措施。影响居民健康的因素，既有社会经济、自然环境、生态环境和医疗卫生条件的影响，又有生物因素、理化因素、心理因素和居民习俗的影响。因此，初级卫生保健具有广泛的社会性。

2. 群众性

初级卫生保健的对象是居民群体。初级卫生保健关系到全世界每个居民、每个家庭、每个社区。居民不仅有享有卫生保健的权利，同时有参与实施初级卫生保健的义务。因此，初级卫生保健具有广泛的群众性。

3. 艰巨性

从我国目前卫生状况来看，初级卫生保健的任务是相当艰巨的。我国农村的经济、文化和教育水平还比较差，卫生事业的发展与社会经济发展不同步，初级卫生保健经费不足，缺少所需要的适宜人才及适宜技术，医疗卫生事业还满足不了人民对医疗保健日益增长的需要。在某些地区，传染病、寄生虫病和地方病仍然严重威胁人民健康。心脑血管病、恶性肿瘤和遗传性疾病等在全国已上升为对人民生命的主要威胁。随着经济改革和对外开放的不断深入，已经和将要带来的若干新卫生问题，更需研究解决。

4. 长期性

随着社会的发展、人口年龄结构的改变和居民生活水平的不断提高，人们对卫生保健的要求越来越高，初级卫生保健的范畴要随着时间的推移，经济的发展而不断扩展。

（五）实施初级卫生保健的基本原则

1. 合理分配卫生资源

合理分配卫生资源是使全体人民都能有均等的机会享受基本的医疗保健服务的保证。除卫生投入不足外，卫生资源分配不合理是目前世界性的一个问题，它造成卫生资源不能得到有效地利用，浪费与匮乏并存。因此，必须从卫生资源的可及性角度出发，通过医疗卫生保健制度的改革，纠正卫生资源分布不公的现象，体现卫生保健制度的公平性。

2. 社区参与

社区参与是指社区组织和社区成员参与卫生保健的调查研究、决策、实施、评价以及卫生资源的筹措等全面的保健活动，它有利于针对社区居民健康状况的特点，依据影响居民健康的主要因素，有目标、有计划地把卫生保健纳入社区行政计划，开展符合社区具体需要的保健活动。社区参与卫生保健是推行初级卫生保健的基本保证。

3. 预防为主

突出预防服务是初级卫生保健的显著特征。各国的实践均表明，预防服务是最经济有效、受益面最广的，它有利于充分利用有限的卫生资源，提高全体人民的健康水平。

4. 适宜技术

适宜技术是指学术可靠，适应当地实际需要，被初级卫生保健服务的提供者与利用者所接受，又为国家、社区及个人经济上能负担得起的卫生技术。第一，这些技术是合乎科学的，即有效的，可靠的；第二，这种技术是符合实际需要的，即为当地开展初级卫生保健所必需的；第三，这些技术是容易为广大初级卫生保健工作者所掌握和运用的；第四，价格合理，为当地经济水平所能承受。

5. 部门间协作行动

从初级卫生保健的内容看，不仅有应该由卫生部门提供的医疗及保健服务，还有合理营养、改善生活环境和劳动条件、控制环境污染及健康教育等，需要由农业、工业、商业、城乡建设、环境保护及文教部门共同努力才能完成。各级政府的计委、经委及财政等部门是从计划、经济等方面起协调作用的重要机构。由此可见，从中央到地方政府各部门之间协作机制的有效运行，为初级卫生保健工作的顺利实施提供了可靠保障。

第二节 我国公共卫生事业的发展与挑战

一、我国公共卫生事业的发展现状

（一）我国的卫生工作方针

新中国成立初期，我国政府非常重视疾病的预防与控制，根据社会主义卫生事业的本质及卫生事业发展的基本规律，于1952年确定了新中国的卫生工作方针，即"面向工农兵，预防为主，团结中西医，卫生工作与群众运动相结合。"在这四大卫生工作方针指引下，我国建立起遍布城乡的三级医疗预防保健网，培养壮大了一支专业齐全的医药卫生技术队伍，继承和发扬了祖国医学遗产。由此，国民的基本医疗条件得以保证，生活环境和劳动条件得以改善，饮水与食品卫生得以保证，妇女儿童保健得以提高，人民健康水平不断提高。

随着市场经济的建立和发展，医疗卫生工作的改革开放，给卫生工作带来新的问题和矛盾。在新中国成立后卫生工作经验的基础上，面对新的形势，于1997年又重新确定了新时期的工作方针，即"以农村为重点，预防为主，中西医并重，依靠科技与教育，动员全社会参与，为人民健康服务，为社会主义现代化建设服务。"这个方针核心是为人民健康服务，为社会主义现代化建设服务，这是党和政府对卫生事业的要求，也是卫生工作的方向。并根据我国的基本国情，特别强调了以农村为重点，预防为主，中西医并重。

（二）我国卫生工作的成就

（1）人民健康水平不断提高　新中国成立初期，我国人均期望寿命为35岁，2000年提高到71.4岁；婴儿病死率从新中国成立初的200‰下降到2004年21.5‰；孕产妇病死率，新中国成立初为1500/10万，近年下降到48.3/10万。这三大指标的变化，标志着我国国民的健康水平已经达到了发展中国家的较高水平。

（2）基本建立起遍及城乡的医疗卫生服务体系　经过几十年的努力，目前全国拥有医疗、预防、保健、监督等各级各类医疗卫生机构近30万个。

（3）初步建立了城镇职工医疗保险制度，推广开展了新型农村合作医疗制度　我国基本建立了适应社会主义市场经济要求的基本医疗保险补充医疗保险、公费医疗和商业医疗保险等多种形式的城镇职工医疗保障体系。

（4）重大传染病防治取得了明显进展　20世纪50年代，因传染病和寄生虫病死亡人数居于全国人口死因中的第一位，目前已下降到第九位，并在发展中国家中率先消灭了天花和脊髓灰质炎等重大传染病。我国虽然是一个自然灾害频发的国家，比如2008年的5·12汶川大地震和2013年的4·20芦山大地震，但多年来成功地实现了大灾之后无大疫，这两次大地震也不例外。2003年战胜了来势凶猛的"非典"疫情，近两年又成功地控制了禽流感向人类的传播。建立健全艾滋病、结核病、血吸虫病、乙型肝炎等严重传染病的预防控制和医疗救治体系。

（5）妇女儿童卫生保健水平进一步提高　我国历来重视和关心妇女、儿童的健康问题，中国历史上形成的高生育率、高病死率的传统生育模式已经改变，实现了低生育率和低病死率的良性循环。

（三）我国卫生工作面临的问题

我国卫生事业发展还滞后于经济和其他社会事业发展，卫生医疗服务体系与人民日益增长的健康需求不适应的矛盾还相当突出，卫生事业发展还存在着不全面、不协调的问题，主要包括以下几个方面。

① 公共卫生体系不健全，重大疾病预防控制任务艰巨。

② 应对突发公共卫生事件的机制不完善。突发公共卫生事件的发生，除了重大传染病传播蔓延外，还有突发自然灾害、重大生产安全事故（如水灾、车祸、矿难），以及重大刑事案件、重大食物中毒、职业中毒等带来的人员伤害。这些都需要我们建立健全突发公共卫生事件处置机制，提高应对能力，尽最大可能减少突发事件发生时的损失。

③ 人口老龄化带来的问题日益严重。

二、我国公共卫生事业面临的挑战

医疗卫生事业关系到人民群众的身心健康和生老病死，与人民群众的切身利益密切相关，党和政府一直把保护人民健康和生命安全放在重要位置；在预防为主卫生工作方针的指导下，党和政府重视疾病控制和妇幼保健，在较短的时间消灭和基本消灭了严重危害人民健康的传染病，人民健康水平得到显著提高。婴儿死亡率和孕产妇死亡率都有大幅下降，主要健康指标已接近当时的国际先进水平。我国建立三级卫生服务网络，并通过该网络开展初级卫生保健的做法，以及在保障人群健康方面取得的成就得到了国际社会的广泛认可及赞誉。

20 世纪 80 年代，我国进行了经济体制改革，总的方向是建设社会主义市场经济体制。受此大环境影响，医疗卫生也被推入了市场，政府投入水平逐年下降，政府责任缺失严重。我国的卫生保健工作出现了一些新的问题，甚至影响到健康的公平性。随着社会经济的发展和人们生活方式的改变，人群健康也受到一些新的威胁。这些都使我同卫生工作面临新的挑战。

（一）慢性非传染性疾病负担不容忽视

新中国成立后，在预防为主卫生方针的指引下，通过推行计划免疫、群众运动与卫生工作相结合改善环境卫生等一系列的预防措施，传染病威胁得到控制，甚至消灭了一批危害我国人民健康的重大传染病。改革开放后，随着社会经济的发展和人群生活方式的改变，慢性非传染性疾病成为威胁人群健康的主要卫生问题。在 20 世纪 80 年代末到 90 年代初，不管在城市还是农村，恶性肿瘤、脑血管病、心脏病就已经排入前五位死因，并且这三类疾病所导致的死亡在总的死亡中所占的比例越来越大。1990 年，这三类疾病占总死亡数的比例城乡分别为 58.52％和 44.45％；2000 年分别占到 63.4％和 48.97％；2009 年城市这一比例占到 68.14％，而农村更是快速增加到 64.66％。2012 年全国 18 岁及以上成人高血压患病率为 25.2％，糖尿病患病率为 9.7％，与 2002 年相比，患病率呈上升趋势。40 岁及以上人群慢性阻塞性肺疾病患病率为 9.9％。根据 2013 年全国肿瘤登记结果分析，我国癌症发病率为 235/10 万，肺癌和乳腺癌分别位居男性、女性发病首位，十年来我国癌症发病率呈上升趋势。2012 年全国居民慢性病死亡率为 533/10 万，占总死亡人数的 86.6％。心脑血管病、癌症和慢性呼吸系统疾病为主要死因，占总死亡的 79.4％，心脑血管病死亡率为 271.8/10 万，癌症死亡率为 144.3/10 万（前五位分别是肺癌、肝癌、胃癌、食管癌、结直肠癌），慢性呼吸系统疾病死亡率为 68/10 万。

慢性非传染性疾病对我同人群造成了很大的死亡负担，同时由于慢性病的长期带病生存，高医疗消费，高致残率等导致的对社会、家庭、个人的经济、生存负担也不容忽视。

（二）人口老龄化导致的压力

人口老龄化是当今世界多数国家都面临的社会问题，我国2000年人口普查，65岁及以上老年人已经占到总人口的7.1%，2010年，65岁及以上老年人约占总人口的8.9%。我国老年人口增长快于总人口增长，由成年型向老年型人口过渡英国用了45年；瑞典用了85年；德国为45年；法国更是用了115年，而中国仅用了17年。并且我国是在生产力尚不发达的条件下迎来人口老龄化。老年人的高慢性病患病率，多种慢性病并存，特殊的心理、社会健康问题等对卫生保健服务、卫生资源配置提出了新的挑战，对社会负担造成了较大压力。

（三）我国现行医疗卫生服务体系存在的弊端

虽然我国的卫生事业取得了很大成绩，但近年来也出现了一些新的问题，在卫生改革与发展中，制约卫生事业发展的体制性和结构性问题仍未能得到根本解决。随着我国人口老龄化进程的加快、卫生保健需求的增加以及城市化、工业化引发的人口流动、环境污染和意外伤害等问题日益突出，现行医疗卫生服务体系的弊端逐渐显现出来。

1. 卫生资源配置不合理

虽然我国的卫生工作方针强调"预防为主"，但长期以来，在医疗卫生资源配置中存在"重医疗，轻预防；重城市，轻农村；重大型医院，轻基层卫生"的倾向，造成卫生资源配置呈"倒三角"型，导致了群众看病难、看病贵的被动局面。我国70%的人口在农村，但农村拥有的卫生资源仅占总数的20%。在城市，卫生资源过分向大医院集中，基层医院和社区卫生服务机构人、财、物等卫生资源相当匮乏。目前我国的经济发展水平和居民的承受能力决定了我国的医疗保障体系应走"低成本、广覆盖"的路子，应将提供预防保健与基本医疗卫生服务作为卫生事业发展的重点，从源头上控制疾病，是最经济、最有效的卫生投资。

2. 公立医疗机构运行机制不健全

公立医院承担着向群众提供基本医疗服务的社会功能。但由于政府投入不足、缺乏有效的监管机制，受市场化倾向的影响等，形成了主要通过以药养医等补偿机制维持医院运行的现状，削弱了公立医院的公益属性。

3. 药品生产和流通秩序混乱

改革开放后，在计划经济体制下构建的药品生产和流通体系被打破，市场经济体系下的药品生产和流通体系未能很好完善，导致一些企业在药品生产和流通过程中违规操作，虚高定价。并且在医疗机构出现市场化倾向下，药品收入加成机制刺激了医院买卖贵重药、医生开大处方的不良倾向，更加推动药价虚高，加重了人们"看病贵"现象。

4. 卫生保障体系尚待健全

卫生保障体系是社会保障体系的重要组成部分，对维护社会的稳定与和谐具有重要意义。目前我国虽已初步建立了覆盖城镇居民的医疗保障体系，从2003年起，在农村开展了新型农村合作医疗，但总体来看，筹资力度有限，保障水平不高。

第三节　健康教育与健康促进

一、健康教育与健康促进概述

健康教育与健康促进的发展与人类疾病谱的变化是密切相关的，在预防与人类自身行为密切相关的传染病（如性病、艾滋病、结核病、传染性非典型肺炎等），以及突发公共卫生事件和慢性非传染性疾病（如高血压、糖尿病、心脑血管疾病等）的干预工作中具有重要的作用。健康教育与健康促进的首要任务是通过改善人们的健康相关行为预防和控制疾病，是临床预防服务工作的重要组成部分。

（一）健康教育与健康促进的概念

健康教育（health education）是通过有计划、有组织、有系统的社会教育活动，使人们自觉地采纳有益于健康的行为和生活方式，消除或减轻影响健康的危险因素，预防疾病，促进健康，提高生活质量，并对教育效果进行评价。健康教育的核心是教育人们树立健康意识、促使人们改变不健康的行为生活方式，养成良好的行为生活方式，以降低或消除影响健康的危险因素。通过健康教育，能帮助人们了解哪些行为是影响健康的，并能自觉地选择有益于健康的行为生活方式。

健康促进（health promotion）是指运用行政的或组织的手段，广泛动员和协调社会各相关部门以及社区、家庭和个人，使其履行各自对健康的责任，共同维护和促进健康的一种社会行为和社会战略。WHO 对健康促进的定义是："健康促进是促进人们维护和提高他们自身健康的过程是协调人类与环境之间的战略，规定个人与社会对健康各自所负的责任。"1986 年加拿大第一届国际健康促进大会发表的《渥太华宪章》指出："健康促进是指促进人们提高维护和改善他们自身健康的过程，是协调人类与环境的战略。"1995 年 WHO 西太平洋办事处发表《健康新视野》提出：健康促进是指个人与家庭、社区和国家一起采取措施，鼓励健康的行为，增强人们改进和处理自身健康的能力。

（二）健康教育与健康促进的关系

健康教育与健康促进是相辅相成的两个方面。健康教育是健康促进的基础和重要组成部分，健康教育是以健康为中心的全民教育，通过传播医学知识，影响和改变人群的态度和价值观，建立健康信念，改变不良生活方式，提高自我保健能力，预防疾病，促进健康。

健康促进包含了个人行为改变和社会环境改变两个主要方面，并强调发挥个人、家庭、社会的健康潜能。健康促进涵盖了健康教育，是包括健康教育在内的，能促使行为、环境改变的组织、政策、法律、经济、社会支持的一切活动的全部过程。即寻求科学的生活方式、自我保健、合理营养、参与锻炼、保护和改善生活环境，提高生活质量，达到健康长寿的目的。健康促进不仅包括了健康教育的主要内涵，同时强调行为改变所需的多种策略；健康促进涉及全社会的健康，贯穿于人们生活的各个方面；健康促进强调个体、组织及全社会有效、积极地参与，是一项必须多部门合作、全社会关注的系统工程。

（三）健康教育与健康促进的形式和任务

1. 健康教育与健康促进的任务

（1）主动争取和有效促进领导及决策层转变观念，从政策上对健康需求和有利健康的活动给予支持，并制定各项促进健康的政策。

（2）促进个人、家庭、社区对预防疾病、促进健康、提高生活质量的责任感。为人们提供信息，发展个人自控能力，改变不良生活方式和行为习惯，使之在面临个人或群体健康相关问题时，能明智、有效地作出正确决策。

（3）创造有益健康的外部环境，以广泛的联盟和支持系统为基础，与有关部门协作，创造良好的生活环境和工作环境。

（4）积极推动医疗部门观念与职能的转变，使其作用逐步向提供健康服务的方向发展。

（5）在全民（尤其在农民）中，深入开展健康教育，引导其破除迷信，摒弃陋习，养成良好的卫生习惯，提倡文明、健康、科学的生活方式，培养健康的心理素质，提高全民族的健康素质和科学文化水平。

2. 健康教育与健康促进的形式

（1）大众传播　通过报刊、卫生黑板报和墙报、广播、电视或录像、电影媒体等对群众进行健康宣传教育是传播卫生知识的极好形式。我国开展的以除害灭病为中心的群众性的爱国卫生运动，也是一种动员与教育群众自觉改变某些不卫生行为和不健康生活方式的健康教育和健康促进形式。这种形式是单向式传播，传播者一般无法直接了解教育对象对信息传播的需求和反馈，但具有效率优势。

（2）个体传播与群体传播　对个体或特定人群，应用口头、文字、视听等方式，通过健康咨询、讲授示教、专题讨论等形式进行健康教育。这是一种双向式传播，传播者能及时得到教育对象的反馈信息，及时调整健康教育的内容，适用于小范围的健康信息传播。

二、行为及其与健康的关系

流行病学研究证实，人类的行为与多数慢性非传染性疾病的发生密切相关，如25％的癌症可能是由于吸烟所致；一些感染性疾病、意外伤害和职业危害的预防控制需要人们自觉培养良好的行为或改变不良的行为，如禁止酒后驾车、系好安全带是预防车祸的保护行为，交叉使用注射器和不安全性行为是艾滋病的致病行为危险因素；在卫生服务提供及利用方面，也应有良好的行为，如不开大处方、遵医行为、求医行为等。行为影响人群健康，促使人们的行为向着有益于健康的方向转化，能有效地降低行为相关疾病的发病率。

（一）行为与健康

行为是个体对内在刺激和外部条件的响应或反应，这种反应可能是外显的，也可能是内隐的。在预防医学中，把人类个体或群体与健康和疾病有关的行为统称为健康相关行为（health related behavior）。按行为对行为者自身和他人健康的影响，健康相关行为可分为两类，即促进健康的行为和危害健康的行为。

行为因素对健康影响的共同特点是自创性的、可以改变的。健康教育与健康促进的目的就是通过行为的干预与矫正，使人们形成并保持健康行为，减少并改变危险行为。

1. 促进健康的行为

促进健康的行为（health behavior）是指个体或群体表现出的、客观上有益于自身和他人健康的一组行为。促进健康的行为可分为5类。

（1）基本健康行为　指日常生活中一系列有益于健康的基本行为，如积极的休息与适量睡眠、合理营养与平衡膳食、适度运动锻炼、饭前便后洗手等行为。

（2）戒除不良嗜好　不良嗜好是指对健康有危害的个人偏好，如吸烟、酗酒、药物滥用等。戒烟、戒酒等属于戒除不良嗜好行为。

（3）预警行为　指对可能发生的危害健康的事件预先给予警示，从而预防意外事故发生并能在事故发生后正确处置的行为，如驾车系安全带、遇险后自救和他救行为。

（4）避开环境危害　以积极或消极的方式避开对健康有害的各种环境因素所致的危害，

这类行为也是促进健康的行为。如避免吃农药残留超标的蔬菜、积极应对引起心理应激的紧张生活事件等。

（5）合理利用卫生服务　指有效、合理利用现有卫生服务，以实现三级预防、维护自身健康的行为，包括从接受预防服务（预防接种、定期健康查体等）到手术或住院治疗（遵从医嘱等）。

2. 危害健康的行为

危害健康的行为（risky behavior）是指偏离个人和他人乃至社会的健康期望、客观上不利于健康的一组行为。危害健康的行为可分为 4 类。

（1）不良生活方式与习惯　不良生活方式是一组习以为常的、对健康有害的行为习惯，如高脂和（或）高盐饮食、缺乏运动、吸烟、酗酒、吃饭过快和（或）过饱等。

（2）致病行为模式　致病行为模式是导致特异性疾病发生的行为模式，国内外研究较多的是 A 型行为模式和 C 型行为模式。A 型行为模式是一种与冠心病密切相关的行为模式，其特征往往表现为雄心勃勃、争强好胜、有时间紧迫感、敌对意识强、具攻击性。C 型行为模式是一种与肿瘤发生有关的行为模式，其核心行为表现为情绪过分压抑和自我克制、爱生闷气。

（3）不良疾病行为　疾病行为是指个体从感知自身患病至疾病康复的全过程所表现出来的一系列行为。不良疾病行为可发生在疾病发生、发展、治愈过程的任何阶段，常见的表现形式包括疑病、恐惧、瞒病、讳疾忌医、不及时就诊、不遵从医嘱、迷信等。

（4）违反社会法律、道德的危害健康行为　吸毒、性乱属于此类行为，这些行为既直接危害行为者自身健康，又严重影响社会健康与正常的社会秩序。如吸毒可直接产生成瘾行为，导致吸毒者身体的极度衰竭，而静脉注射毒品还可能感染乙型肝炎和艾滋病；性乱易感染性传播疾病和艾滋病。

（二）成瘾行为的干预

成瘾行为包括物质成瘾和行为成瘾两种类型。物质成瘾具有相应的成瘾物质的摄入，如吸烟、酗酒、吸毒；行为成瘾，如赌博成瘾、网络成瘾等，虽然没有成瘾物质的摄入，但对特定行为具有依赖性。成瘾依赖的共同特点：具有满足需要的强烈愿望，对物质和行为缺乏控制和节制，只想到物质的使用或行为的执行而不计后果。

1. 物质成瘾对健康的危害

（1）吸烟　是导致失能和早死的主要原因。长期大量吸烟可引发肺癌、支气管炎、肺气肿、缺血性心脏病、胃和十二指肠溃疡、脑血管意外等。调查结果显示，我国目前每年约有100 万人死于肺癌、冠心病等与吸烟有关的疾病。吸烟不仅使本人受害，还危及他人及全社会的健康。被动吸烟的孕妇可导致胎儿长期处于低氧致病环境、智力发育受阻，早产和低体重儿出生概率增加（是不吸烟孕妇的 2 倍）。吸烟量越大、起始吸烟年龄越小、吸烟的烟龄越长，对健康的危害越大。在公众场所弥漫的烟雾是许多重金属污染物、多环芳烃、亚硝胺等有害物质的载体，引起被动吸烟者血氧含量下降、免疫机能改变，诱发癌症。吸烟也是导致火灾等恶性意外事件的重要原因之一。

（2）酗酒　酒精是一种常见的社会性成瘾物质，过量的、无节制的饮酒称为酗酒，其对健康的危害分为急性和慢性两类。急性危害可导致乙醇中毒、损伤、车祸、斗殴和意外死亡等；慢性危害有乙醇慢性中毒综合征、肝硬化、心血管病和神经精神疾病等。长期酗酒引起的酒精性肝炎、肝硬化、脑血管疾病以及酗酒同时大量吸烟的协同性致癌作用是导致成年人死亡的重要原因。酗酒还可导致营养素摄入不足及生殖器官的直接毒性。酗酒者的病态行为是构成社会治安恶化、家庭暴力、违法乱纪、交通事故的重要原因。

（3）吸毒　吸毒属于滥用药物，是指不在医生指导下随意或不适当使用心理激动（致幻）剂，直至产生成瘾或有成瘾趋势的一类行为。吸毒对健康的危害主要表现在两方面。

① 严重损害吸毒者的健康：长期摄入毒品会引起大脑器质性病变，形成器质性精神障碍；一次大剂量吸入毒品导致中枢神经系统过度兴奋而衰竭或过度抑制而麻痹，严重者可导致死亡。

② 吸毒成为疾病重要传播途径：静脉注射吸毒者因共用注射器，导致艾滋病、乙型肝炎等传染性疾病在吸毒人群中高发。

2. 成瘾行为干预的策略与措施

改变成瘾行为的策略与措施可概括为两个方面：群体行为干预和个体行为矫正。群体行为干预是通过政策倡导、目标人群行为干预、环境改善的综合策略与措施加以实现；个体行为矫正（behavior modification）是按照一定的期望，在一定条件下采取特定的措施，促使矫正对象改变自身的特定行为。

（1）控制吸烟　吸烟被认为是目前最主要的、可预防的健康危险因素。WHO特别强调，吸烟是可以通过健康教育和健康促进干预并取得显著成效的不良行为生活方式。自1969年全球开始大力推动控烟活动以来，以"烟草与健康"为主题通过了17个决议；自1980年起，WHO将每年的5月31日定为"世界无烟日"。我国每年围绕世界无烟日展开一次反吸烟宣传活动；1994年通过的广告法，明令禁止在公众媒体和公共场所做吸烟广告；同年宋庆龄基金会向全国3亿青少年发出号召："不吸烟、不买烟、不卖烟；劝告身边每一位亲人戒烟或少吸烟；在有禁烟标志场所发现有人吸烟，要勇敢上前劝阻"；1997年北京第十届世界健康和烟草大会上，我国政府向世界作出"大力劝阻吸烟、完善控烟法规、促进人民健康"的庄严承诺。2003年年底全球签署了权威的《国际控烟框架公约》，我国作为成员国之一，制定了一系列有关控烟更为详细的措施。目前我国已将公共场所控制吸烟条例列入国务院立法计划。

（2）预防酗酒　充分利用多种媒体，广泛宣传酗酒对家庭、对社会、对自己、对他人的危害；改变饮酒的态度和不良习惯，如借酒浇愁、逼人饮酒等；如果不能避免饮酒，则尽可能坚持"低危饮酒标准"：每天饮酒不超过两标准杯（每杯酒精含量10g），每周至少有两天滴酒不沾，在驾驶、机器操作、怀孕、哺乳、服药期间不能饮酒。为减少酒精所产生的危害，建议饮用低度酒。

（3）禁止吸毒　吸毒在我国是明令禁止的违法行为。1990年我国成立国家禁毒委员会，它是中国最高的禁毒领导机构，对外负责禁毒领域国际合作，履行国际禁毒公约义务；对内统一领导全国禁毒工作，制定有关政策措施，组织、协调有关部门和单位并动员全社会的力量开展禁毒斗争的职责，充分发挥国家禁毒委员会各成员单位的职能作用，各司其职、各负其责，协作配合，共同搞好禁毒工作。2014年6月出台《中共中央国务院关于加强禁毒工作的意见》（中发〔2014〕6号），要求各地区、各有关部门要把禁毒工作纳入国家安全战略和平安中国、法治中国建设的重要内容，坚持"预防为主，综合治理，禁种、禁制、禁贩、禁吸并举"的工作方针，立足当前，长期治理，突出重点，多管齐下，不断创新禁毒工作体制机制，进一步完善毒品问题治理体系，深入推进禁毒人民战争，坚决遏制毒品问题发展蔓延。我国不断完善禁毒政策和法律，加强国际合作，坚持禁吸、禁贩、禁种、禁制，从根本上解决毒品问题。同时强化"三级预防"措施，有效预防和控制吸毒的发生及复吸。

(三) 体力活动促进

随着社会的进步与发展，许多繁重体力劳动逐渐被机械化、自动化设备所代替，人们的劳动强度逐渐降低。另外，由于生活节奏加快和工作压力的增加以及交通工具的普及，许多人放弃或减少了运动。静坐少动的生活方式，无法产生维持人体各器官系统正常功能所需要的良性刺激，削弱人体代谢能力与免疫功能，与慢性病年轻化及高死亡率密切相关，成为当今慢性病发生的第一独立危险因素，是导致全球死亡的第 8 位主要危险因素。因此，减少静坐生活方式、增加人们的体力活动及体育锻炼，应成为慢性病防治的一个重点。

1. 静坐生活方式和体力活动对健康的影响

静坐生活方式（physical inactivity）是指在工作、家务、交通行程期间或在休闲时间内，不进行任何体力活动或仅有非常少的体力活动。体力活动（physical activity）是指由骨骼肌活动所引起的、能消耗能量的任何身体活动，泛指一切与身体动作有关的活动。

（1）静坐生活方式的危害　静坐生活方式者如果同时又进食高脂肪膳食，最直接的后果就是引起体重增加和代谢紊乱，进而导致肥胖、高胆固醇血症及血糖升高，后者作为主要危险因素导致心脑血管疾病、糖尿病、乳腺癌、结肠癌等慢性病的大量发生。研究显示，静坐少动的生活方式对健康的危害相当于每天吸 20 支烟或超过理想体重的 20%（轻度肥胖）；22% 的冠心病、11% 的缺血性卒中、14% 的糖尿病、10% 的乳腺癌、16% 的大肠癌是由于缺乏体力活动所致；全球每年大约有 200 万人的死亡是由静坐少动所致。此外，缺乏体力活动还会导致骨质疏松、情绪低落、关节炎等疾病，也会引起生活质量下降、缩短寿命等后果。

（2）体力活动对健康的促进　体力活动对健康产生良好效益的关键在于能维持合理体重和体脂。1996 年美国卫生总署（USSG）推荐的保护健康的体力活动标准是："每个成年人在一周的每一天或绝大部分天内都应该有累计 30min 的中等强度的体力活动。"若以控制体重为目的，特别是从事静坐职业者，则"一周的每一天都要有 60min 的体力活动"。适度的体力活动可以解除精神紧张，帮助精神活动从疲劳中恢复，调节人的自主神经功能。体力活动可以消耗多余的能量，避免过多的能量转变为脂肪，从而降低血脂；血脂的降低又可以提高血液中纤维蛋白溶解活性，防止血小板的聚集和血栓的形成。体力活动有助于降低血压，使肾上腺素的活性降低，减少严重心律失常的发生，使心室颤动而猝死的可能性减少。体力活动还可以使微血管扩张，冠状动脉扩张并促进侧支循环的开放，使心排血量增加、心率变慢、射血时间延长，增加心肌对缺氧的耐受力。

2. 体力活动促进的策略及措施

提倡体力活动已成为当今许多国家提高国民健康水平和预防慢性病的一个重要举措。美国社区预防服务工作组研究发现，人们参加体力活动的主要决定因素是信息为基础的决定因素、社会和行为决定因素及环境政策决定因素。这些决定因素以及体力活动均与人群健康存在密切关系。为使体力活动促进项目在社区有效开展，参考美国《社区预防服务指南》，体力活动促进的策略与措施应包括 3 个方面。

（1）健康教育信息策略及措施　利用电视、广播、宣传海报等各种媒体及公益活动、现场讲座等，在全社区内传播体力活动、促进健康的信息和静坐生活方式对健康的危害；在社区人群集中出入的场所（停车场、楼梯口、电梯旁）定点宣传，鼓励人们爬楼梯或积极参加体育锻炼。

（2）社会和行为策略及措施　我国在体力活动促进方面所采取的社会和行为策略及措施

包括：旨在提高国民体质和健康水平的"全民健身计划"策略以及"全民健身宣传周活动"措施；大中小学生开设体育课程；社区定期开展以家庭为单位的体育或健身活动比赛，建立社区锻炼小组等；针对个体进行健康维护，促使静坐生活方式的改变。

（3）环境改善和政策干预　在社区创造适宜开展体力活动的场所，安装锻炼器材；在工作环境促使人们进行适度的体力活动，如规定三层以下不得使用电梯、每天固定时间做集体健身操、办公室提供跳绳等简便运动器材。

以促进健康为目的的体力活动应坚持因人而异、循序渐进、活动适量的原则，一般以进行有氧运动为宜。

三、健康教育与健康促进的实施

在适宜场所对不同年龄段的个体和人群开展有针对性的健康教育与健康促进活动，实施干预措施，是健康促进有效实施的关键。

（一）健康促进实施的场所

干预场所是将干预策略付诸实施的有效途径与渠道。在干预措施实施前，应根据健康教育和健康促进项目的目标和计划，合理确定干预场所，以便使干预措施效果达到最佳。

1. 社区

社区健康教育与健康促进是从整体上对社区人群的健康相关行为和生活方式以及影响社区人群健康的自然环境、社会环境因素进行干预，其范围和内容涉及妇女、儿童、老年人和残疾人等重点人群以及家庭、普通居民身心健康，贯穿于人生各个阶段。在社区开展健康教育与健康促进活动，既可促进居民对社区预防服务的利用，又能促进社区预防服务质量的提高，对创建和谐、健康社区环境具有积极促进作用。

2. 医院

医院具有人才密集、对象集中等优势，患者及其家属容易接受健康教育与健康促进的建议，是开展针对性健康教育的重要场所。充分发挥健康知识与技能资源的优势，向患者、患者家属和社区居民开展健康教育与健康促进，是提高居民健康意识和自我保健能力、防治疾病、提高医疗质量的重要策略。

3. 学校

学校（包括幼儿园、中小学、职业学校、大专院校）是进行健康教育效果最好、时机最佳的理想场所，它为整个健康教育提供了一个创造健康未来的机会，可视为促进国家健康水平的重要资源。同时，学生与家庭和社会的关系密切，教育效果能向社会人群辐射。

4. 工作场所

工作场所为健康教育与健康促进提供了良好的环境，尽管劳动者的年龄、性别、社会背景各不相同，但他们是有组织的人群，几乎每天都聚集在同一地点且沟通良好，比较容易组织集体活动，因此在工作场所实施行为干预、环境改变和制定有关政策等一系列的教育和社会活动，会取得较好的干预效果。

5. 公共场所

街道、商场、公园、车站、机场、港口等公共场所具有社会性、公益性和服务性。这类场所人群流动性大、背景复杂，适宜开展对各类人群都有普遍意义的项目，如应急性健康防护知识、各类传染病的预防常识等。

6.居民家庭

家庭环境直接影响个体的身心健康。家庭成员的健康信念、就医行为容易相互影响；家庭也是疾病治疗的良好场所，来自家庭内部的支持对慢性疾病和残疾的治疗与康复起积极作用。因此，在家庭开展健康教育与健康促进容易取得良好的效果。

（二）人生三个阶段的健康促进

根据生命各个阶段的健康需要，提出健康目标、内容和策略，实施健康促进。

1.生命培育阶段的健康促进

生命培育阶段是指从胎儿出生到18～20岁。此阶段机体发育速度快、变化多、易受伤害，健康需要水平高。生命培育阶段的健康促进旨在提高儿童的生存能力，促进体质发展。该阶段的目标：①确保每位母亲在适当的时间并以适当的间隔怀孕，确保母亲享受到国家规定的产前保健，得到合理的营养，有安全分娩的环境；②通过改善环境卫生、加强免疫接种和传染病的管理，降低婴儿死亡率和发病率；③加强对儿童和青少年的健康教育，创造有利于健康安全的环境，支持青少年健康生活方式的发展，从而养成终身受益的良好习惯。

2.生命保护阶段的健康促进

生命保护阶段是指从成年到老年之前的阶段，此阶段以中年人为重点对象。旨在让成年人尽可能以经济、有效、公平的方式，保护和延长成年期富有创造力的、健康的、没有残疾的生命，帮助中年人顺利度过更年期这一特殊的生理阶段。该阶段的目标：①制定和实施综合的国家健康政策，如控制吸烟、安全生产等，保持健康的生活方式；②控制主要传染病的传播，降低其发病率和死亡率；③预防和延缓包括职业病在内的非传染性疾病和意外损伤的发生，最大限度地使人们在老年阶段免受残疾困扰；④促进有利于环境的技术，有效地预防和管理与环境卫生有关的疾病和残疾；保障妇女生育健康，改善妇女更年期保健，预防和减少生殖道感染等妇女常见疾病；预防包括失明、失聪在内的残疾，并为身体缺陷、体弱和残疾者提供康复治疗，提高人们的生活质量。

3.晚年生活质量阶段的健康促进

晚年阶段重点是指65岁以上的老年人。在此阶段健康促进的目的是使老年人保持有创造力、提高生命质量所必需的身体、精神和社会适应能力。该阶段的目标：①动员全社会关心和帮助老年群体，改善老年人的健康状况和生活质量；②确保卫生系统提供有组织的、持续的、所有人都可获得并负担得起的卫生服务；③提高老年慢性病患者、残疾人及其赡养者利用治疗、保健、康复资源的能力；④确保每个老年人都有权利享受高质量的生活，促进平等拥有达到理想健康状况所必需的资源；⑤提供能改善生活质量的自然环境和社会环境。

思考题

一、名词解释

健康教育　健康促进　初级卫生保健

二、填空题

1.日常生活中物质成瘾行为常表现在_____、_____、_____三种方式。

2.健康教育和健康促进实施的场所主要包括_____、_____、_____、_____、_____、_____六类。

三、简答题

1. 简述全球卫生保健策略。
2. 何谓初级卫生保健？其基本任务有哪些？
3. 请列举你周围常见的健康教育形式有哪些？

（刘　鹏）

第十章

常见疾病的预防与控制

【学习目标】

    1.掌握糖尿病的主要危险因素和预防控制措施；传染病的主要预防控制措施。

    2.熟悉心脑血管疾病、恶性肿瘤、慢性阻塞性肺疾病的主要危险因素和预防控制措施。

    3.了解恶性肿瘤的流行特征。

案例导入

案例回放：

    《中国居民营养与慢性病状况报告（2015年）》指出，慢性病的危险因素不仅包括吸烟、有害饮酒行为、身体活动不足等行为危险因素，以癌症为例，我国癌症发病率的增长，一半是由人口老龄化造成的，其他主要是慢性感染、不健康的生活方式、环境污染和职业暴露等各种因素综合所致，上述诸多因素相互作用、相互影响，发病机制十分复杂。大量的实践表明：慢性病是可防、可控、可治的，不仅需要政府主导、部门协作，更离不开社会和全民的广泛参与。通过改变个人不健康的生活方式，养成合理饮食、适量运动、戒烟限酒等良好习惯，可以使大部分心脏病、脑卒中、2型糖尿病、高血压得到有效预防，部分癌症也可以得到预防。

    思考问题：

    1.什么是不健康的生活方式？

    2.从实践着手如何避免慢性病的发生？

第一节　传染病的预防与控制

    传染病（communicable diseases）是指由特异病原体及其毒性产物所引起的一类疾病，这种病原体及其毒性产物一般通过感染的人、动物或储存宿主，以直接方式或间接方式传染给易感宿主，具有很强的传染性。而感染性疾病（infectious diseases）是指由病原生物引起的所有人类疾病。因此，感染性疾病的概念要比传染病的概念更加宽泛。

    由于人类生活条件的改善，抗生素和疫苗的应用，传染病对人类健康的威胁有所降低，但是近年来一些被认为已经控制住的传染病又有死灰复燃之势，一些新的传染病也陆续出现，使人类面临着新老传染病的双重威胁。因此，传染病的全球化流行和蔓延，再次为我们防治传染病敲响了警钟，各种新发传染病的流行也告诫我们，传染病的防治任务依然任重而道远，人类与传染病的斗争远没有结束。

一、传染病的流行过程

传染性疾病的流行过程是指传染性疾病在人群中发生、发展、传播和终止的过程，表现为群体发病的特点。传染病在人群中构成流行过程，必须具备传染源、传播途径和易感人群三个基本环节。这三个环节同时存在并相互联系时，才能形成流行过程。如果缺乏其中某一环节或阻断三者的相互联系，流行过程就会被中断。

（一）传染病发生的基本条件

1. 病原体

病原体（pathogen）是指能够引起宿主致病的各类微生物，包括病毒、细菌、真菌和寄生虫等。病原体侵入宿主机体后能否致病，一方面取决于宿主个体的反应；另一方面取决于病原体的特征、数量、变异及其侵入门户等。其中病原体的特征对病原体的致病性及其表现形式具有重要意义。病原体一般都有严格的侵入门户，同时需要在宿主体内特殊的部位（一处或多处）生长、繁殖，称为特异性定位。有些病原体可有多种侵入门户或多处定位。

（1）病原体的侵入门户　侵入门户是指病原体侵入宿主并能存活或初步繁殖的地点。例如，甲型肝炎病毒和伤寒杆菌必须经口感染。

（2）病原体的特征　①传染力（infectivity）：病原体侵入宿主后，在机体内定居、繁殖、引起感染的能力；②致病力（pathogenicity）：病原体侵入宿主后引起临床疾病的能力，取决于病原体在体内繁殖的速度、组织损伤的程度及病原体产生的特异性毒素；③毒力（virulence）：病原体感染机体后引起人体器官组织产生疾病严重程度的能力。毒力与致病力的区别在于，前者主要是指感染导致疾病的严重程度，后者主要是指感染后发生临床疾病的能力。

（3）病原体的变异　病原体可因环境条件或遗传因素的影响，而引起遗传基因的改变，发生变异。病原体变异对传染病的流行、预防和治疗具有重要意义。①耐药性变异：是指病原体对某种抗生素从敏感变为不敏感或耐受的现象，耐药性变异可以传给后代。也可以通过微生物之间的遗传物质传给其他微生物。耐药性变异是多种传染病流行不能控制或者复燃的重要原因之一。②抗原性变异：是指病原体的基因突变导致病原体的抗原性发生改变的现象，是传染病发生暴发、流行甚至大流行的重要原因之一。③毒力变异：是指由于病原体遗传物质发生变化导致其毒力增加或者减弱的现象。毒力增加导致疾病严重程度增高，而毒力减弱则是疫苗研制的重要途径和方法。

2. 宿主

宿主（host）是指在自然条件下被病原体寄生的人或动物。宿主如果具有充分的抵抗力和免疫力，病原体则难以入侵，或难以在宿主体内生存和繁殖，也就不能导致感染或发病；否则机体则会发生感染甚至发病。

3. 感染过程及感染谱

感染过程（infection process）也称传染过程，是指病原体进入机体后，病原体与机体相互作用的过程，亦即感染发生、发展、直至结束的整个过程；感染谱（spectrum of infection）是指宿主感染病原体后，出现程度不同的反应，呈现不同的感染形式，如隐性感染或显性感染（轻、中、重型疾病）或死亡等。不同的传染病，由于其病原体的不同，导致的感染谱也不相同；同一种传染病，由于病原体的差异或宿主个体差异，如老年人、青壮年、少年儿童等，该传染病导致宿主的感染谱也可能不同。

（二）传染病流行过程的三个环节

传染病在人群中发生流行必须具备传染源、传播途径和易感人群三个环节。这三个环节相互依赖、相互联系，缺少其中任何一个环节，传染病的流行就不会发生或者终止。

1. 传染源

传染源（source of infection）是指体内有病原体生长、繁殖并且能不断排出病原体的人和动物。传染源可分为下列 3 种。

（1）患者　患者体内存在大量病原体，是显性感染者，可以通过咳嗽、呕吐、腹泻等排出病原体从而发生传染，是极为重要的传染源。患者作为传染源的意义主要取决于其患病的类型、病程、活动范围以及排出病原体的数量和频度。

（2）病原携带者　是指没有任何临床症状而能够排出病原体的人，分为潜伏期病原携带者、恢复期病原携带者和健康病原携带者三类。病原携带者作为传染源的意义，主要取决于排出的病原体量、携带病原体的时间长短、携带者的职业、社会活动范围、个人卫生习惯、环境卫生条件及防疫措施等。

（3）受感染的动物　人类的某些传染病是由动物传播造成的。这些疾病的病原体在自然界的动物间传播，因此也称动物传染病，如鼠疫、森林脑炎、钩端螺旋体病、狂犬病、炭疽、血吸虫病等。动物作为传染源的意义，主要取决于人与受感染的动物接触的机会和密切程度、动物传染源的种类和密度以及环境中是否有适宜该疾病传播的条件等。

2. 传播途径

传播途径（route of transmission）是指病原体从传染源排出至侵入新宿主前，在外界环境中所经历的所有途径称为传播途径。传播途径可分为下列几种。

（1）经空气传播（air-borne transmission）　病原体借助于飞沫、飞沫核和尘埃三种类型的微粒飘浮在空气中。经空气传播的传染病有以下流行特征：①传播速度快，发病率高；②有明显的季节性（以冬春季较高）；③以儿童发病较多。影响空气传播的因素有很多，与人口密度、居住条件及易感者在人群中所占的比例有关。

（2）经水传播（water-borne transmission）　包括经饮水和疫水两种传播方式。经水传播传染病的流行特征：①有饮用同一水源或接触疫水历史；②常呈暴发或流行形式；③有季节性和地区性特点；④停止饮用或接触疫水可在短时间内控制疾病流行。

（3）经食物传播（food-borne transmission）　引起食物传播有两种情况，一种是食物本身含有病原体（如绦虫等）；另一种是食物在不同条件下被污染。经食物传播传染病的流行特征：①患者都有食用某一污染食物的历史，未食者不发病；②易形成暴发；③停止供应污染食物后，暴发即可平息。

（4）经接触传播（contact transmission）　分直接接触和间接接触传播两种方式：①直接接触传播，是指传染源与易感者直接接触而没有其他外界条件参与的传播，如狂犬病、性传播疾病等；②间接接触（又称日常生活接触）传播，是指易感者接触了被传染源的排出物或分泌物污染了的生活用品而造成的传播，如肠道传染病和某些呼吸道传染病等。间接接触传播传染病的流行特征：一般呈散发，家庭或同住者中续发率较高；流行过程缓慢，四季均可发生，无明显季节性高峰；注意个人卫生，严格消毒制度，可减少发病。

（5）经虫媒传播（arthropod-borne transmission）　经节肢动物叮咬吸血或机械携带而传播者称虫媒传播。虫媒传播传染病的流行特征：①有一定的地区性；②有明显的季节性；③人群分布上与年龄、职业有明显关系。

此外，传播途径还有经土壤传播、医源性传播、垂直传播等。

3. 易感人群

易感人群（susceptible population）是指有可能发生传染病感染的人群。人群作为一个整体对传染病的易感程度称人群易感性（herd susceptibility）。人群易感性的高低取决于该人群中易感个体所占的比例。

（1）影响人群易感性升高的因素　①新生儿人数增加；②易感人口迁入；③免疫人口免疫力自然消退；④免疫人口减少。

（2）影响人群易感性降低的因素　①计划免疫；②传染病流行后免疫人口增多；③隐性感染后免疫人口增多。

（三）影响传染病流行过程的因素

传染病的流行既是生物现象，也是社会现象。传染病的流行依赖于传染源、传播途径和易感人群三个环节的连接和延续，任何一个环节的变化都可能影响传染病的流行和消长。这三个环节的连接往往受到自然因素和社会因素的影响和制约。

1. 自然因素对流行过程的影响

对流行过程影响最明显的是气候因素和地理因素。

（1）对传染源的影响　特别是对野生动物的传染源有明显影响，因为自然因素尤其是地理和气候因素对自然疫源地的形成影响巨大，会影响传染病的流行。

（2）对传播途径的影响　有些地区的地理环境和气候条件适宜病原体生长繁殖或有利于媒介节肢动物的生长和活动，如森林脑炎经吸血节肢动物蜱叮咬传播，有明显的地区性和季节性特点。

（3）对易感人群的影响　自然因素能影响人体受感染的机会及机体抵抗力，使传染病呈现时间分布的特点。如冬季寒冷，人们多在室内活动，增加了飞沫传播的机会，使某些呼吸系统传染病的发病率增高。

2. 社会因素对流行过程的影响

社会因素既可以促进流行过程及扩大传染病的流行，也可以阻止传染病的发生、蔓延，甚至消灭传染病。

（1）对传染源的影响　实行严格的国境卫生检疫，防止检疫传染病传入，加强对传染源的隔离和治疗，可以消除其传染性，控制传染病的传播。旅游业的发展、战争、动乱、难民潮，使人口迁徙流动，容易发生传染病的流行；滥用抗生素使病原体耐药性增强，传染源不易被消除。

（2）对传播途径的影响　社会因素对传播途径的影响尤其明显。通过改善饮水质量，加强食品卫生监督、消毒和杀虫措施，可以切断传播途径；某些宗教信仰、社会习俗使传播途径易于实现，如印度恒河流域的教徒以恒河为圣水沐浴造成霍乱的流行与扩散。通过预防接种提高人群免疫力，可以控制传染病的流行。我国不断加大的城市安全饮用水系统的建立及规范化监督检测管理，使介水传播的肠道传染病在城市得到很好的控制。

（3）对易感人群的影响　预防接种，特别是实施儿童计划免疫程序，使脊髓灰质炎、麻疹、白喉等传染病得到很好的控制。战争、动乱、饥荒和难民潮等造成易感人群流动，导致传染病的流行。

二、传染病的预防与控制

自从人类产生以来，传染病一直对人类的健康、生命以及人类的生存构成危害。随着医药卫生事业的发展和人类社会的全面进步，传染病对人类生存和健康的威胁受到了遏制，疾病的防治重点由传染病逐渐向慢性非传染性疾病过渡和转移。然而，近年来，全球传染病发病率大幅度回升，传染病流行、暴发事件不断，一些被认为早已得到控制的传染病再次卷土重来，同时又新发现了数十种传染病。2003 年全球的"传染性非典型肺炎"危机，使我们重新认识到传染病对人类健康和生存的威胁。WHO 在《1996 年世界卫生报告》中提出："我们正处于一场传染性疾病全球危机的边缘，没有一个国家可以躲避这场危机"。时至今日，传染病的预防和控制仍是世界各国乃至全球的重要任务。

（一）传染病的预防控制策略

1. 预防为主

预防为主是我国的基本卫生工作方针。多年来，我国的传染病预防策略可概括为：以预防为主，群策群力，因地制宜，发展三级保健网，采取综合性防治措施。传染病的预防就是要在疫情尚未出现前，针对可能暴露于病原体并发生传染病的易感人群采取措施。

（1）加强健康教育　健康教育可通过改变人们的不良卫生习惯和行为切断传染病的传播途径。健康教育的形式多种多样，可通过大众媒体、专业讲座和各种针对性手段来使不同教育背景的人群获得有关传染病预防的知识。

（2）加强人群免疫　免疫预防是控制具有有效疫苗免疫的传染病发生的重要策略。全球消灭天花、脊髓灰质炎活动的基础是开展全面、有效的人群免疫。实践证明，许多传染病如麻疹、白喉、百日咳、破伤风、乙型肝炎等都可通过人群大规模免疫接种来控制流行，或将发病率降至相当低的水平。

（3）改善卫生条件　保护水源、提供安全的饮用水，改善居民的居住水平，加强粪便管理和无害处理，加强食品卫生监督和管理等，都有助于从根本上杜绝传染病的发生和传播。

2. 加强传染病监测

传染病监测是疾病监测的一种，其监测内容包括染病、发病、死亡；病原体型别、特性；媒介昆虫和动物宿主种类、分布和病原体携带状况；人群免疫水平及人口资料等。我国的传染病监测包括常规报告以及哨点监测。常规报告覆盖了甲、乙、丙三类共 39 种法定报告传染病。国家还在全国各地设立了艾滋病、流感等监测哨点。

3. 建立传染病预警制度

国家建立传染病预警制度。国务院卫生行政部门和省（自治区、直辖市）人民政府根据传染病发生、流行趋势的预测，及时发出传染病预警，根据情况予以公布。县级以上地方人民政府应当制定传染病预防、控制预案，报上一级人民政府备案。

4. 加强传染病预防控制管理

一是制定严格的标准和管理规范，对从事病原生物的实验室、传染病菌种和毒种库等进行监督管理；二是加强血液及血液制品、生物制品、病原生物有关的生物标本等的管理；三是加强对从事传染病相关工作人员的培训。

5. 传染病的全球化控制

传染病的全球化流行趋势日益体现了传染病的全球化控制策略的重要性。继 1980 年全球宣布消灭天花后，1988 年 WHO 启动了全球消灭脊髓灰质炎行动。经过十几年的努力，全球脊髓灰质炎病例下降了 99.8%，中国在 2000 年也正式被 WHO 列入无脊髓灰质炎野毒株感染国家。为了有效遏制全球结核病流行，2001 年，WHO 发起了全球"终止结核病"合作伙伴的一系列活动，其设立的目标为到 2050 年，使全球结核病发病率降至 1/100 万。

此外，针对艾滋病、疟疾和麻风的全球性策略也在世界各国不同程度地展开。全球化预防传染病策略的效果正日益凸现。

（二）传染病的预防控制措施

传染性疾病预防和控制措施包括传染病报告，针对传染源、传播途径和易感人群的多种预防和控制措施。

1. 传染病报告

传染病报告制度是国家的法定制度，是传染病监测的手段之一，也是控制和消除传染病的重要措施，也称为疫情报告。

（1）报告病种类别　我国在1989年颁布的《中华人民共和国传染病防治法》中规定：传染病分为甲、乙、丙三类，共35种。此后在2004年及2013年对本法进行过修订。2013年6月29日修订的《中华人民共和国传染病防治法》仍为甲、乙、丙三类，共39种，具体如下：

甲类传染病（2种）是指：鼠疫、霍乱。

乙类传染病（26种）是指：传染性非典型肺炎（严重急性呼吸综合征）、艾滋病、病毒性肝炎、脊髓灰质炎、人感染高致病性禽流感、甲型H1N1流感、麻疹、流行性出血热、狂犬病、流行性乙型脑炎、登革热、炭疽、细菌性和阿米巴性痢疾、肺结核、伤寒和副伤寒、流行性脑脊髓膜炎、百日咳、白喉、新生儿破伤风、猩红热、布鲁菌病、淋病、梅毒、钩端螺旋体病、血吸虫病、疟疾。

丙类传染病（11种）是指：流行性感冒、流行性腮腺炎、风疹、急性出血性结膜炎、麻风病、流行性和地方性斑疹伤寒、黑热病、包虫病、丝虫病，除霍乱、细菌性和阿米巴性痢疾、伤寒和副伤寒以外的感染性腹泻病、手足口病。

国务院卫生行政部门根据传染病暴发、流行情况和危害程度，可以决定增加、减少或者调整乙类、丙类传染病病种并予以公布。

同时规定，对乙类传染病中传染性非典型肺炎、炭疽中的肺炭疽和人感染高致病性禽流感，采取本法所称甲类传染病的预防、控制措施。其他乙类传染病和突发原因不明的传染病需要采取本法所称甲类传染病的预防、控制措施的，由国务院卫生行政部门及时报经国务院批准后予以公布、实施。

需要解除依照前款规定采取的甲类传染病预防、控制措施的，由国务院卫生行政部门报经国务院批准后予以公布。

省、自治区、直辖市人民政府对本行政区域内常见、多发的其他地方性传染病，可以根据情况决定按照乙类或者丙类传染病管理并予以公布，报国务院卫生行政部门备案。

国家卫生计生委网站2013年11月4日发布《关于调整部分法定传染病病种管理工作的通知》，《通知》中称，根据《中华人民共和国传染病防治法》相关规定，将人感染H7N9禽流感纳入法定乙类传染病；将甲型H1N1流感从乙类调整为丙类，并纳入现有流行性感冒进行管理；解除对人感染高致病性禽流感采取的传染病防治法规定的甲类传染病预防、控制措施。

（2）责任报告人及报告时限　任何人发现传染病患者或疑似传染病患者时，都有义务及时向附近的医疗保健机构或者疾病控制机构报告。为了加强传染病信息报告管理，2006年卫生部制定的《传染病信息报告管理规范》中明确规定：各级各类医疗机构、疾病预防控制机构、采供血机构均为责任报告单位；其执行职务的人员和乡村医生、个体开业医生均为疫情责任报告人；传染病报告实行属地管理；传染病报告卡由首诊医生或其他执行职务的人员负责填写。

责任报告单位和责任疫情报告人发现甲类传染病和乙类传染病中的肺炭疽、传染性非典型肺炎、脊髓灰质炎、人感染高致病性禽流感的患者或疑似患者时，或发现其他传染病和不明原因疾病暴发时，应于 2h 内将传染病报告卡通过网络报告；未实行网络直报的责任报告单位应于 2h 内以最快的通讯方式（电话、传真）向当地县级疾病预防控制机构报告，并于 2h 内寄送出传染病报告卡。对其他乙类、丙类传染病患者、疑似患者和规定报告的传染病病原携带者在诊断后，实行网络直报的责任报告单位应于 24h 内进行网络报告；未实行网络直报的责任报告单位应于 24h 内寄送出传染病报告卡。

2. 针对传染源的措施

（1）患者　应做到早发现、早诊断、早报告、早隔离、早治疗。患者一经诊断为传染病或可疑传染病，就应按传染病防治法规定实行分级管理。传染病疑似患者必须接受医学检查、随访和隔离措施。

（2）病原携带者　对病原携带者应做好登记、管理和随访至其病原体检查 2~3 次阴性后。

（3）接触者　凡与传染源有过接触并有受感染可能者都应接受检疫。检疫期为最后接触日至该病的最长潜伏期。

① 留验：即隔离观察。甲类传染病接触者应留验，即在指定场所进行观察，限制活动范围，实施诊察、检验和治疗。

② 医学观察：乙类和丙类传染病接触者可正常工作、学习，但需接受体检、测量体温、病原学检查和必要的卫生处理等医学观察。

③ 应急接种和药物预防：对潜伏期较长的传染病（如麻疹）可对接触者施行预防接种。此外，还可采用药物预防，如服用青霉素预防猩红热等。

④ 动物传染源：对危害大且经济价值不大的动物传染源应予以彻底消灭；对危害大的病畜或野生动物应予以捕杀、焚烧或深埋；对危害不大且有经济价值的病畜可予以隔离治疗。此外，还要做好家畜和宠物的预防接种和检疫。

3. 针对传播途径的措施

必须对传染源污染的环境采取有效的措施，去除和杀灭病原体。肠道传染病通过粪便等污染环境，故应加强被污染物品和周围环境的消毒；呼吸道传染病通过痰和呼出的空气污染环境，通风和空气消毒至关重要；艾滋病可通过注射器和性活动传播，故应大力推荐使用安全套，杜绝吸毒和共用注射器；而杀虫是防止虫媒传染病传播的有效措施。

4. 针对易感者的措施

（1）免疫预防　包括主动免疫和被动免疫。主动免疫是预防传染病流行的重要措施。此外，当传染病流行时，被动免疫可以为易感者提供及时的保护抗体。

（2）药物预防　也可以作为一种应急措施来预防传染病的传播。药物预防作用时间短、效果不巩固，易产生耐药性。因此，其应用具有较大的局限性。

（3）个人防护　接触传染病的医务人员和实验室工作人员应严格遵守操作规程，配置和使用必要的个人防护用品。

5. 传染病暴发、流行的紧急措施

根据传染病防治法规定，在传染病暴发、流行时，县级以上地方人民政府应当立即组织力量，按照预防、控制预案进行防治，切断传染病的传播途径，必要时，报经上一级人民政府决定，可以采取下列紧急措施并予以公告。

① 限制或停止集市、集会、影剧院演出或者其他人群聚集活动。

② 停工、停业、停课。

③ 封闭或者封存被传染病病原体污染的公共饮用水源、食品以及相关物品。

④ 控制或者捕杀染疫野生动物、家畜家禽。

⑤ 封闭可能造成传染病扩散的场所。

上级人民政府接到下级人民政府关于采取前款所列紧急措施的报告时，应当即时做出决定。紧急措施的解除，由原决定机关决定并宣布。

在采用紧急措施防止传染病传播的同时，政府卫生部门、科研院所的流行病学、传染病学和微生物学专家、各级卫生防疫机构的防疫检疫人员、各级医院的临床医务人员和社会各相关部门应立即组织开展传染病暴发调查，并实施有效的措施控制疫情。

第二节　慢性非传染性疾病的预防与控制

慢性非传染性疾病（non-communicable diseases，NCD）简称慢性病，不是特指某种疾病，而是对一类起病隐匿，病程长且病情迁延不愈，缺乏确切的传染性生物病因证据，病因复杂，且有些尚未完全被确认的疾病的概括性总称。慢性病是一类与不良行为和生活方式密切相关的疾病，如心血管疾病、肿瘤、糖尿病、慢性阻塞性肺疾病等。研究证实，慢性非传染性疾病的发生与吸烟、酗酒、不合理膳食、缺乏体力活动、精神因素等有关。慢性非传染性疾病具有病程长、病因复杂、迁延性、无自愈和极少治愈、健康损害和社会危害严重等特点，目前已是全球的一个重要公共卫生问题。

一、慢性病的流行现状

目前世界各国慢性病负担迅速增加，WHO 第 57 届大会报告表明：2002 年全球死亡达 5702.9 万人，其中以心血管疾病、糖尿病、肥胖、癌症和呼吸系统疾病为代表的慢性病占总死亡的 58.8%，占全球疾病负担的 46.8%，并预计到 2020 年将分别上升到 73% 和 60%。这对全球公共卫生提出了一项重大挑战。在我国，随着人口的老龄化以及社会经济发展所引起的人们生活方式与习惯的变化，慢性病已经成为影响人民健康和死亡的首要原因。2012 年 7 月卫生部公布，我国目前确诊的慢性病患者已超过 2.6 亿人，因慢性病死亡占我国居民总死亡的构成已上升至 85%。当前我国已经进入慢性病的高负担期，具有"患病人数多、医疗成本高、患病时间长、服务需求大"的特点，慢性病在疾病负担中所占比重达到了 70%。慢性病已经成为影响我国居民健康水平提高、阻碍经济社会发展的重大公共卫生问题和社会问题。我国慢性病的流行特征主要表现如下。

1. 慢性病在总死亡中占绝大部分

2012 年全国居民慢性病死亡率为 533/10 万，占总死亡人数的 86.6%。心脑血管疾病、癌症和慢性呼吸系统疾病为主要死因，占总死亡的 79.4%，心脑血管疾病死亡率为 271.8/10 万，癌症死亡率为 144.3/10 万（前五位分别是肺癌、肝癌、胃癌、食管癌、结直肠癌），慢性呼吸系统疾病死亡率为 68/10 万。

2. 发病人数多，发病增长速度较快，且发病年龄有提前的趋势

由于我国人口基数大，而慢性病在发病和死亡中所占比例高。因此，其发病或死亡的绝对数很大，如高血压的现患人数高达 1 亿以上。近几十年来，我国慢性病的发病率和死亡率

增长速度较快，已经成为一个严重的公共卫生问题。

3. 主要危险因素的暴露水平不断提高

随着人类的进步和物质生活的不断提高，吸烟率与吸烟量不断增加；城乡居民肉、蛋、奶等消费增加，而谷类和薯类消费下降；体力活动减少，导致超重和肥胖人口增加；人口老龄化突出。

二、慢性病的预防与控制

通常人们在很大程度上，将慢性病作为一个临床问题来看待，在临床治疗方面投入了大量的资源，但仍不能解决慢性病死亡率和发病率继续上升的问题。仅从治疗的角度考虑慢性病的控制不能满足大多数国家和人群的需要。因此，慢性病的预防就显得尤为重要，世界卫生组织也制定了以公共卫生为主导的慢性病防治策略。

（一）慢性病的三级预防

慢性病的三级预防主要是针对不同疾病的特点，实施主要危险因素的监测和干预，进行高危人群的筛检，早期发现患者，并对患者实行规范化治疗和康复指导，减少并发症和伤残。

1. 一级预防

一级预防是针对危险因素采取的措施，是预防慢性病发生的根本措施。其对整个人群进行健康教育与健康促进，增加人们的自我保健意识，提倡健康的生活方式并建立良好的膳食行为习惯，从而消除危险因素，预防疾病，促进健康。

2. 二级预防

二级预防是对高危人群进行筛检，又称为"三早预防"，即早发现、早诊断、早治疗。为了保证"三早预防"的落实，可采用普查、筛检、定期健康体检、高危人群重点项目检查以及设立专科门诊等措施进行早期干预。

3. 三级预防

三级预防是对慢性病患者应进行及时有效的治疗，同时给予心理和躯体的康复措施，减少并发症与致残，提高其生活质量，延长寿命。

（二）社区综合预防与控制

慢性病的发生、发展有其漫长的过程，慢性病防治应以社区为基础，三级预防相结合，运用健康促进策略，开展综合防治，在全人群中控制主要的危险因素，预防和减少慢性病的发生与流行。

1. 慢性病社区预防与控制的特点

① 以基层卫生保健为主要内容，通过社区卫生服务使社区居民人人享有卫生保健。

② 服务内容包括健康教育、疾病预防、治疗和康复。

③ 从慢性病危险因素监测到最初功能失调、疾病发生、发展、康复等各阶段，均提供服务。

④ 需要其他医疗和基层医疗部门的配合。

⑤ 具有可行性或方便性。

2. 慢性病社区综合预防控制实施的基本程序和方法

（1）社区动员　这一阶段的关键是社区领导层的支持，社区协作工作班子的组建及社区居民对项目的理解与支持。

（2）社区诊断（community diagnosis） 目的是为慢性病社区综合防治提供需要解决的主要问题和科学依据。

（3）综合防治规划的制定 慢性病社区综合防治领导小组或工作小组将根据社区诊断的结果，确定慢性病社区综合防治的目标、策略与措施。

（4）公共卫生监测系统的建立 公共卫生监测就是通过长期、系统地收集有关资料，有序地汇总和管理资料，分析、解释并评价这些资料，使得公共卫生政策的制定能得到不断地修改与完善。

（5）社区综合干预 根据社区诊断的结果和综合防治规划的要求，在社区内针对不同的目标人群，有计划、有组织地实行一系列健康促进活动，改变人们的生活方式与行为，促进人群的健康。

（6）社区综合干预的评价 评价工作贯穿于项目进行的全过程，客观地观察与测量评价的内容，同时选择科学、客观的指标和标准对评估结果做出评判。

（三）临床预防

临床预防是在临床环境下的一级预防和二级预防的结合，在具体的预防措施上，它强调纠正人们不良的生活习惯、推行临床医疗与预防结合的个体化的卫生服务。慢性病临床预防常用的方法如下。

1. 周期性健康检查

周期性健康检查是一种从群体预防出发的个体预防措施，为个体积累健康基础信息；为再次进行同类检查时提供基础对照，发现高危人群、亚健康状态者和早期患者；也为进行健康危险因素评价和制订健康维护计划提供依据。

2. 健康风险因素评估

健康风险因素评估的目的是收集和评价服务对象可能患病的危险程度。

3. 咨询服务

咨询服务目的是劝说服务对象进行必要的行为改变，加强遵医行为，促使人们采取有益于健康的行为和生活方式，促进健康。

4. 化学预防

使用药物、营养素、生物制剂或其他天然物质作为一级预防措施，提高人群抵抗疾病的能力，防止相应疾病发生。

5. 筛检

筛检阳性者应指定就医，通过进一步检查诊断，以便确诊，从而做到早发现、早诊断、早治疗。

第三节 常见的慢性非传染性疾病

一、心脑血管疾病

广义的心脑血管疾病（cardiovascular diseases，CVD）是一组以心脏和血管异常为主的循环系统疾病，包括心脏和血管疾病、肺循环疾病以及脑血管疾病。据 WHO 报告，全世界死因中心血管疾病约占 23.89%，位居第二；2005 年全世界心血管疾病死亡约 1750 万人，占全部死亡的 30.17%。近几十年来，全世界心血管疾病死亡人数持续增加，在死因构成中的比例呈逐渐上升趋势，是威胁人类健康和生命的主要而常见的疾病。我国冠心病的发病率和死亡率近几十年来逐步升高，脑卒中发病率和死亡率高居世界第二位，心血管疾病的总发病率和总死亡率已接近发达国家的水平。

(一) 心血管疾病的危险因素

1. 生活方式与行为因素

（1）吸烟　是冠心病的独立危险因素。大量研究证明，开始吸烟的年龄越早、每日吸烟量越大、吸烟年限越长，患冠心病的危险性就越大，冠状动脉病变越严重。一项近 10 年的研究表明：吸烟者心肌梗死死亡率是不吸烟者的 1.5～2 倍，每天吸烟 20 支、40 支者发生冠状动脉闭塞的危险性分别是不吸烟者的 3 倍与 6 倍。Framingham 研究结果表明，吸烟与脑卒中存在剂量-反应关系，是诱发脑卒中（尤其是缺血性脑卒中）的独立危险因素，其危险度随吸烟量增加而增高。

（2）饮酒　有研究认为，少量饮酒可能对高血压、冠心病和脑卒中有保护作用，但大量长期饮酒是高血压的重要危险因素，还会因为增加了心脏负担和血中甘油三酯的含量，加之酒精对心肌的直接损害从而促进了冠心病的发生。研究发现，无论是一次酗酒或长期酗酒都会增加出血性脑卒中的危险，在动脉粥样硬化的基础上，大量饮酒伴情绪激动，往往可导致出血性脑卒中。

（3）不良饮食　长期进食动物性食品为主的高脂肪膳食，可使血脂（特别是胆固醇、甘油三酯）水平升高，促进动脉粥样硬化的发生和发展。流行病学研究结果显示：血中胆固醇每上升 1%，冠状动脉疾病的危险性就增高 2%～3%；高盐低钾膳食是高血压确定的危险因素。

（4）缺乏体力活动　适量运动有助于促进新陈代谢，减少肥胖。一项对 7142 名 47～55 岁无冠心病症状者随访 20 年的研究发现，中等强度的体力活动可产生明显的健康效应，能降低冠心病的发生。已患冠心病者要避免剧烈运动和在寒冷中运动，以免诱发病情加重。

（5）超重与肥胖　超重和肥胖是高血压发病的重要危险因素，也是诱发冠心病风险增加的高危因素。我国一份 24 万成人的数据汇总分析表明，BMI＞24kg/m^2 者患高血压的危险是体重正常者的 3～4 倍；男性腰围＞85cm、女性腰围＞80cm 者患高血压的危险为腰围低于此界限者的 3.5 倍。

（6）社会心理因素　国内外研究认为，社会心理因素不仅可以产生和诱发冠心病，而且能影响病情的演变与康复。目前认为，A 型行为中过度的敌意（愤怒）是主要的危险因子，它导致心血管高反应性，引起高血压或冠心病。

（7）遗传因素　冠心病具有家族聚集性。研究发现，一级亲属中有冠心病早发（60 岁以前）的个体发生冠心病的危险性增加 2～10 倍。双亲有高血压的子女发生高血压的危险性是双亲正常者的 5 倍；双亲血压正常的儿女，患高血压的概率只有 3%；双亲血压都高于正常的子女，患高血压的概率为 45%。

2. 疾病因素

（1）高血压　是脑卒中和冠心病的重要危险因素之一。脑卒中发生的危险性与血压的升高程度呈明显正相关。我国 21 省农村及少数民族地区调查证实，有高血压病史者发生脑卒中的危险性增加 13～24 倍。高血压患者最常见的并发症是脑卒中。患高血压的年龄越早，以后患冠心病的危险性越大。我国 10 组人群前瞻性研究综合分析结果表明，收缩压升高 10mmHg，冠心病发病的危险性增加 28%；舒张压升高 5mmHg，冠心病发病的危险性增加

24%。

（2）血脂异常　人群血清总胆固醇（TC）水平与冠心病的发病率和死亡率成正比。目前认为，低密度脂蛋白胆固醇（LDL-C）是冠心病的危险因素，而高密度脂蛋白胆固醇（HDL-C）属于保护因素。

（3）糖尿病　冠心病是糖尿病患者最常见和危险的并发症。回顾性调查提示，糖尿病患者发生冠心病的概率不仅较正常人高2倍以上，且发病早、病变范围广。糖尿病也是脑卒中（特别是缺血性脑卒中）的重要危险因素之一。

（4）心脏病　各种原因所致的心脏病是脑卒中的第2位危险因素。无论血压水平如何，有心脏病者患脑卒中的危险性增加2倍以上。国内21省农村研究显示，有心脏病史者患缺血性脑卒中的危险性增加15.5倍，有心律失常及心脏扩大者，其危险性增加7～8倍。

（二）心血管疾病的预防与控制

1. 心血管疾病的预防策略

以社区为基础，三级预防相结合，运用健康促进策略，开展综合防治。

（1）全人群策略　以全社会人群或全体社区居民为对象，针对心血管疾病的危险因素或病因，改变不良的生活方式、行为因素及社会、经济和环境因素，以达到普遍降低或控制全人群的危险因素水平的目标。

（2）高危人群策略　对肥胖、血压偏高、血脂代谢紊乱、吸烟、父母有心肌梗死或脑卒中史、缺少体力活动的群体和社区居民进行健康教育和指导，预防心血管疾病的发生。

2. 三级预防措施

（1）第一级预防　消除或减少致病的危险因素，主要措施是积极开展健康教育；提倡合理膳食，适量运动，防止超重和肥胖；禁烟限酒；保持心理平衡。

（2）第二级预防　通过普查、筛检、定期健康体检、高危人群重点项目检查以及设立专科门诊，早期发现心血管疾病，使用科学规范化诊疗技术，防止或减少病情发展或急性复发以及并发症的发生。及时治疗与心血管疾病有关的其他疾病（糖尿病等），以减少诱发因素。

（3）第三级预防　主要是重症抢救，合理、适当的康复治疗，预防严重并发症，降低复发率与病死率，防止伤残及促进康复。

3. 社区综合防治

综合防治是指三级预防的综合，社区健康促进、疾病防治和社区康复的综合，高危人群策略和全人群策略的综合，卫生部门与政府其他部门的综合。社区综合防治的目的是在社区人群中实施以健康促进为主导的干预措施，引导人们选择健康的行为和生活方式，强调社会的责任，协调人与环境的关系，以提高整个人群的健康水平和生活质量。

二、恶性肿瘤

恶性肿瘤一般统称为癌症（cancer），是一组严重威胁人类健康的疾病。2002年全球新发癌症患者1090万，死亡670万。据WHO专家预测到2050年，估计发达国家和发展中国家的恶性肿瘤新发病例将分别达407万和1193万。2000年我国新发癌症180万～200万例，死亡140万～150万例，平均每死亡5个人中，就有1人死于恶性肿瘤。2012年我国全国居民癌症死亡率为144.3/10万（前五位分别是肺癌、肝癌、胃癌、食管癌、结直肠癌）。恶性肿瘤给个人、家庭和社会都造成了巨大的负担。

（一）恶性肿瘤的流行特征

1. 时间趋势

从世界范围看，恶性肿瘤的发病率和死亡率逐年升高。据估计，过去 10 年间，全球癌症的发病率及死亡率增长了约 22%。多数国家肺癌的发病率和死亡率都在增长，已成为全球最主要的癌症，年发病达 120 万人，死亡 110 万人。许多国家胃癌的发病率呈下降趋势。世界范围内，宫颈癌和食管癌发病率下降明显。我国恶性肿瘤的调整死亡率由 20 世纪 70 年代的 84.58/10 万上升到 90 年代的 94.36/10 万，已成为导致死亡的第二位原因，且呈逐年上升的趋势。我国的肺癌发病率和死亡率呈明显上升趋势，且在男性中尤其明显；乳腺癌、白血病也呈上升趋势，宫颈癌、鼻咽癌、食管癌下降，胃癌的发病和死亡趋于稳定。

2. 地区分布

鼻咽癌在我国南部、东南亚地区和部分非洲国家发病较高；食管癌在我国北方、伊朗北部、肯尼亚、智利北部、瑞士、法国等多见。我国肝癌的分布特点是沿海高于内地，沿海江河海口或岛屿高于沿海其他地区，东南和东北高于西北、华北和西南。我国甘肃河西走廊、胶东半岛、江浙沿海的胃癌发病率和死亡率较高。恶性肿瘤的分布呈现明显的城乡差别。城市受环境污染与饮食和行为因素的影响，肺癌、乳腺癌、膀胱癌、肠癌等的死亡率大大高于农村；食管癌、胃癌、肝癌、宫颈癌等的死亡率则是农村高于城市。

3. 人群分布

（1）年龄　恶性肿瘤可发生在任何年龄，一般随年龄增长，恶性肿瘤死亡率上升，但不同的恶性肿瘤高发年龄不同。儿童期死亡最多的是白血病、各种母细胞瘤和神经系统肿瘤；青壮年以肝癌、白血病高发；中老年则以肺癌、胃癌、食管癌常见。乳腺癌呈现出青春期与更年期两个发病高峰。

（2）性别　除女性特有肿瘤外，大多数恶性肿瘤发病率男性高于女性。男性发病率明显高于女性的恶性肿瘤主要有肺癌、肝癌、食管癌、胃癌、膀胱癌、鼻咽癌、白血病等，女性发病率明显高于男性的有乳腺癌、甲状腺癌和胆囊癌等。

（3）职业　癌症的职业分布与职业性致癌因素的分布一致。职业性皮肤癌多见于煤焦油和石油产品行业；职业性膀胱癌多发生在染料、橡胶、电缆制造业；石油化工、制鞋业白血病高发；接触 PAH、石棉、芥子气、氡等职业可引起肺癌。

（4）种族　恶性肿瘤有种族分布特征。鼻咽癌在中国广东方言人群中发病率最高，移居国外的华侨及其后代仍呈高发；印度人口腔癌高发；非洲班图人原发性肝癌最多见；哈萨克人食管癌较常见；犹太人阴茎癌和宫颈癌则十分罕见。

（二）恶性肿瘤的危险因素

1. 行为生活方式

（1）吸烟、饮酒　吸烟与多种癌症有关。研究表明，吸烟与肺癌有显著的剂量-反应关系；吸烟年龄越早，数量越多，发生肺癌的风险越大。饮酒与口腔癌、咽癌、喉癌、食管癌、直肠癌、肝癌有一定联系。

（2）膳食因素　一般认为，食物粗糙、长期缺乏微量元素和维生素 C 者发生食管癌与胃癌的危险性增加；过多摄入精制食品或能量、脂肪、蛋白质摄入过多和食物纤维摄入过少，发生结肠癌的危险性显著增高。食物中的硝酸盐、亚硝酸盐多，食品煎炸、烟熏、烘烤等烹调加工过程产生的 B（a）P、杂环胺等，与人类肝癌、食管癌、胃癌的发生也有一定关系。

（3）社会心理、精神因素　特殊的感情生活史、个体的性格特征以及长期紧张、忧郁、绝望和难以解脱的悲哀等，与癌症的发生有一定关系。德国哈默博士在分析 500 例癌症患者后提出，当一个人内心冲突并感到在社会上孤立时癌症就生长。有报道指出，在癌症发病前有明显心理冲突者占 72%。

2. 环境因素

一般认为，化学因素在各种环境致癌因素中占首位。环境中的化学致癌物可来自烟草、食品、药物、饮用水以及工业、交通和生活污染等。物理致癌因素中的电离辐射可引起多种癌症，日本广岛和长崎原子弹爆炸后 3 年的幸存者中白血病的发病率明显增加；长期过度照射紫外线是引起皮肤癌的主要原因。生物性致癌因素有病毒、真菌、寄生虫等。已有明确的证据证明乙型肝炎病毒和丙型肝炎病毒是原发性肝癌的致病因子，幽门螺杆菌是胃癌的致病因子，埃及血吸虫是膀胱癌的致病因子，人乳头状瘤病毒 16 型和 18 型是宫颈癌的致病因子。

3. 药物

己烯雌酚可诱发阴道癌、子宫内膜癌；长期使用睾酮可诱发肝癌；烷化剂药物，如环磷酰胺可诱发膀胱癌等。

4. 遗传因素

肿瘤与遗传有关的证据越来越多，肿瘤遗传易感性的生物机制可能与癌基因、抑癌基因、DNA 修复基因和影响致癌物代谢的基因多态性有关。目前已明确的遗传性肿瘤有 I 型神经纤维瘤、家族性结肠息肉等，而胃癌、卵巢癌、白血病、乳腺癌、肝癌、肠癌等常见肿瘤，则有家庭聚集现象。

（三）恶性肿瘤的预防与控制

1. 第一级预防

加强防癌健康教育，改变不良的行为和生活方式，鼓励戒烟限酒，以达到减少致癌危险因素的目的。提倡合理膳食，多吃新鲜蔬菜及富含维生素 A、维生素 E、维生素 C 和膳食纤维的食物；减少食物中的脂肪含量；控制盐腌、烟熏和亚硝酸盐处理的食物；不食霉变、烧焦或过热的食品。控制环境污染、加强职业性致癌因素的控制与消除。控制感染，对于与生物因素有关的恶性肿瘤，可采用接种疫苗预防感染的措施。例如，接种乙肝疫苗对控制肝癌的发病具有重要意义。

2. 第二级预防

应用简便可靠的筛检和诊断方法，对高危人群进行预防性筛检，积极治疗癌前病变，阻断癌变发生，做到"三早"。早期筛检是达到早期检出的有效手段，国际公认的比较有效的筛检包括：宫颈脱落细胞涂片筛检宫颈癌；乳腺自检、临床检查及 X 线摄影检查乳腺癌；大便隐血、肛门指诊、乙状结肠镜和结肠镜检查结肠直肠癌；血清前列腺特异性抗体检测前列腺癌。对经常接触职业致癌因素的职工，要定期体检，及时诊治；开展防癌宣传，警惕癌前症状。

3. 第三级预防

对于恶性肿瘤患者，要提供规范化诊治方案和康复指导，通过综合治疗，防止手术后残疾和肿瘤细胞的转移，并尽可能解除患者痛苦，延长患者生命，提高生存率和生存质量，对晚期患者施行止痛和临终关怀。

三、糖尿病

糖尿病（diabetes mellitus，DM）是由于胰岛素分泌不足或（和）胰岛素的作用障碍（靶组织对胰岛素敏感性降低）引起的以高血糖为主要特点的全身性代谢紊乱性疾病。其慢性并发症可累及全身各个系统，严重危害人们的健康。WHO 报告，2005 年全球因糖尿病致死的人数达 110 万。2002 年中国居民营养与健康状况调查资料显示，我国 18 岁以上居民糖尿病患病率为 2.60%，空腹血糖受损率为 1.90%。估计全国糖尿病现患病人数 2200 多万，另有近 1600 万人血糖受损。

根据 1999 年 WHO 咨询报告和国际糖尿病联盟西太区委员会提出的分型方案，糖尿病分为 4 型，即 1 型糖尿病、2 型糖尿病、妊娠期糖尿病和其他特殊类型糖尿病。

（一）糖尿病的危险因素

1. 遗传因素

1 型糖尿病具有遗传易感性，近年来，已经发现一些与 1 型糖尿病遗传易感性有关的基因位点。2 型糖尿病具有更强的遗传倾向，遗传度一般高于 60%，并且相继确定了一些 2 型糖尿病的遗传基因。家系调查显示，糖尿病一级亲属的患病率较一般人群高 5～21 倍。

2. 肥胖

肥胖是 2 型糖尿病最重要的易患因素之一。体重指数与 2 型糖尿病的发生呈正相关系，向心性肥胖与糖尿病的关系更为密切。男女各年龄组中，超重者 2 型糖尿病患病率都显著高于非超重者，超重者是非超重者的 3～5 倍。

3. 膳食因素

膳食因素一直被认为与糖尿病发生有关。高能饮食是明确肯定的 2 型糖尿病的重要膳食危险因素。动物实验证实，高脂肪饮食与胰岛素抵抗的进展有关；相反，摄取高膳食纤维可降低糖尿病的危险性。

4. 体力活动不足

许多研究显示，体力活动不足会增加 2 型糖尿病发病的危险。2002 年中国居民营养与健康状况调查结果显示，每日静态生活时间超过 4h 者与不足 1h 者相比，糖尿病患病率增加 50%。

5. 糖耐量受损

糖耐量受损（impaired glucose tolerance，IGT）是指患者血糖水平介于正常人和糖尿病之间的一种中间状态。IGT 是 2 型糖尿病的高危险因素，IGT 在诊断后 5～10 年复查时，大约有 1/3 属的人发展为糖尿病。

6. 高血压

许多研究发现，高血压患者发展为糖尿病的危险比正常血压者高，可能与共同的危险因素有关。

7. 病毒感染

病毒一直被认为是有可能引发 1 型糖尿病的启动因子，病毒感染后主要造成自身免疫性胰岛 B 细胞的损害。

8. 自身免疫

90% 的 1 型糖尿病新发病例血浆中有胰岛细胞自身抗体。多数学者认为，糖尿病是由自身免疫机制导致胰岛 B 细胞破坏而引起的一种慢性疾病。

9. 其他

生命早期营养及喂养方式、吸烟行为、社会心理因素、文化程度、服药史等，在糖尿病的发生中都有一定的意义。

（二）糖尿病的预防与控制

1. 第一级预防

针对一般人群，预防和延缓易感高危人群和高危社区发生糖尿病。积极开展健康教育和健康促进，以提高对糖尿病危害的认识；养成健康的生活方式，加强体育锻炼和体力活动；摄入平衡膳食，多吃新鲜蔬菜和水果，防止能量的过度摄入；戒烟限酒、限盐；预防和控制超重与肥胖；治疗高血压，改善血脂异常。

2. 第二级预防

针对高危人群，通过筛检及早发现 IGT 和糖尿病病例，进行积极的饮食、药物和心理治疗，预防糖尿病及其并发症的发生和发展。

3. 第三级预防

针对已诊断的糖尿病患者进行管理，除了控制血糖，同时还要控制心血管疾病的其他危险因素，如血压、血脂等。患者应进行血糖的自我监测，通过规范的治疗控制血糖，减少并发症，提高生命质量。对于已发生并发症的患者采取对症和康复治疗，防止病情恶化和伤残，降低糖尿病的死亡率、病死率。

四、慢性阻塞性肺疾病

慢性阻塞性肺疾病（chronic obstructive pulmonary disease，COPD）简称"慢阻肺"，是以气流受限为特征，并且气流受限不能完全逆转的一类疾病，是一种常见、多发、高致残率和高致死率的慢性呼吸系统疾病。主要包括慢性阻塞性支气管炎和慢性阻塞性肺气肿，支气管哮喘晚期气流受限也属于 COPD。在我国，COPD 是肺源性心脏病的主要基础病，患者最终常死于呼吸衰竭和肺源性疾病，由 COPD 造成的死亡占农村居民死因的第一位。

（一）慢性阻塞性肺疾病的危险因素

1. 吸烟

吸烟是引起 COPD 最主要的危险因素，吸烟可以增高气道阻力，造成气道阻塞性损害，使肺通气功能下降，而且吸烟越多、烟龄越长、气道损害的程度越重。

2. 空气污染

流行病学资料表明，空气污染使呼吸系统疾病发病率增高。职业或环境中的有机粉尘、无机粉尘、烟尘等是支气管的慢性刺激物，而家务劳动时厨房的煤烟、石油液化气及烹调的烟雾和喷洒的杀虫剂、除臭剂等亦是不能被忽略的常见诱因之一。

3. 反复感染

童年时期频发呼吸系统感染是 COPD 的危险因素之一。我国 80% 的慢性支气管炎起因于上呼吸道感染，并因上呼吸道感染而复发、加重病情及增加 COPD 的死亡率。

4. 遗传因素

α1-抗胰蛋白酶缺乏是目前唯一被证实与 COPD 相关的遗传因素。

5.其他

特异体质、气道高反应性、过敏史、气候因素（高原寒湿、温差大）、饮食中的维生素C缺乏、ABO血型中的A等位基因及社会经济状况等对COPD的发病有一定的影响。

（二）慢性阻塞性肺疾病的预防与控制

1.第一级预防

加强防治COPD的健康教育，劝告人们改变不良的行为和生活方式，以达到减少COPD危险因素的目的。戒烟是最有效、成本效益最佳的降低发生COPD风险并延缓其进展的干预措施。同时，要消除大气污染，加强职业性危险因素的控制与管理，注意改善室内居住条件，减少室内空气污染。平时注意加强耐寒锻炼和运动，以增强体质。

2.第二级预防

早发现、早诊断并积极治疗早期COPD是防治的关键。

3.第三级预防

指导COPD患者积极防治上呼吸道感染，对易感者注射流感疫苗，避免与呼吸道感染患者接触，提高抗病能力和预防复发。通过综合治疗，达到延缓疾病的进展、提高自理能力、改善生命质量和延长寿命的目的。

思考题

一、名词解释
传染病　易感人群　COPD

二、填空题
1.传染病流行过程的三个环节是_____、_____、_____。
2.目前我国法定的传染病包括_____类，_____种。

三、简答题
1.简述传染病的预防和控制措施。
2.简述慢性非传染性疾病的流行特征。

（张　璇）

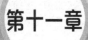

临床预防服务的实施

【学习目标】

　　1.掌握临床预防服务的内容。

　　2.熟悉临床预防服务、健康咨询的概念。

案例导入

案例回放：

　　张某，男性，62岁，在家与邻居打牌时，突然倒在桌旁，神志不清、口角歪斜和昏迷，随即被送往医院诊治。查体：Bp 80/120mmHg，CT诊断为蛛网膜下腔出血。虽经抢救挽回了生命，仍落下一侧肢体行动障碍。

　　家人和邻居介绍，张某以往身体尚可。曾有胃部不适史，胃镜显示慢性浅表性胃炎。5年前体检时血压偏高，未能坚持规律服药，平时很少测量血压。其妹妹患有高血压，其哥哥前年患有脑卒中。

　　张某两年前退休，家庭条件优越。孩子们时常买烟酒孝顺他，平时家务由钟点工负责理理。由于业余时间多，张某迷上了打牌，每天能玩到深夜。吸烟也越来越多，每天均在1包以上。

思考问题：

　　如果你是消化科医务人员，在你的日常诊疗中，除了对于胃病的治疗，你认为还应了解哪些情况？

第一节　临床预防服务概述

一、临床预防服务的概念和意义

（一）临床预防服务的概念

　　临床预防服务（clinical prevention services）是指医务人员在临床场所对"健康者"和无症状的"患者"的健康危险因素进行评估，实施个性化的预防干预措施来预防疾病和促进健康。

临床预防服务的提供者是临床医务人员，服务地点是在临床场所，服务对象是健康和无症状"患者"，服务内容主要包括疾病早期筛查、免疫接种、健康教育、化学预防等，是在临床环境下的第一级预防（健康教育和健康促进）和第二级预防（早发现、早诊断、早治疗等）的结合。

临床预防服务弥补了预防医学和临床医学的裂痕，是两者之间的一个连接点，是未来医学发展的必然趋势。临床医务工作者在医疗服务过程中实施预防与治疗一体化综合性保健服务，已成为当今最佳的医学服务模式。

（二）临床预防服务的意义

1. 贯彻执行国家卫生工作的方针政策

国家卫生工作方针是以预防为主，而临床预防是其中的一个重要方面。

2. 降低疾病的发病率和死亡率

对健康人群进行健康教育、疾病筛检和早期诊断，能使无症状患者的疾病发生率和死亡率显著降低。

3. 有效防止疾病慢性化过程

预防接种和化学治疗不仅对急、慢性传染病有效，对慢性病也有良好的预防效果。

4. 促进临床医生加强预防意识

早期预防在阻断疾病的发生和发展上可取得显著成效。

5. 有利于社区卫生服务的开展

社区卫生服务需要临床和预防的紧密结合，而临床预防是一种有效的预防模式，有助于社区卫生服务的深入开展。

二、临床预防服务的内容及其实施原则

（一）临床预防服务的内容

1. 健康咨询与健康教育

临床医务工作者如果能在诊断与治疗疾病过程中，详细了解患者各方面情况，有针对性地开展健康教育与健康咨询，指导患者选择健康的生活方式，去除不良危险因素，将有助于改善患者自身健康状况，并改善预后，同时也助于指导患者亲属及其他社会公众良好行为生活方式的形成。因此，临床医生除了要为患者解除身体的病痛外，也要负责解答患者及其亲属在医学上的相关问题，使之了解健康和行为的关系。临床医生可在患者就诊时与其交流，进行相应服务，也可以在医院内张贴健康宣传材料或向患者发放宣传手册。

2. 计划免疫和成人免疫

目前我国人群预防接种服务主要由公共卫生专业人员提供，但临床医生也应负起检查、提醒患者（或家属）的责任。例如，建议65岁及以上的成人、其他高危人群（慢性病住院者等）接种流感疫苗和肺炎双球菌多糖疫苗，未怀孕的育龄妇女接种风疹疫苗等。

3. 筛检

疾病筛查是临床预防工作中的重要环节，是指应用快速、简便的实验室检查方法对未识别的疾病或缺陷做出推断性鉴定，从外表健康者中查出可能患某病者。美国预防服务专家组对60种疾病的筛检等做了系统阐述，包括对高血脂、胆固醇及其他类脂异常的筛查，高血

压的筛查等。临床医生可根据推荐在相应领域开展筛查工作。例如，对前来就诊的 $50\sim59$ 岁的妇女，建议其进行乳腺癌的常规筛查。患者就某一症状就诊时，医生根据检查结果偶然发现的其他可疑方面进行进一步筛查。在临床预防工作中，健康史的询问和体格检查是最简便易得的筛查。

4. 化学预防

化学预防指对无症状的人使用药物或其他天然物质进行的第一级预防措施，以提高人群抵抗疾病的能力来防止疾病的发生。如应用阿司匹林预防某些心血管病、孕早期妇女补充叶酸以预防新生儿神经管缺陷、对育龄和怀孕妇女及儿童补充含铁物质以预防缺铁性贫血的发生等。临床医生提出建议，讲出其中利害关系，患者参与决策，使达到理想的效果。

（二）临床预防工作实施原则

1. 明确临床预防的指导原则

（1）选择行之有效并实际可行的临床预防方法　有效性和可行性是预防措施能否采取的前提，临床医务工作者在开展临床预防服务过程中，必须牢牢把握此原则，一定要按照循证医学的要求，选择科学有效且具有应用可行性的预防方法。

（2）扩大医生职责并强调患者的作用　现代临床医务工作者的任务除了针对疾病提供诊疗服务外，还要开展预防性服务，这是医疗服务模式变革后赋予临床医务工作者的重要职责。传统的医患关系是医师提供治疗计划，患者被动接受治疗。而三级预防要求患者对自己的健康承担责任，通过教育和咨询的手段，提高患者的自觉性，主动维护自己的健康。

（3）面向全人群提供临床预防服务　临床预防服务不能局限于诊所和医院，要使健康者、无症状者及未就诊者均有筛检和健康咨询的机会，增加接受预防服务的人数，提高临床预防覆盖率。要把以个体预防为特征的临床预防扩大到社区预防，如健康者的筛检、计划免疫等，服务对象要从患者扩大到健康者和无症状患者的人群。

（4）加强临床预防科学研究　对临床预防的理论体系，实践操作方法以及管理体制有待进一步探索，使临床预防建立在科学研究成果的基础上，使临床预防能够真正收到效果。

2. 把握临床预防的发展趋向

临床预防服务应该充分体现预防、医疗、康复和保健四大功能，同时应适应人体疾病的自然规律，即发病前期（健康期）、发病期、恢复期（或死亡）的演变过程中的临床预防服务的客观要求，并且每一期都有不同要求。

（1）正常健康期或称为发病前期的临床预防服务　卫生健康教育；保健咨询及保健指导；计划免疫以及增强自身抵御疾病的措施；清除体外致病因素的发生与发展。

（2）疾病早期（或无症状期）的临床预防服务　疾病早期症状的自我意识；定期作健康检查（筛检）；早期诊断的手段和能力；早期治疗，防止恶化。

（3）疾病期的临床预防服务　全面有效治疗疾病；防止疾病恶化和阻止并发症、后遗症；防止器官功能衰竭；支持营养及增强免疫力。

（4）疾病恢复期的临床预防服务　全面支持营养；促进人体器官的功能恢复；实施有效合理的康复（包括精神上、功能上、体质上）；实施有效的自我保健。

从上述各期所需要的临床预防服务可以看出，虽不同时期所需要服务内容不同，但它都包含了预防、医疗、康复和保健四方面的内容，而预防服务始终贯穿在疾病发生发展的全过程。实施临床预防服务应该是连续的、全面的，不能片面强调某一方面或阶段而忽略另一方面。

3. 采取有效措施，发展临床预防

（1）更新观念　一是提高对临床预防的认识，疾病预防控制机构要重视对慢性病的防治。而医院要克服重治轻防的倾向，落实预防措施，如健康教育处方、计划免疫等；二是要从预防的观念来指导诊断和治疗，克服单纯医疗观点；三是医院、疾病预防控制机构、保健单位都是三级预防的重要阵地，必须把预防服务纳入议事日程；四是各科室要强化三级预防意识，要做到治中有防，防治结合。

（2）完善体系　建立区域性疾病防治网络，发挥群防群治和医院专业技术的作用。例如建立心血管疾病、脑血管病、肿瘤、精神病、性病等专病防治网，以提高对疾病的防治水平和能力。

（3）明确职责　要确立临床预防是临床医师的基本职责。随着医学模式的转变，临床医师应该充分认识临床预防是医疗工作的有机组成部分，结合治疗进行个体预防能消除致病因素，是早期发现疾病和提高防治效果的一种手段。

（4）政策引导　为了保证临床预防服务的开展，一是国家增加卫生事业经费的投入；二是调整卫生经费的投向比例；三是允许临床预防实行有偿服务。

（5）落实临床预防服务的重点工作　一是周期性健康人群的筛检，即使用专门检查及试验手段在健康人群及无症状患者中找出患者；二是始终坚持健康咨询，向个人进行劝告，改变行为生活方式，降低危险因素，阻止疾病的发生与发展；三是免疫接种和化学预防。

（6）提高健康咨询的效果　一是医患合作，彼此信任；二是努力使患者了解行为因素与健康之间的关系；三是使患者避免主要的致病因子；四是帮助患者或健康者制定改变行为的计划，提供自我保健知识；五是采取综合措施提高效果。

第二节　临床预防服务的实施

在健康咨询、疾病筛检、免疫接种和化学预防这四类临床预防中，改变人的行为是预防疾病最有效的方式。临床医生所提供的咨询、教育和纠正患者健康行为比体格检查更能帮助他们预防将来的疾病。换句话说，医患对话比体格检查更重要。

临床医生的习惯性思维更钟情于疾病的筛检。常常认为提供预防服务应该是做结肠检查或胆固醇检测，而不是要问他们是否吸烟，吃什么，或是否锻炼。不重视健康教育的原因可能是没有时间、没有经济效益以及看不出立竿见影的效果。尽管常规体检能减少某些疾病的死亡率，但对多数疾病而言，不健康的行为是人们主要的死因。全世界每年死于各种原因的成年人有 3000 万，其中 300 万死于吸烟。中国每年死于吸烟的人数已达到 100 万。

一、健康咨询

（一）健康咨询的概念

健康咨询（health counseling）是临床场所尤其是初级卫生保健场所帮助个体及家庭改变不良行为最常用的一种健康教育方式。咨询（counseling）指的是一个有需求的个体（通常是患者）与一个能提供支持和鼓励的个体（咨询者）接触，通过讨论使有需求的个体获得

自信并找到解决问题的办法。咨询的成功与否很大程度上取决于咨询者的交流技巧。咨询是为咨询对象提供各种选择，不是强迫对方接受你认为正确的建议。因为有时你认为合理的建议并不适用于对方。在临床场所，医务人员在为个体或家庭提供服务的过程中，有许多可提供健康咨询服务的机会。健康咨询可帮助人们了解到他们自己能努力做什么来避免疾病的发生和提高生活质量。

（二）健康咨询的步骤

许多国家的临床预防服务指南均建议，临床医生必须使用"5A 模式"来开展健康咨询，以帮助患者改变各种不良行为方式。"5A 模式"并不是一个单纯的理论问题，而是由医务人员在临床场所为患者提供健康咨询的 5 个基本步骤，这 5 个基本步骤包括评估、劝告、达成共识、协助和安排随访。评估（assess）是以病情、知识、技能、自信心为主；劝告（advise）是指提供有关健康危害的相关信息、行为改变的益处等；达成共识（agree）是指根据患者的兴趣、能力共同设定一个改善健康与行为的目标；协助（assist）是指为患者找出行动可能遇到的障碍，帮助确定正确的策略、解决问题的技巧及获得社会支持；安排随访（arrange）是指明确随访的时间、方式和行动计划，最终通过患者自己的行动计划，达到既定的目标。

"5A 模式"（图 11-1）是帮助与协助患者改变行为方式的一系列步骤，是指导"如何做"的一套程序，是做到以患者为中心的一种实践方式。医务人员可用许多特定的工具（事先印刷好的表格、计算机、电话）来完成对患者的健康咨询和促进行为的改变。虽然"5A 模式"适用于对几乎所有行为改变的健康咨询，但在进行不同的行为改变的咨询时，其每个步骤的干预内容是有所不同的。另外，在实施"5A 模式"时，医务人员可以从任何一个步骤开始，也可以在任何一个步骤结束，不是每个患者每次健康咨询都需要从"评估"开始，以"安排随访"结束。这是因为人们的行为可处于行为改变的不同阶段，医务人员可以从适当的阶段开始。

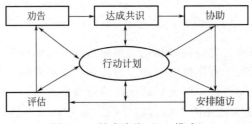

图 11-1　健康咨询"5A 模式"

（三）健康咨询的原则

咨询者应牢记以下几条原则。

1. 建立友好关系

咨询者应对寻求咨询对象表示出关心和爱护，建立友好的关系，赢得信任。因为人们更愿意向自己信任的人敞开心扉，谈论自己的问题。

2. 鉴定需求

咨询者应设法了解到咨询对象存在的问题并让他（她）自己鉴定出自身存在的问题。咨询者不要帮助服务对象找问题，主要任务是仔细地听。

3. 移情

咨询者应设法了解咨询对象的感受并表示理解和接受，而不是对他（她）表示同情。人们对于他们所存在的问题不可避免地会有担心和害怕。一个好的咨询者应帮助人们认识到他们自身的不良情感（担心、害怕）并设法克服，而不是简单地叫他们不要担心、不要害怕。

4. 调动参与

作为一个咨询者永远不要试图劝告人们接受你的建议。因为若你的建议是错误的或对咨询对象不合适的话，人们可能会很生气并不再信任你；如果建议是对的，人们便会变得越来越依赖于咨询者来解决所有面临的问题。一个好的咨询者应帮助人们找出各种与其所存在问题相关的因素，并鼓励人们找出最合适他们自己的解决问题的办法。

5. 保守秘密

咨询者可能被告知许多个人的隐私和令人尴尬的问题，咨询者一定要替咨询对象保守这些秘密，不要让其他人知道。如果一个正向你寻求咨询服务的人发现你告诉了别人有关他（她）的事，这人便将不再信任你并刻意躲着你了。咨询对象也可能因为咨询者没有保守秘密而遭遇麻烦。因此，除非得到允许，绝不要泄露咨询对象的信息。

6. 尽量提供信息和资源

尽管咨询者不能给咨询对象提供直接的建议，但他们应该与咨询对象分享有用的信息，并为其提供所需的资源，供咨询对象自己做出决定。例如，很多人可能不知道他们的行为与其自身健康的关系，咨询者不是要给他们上课，而是在讨论时为他们提供一个简单的事实来帮助他们对他们的问题有一个清楚的认识。

二、疾病筛查

（一）疾病筛查的概念

疾病筛查（disease screening）是运用快速、简便的体格检查或实验室检查等手段，在健康人群中发现未被识别的患者或有健康缺陷的人。用于筛查的试验称为筛查试验。由于许多疾病在临床症状和体征出现以前，体内的组织器官已经发生了病理学上的改变，或体内的生化代谢或免疫等已经出现异常反应，通过某些检查，就有机会早期发现这些患者，以利早期诊断和早期治疗。

（二）疾病筛查的形式

筛查有多种形式，根据目的不同可选用不同的方法。根据筛查对象的范围分类，可分为普通筛查和选择筛查两大类。普通筛查是指对一个地区的普通人群进行筛查，将患某病可能性较大的人筛查出来。选择筛查是在某范围内重点选择那些高危人群进行筛查，此类筛查多能取得较大的效益。根据所用的筛查方法数量可分为单项筛查和多项筛查，多项筛查是指采用多种方法筛查同一疾病。

（三）疾病筛查的内容

随着经济社会的持续发展，我国许多地区对单位职工进行常规体格检查，受到广大人民群众的欢迎。要注意的是筛查应做到因地制宜，并要在科学评价的基础上进行适当调整，在筛查的范围、方法、项目、针对的人群、使用的频度等方面根据新的研究发现不断滚动修订。美国临床预防服务推荐筛查内容见表 11-1。

表 11-1　美国临床预防服务推荐筛查内容

项目	成人		特殊人群	
	男性	女性	孕妇	儿童
无症状菌尿症	—	—	所有孕妇	—
乳腺癌	—	40 岁以上女性每 1～2 年进行乳腺摄片	—	—
宫颈癌	—	已婚至 65 岁进行子宫颈刮片细胞学检查	—	—
滴虫	—	25 岁及以下妇女及危险性增加的妇女	25 岁及以下妇女及危险性增加的孕妇	—
直肠结肠癌	—	50 岁以上	—	—
抑郁症	在能够提供诊断、治疗、随访的医疗机构筛检		—	—
2 型糖尿病	在高血压、高血脂人群中筛查		—	—
乙肝病毒	—		孕妇第一次检查	—
高血压	所有 18 岁以上人群		—	—
血脂异常	35 岁以上或有其他危险因素	45 岁以上或有其他危险因素	—	—
肥胖	筛检并提供咨询和行为干预		—	—
绝经妇女骨质疏松	—	65 岁以上或 60 岁以上并有其他危险因素	—	—
RH(D)	—	—	所有孕妇	—
梅毒	危险性增加者(如有其他性传播疾病)		所有孕妇	—
视力	—	—	—	5 岁以下

（四）疾病筛查的处理

由于筛查不是诊断，筛查试验阳性者只是某病的可疑患者或某种可疑有缺陷者。经过疾病筛查后，需综合考虑下列因素来判定是否需要做进一步检查：①疾病的严重程度对个人的影响，如丧失人年数；伤残程度；生活质量；治疗费用等；②对社会的影响，如发病率、死亡率、疾病负担等；③检测后干预方法的效果；④检测方法的效果，如敏感度、特异度、阳性预测值；安全、有效、经济、患者的接受程度。

三、免疫接种

（一）免疫接种的概念

免疫接种（immunization）指通过接种各种疫苗等免疫源后，使机体自动产生特异性免疫力，从而提高人群免疫力，以达到保护个体免于发病或构成人群免疫屏障而控制疾病流行，甚至消灭某些疾病。

（二）免疫接种的类型

疫苗接种有三种类型：①自动免疫，将抗原物质接种人体，使人体自行产生特异性免疫。抗原物质有活菌（疫）苗、死菌（疫）苗和类毒素；②被动免疫，将抗体物质接种人体，使人体获得现成的抗体而受到保护。抗体物质有抗毒素血清、免疫球蛋白及转移因子等；③被动自动免疫，将自动免疫和被动免疫两种方法结合使用。如白喉可肌内注射白喉抗毒素 1000～3000U，同时接种精制吸附白喉类毒素。

（三）免疫接种的途径

常用的有皮上划痕、皮内、皮下、口服与气雾等途径。死疫苗多用皮下注射法，活疫苗则可用皮内注射、皮上划痕或以自然感染途径接种，尤以后者为佳。如脊髓灰质炎活疫苗以口服为佳，而流感疫苗则以气雾吸入为佳。

（四）免疫接种的程序

我国扩大国家免疫规划疫苗免疫程序（表 11-2）。

表 11-2 扩大国家免疫规划疫苗免疫程序

疫苗名称	接种对象月（年）龄	接种剂次	间隔时间
乙肝疫苗	0、1、6 月龄	3	出生后 24h 内接种第 1 剂次，第 2 剂在第 1 剂接种后 1 个月接种，第 3 剂在第 1 剂接种后 6 个月接种，第 1、2 剂次间隔 28 天。第 2 剂和第 3 剂间隔 60 天
卡介苗	出生时	1	出生后 24h 内接种，超过 12 月龄不再接种。3～12 月龄接种需要做结核菌素试验，试验阴性者方可接种
脊髓灰质炎疫苗	2、3、4 月龄，4 周岁	4	第 1、2 剂次，第 2、3 剂次间隔 28 天
百白破疫苗	3、4、5 月龄，18～24 月龄	4	第 1、2 剂次，第 2、3 剂次间隔 28 天
白破疫苗	6 周岁	1	
麻风疫苗	8 月龄	1	
麻腮风联合减毒活疫苗	18～24 月龄	1	
乙脑减毒活疫苗	8 月龄、2 周岁	2	7 月份、8 月份、9 月份不进行接种
A 群流脑疫苗	6～18 月龄	2	第 1 剂次与第 2 剂次间隔不少于 3 个月
A+C 流脑疫苗	3 周岁、6 周岁	2	第 1 剂次与第 2 剂次间隔 3 年；第 1 剂次与 A 群流脑疫苗第 2 剂次间隔不少于 12 个月
甲肝减毒活疫苗	18 月龄	1	—

（五）免疫接种的应用

常规的儿童计划免疫可以预防白喉、破伤风、百日咳、脊髓灰质炎等传染病。对 65 岁以上的老年人进行至少一次的肺炎球菌疫苗免疫，每年进行流感疫苗的免疫。对所有成人至少每 10 年进行白喉、破伤风疫苗加强免疫。对活跃的男性同性恋、静脉注射毒品者和其他高危感染者进行乙肝疫苗免疫。暴露于某些传染病后可以通过免疫或抗生素加以预防，比如狂犬病暴露后，注射狂犬疫苗＋狂犬免疫球蛋白进行预防。

四、化学预防

(一) 化学预防的概念

化学预防 (chemical prevention) 是指对无症状的人使用药物、营养素 (包括矿物质)、生物制剂或其他天然物质作为第一级预防措施，提高人群抵抗疾病的能力，以防止某些疾病。

(二) 化学预防的方法

1. 补充含铁物质

补充含铁物质可降低育龄或怀孕的妇女和幼儿罹患缺铁性贫血的危险。

2. 补充氟化物

补充氟化物可降低龋齿患病率 (高氟地区不可)。

3. 补充叶酸

补充叶酸可降低孕期妇女分娩神经管缺陷婴儿的危险。

4. 使用雌激素

使用雌激素可预防绝经后妇女罹患骨质疏松和心脏病等疾病。

5. 服用阿司匹林

服用阿司匹林可预防罹患心脏病、脑卒中以及某些肿瘤等疾病。

美国临床预防服务 2007 年推荐化学预防内容见表 11-3。

表 11-3　美国临床预防服务 2007 年推荐化学预防内容

项目	成人		特殊人群	
	男性	女性	孕妇	儿童
阿司匹林预防冠心病	对于冠心病危险增高的人群		所有孕妇	—
乳腺癌的化学预防	—	乳腺癌的危险性增高而对副作用危险性较低人群	—	—

思考题

一、名词解释

临床预防服务　化学预防

二、填空题

1. 临床预防服务的对象是_____和_____。

2. 采用化学预防的对象主要是_____。

三、简答题

如何利用健康咨询 "5A 模式" 让一名吸烟者戒烟？

(李晓婷)

第十二章

伤害的预防与控制

○○○
○○○

【学习目标】
　　1.掌握伤害的概念、分类及其流行病学特征。
　　2.熟悉伤害的三级预防。
　　3.了解主要伤害的干预措施。

案例导入

案例回放：
　　2015 年 8 月 12 日，天津滨海新区一处危险品物流仓库发生爆炸，随后引起周围多家工厂更强烈的二次爆炸。事故导致 17 人死亡，32 人危重，283 人入院。灭火过程中发生 2 次爆炸，部分救援人员被困。有关监测点位空气质量指数未见异常。相关企业负责人已被控制。

思考问题：
　　1.天津港"8·12"特大火灾爆炸事故留给我们什么启示？
　　2.如何避免类似爆炸事故的再次发生？

　　伤害是一个严重威胁人群健康的、世界性的、重要的公共卫生问题。无论在发达国家还是发展中国家，伤害的发病率、致残率和死亡率均高居不下。随着社会经济的发展，城市化和工业化进程的加快，以及人口数量的增加和年龄结构的改变，伤害的威胁将会呈持续上升的趋势。

第一节　伤害概述

一、伤害的概念

（一）伤害的定义

　　伤害的直观定义为：损伤、损害或丧失，可以理解为人体的损伤或功能丧失。伤害的种类众多、后果多样，目前对伤害的定义仍存在一定的争议。所有的伤害都是以能量的异常转移为特征的；在某些情况下，正常的能量转移被干扰时也可能引发伤害（如溺水或冻伤等）。

故美国疾病预防控制中心（CDC）伤害的定义为：由于运动、热量、化学、电或放射线的能量交换，在机体组织无法耐受的水平上，所造成的组织损伤或由于窒息而引起的缺氧称为伤害。该定义是以躯体组织损伤和功能障碍为标准进行界定的，为世界各国的伤害研究提供了一个相对统一的定义，有助于不同地区和人群的伤害研究之间进行比较，故应用较为广泛。随着伤害研究的不断深入，渐渐发现伤害不仅可以造成躯体损伤和功能障碍，也可以造成精神创伤和心理障碍。上述美国CDC的伤害定义无法反应伤害造成的精神损伤。因此，比较完整的伤害定义应为：由于运动、热量、化学、电或放射线的能量交换超过机体组织的耐受水平而造成的组织损伤和由于窒息而引起的缺氧，以及由此引起的心理损伤统称为伤害。

（二）伤害的操作性定义

伤害的操作性定义又称为伤害诊断标准。1986年，美国国家统计中心提出的伤害的操作性定义为：伤害必须是到医疗机构诊治或活动受限一天的情况。1998年，国内学者建议我国伤害的操作性定义为：凡具有下列情况之一者视为伤害，即到医疗机构诊治，诊断为某一种伤害；由家人、老师或其他人做紧急处置或看护；因伤请假半天以上。在实际的伤害研究过程中，需要根据伤害的定义和研究的实际情况来制定可操作性强的操作性定义。2004年，第三届全国伤害预防控制学术会议界定伤害的流行病学标准为"被医疗单位诊断为某一类损伤或因为损伤请假一天以上，凡具有两种情况中的一种者即可作为伤害的统计对象"。

（三）伤害、意外伤害和意外事故

伤害（injury）是指造成了人体的损伤或功能丧失，可分为有意识的伤害和无意识的伤害，此类伤害多能有效避免、可以预防。意外伤害（unintentional injury）是指由意外事故（或意外事件）造成的伤害，往往由无意识的、意外的原因引起，此类伤害多难以避免、难以预防。意外事故（accident）是指一种潜在有害的、无意识的、意料之外的偶发事件，可能造成伤害、也可能不造成伤害，此类伤害多难以避免、难以预防。

二、伤害的分类

伤害的分类对于伤害的监测、资料分析、流行病学研究和防制措施的制定具有重要意义。伤害的种类复杂，故目前国内外对伤害的分类方法繁多，尚无统一的分类标准。根据研究目的的不同，伤害的分类方法主要有以下几种。

（一）按照伤害的意图分类

1. 故意伤害

故意伤害（intentional injuries）是指有意识、有目的、有计划地自害或加害于他人所造成的伤害，常伴有暴力行为，多造成精神创伤或心理障碍。近年来倾向于将这类伤害统称为暴力。故意伤害可分为自杀或自伤，他杀或他伤，虐待，疏忽，斗殴，行凶，遗弃，与酒精和毒品消耗相关伤害，暴力的性加害，战争等。

2. 非故意伤害

非故意伤害（unintentional injuries）是指有害的、无意识的、意料之外的突发事件造成的人体损伤，也可能造成精神创伤或心理障碍，也称为意外伤害。非故意伤害可分为交通伤害，中毒，跌落（跌倒），医疗事故，失火和烧伤或烫伤，溺水和窒息，运动与休闲伤害，产品（消费品）伤害，职业伤害，其他（如碰撞伤、打击伤、割刺伤、叮咬伤、电击伤等）。

使用这种分类方法分类时，应注意对造成伤害的意图作仔细分析。有时，同一种伤害可能是由不同的意图所导致的。例如中毒，如果是无意识地误服了某种毒物造成的应归为意外伤害，如果是自己有意服用某毒物以期结束自己的生命则应归为自杀，如果是他人有意投毒则应归为他杀。

（二）按照伤害的性质分类

1. 国际疾病分类

1992 年，世界卫生组织完成了国际疾病分类（international classification of diseases，ICD）第十次修订本（ICD-10），该修订本在第 43 届世界卫生大会上获得通过，1993 年 1 月 1 日正式生效。2002 年我国开始在县以上医院和死因调查点正式推广 ICD-10。目前国际上比较公认和客观的伤害分类是 ICD-10 确定的伤害分类。

ICD-10 对伤害的分类有两种体系：一是根据伤害发生部位进行分类（S00-T97，表 12-1），该分类在公共卫生领域较为常用；二是根据伤害发生的外部原因或性质进行分类（V01-Y98，表 12-2），该分类在临床上较为常用。

表 12-1　ICD-10 伤害发生部位分类表

伤害发生部位	ICD-10 编码
所有部位伤害	S00-T97
头部损伤	S00-S09
颈部、喉部及气管损伤	S10-S19
胸部损伤	S20-S29
腹部、会阴、背及臀部损伤	S30-S39
肩及上肢损伤	S40-S69
下肢损伤	S70-S99
多部位损伤	T00-T07
脊柱、皮肤、血管损伤及异物进入	T08-T19
烧伤、灼伤及冻伤	T20-T35
各类中毒、药物反应及过敏反应等	T36-T65、T88
自然和环境引起的伤害	T66-T78
伤害并发症、医疗意外及并发症	T79-T87
陈旧性骨折及损伤	T90-T96
中毒后遗症	T97

表 12-2　ICD-10 伤害发生的外部原因分类表

损伤与中毒的外部原因分类	ICD-10 编码
损伤与中毒的全部原因	V01-Y98
交通事故	V01-V99
跌倒	W00-W19
砸伤、压伤、玻璃和刀刺割伤、机器事故	W20-W31、W77
火器伤及爆炸伤	W32-W40
异物进入眼或其他腔口、切割和穿刺器械损伤	W41-W49
体育运动中的拳击伤及敲击伤	W50-W52
动物咬伤或动、植物中毒	W53-W59、X20-X29
潜水或跳水意外、溺水	W65-W74
窒息	W75-W84
暴露于电流、辐射和极度环境气温及气压	W85-W99

损伤与中毒的外部原因分类	ICD-10 编码
火灾与烫伤	X00-X19
暴露于自然力量下（中暑、冻伤、雷击等）	X30-X39
有毒物质的意外中毒	X40-X49
过度劳累、旅行及贫困	X50-X57
暴露于其他和未特指的因素	X58-X59
自杀及自残	X60-X84
他人加害	X85-Y09
意图不确定的事件	Y10-Y34
刑罚与战争	Y35-Y36
药物反应、医疗意外、手术及医疗并发症	Y40-Y84
意外损伤后遗症及晚期效应	Y85-Y89
其他补充因素	Y90-Y98

2. 中国疾病分类

中国疾病分类（Chinese Classification of Diseases，CCD）所确定的损伤与中毒的外因分类，是我国卫生部于 1987 年参照 ICD-9 分类的标准，并结合我国实际情况制定的（表 12-3）。

表 12-3　中国 CCD 损伤和中毒外部原因分类表

内　　容	CCD-87 编码
损伤和中毒全部原因	E1
机动车交通事故	E2
机动车以外交通事故	E3
意外中毒	E4
意外跌落	E5
火灾	E6
由自然与环境因素所致的意外事故	E7
溺水	E8
意外的机械性窒息	E9
砸死	E10
由机器切割和穿刺工具所致的意外事件	E11
触电	E12
其他意外效应和有害效应	E13
自杀	E14
他杀	E15

（三）按照伤害的地点分类

1. 交通伤害

交通伤害是指在道路、铁路、航空和水路上所发生的伤害。行驶中的机动车造成的伤害是最常见的伤害，占全部伤害死亡的 25% 以上。

2. 劳动场所伤害

劳动场所伤害是指主要出现在工作地点或工作环境中某事件造成的职业性伤害。

3. 家庭伤害

家庭伤害是指因家庭内部矛盾对家庭成员所造成的伤害。跌落是家庭伤害中最常见的死因。

4. 公共场所伤害

公共场所伤害是指发生在公共场所的伤害，包括娱乐场所及自然灾害情况下发生的伤害。

（四）其他

1. 按照伤害的人群分类

可分为青少年或幼儿伤害、老人伤害、妇女伤害、残疾人伤害、职业人群伤害等。

2. 按照伤害的主体分类

可分为自伤（故意或非故意）和他伤（蓄意或误伤）。

三、伤害的流行病学特征

据世界卫生组织报告，1995 年全球有 500 余万人死于伤害和暴力行为，主要的死因为车祸、烧伤、中毒、自杀和他杀。除了少数几个国家外，伤害已进入大多数国家死因顺位的前 5 位。1996 年，我国疾病监测地区的伤害死亡率为 62.86/10 万，占总死亡人数的 11%。无论城市还是农村，伤害的死因顺位均排在前 5 位，伤害已成为 1～14 岁少年儿童第一位死因。据世界卫生组织估计，从 1990 年到 2020 年，全世界由伤害造成的死亡将会增加 65%，达到 840 万。伤害的流行具有以下特征。

1. 伤害是威胁劳动力人口健康与生命的主要原因

美国 0～44 岁人口死因顺位的第一位就是伤害。我国 1990～1995 年的疾病监测资料显示，35 岁以下人口中，51% 的死亡为伤害死亡；伤害的潜在减寿年数（PYLL）占全部 PYLL 的 24%。在美国和中国，PYLL 死因顺位的首位都是伤害。

2. 伤害具有常见、多发、死亡率高、致残率高的特点

由于伤害的发生十分普遍，而且 1/3 的伤害无生命危险，所以往往不受人们重视。其实伤害导致的死亡只占伤害发生总数的极小部分，只是"冰山一角"，由伤害导致的伤残、住院、就诊非常惊人。

3. 伤害给个人、家庭带来痛苦的同时，也给社会造成极大的负担

美国每年因头部损伤导致终生残疾的有 8 万人，因车祸脊柱伤害导致截瘫或四肢瘫的有 6000 例。我国由意外伤害所致的肢体残疾占 26.14%。自杀伤害对社会危害也很大，1996 年，全世界 53 个自杀资料完整的国家数据显示，自杀的标化死亡率为 15.1/10 万，每年由自杀导致的死亡约占全部伤害死亡的 16%。据世界卫生组织统计，2000 年全球约有 100 万人自杀，而自杀未遂者约为自杀人数的 20 倍。在许多国家，自杀是前 10 位死因之一，是伤害的第一位或第二位死因。

4. 伤害所造成的直接和间接经济损失巨大

伤害不仅通过劳动力人口健康的丧失而影响社会经济发展。同时，伤害本身也会造成巨大的社会经济负担。1996 年，美国伤害导致的医疗花费占总医疗花费的 12%，伤害总花费约为 2600 亿美元。我国 1990～1995 年的疾病监测资料显示，伤害疾病负担占全部疾病负担的 17%。世界银行在关于中国卫生的第 2 版国别报告中估计，中国每年约有 2000 万因伤害

需要急诊处置和入院治疗者。美国所有的医院病床中，有 1/8 是由伤害患者占用的。在我国，尤其是在靠近公路边的医院急诊门诊中，因伤害就医约占 40％。

第二节　伤害的预防策略与措施

一、伤害的预防策略

（一）伤害的三级预防

1. 伤害的一级预防

伤害一级预防的目标是通过减少能量传递或暴露的机制来预防导致伤害发生的事件。主要措施有交通安全法律、游泳池周围的栅栏、有毒物品的安全盖、枪支的保险装置等。一级预防通过如下策略实现。

（1）全人群策略　针对全人群，如社区居民、工厂里的所有职工、学校中的所有师生，开展伤害预防的健康教育。这一策略的目的是提高全民对伤害危害的认识和预防伤害的重要性的认识，进而提高每个人的伤害预防意识，加强自我保护。

（2）高危人群策略　针对伤害发生的高危险人群，有针对性地开展伤害预防教育与培训，如对驾驶员的安全培训。在美国，酒精教育已列入驾驶员职业教育的内容；对学校学生进行防火、交通安全、防电和防溺水的专题教育，可以降低这些伤害的易发人群的暴露危险。

（3）健康促进策略　该策略是 20 世纪 80 年代由澳大利亚学者提出的环境与健康的整合策略。例如，针对工作场所的伤害现象，就可以采取工作场所健康促进项目。即通过：①把伤害预防纳入企业政策；②由雇员与雇主共同讨论建立一个安全的工作环境；③通过岗位培训和职业教育加强工人的伤害预防能力；④通过投资改善不合理的生产环境；⑤明确雇主和雇员在职业伤害预防中的责任；⑥共同参与伤害预防活动等，使工作场所的伤害得到了有效地控制。

2. 伤害的二级预防

伤害的二级预防目的是降低伤害的发生率及其严重程度。摩托车头盔、安全带、救生衣和防弹衣都是二级预防的范例。值得注意的是，有效的二级预防措施并不能够减少所有的伤害。例如，摩托车头盔对减少头部损伤非常有效，但对于身体其他部位的损伤缺乏保护作用。安全带也无法限制四肢的活动，无法预防交通事故中割伤、擦伤、四肢骨折的发生。

3. 伤害的三级预防

伤害的三级预防指伤害已经发生后，控制伤害的结果。现场紧急救助、心肺复苏、康复等均属三级预防。

（二）伤害的主动干预与被动干预策略

伤害预防策略依据宿主的行为可分为两类：主动干预和被动干预。主动干预要求宿主采取措施使干预奏效，它要求人们改变某种行为、并且必须记住在每次暴露于危险行为时要实施安全行为。安全带、头盔的应用即为主动干预的范例。被动干预不需要宿主的行动，一般通过改善因子、媒介或环境来实现，是自动发生作用的措施。在车辆设计中改善刹车、安装安全气囊等为被动干预措施。被动干预相比主动干预，更具成效，因为后者需要宿主采取行动且花费时间。例如，戴头盔（主动干预）对预防严重的摩托车伤害是有效的，但在实施过程中首先要教育车手戴头盔的重要性，然后在每次骑车时都必须记住戴上头盔。相比较而言，提高道路和机动车的安全性（被动干预）对预防道路伤害更为有效。同样，在预防儿童误服药物导致中毒方面，使用安全药盖（被动干预）比教育儿童不要乱服药或提醒父母把药物锁到安全的地方（主动干预）更有效。在实践中，应将两种策略结合，以达到更好地控制伤害的目的。

（三）Haddon 伤害预防的十大策略

美国原国家公路交通安全局负责人 Haddon 在伤害的预防与控制方面做了大量的研究。他提出的预防与控制伤害发生和减少死亡的十大策略如下。

1. 预防危险因素的形成

如禁止生产有毒、致癌杀虫剂，宣布禁止进口或销售潜在有害物质，亦可达到消除危险物形成的目的。

2. 减少危险因素的含量

如为了预防车祸，限制车速；限制城市游泳池跳台的高度；限制武器使用范围，禁止私人藏有武器；有毒物品应采用小包装、安全包装等。

3. 预防已有危险因素的释放或减少

例如，在美国，应用儿童安全药物容器盛放药物，防止儿童误食药引起中毒；浴盆不要太滑，以防跌倒。

4. 改变危险因素的释放率及其空间分布

可减少潜在性致伤能量至非致伤水平，如儿童勿穿易燃衣料缝制的睡衣，防止火灾烧伤；机动车司机及前排乘客应使用安全带及自动气囊，均属此类对策范围。

5. 将危险因素从时间、空间上与被保护者分开

如行人走人行道，戴安全帽，穿防护服，穿防护背心，戴拳击手套等。

6. 用屏障将危险因素与受保护者分开

如用绝缘物把电缆与行人隔开。

7. 改变危险因素的基本性质

机动车车内突出的尖锐器件应改成钝角或软体，以防触及人体导致伤害；加固油箱防止撞车时油箱破裂，漏油造成火灾。

8. 增加人体对危险因素的抵抗力

人体对机械能量缺乏自然抵抗力，特别是血友病、骨质疏松症患者。但若反复暴露于机械能时，会使皮肤增厚、骨骼肌肉耐力增强。甚至慢性暴露于缺氧状态，日久天长亦可逐渐适应高原缺氧环境。需要对影响伤害易感性的因素进行研究。以便在此基础上制定提高机体对伤害抵抗力的预防措施。

9. 对已造成的损伤提出有针对性的预防与控制措施

如加强现代化通信设施，让急救中心派车将受伤者运走，实施抢救措施，减少残疾率和死亡率。

10. 使伤害患者保持稳定

要注意对伤害患者身体安全方面的保护，防止受到进一步伤害而造成二次伤害；另外还

要做好对伤害患者心理方面的疏导工作，保持伤害患者心理情绪的稳定。

二、伤害的预防措施

（一）四项干预措施（四项"E"干预）

1. 工程干预

工程干预（engineering intervention）的目的在于通过干预措施影响媒介及物理环境对伤害发生的作用。例如，在设计汽车时注意配置儿童专座及伤害急救药品和器械。

2. 经济干预

经济干预（economic intervention）的目的在于用经济奖惩手段影响人们的行为。例如，在国内外有许多保险公司对住宅以低价安装自动烟雾报警器或喷水系统来防止火灾。

3. 强制干预

强制干预（enforcement intervention）的目的在于用法律及法规措施来影响人们的行为。此类干预措施只有法律及法规真正实施之后才有效。例如，规定使用安全带。

4. 教育干预

教育干预（educational intervention）的目的在于通过教育及普及知识来影响人们的行为。目前，我国资源十分有限、经济尚不发达，在特殊人群中开展积极的健康教育，是一种十分经济有效的干预手段，尤其是对有一定文化教育背景的人群更是如此。

（二）Haddon 模型

在制定伤害预防措施时，美国原国家公路交通安全局负责人 Haddon 提出"三因素、三阶段"理论，即哈登（Haddon）模型，根据伤害发生前、发生中和发生后三个阶段和宿主、致伤因子、环境三个因素，对伤害进行针对性的预防。根据 Haddon 交通伤害预防模型中伤害发生的三个因素和三个阶段建立了预防模型简表（表 12-4）。

表 12-4　Haddon 伤害预防模型简表

发生阶段	宿主	致病因子/媒介物	环境	
			自然环境	社会环境
发生之前	遴选合格司机	上路前车辆安全检查，特别是车闸、轮胎、灯光	公路的状况及维修	限制车速的法律，加大对岔路口的投资
发生之中	司机的应变能力和乘车者的自我保护意识	车辆内部装备(尤其是轮胎)性能	路面状况与路边障碍物	紧急救援体系和资源保障系统
发生之后	防止失血过多，妥善处理骨折；伤害严重程度评定和预防死亡	油箱质地的改善与防止漏油；车辆损坏度评价及修复	车祸急救、公路整治	健康保险、消防、应急系统与措施；社会、家庭支持及开辟医疗救治的绿色通道

根据 Haddon 模型，我们可以知道，伤害预防主要是根据发生的不同阶段，针对宿主、致病因子和环境开展针对性的预防。在实际伤害发生时，往往几个因素和发生时间是交织在一起的。这比我们根据 Haddon 伤害预防模型所给出的简表更为复杂，但其原理是一样的，就是针对宿主、致病因子和环境开展预防。同时，不同种类伤害发生的时间、地点不同，其预防措施也是各异的，在实际工作中应予以考虑。

第三节　常见伤害的预防与控制

一、机动车伤害

世界卫生组织报告，每年全球有 125 万人死于道路事故，15～44 岁的占了将近一半。中国每年约 1 万名儿童死于道路交通事故。道路交通伤害是目前世界各国面临的一个主要的、不容忽视的、可预防和控制的公共卫生问题。

（一）危险因素

人、车辆、道路、环境诸要素配合失调是构成道路交通伤害的成因。

1. 人的因素

车辆由人驾驶，道路由人使用，交通环境由人管理，故人是交通安全的第一要素。机动车驾驶人违法行为是交通事故的主要原因，其中造成人员死亡比较突出的原因包括超速行驶、占道行驶、无证驾驶、酒后驾驶、违法超车、疲劳驾驶等。超速行驶、客货运输、无证低龄驾驶、夜间行驶成为马路四大"杀手"。

2. 车辆因素

车辆是现代道路交通的主要运行工具。车辆技术性能的好坏，是影响道路交通安全的重要因素。车辆制动失灵、制动不良、机件失灵、灯光失效和车辆装载超高、超宽、超载、货物绑扎不牢固等，都是酿成交通事故的不安全因素。

3. 道路因素

由于机动车数量增长迅速，远远超过交通基础设施增长速度，道路通行能力不足、警告、限制等标志数量不足、标志不清楚不规范、符号模糊难以辨认，这些都从客观上增加了道路交通伤亡事故的发生率。

4. 环境因素

交通环境主要是指天气状况、道路安全设施、噪声污染以及道路交通参与者之间的相互影响等。交通量的大小、交通混杂程度与行车速度、交通信息特征等随时随地影响着驾驶员行车的工作状况。

（二）防制措施

人、车辆、道路、环境四个要素是解决道路交通事故高发问题的关键环节。

1. 加强交通安全教育，减少道路交通违法行为

预防和减少道路交通事故，从根本上讲，要从预防和减少交通违法行为做起，要从对机动车驾驶员的教育和对全社会人员的安全教育做起。利用一切新闻媒介和宣传手段对全社会进行交通安全教育和对交通法规的宣传，加强和提高人们的交通安全意识和交通法制的观念。

2. 加强车辆维护，提高车辆的安全性能

建立完善的车辆安全检测制度和基于检测的车辆维修制度；驾驶员日常应勤于保养、维护车辆，出车前应彻底检查转向系和制动系，认真做好车辆的日常修理工作，及时消除隐患，保证车况良好，杜绝带病车上路行驶，严把车辆技术性能关。

3. 完善道路安全设施，不断改善道路条件

加强道路交通管理，优化道路交通安全环境，严格整改不符合要求的交通标志、标线以及各种交通安全设施；改善和提高道路通行环境，夜间易出事的路段应增设"凸起路标"和照明设备。交通管理部门应运用高科技手段及时查处违章车辆，排除事故隐患，并按有关法规从严管理。如在危险地段设置警告牌；制定预案控制交通流量；城市道路实现人车分流；发布分流信息提供绕行路线等。

二、意外跌落

意外跌落伤害是儿童和老年人最常见的伤害，跌落伤引起的致残、致死，不仅严重危害人类健康与生命安全，也给社会和家庭带来了沉重负担。

（一）危险因素

发生跌落的原因包括地面不平、湿滑、油腻、门槛过高、站在椅子、桌子上面攀高、梯子不牢固、放置不当、道路光线不佳、爬树或翻越栏杆、骑自行车过快或急转弯、儿童睡觉时及躁动者从床上跌落等。

> **知识拓展**
>
> **伤害干预系列技术指南**
>
> 为加强伤害预防控制工作，指导开展伤害干预工作，国家卫生部疾病预防控制局于2011年8月26日印发了伤害干预系列技术指南。伤害干预系列技术指南包括《儿童道路交通伤害干预技术指南》《儿童溺水干预技术指南》《儿童跌倒干预技术指南》和《老年人跌倒干预技术指南》。

（二）防制措施

① 要充分认识到跌落带来的危害，准确评估易发生跌落伤害的人群、环境及设施，在易发生跌落处设置明显标识。

② 加强健康教育，对不同人群的行为方式进行评估，运用"三E"控制理论，将教育、技术和管理相结合，开展防跌落教育宣传栏，提高人们对跌落伤害危险因素的识别。

③ 加强安全教育，不要任意攀高、爬树、攀越栏杆，走路时不东张西望，骑车不要过快，避免在复杂路段和人多处骑车。在高处作业时要系安全带，并对伤害危险的行为进行干预。

④ 高层建筑的门窗要安装保护装置，台阶高度和倾斜度应符合人体生理特点。

⑤ 儿童禁止独自在桌、床、椅等高处，窗台边也不要放可攀爬的凳子和梯子，窗台上要有栏杆，窗户不要被儿童随意开启。一些攀登设施下面应铺设减震材料以防止坠落。清除地上电线绳索等杂物，卫生间铺设马赛克防止滑倒，并注意周围环境有无深坑、沟，下水道盖是否盖严等。

⑥ 年老体弱、弱视、智障患者、肢体功能障碍在易跌落位置要有人陪同，对躁动患者加设床档，必要时加约束带。

三、意外中毒

意外中毒在伤害中列第4位，许多国家的意外中毒主要发生在5岁以下的儿童。

（一）危险因素

1.一氧化碳中毒

在日常生活中，家用煤炉或老式炭火锅、煤气均可产生一氧化碳，如门窗紧闭，无通风设备，或烟筒堵塞、漏气、倒风都是一氧化碳中毒的原因。

2.药物或毒物中毒

误服或服药过量、药物滥用或误服毒物均可引起药物或毒物中毒。中毒药物或毒物包括西药、中药或农药。

3.铅中毒

来源于环境污染的铅，如工业生产、生活习惯和交通方面中的铅，土壤和尘埃中的铅，废水、污染饮用水中的铅。误食过量含铅药物，如樟丹、黑锡丹等。

（二）防制措施

① 使用符合国家标准的燃气设备，使用燃气设备前应仔细阅读产品说明书，用户应配合燃气供应单位做好安全巡检工作。做好冬季室内的通风，保持室内空气流通。如果通风不足，燃气燃烧不完全，会产生一氧化碳，致人窒息，危及人的生命。

② 加强毒物知识宣传，普及有关中毒的预防和急救知识。加强毒物管理，严格遵守毒物的防护和管理制度，加强毒物的保管，防止毒物外泄。防止误食毒物或用药过量，药物和化学物品的容器要贴标签，医院用药要严格查对制度，以免误服或用药过量。

③ 改善生产条件，降低空气中铅浓度；加强工人个体防护和医疗监督；避免意外食进过量的铅化合物，防止食用铅污染的食物和饮料，用含铅药物应严格控制剂量，不得过量。

四、自杀

自杀是指个体在复杂心理活动作用下，或自愿采取各种手段结束自己生命的行为。WHO已将自杀预防作为其重要的工作之一，称其为"公众的任务"。自2002年起，我国成立了自杀预防与干预的专门机构，对我国的自杀情况进行研究，以期找出适合我国的自杀干预措施。自杀作为一种复杂的社会现象，学者们对其分类有不同的看法。

（一）危险因素

与自杀相关的危险因素包括以下七个方面。

① 精神疾病，如抑郁症、精神分裂症、药物滥用、器质性精神病、焦虑性障碍、神经症等。

② 绝望和社会隔离。

③ 既往的自杀企图和自杀未遂。

④ 性别、年龄、种族。

⑤ 职业、婚姻和家庭因素。

⑥ 应激、攻击性和生活事件。

⑦ 其他因素，如恶性疾病和慢性躯体疾病；无家可归、酗酒、住在街头的流浪者；社会病态、无业、酒后开车被多次拘留、罚款、多次坐牢、经济困境等。

（二）防制措施

WHO提出的预防自杀的措施包括以下八个方面。

① 全球各国多部门合作，提高公众自杀预防的意识。

② 加强自杀预防的政策和规划研究，对高危人群进行疏导治疗。

③ 减少自杀工具的可及性。

④ 培训社区初级保健人员。

⑤ 建立社区自杀预防工作网络。

⑥ 在自杀高发地区进行自杀预防专项研究。

⑦ 积极开展社区精神卫生和心理咨询服务。

⑧ 搞好社区健康教育等。

思考题

一、名词解释

伤害　意外事故

二、填空题

1. 按照伤害的意图可以将伤害分为_____和_____。

2. ICD-10 对伤害的分类根据为：一是_____；二是_____。

3. 伤害的一级预防策略包括：_____、_____、_____。

4. 哈登（Haddon）在交通伤害预防模型中提出的"三因素"是指_____、_____、_____；"三阶段"是指_____、_____、_____。

5. 采用"三 E"控制理论，将_____、_____和_____相结合，可以提高人们对跌落伤害危险因素的识别。

三、简答题

1. 伤害的流行病学特征有哪些？

2. WHO 提出的预防自杀的措施有哪些？

（王祥荣）

第十三章

突发公共卫生事件与应急处理

【学习目标】
1. 掌握突发公共卫生事件的概念、特点。
2. 熟悉突发公共卫生事件的分类、分级及信息报告。
3. 了解突发公共卫生事件的危害及应急处理措施。

案例导入

案例回放：

2016 年 12 月 18 日，四川省巴中市巴州区某村鲁某在家中为其叔料理丧事并进行午餐宴请，饭后陆续有多人出现不同程度的头痛、发热、腹痛、呕吐等症状，随之到医院就诊、治疗。截止 19 日 10 时当地医院共收治类似症状患者 30 人，且疫情呈暴发性，遂向当地卫生行政部门报告。经医院及时抢救治疗，共有 28 人逐渐脱离生命危险或出院，2 人因抢救无效死亡。根据流行病学调查及实验室检查结果，证实该事件为一起误将亚硝酸盐当食盐放入菜肴中而引起的食物中毒事件。

思考问题：

1. 这是什么性质的事件，此事件的主要原因是什么？
2. 如何处理和避免此类事件的发生？

SARS、三鹿奶粉事件、H1N1 禽流感、天津港爆炸事件……，当这些熟悉而又陌生的字眼再次进入我们的视野，你内心是否仍旧感受到的是无限的惶恐与不安，亦或是沉思？随着社会经济的飞速发展，科技的进步，人民认知的不断提高，公共卫生事件尤其是突发公共卫生事件越来越受到人们的关注和重视，成为研究者探究的重点课题。突发公共卫生事件不仅关乎民生，直接影响着国民的健康水平、生命安全与质量，它更是一项重大的社会问题，影响着地区的经济发展，社会的和谐、稳定。而一个国家或地区表现出的对突发公共卫生事件的应急处理能力，也直接反映着这个国家或地区的综合管理能力及软实力。因此，提高和加强对突发公共卫生事件的认识及应急处理能力，有效预防和消除其危害，保障公众健康与生命安全，维护正常的社会秩序具有重要的现实意义。

第一节　突发公共卫生事件概述

一、突发公共卫生事件的概念

突发公共卫生事件（public health emergency）是指突然发生，带来或可能带来社会公众健康严重损害的事件，包括重大的传染病疫情、群体性不明原因疾病、重大的食物和职业中毒以及其他严重影响到公众健康损害的事件。

尽管 2003 年 5 月颁布，2011 年 5 月国务院修订的《突发公共卫生事件应急条例》对突发公共卫生事件进行了基本的定义，但基于人们认知和研究背景的不同，不同专家学者对突发公共卫生事件的理解也不尽相同。一般来说，突发公共卫生事件的内涵和外延是随着实践和认识的深入不断扩展和变化的，其包含的内容也会越来越多。

> **知识拓展**
>
> **突发事件**
>
> 突发事件是指突然发生、造成或可能造成严重社会危害，需及时采取措施给予应对的事件，其具有突发性、紧迫性、危险性、不确定性的特征，可分为自然灾害、事故灾难、公共卫生事件、社会安全事件四类。突发事件如不采取及时、果断的处理，往往给个人、组织和社会带来巨大的损失，如地震、煤矿瓦斯爆炸、传染病暴发、恐怖袭击事件等。

二、突发公共卫生事件的特点

1. 突发性

事件常常突然发生，突如其来，不受时间、空间的限制，且不易预测和察觉，因此需要人们保持高度警惕，做好各项应急的准备。

2. 群体性

事件的发生不仅关乎一个人，而且可同时波及上百人、上千人甚至整个群体，其影响范围之广，波及人数之多，在全球经济一体化发展的当今社会显得尤为突出。

3. 复杂性

事件发生的原因复杂多样，既可由自然原因引起，也可由人为原因引起，同时事件发生的结果往往也是复杂多样，常常会引发一系列的连锁反应，因此需要人们高效决策和及时处理。

4. 公共危害性

由于事件发生具有突发性、群体性和复杂性特点，可以严重危害公众的健康和生命安全，影响经济社会的发展，甚至是人类的生存和发展，其危害可以是直接的也可以是间接的。

三、突发公共卫生事件的分类

突发公共卫生事件可以按照发生原因、表现形式等进行分类，其分类形式多种多样。突发公共卫生事件按照发生原因分类情况见表13-1。

表 13-1　突发公共卫生事件原因分类

原因分类	具体内容
生物病原体所致疾病	主要指传染病（包括人畜共患传染病）、寄生虫病、地方病区域性流行、暴发流行或出现死亡；预防接种或预防服药后出现群体性异常反应；群体性医院感染等
有毒有害因素污染造成的群体中毒、死亡或危害	主要由污染导致，如大气污染、水体污染、放射污染等，波及范围极广
食物中毒	指人体摄入被生物、化学性有毒有害物质污染的食物或将有毒、有害物质当作食物摄入后而出现的非传染性急性或亚急性疾病
职业中毒	指劳动者在职业过程中受到工作场所中毒物的毒性作用而引起的功能性和器质性疾病，造成多人或伤亡较大的中毒事件
自然灾害	由于地震、泥石流、火山爆发、台风、洪涝等突然袭击，造成大量生命财产损失，加剧产生种种社会问题，并且还会带来严重的，包括社会心理因素在内的诸多公共卫生问题，从而引发多种疾病，特别是传染性疾病的发生和流行
意外事故引起的死亡	交通事故、煤矿瓦斯爆炸、飞机坠毁等重大安全生产事故，这类事件由于无法预测，没有事前的准备，通常会造成巨大的经济财产损失和人员伤亡
不明原因引起的群体发病或死亡	此类事件由于原因不明确，公众缺乏相应的防护措施和治疗知识，通常危害较前几类更为严重，同时，日常尚未建立针对该事件的特定的监测预警系统，使得该类事件常常造成严重的后果。此外，由于原因不明确，在控制上也有很大的难度

四、突发公共卫生事件的分级

我国依据突发公共卫生事件的性质、危害程度及影响范围，将突发公共卫生事件主要划分为四个等级，由轻到重依次为一般（Ⅳ级）、较大（Ⅲ级）、重大（Ⅱ级）和特别重大（Ⅰ级）。

1. 一般突发公共卫生事件（Ⅳ级）

一般突发公共卫生事件是指在局部地区（区域）内发生，暂未引发大范围的扩散或传播，尚未达到规定的较大突发公共卫生事件标准的事件，用蓝色进行预警。有下列情形之一的认定为一般突发公共卫生事件：

① 腺鼠疫在一个县（市）行政区域内发生，一个平均潜伏期内病例数未超过10例。

② 霍乱在一个县（市）行政区域内发生，1周内发病9例以下。

③ 一次食物中毒人数30～99人，未出现死亡病例。

④ 一次发生急性职业中毒9人以下，未出现死亡病例。

⑤ 县级以上人民政府卫生行政部门认定的其他一般突发公共卫生事件。

2. 较大突发公共卫生事件（Ⅲ级）

较大突发公共卫生事件是指突发公共卫生事件已在较大范围内发生，出现疫情扩散，尚未达到规定的重大突发公共卫生事件标准的事件，用黄色进行预警。有下列情形之一的认定为较大突发公共卫生事件：

① 发生肺鼠疫、肺炭疽病例，一个平均潜伏期内病例数未超过5例，流行范围在一个县（市）行政区域以内。

②腺鼠疫发生流行，在一个县（市）行政区域内，一个平均潜伏期内连续发病10例以上，或波及2个以上县（市）。

③霍乱在一个县（市）行政区域内发生，1周内发病10~29例，或波及2个以上县（市），或市（地）级以上城市的市区首次发生。

④一周内在一个县（市）行政区域内，乙类、丙类传染病发病水平超过前5年同期平均发病水平1倍以上。

⑤一个县（市）行政区域内发现群体性不明原因疾病。

⑥一次食物中毒人数超过100人，或出现死亡病例。

⑦预防接种或群体预防性服药出现群体心因性反应或不良反应。

⑧一次发生急性职业中毒10~49人，或死亡4人以下。

⑨市（地）级以上人民政府卫生行政部门认定的其他较大突发公共卫生事件。

3. 重大突发公共卫生事件（Ⅱ级）

重大突发公共卫生事件是指突发公共卫生事件在较大范围或地区内发生，出现疫情的扩散、传播，但尚未达到规定的特别重大突发公共卫生事件标准的事件，用橙色进行预警。有下列情形之一的认定为重大突发公共卫生事件：

①在一个县（市）行政区域内，一个平均潜伏期内（6天）发生5例以上肺鼠疫、肺炭疽病例，或者相关联的疫情波及2个以上的县（市）。

②发生传染性非典型肺炎、人感染高致病性禽流感疑似病例。

③腺鼠疫发生流行，在一个市（地）行政区域内，一个平均潜伏期内多点连续发病20例以上，或流行范围波及2个以上市（地）。

④霍乱在一个市（地）行政区域内流行，1周内发病30例以上，或波及2个以上市（地），有扩散趋势。

⑤乙类、丙类传染病波及2个以上县（市），1周内发病水平超过前5年同期平均发病水平2倍以上。

⑥我国尚未发现的传染病发生或传入，尚未造成扩散。

⑦发生群体性不明原因疾病，扩散到县（市）以外的地区。

⑧发生重大医源性感染事件。

⑨预防接种或群体预防性服药出现人员死亡。

⑩一次食物中毒人数超过100人并出现死亡病例，或出现10例以上死亡病例。

⑪一次发生急性职业中毒50人以上，或死亡5人以上。

⑫境内外隐匿运输、邮寄烈性生物病原体、生物毒素造成我境内人员感染或死亡的。

⑬省级以上人民政府卫生行政部门认定的其他重大突发公共卫生事件。

4. 特别重大突发公共卫生事件（Ⅰ级）

特别重大突发公共卫生事件是指影响范围广，涉及人数多，出现疫情扩散，传播，且出现大量患者或导致多人死亡，危害严重的突发公共卫生事件，用红色进行预警。有下列情形之一的认定为特别重大突发公共卫生事件：

①肺鼠疫、肺炭疽在大、中城市发生并有扩散趋势，或肺鼠疫、肺炭疽疫情波及2个以上的省份，并有进一步扩散趋势。

②发生传染性非典型肺炎、人感染高致病性禽流感病例，并有扩散趋势。

③涉及多个省份的群体性不明原因的疾病，并有扩散趋势。

④发生新传染病或我国尚未发现的传染病发生或传入，并有扩散趋势，或发现我国已消灭的传染病重新流行。

⑤ 发生烈性病菌株、毒株、致病因子等丢失事件。

⑥ 周边以及与我国通航的国家和地区发生特大传染病疫情，并出现输入性病例，严重危及我国公共卫生安全的事件。

⑦ 国务院卫生行政部门认定的其他特别重大突发公共卫生事件。

五、突发公共卫生事件的主要危害

1. 公众健康受损和人员伤亡

突发公共卫生事件对公众健康和生命的损害是巨大的且难以挽回，这也是突发公共卫生事件最主要的危害之一。每次严重事件的发生均会造成众多人员致病、伤残或死亡。

2. 造成严重的经济损失

由于突发公共卫生事件的发生往往带来大量的人员伤亡，人民的卫生服务需求和利用增多，医疗成本增加；同时疫情的发生使得地区或国家经济发展相对放缓，影响经济的快速发展，从而造成严重的经济损失。

3. 造成心理伤害

突发公共卫生事件在给人带来躯体伤害的同时还会造成严重的心理伤害，出现焦虑、抑郁、恐惧等症状，严重影响人的心理健康和正常的工作和生活，因此必须要重视和加强灾害后的心理援助。

4. 影响社会和谐、稳定

突发公共卫生事件的发生给人的生命财产安全带来严重的损失，甚至是家破人亡，破坏了人们正常的生产、生活秩序，致使社会中的不稳定因素增多，影响社会的和谐、稳定。

第二节 突发公共卫生事件报告

一、突发公共卫生事件的报告原则

为加强对突发公共卫生事件的应急管理，有效解决突发公共卫生事件，国家建立了突发事件应急报告制度，对突发公共卫生事件的信息报告各有关责任报告单位、个人要遵循：依法报告原则、统一规范原则、属地管理原则、准确及时原则及分级分类原则。

二、突发公共卫生事件的报告范围

1. 重大传染病疫情

发生鼠疫、肺炭疽和霍乱暴发；动物间鼠疫、布鲁菌病和炭疽等流行；乙类、丙类传染病暴发或多人死亡；发生罕见或已消灭的传染病；发现新发传染病疑似病例；可能造成严重影响公众健康和社会稳定的传染病疫情以及上级卫生行政部门临时规定的疫情。

2. 其他突发公共卫生事件

中毒人数超过10人或出现死亡1例以上的饮用水、食物中毒事件；短期内发生3人以上或出现死亡1例以上的职业中毒事件；有毒有害化学品、生物毒素等引起的集体性急性中毒事件；有潜在威胁的传染病动物宿主、媒介生物发生异常；医源性感染暴发；药品引起的群体性反应或死亡事件；预防接种引起的群体性反应或死亡事件；严重威胁或危害公众健康的水、环境、食品污染和放射性、有毒有害化学性物质丢失、泄漏等事件；群体性不明原因疾病；发生生物、化学、核泄漏等恐怖袭击事件；学生因意外事故、自杀或他杀出现死亡1例以上的事件以及上级卫生行政部门临时规定的其他重大公共卫生事件。

三、突发公共卫生事件的报告方法、时限和方式

突发公共卫生事件监测机构、医疗卫生机构或有关单位对发生或可能发生的突发公共卫生事件应在2h内向所在地县级人民政府卫生行政主管部门报告，接到报告的卫生行政主管部门应当在2h内向本级人民政府报告，并同时向上级人民政府卫生行政主管部门和国务院卫生行政主管部门报告。县级人民政府应当在接到报告后2h内向疫区的市级人民政府报告或者上一级人民政府报告；疫区的市级人民政府应当在接到报告后2h内向省、自治区、直辖市人民政府报告。省、自治区、直辖市人民政府应当在接到报告后1h内，向国务院卫生行政主管部门报告。国务院卫生行政主管部门对可能造成重大社会影响的突发事件，应当立即向国务院报告（图13-1）。对于突发公共卫生事件的报告方式原则上具备网络直报的以网络直报系统为主，但在特殊或紧急情况时，也可以采用电话或传真等形式进行报告。

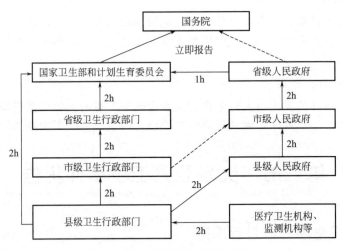

图 13-1　突发公共卫生事件报告

四、突发公共卫生事件的法律责任

《突发公共卫生事件应急条例》明确规定，任何单位和个人不得对突发公共卫生事件隐瞒、缓报、谎报或者授意他人隐瞒、缓报、谎报，不得阻碍和干预调查，不得散布谣言、扰乱社会秩序等，对造成传染病传播、流行或者对社会公众健康造成其他严重危害后果的，对相应单位或当事人依法进行处罚，构成犯罪的，依法追究刑事责任。

第三节　突发公共卫生事件应急处理

为了保障人民群众生命健康、财产安全，最大限度地降低突发公共卫生事件的危害，国务院、各级人民政府及有关部门相继制定颁布了如《突发公共卫生事件应急条例》《国家突发公共卫生事件应急预案》《中华人民共和国突发事件应对法》等法律、法规，这些法律、

法规的颁布和实施，使得我国应对突发公共卫生事件的框架和体系逐步形成和完善，应对能力进一步提高。其规定的应对工作原则、应急组织体系与职责、应对的措施等在处理各级各类突发公共卫生事件方面发挥了应有的作用和价值。

一、突发公共卫生事件应急处理的工作方针及原则

（一）遵循预防为主，常备不懈的方针

由于突发公共卫生事件具有突然性的特点，使得突发公共卫生事件很难事先预测和察觉，但其并非不可预防。因此要做好宣传教育，提高全社会对突发公共卫生事件的防范意识，贯彻落实各项防范措施，做好人员、物资、技术和设备的应急储备工作，对任何可能引发突发公共卫生事件的情况要及时进行监测分析，加强预警预报，尽量做到早发现、早报告、早处理。

（二）统一领导，分级负责原则

依据突发公共卫生事件的波及范围、性质及危害程度，对突发公共卫生事件严格实行分级管理。各级人民政府负责突发公共卫生事件应急处理的统一领导和指挥，各有关部门按照预案规定，在各自的职责范围内做好突发公共卫生事件应急处理的有关工作。

（三）依法规范，措施果断原则

各级地方人民政府和卫生行政主管部门要按照相关法律、法规和文件的规定，进一步完善突发公共卫生事件应急体系，建立健全系统、规范的突发公共卫生事件应急处理工作制度，对突发公共卫生事件和可能发生的突发公共卫生事件坚持快速反应，及时、准确、有效开展报告、监测和处置工作。

（四）依靠科学，加强合作原则

突发公共卫生事件应急工作要充分尊重和依靠科学，要重视开展防范和处理突发公共卫生事件的科研和培训工作，为突发公共卫生事件应急处理提供科技保障。各有关部门和单位（疾病预防控制机构、卫生行政部门、食品药品监督管理部门、安全生产监督管理部门等）要各司其职、分工合作，确保突发公共卫生事件科学及时、处理，同时要广泛组织、动员公众参与到突发公共卫生事件的应急处理中。

二、突发公共卫生事件应急处理的组织体系及职责

（一）应急指挥机构

突发公共卫生事件发生后，国务院应成立全国突发公共卫生事件应急指挥部，应急指挥部由国务院有关部门和军队有关部门组成，负责对全国特别重大突发公共卫生事件的统一领导、指挥，行使组织领导、动员协调和应急决策等职能，有时也可以领导小组形式出现，可下设信息反馈、医疗救治、现场控制、后勤保障等工作组。各级人民政府应成立地方突发公共卫生事件应急指挥部，并实行属地化管理原则，负责对本辖区内突发公共卫生事件的应急管理工作，根据需要协调各类人员、物资、设施、交通工具等，做出本辖区内突发公共卫生事件的信息发布、防控救治、人口管理等应急处理决策。

（二）日常管理机构

国务院卫生行政主管部门设立卫生应急管理办公室，负责日常全国突发公共卫生事件的应急管理工作。各省、自治区、直辖市人民政府卫生行政部门依法设置相应的突发公共卫生事件日常管理机构，负责本行政区域内突发公共卫生事件的组织协调、管理工作。各市（地）级、县级卫生行政部门指定机构负责本行政区域内突发公共卫生事件应急的日常管理工作。军队、武警系统参照《突发公共卫生事件处理条例》的规定，结合各自实际情况，指挥突发公共卫生事件的日常应急管理。

1.成立专家组

国务院、各省级卫生行政部门负责成立突发公共卫生事件专家组，专家组由临床医学、流行病学、卫生管理学、食品卫生学等相应领域的高级专业技术人员组成。市（地）级和县级卫生行政部门可根据工作需要组建专家组。专家组下可设置医疗救治组、传染病防控组等专业组。专家组可对突发公共卫生事件的级别、事件的病因、采取的措施等提出意见、建议。

2.建立医疗卫生专业技术机构

医疗机构、疾病预防控制机构、卫生监督机构、出入境检验检疫机构是突发公共卫生事件应急处理的医疗卫生专业技术机构。医疗卫生专业技术机构要在统一指挥和安排下，按照职责分工开展突发公共卫生事件的信息报告、临床救治、流行病学调查、实验室样本检测、技术标准制定、卫生监督和执法稽查等应急处理工作，保障突发公共卫生事件的及时、有效处理。

三、突发公共卫生事件应急处理的措施

（一）制定完善的法律、法规和文件

为了及时应对、有效处理突发公共卫生事件，2003年5月国务院颁发实施了《突发公共卫生事件应急条例》（国务院令376号），标志着我国突发公共卫生事件应急处理工作纳入法制化建设，之后陆续发布《国家突发公共卫生事件总体应急预案》《突发公共卫生事件与传染病疫情监测信息报告管理方法》《中华人民共和国突发事件应对法》《国家食品安全事故应急预案》等法律、法规和文件。2011年5月国务院又重新修订了《突发公共卫生事件应急条例》。这些法律、法规和文件的制订和颁布，使我国突发公共卫生事件应急处理的法律体系逐渐形成，为突发公共卫生事件的解决提供了法律保障，其明确的各级政府、卫生行政部门、医疗卫生机构等相关部门及人员的法律责任，规范的行为和要求，也大大提高了政府处理突发公共卫生事件的应急能力，保障了公众健康和财产安全。

（二）统一领导，组织协调

突发公共卫生事件的发生往往造成巨大的危害，涉及范围广，波及人数多，可以影响社会生活的各个方面，是一个庞大的系统问题，因而突发公共卫生事件的应急处理工作，必须依靠各级人民政府的统一领导、指挥，密切协调卫生、财政、公安、农业等各相关部门，要求决策责权清晰，各部门认真履行各自职责，并组织各类人员、物资、设备、技术等参加应急处理工作，决定人员疏散、隔离、疫区封锁等。避免出现指挥不灵，相互推诿的现象。各级人民政府的领导、组织职能由成立的应急指挥部（中心）实现。

（三）反应灵敏的监测、预警

灵敏的监测、预警是有效预防和控制突发公共卫生事件的前提，也是做好突发公共卫生事件应急处理工作的基础。通过科学监测，可以做出及时、准确地突发公共卫生事件预警报告，为突发公共卫生事件应急处置做好各项充足的准备。

国家应建立完善的突发公共卫生事件监测、预警系统，其监测网络如下。

（1）建立四级监测网络 省级监测机构（一级），市级（二级），县（区）级（三级），社区卫生服务中心、镇卫生院、街道和村卫生室（四级）。

（2）设置监测哨点 根据实际工作需要，指定医疗机构、疾病预防控制机构等作为监测哨点，负责做好日常的监测工作。

（3）疾病预防控制机构和医疗卫生机构等监测报告机构 及时对突发公共卫生事件监测数据和信息进行收集、科学分析、综合评估，以发现潜在隐患。

监测网络要尽可能覆盖医院、学校、火车站、汽车站及大型商场等人口流动较大的场所。

（四）合理、有效的防控救治

对发生的各类突发公共卫生事件，当地政府要迅速组织、调集人力、物力、财力等资源，尽快判明事件的性质、级别和危害程度，及时采取有针对性的处置方案和措施；动员全社会力量，参与群防群治，开展自救与互救，根据控制事态发展，采取综合防控，尽量避免次生灾害的发生，最大限度地减少人员财产损失和社会影响，并及时按规定程序进行报告。

突发公共卫生事件发生后，事发地卫生行政部门应当对突发公共事件进行综合评估，并立即启动应急处理预案，进行医疗救护、卫生防疫、现场监控、人员疏散、安全防护等基本应急工作。当基本应急程序难以有效控制事态时，尤其是出现跨区域、大面积或可能发展较为严重的灾害态势时，应立即转入扩大应急状态。在省应急指挥中心统一领导下，扩大抢险救灾资源使用、征用、调用的范围和数量；组织优质医疗卫生资源，必要时依法动用一切可以动用的资源。

（五）科学严谨的调查检测

对事件的真实性需进一步的核实，所有患者进行个案调查，了解流行病史、体征和检验结果，根据流行病学特点和临床表现确定采样范围和检测项目，追寻共性特征。通过现场疫情调查、环境调查和实验室检测等流行病学调查，初步分析引起突发公共卫生事件的性质和病因。

（六）及时、公开透明的信息发布

突发公共事件发生后，要按照基本要求发布有关信息，所发布的信息要有权威性、及时性、准确性和全面性。《突发公共卫生事件应急条例》规定：国务院卫生行政主管部门向社会发布本行政区域内突发公共卫生事件的信息。应充分运用广播、电视、报刊、政府网站、政府公报等形式，向社会公开或通报突发公共卫生信息，方便群众及时获得信息，保障公民享有知情权，并有效引导舆情。一般情况下，由现场指挥部在第一时间发布权威信息。必要时，由省长或副省长召开新闻发布会或者发表电视讲话，通报有关情况。

突发公共事件信息发布的意义

1.体现公众的知情权

公众的知情权是公民基本权利的一种，只有人民对国家大事有所了解，才能行使当家做主的权利，才能较好地发挥人民群众的监督作用，监督政府更好地为公众服务，维护公众自身的利益不受侵犯，才可以动员全社会参与其中。

2.消除公众的疑虑和恐慌

心理学研究表明，人们恐慌心理的产生是由于对某些神秘事物的无知而产生的一种心理状态，某些事物越神秘，对它的了解越少，产生的恐惧心理越严重。突发公共事件发生后，公众非常恐慌，各种谣言不胫而走，社会秩序出现混乱。在这种情况下，必须由权威机构发布事件有关信息，只有具有权威性的信息，才能说明事件真实情况，戳穿谣言，消除公众的疑虑和恐慌心理，稳定社会秩序，增强信心。

3.增加社会向心力

突发公共卫生事件发生后，社会的各个方面会受到严重的影响和损失，人民生命和健康受到严重危害，国民经济发展受到严重影响，社会生活受到严重的干扰和冲击。在这种情况下，只有在各级政府的统一领导、指挥下，社会各个层面、所有社会成员团结一致，齐心协力，精诚合作，共赴危难，才能减少突发公共卫生事件造成的影响及后果。及时发布疫情信息，使社会公众对疫情有透明的了解，更能激发起社会公众的责任感和使命感。

（七）准备充足的应急保障

1.物资经费保障

省民政厅等有关部门会同事发地市级人民政府做好受灾群众的基本生活保障工作，确保灾区群众有饭吃、有水喝、有衣穿、有住所、有病能得到及时医治。结合城市物流业的发展，合理建设应急物资的储备网络。省政府所需突发公共事件应急准备和救援工作资金由省政府有关部门提出，经省财政厅审核后，按规定程序列入年度财政预算。处置突发公共卫生事件所需财政负担的经费，按照现行事权、财权划分原则分级负担。

2.人员保障

事件发生后，疫区省、市、县应建立集医疗、疾病监控、卫生监督等机构及多学科专家组成的应急处理队伍，加强应急救援队伍的培训，保证优质、高效完成应急任务。

3.技术保障

技术保障包括信息系统、疾病预防控制体系、应急医疗救助体系、卫生监督执法体系、应急处理医疗队伍等。

4.通信交通保障

确保应急期间的通信畅通，组建应急处置专用通信网，建立跨部门、多手段、多路由、有线和无线相结合，微波和卫星相结合的反应快速、灵活机动、稳定可靠的应急通信系统，实现现场指挥部与省应急指挥中心的通信与信息传递；重要通信设施、线路和装备要加强维护管理，制定和落实备用和应急保障措施。

发生特别重大或重大突发公共事件后，省公安、交通、建设、铁路、海事、航空等部门负责应急处置交通保障的组织、实施。要及时对现场和相关通道实行交通管制，组织开通应急救援"绿色通道"，负责交通工具的保障，确保救灾物资、器材和人员的紧急输送。市政设施受损时，要迅速组织有关部门和专业队伍进行抢修，尽快恢复良好状态。

5. 治安维护保障

发生特别重大或重大突发公共事件后，省公安部门应迅速组织事发现场的治安警戒和治安管理，在事发现场设立警戒区和警戒哨，维护秩序，严惩趁机打劫和制造事端的犯罪行为，加强对重点地区、重点场所、重点人群、重要设备的防护，必要时及时疏散受灾群众。社区保安队伍应充分发挥群防群治的作用，协助专业队伍维护社会治安。

（八）加强宣传教育、动员全社会参与

各级政府和卫生、教育、新闻媒体以及群众性组织，要以社区、学校、农村为重点，及时采取多种形式，开展综合防治知识宣传和健康教育，广泛宣传突发公共卫生事件的性质和危害性，普及卫生知识、动员社会各界积极参与到突发事件的预防、控制和处理工作，引导群众养成良好的卫生习惯，搞好家庭、环境卫生，做好自我防护，提高群众自我防治意识和能力，消除公众恐慌心理。

（九）妥善的事后处置

突发公共卫生事件应急处置工作结束后，依据法规、程序，经相关部门的审核批准，宣布解除与终止应急信息报告、应急反应救治、人员管理等应急处置工作，同时转入正常工作状态。要对事件进行后期评估，对参加突发公共卫生事件应急处置做出贡献的先进集体和个人进行表彰、奖励、补偿，对存在玩忽职守、失职、渎职等行为的，依据有关法律法规对相应单位或当事人进行追责，确保事件的妥善处理。

思考题

一、名词解释
突发公共卫生事件

二、填空题
1. 突发公共卫生事件的特点包括_____、_____、_____、_____。
2. 突发公共卫生事件报告原则是_____、_____、_____、_____、_____。

三、简答题
1. 简述突发公共卫生事件的报告原则、方法、时限及方式。
2. 简述突发公共卫生事件的应急处理原则。
3. 简述突发公共卫生事件应急处理措施。

（张亚超）

附录 1 实习内容

实习一 个体健康危险因素的评价

【目的要求】

通过阅读个体健康危险因素评价资料，熟悉个体健康危险因素评价的步骤，掌握个体健康危险因素评价的基本内容和方法。

【实习内容】

1. 个体健康危险因素评价步骤

① 收集危险因素资料，获取与评价疾病有关的各项危险因素指标。

② 查阅该年龄、性别的危险分数表，得到各项因素所对应的危险分数。

③ 利用组合危险分数计算方法计算目前危险因素。

④ 对各项危险因素进行重新评估，根据改变不良行为方式后的因素组合，查表获得各项因素所对应的新的危险分数。

⑤ 利用组合危险分数计算目标危险分数。

⑥ 通过目前危险分数、目标危险分数和一般人群危险分数进行比较，确定发病危险的类型。

2. 个体健康危险因素评价

个体危险分数的计算：一个 23 岁的男性，每天吸烟 20 支，酗酒，血压 130/90mmHg，超重，不参加锻炼，无糖尿病史。请对该个体发生脑卒中的危险性进行评估。

目前需要查 20~24 岁组男性个体的危险分数表（附表 1）获得各项因素所对应的危险分数。

则目前的各项危险分数分别为：1.25，1.23，0.99，1.05。

目前危险分数为：$(1.25-1)+(1.23-1)+(1.05-1)+0.99=1.52$

如果戒烟戒酒并使舒张压降低 10mmHg，并参加体育锻炼，则危险分数分别为 0.98，0.74，0.99，0.61。

目标危险分数为：$0.98×0.74×0.99×0.61=0.44$，即目前该个体发生脑卒中的危险是同年龄组男性的 1.52 倍，如果该个体能建立健康的生活方式并控制血压，发生危险降低为 0.44 倍。

综上所述，该个体的脑卒中危险度评估为自创危险型。

对于 23 岁年轻男性而言，发生脑卒中的概率几乎为 0，因此，尽管其目前危险分数达到 1.52，就发病的绝对风险而言，仍是相当低的。若不采取措施，随年龄的增长，其发生脑卒中的危险性将呈几何级数上升，因此同样值得关注。

以下为健康危险因素评价问卷，包括了冠心病、脑卒中、部分常见肿瘤的常见危险因素，通过填写问卷、查调查表，可以计算冠心病、脑卒中、肺癌、肝癌、胃癌、乳腺癌

（女性）、膀胱癌、肠癌、食管癌等疾病目前的危险分数和目标危险分数，从而进行危险度评估。

危险分数表示危险度评估的核心。以下是20～24岁男性和女性的危险分数表（附表1和附表2），表的第一列是评估的疾病，第二列为评估的危险因素，第三列为各种危险因素所对应的危险分数，第四列是针对部分可以控制或消除的危险因素，在建立健康行为后新的危险分数。

请选择4～5种疾病，对自己进行危险度评估，将结果填入附表3。

注：表中仅列出了各种疾病几种公认的危险因素，对某些危险因素，由于难以定量或测量未能纳入，可能会对结果产生一定的影响。

附　健康危险度评估问卷

一、健康指标

1.身高_____ cm

2.体重_____ kg

3.腰围_____ cm

4.您最近一次测量的血压值为_____/_____ mmHg

5.如果您不知道您的血压，请按照下面的标准进行估计

A.高　　　　　　　　　　B.适中或低　　　　　　　　　C.不知道

6.您最近一次血中胆固醇含量为_____

A.高　　　　　　　　　　B.适中或低　　　　　　　　　C.不知道

二、健康行为

1.您目前的吸烟情况如何？

A.不吸烟（跳至第4题）　　B.正在吸烟　　　　　　　　C.已戒烟（跳至第3题）

2.如果您在吸烟

（1）平均每天吸多少支？

A.＜10 支　　　　B.10～19 支　　　　C.20～29 支　　　　D.≥30 支

（2）您已经吸烟多少年？

A.＜10 年　　　　B.10～19 年　　　　C.20～39 年　　　　D.≥40 年

3.如果您已经戒烟

您自戒烟开始到现在为止有多久了？

A.＜6 个月　　　　B.6 个月　　　　C.1 年　　　　D.2～10 年

E.＞10 年

戒烟前两年，平均每天吸多少支烟？

A.＜10 支　　　　B.10～19 支　　　　C.20～39 支　　　　D.≥40 支

4.您是否经常遭被动吸烟？

A.无（跳至第7题）　B.有

（被动吸烟：不吸烟者一周中有一天以上每天吸入吸烟者呼出的烟雾多于15min）

5. 您已经被动吸烟多少年了？

A. <10 年　　　　　B. 10～19 年　　　　　C. 20～29 年　　　　　D. ≥30 年

E. 记不清

6. 平均每日被动吸烟支数是多少？

A. <10 支　　　　　B. 10～19 支　　　　　C. 20～29 支　　　　　D. ≥30 支

E. 记不清

以下问题请按您过去 30 天的情况回答：

7. 在过去 30 天内，您是否饮用过含酒精的饮料？

A. 是　　　　　　　B. 否

8. 您每周大约饮多少含酒精的饮料？

_____啤酒/瓶

_____烈酒、白酒/两

_____葡萄酒、果酒等/杯

9. 过去的 30 天中，您有_____回一次饮用过 3 两以上白酒或含相同酒精的其他酒？

10. 与一般人相比，您是否口味较重，喜欢吃较咸的食物？

A. 是的，口味较重　　B. 一般　　　　　　　C. 口味清淡

11. 每周有几天吃含油或脂肪多的食品（油炸食品或肥肉等)？

A. 从不吃或很少吃　　B. 1～2 天　　　　　　C. ≥3 天

12. 每周有几天吃腌制食品，且腌制食品 20g 以上？

A. 从不吃或很少吃　　B. 1～2 天　　　　　　C. ≥3 天

13. 每周有几天吃新鲜蔬菜和水果？

A. 从不吃或很少吃　　B. 1～2 天　　　　　　C. ≥3 天

14. 您每周有几天步行/骑自行车超过 30min（包括上下班、日常购物等)？

A. 0 天　　　　　　　B. 1～2 天　　　　　　C. 3～5 天　　　　　　D. >5 天

15. 目前您每周平均参加多少次使您心跳加速、微微出汗、每次持续在 20min 以上的体验锻炼和工作？（如跑、快走、游泳、骑自行车)

A. 基本不参加　　　　B. 1～2 次　　　　　　C. ≥3 次

16. 平均每日睡眠时间是多长？

A. 6h 以下　　　　　　B. 6h　　　　　　　　C. 7～8h　　　　　　　D. 8h 以上

17. 饮水的水源是什么？

A. 自来水　　　　　　B. 纯净水　　　　　　C. 深井水

D. 沟塘水（转至 18 题，选其他答案转至 19 题)　　　　　　　　　E. 其他

18. 您饮用沟塘水大约多少年？

A. <35 年　　　　　　B. 35～49 年　　　　　C. ≥50 年

19. 每年食用糖精的次数（指有意识将糖精作为甜味剂使用）是多少？

A. 从不食用　　　　　B. 1～19 次　　　　　　C. ≥20 次

20. 您是否经常食用霉变的花生或玉米？

A. 否　　　　　　　　B. 是

21. 你是否有持续一年以上的精神压抑、情绪低落？

A. 否　　　　　　　　B. 是

22. 您是否经常生闷气吃饭？

A. 从不或很少　　　　B. 经常

23. 请女性回答，您是否在烹调时经常眼睛受到油烟刺激？

A. 从未 B. 有时 C. 经常

24. 您在工作中是否经常接触以下物质？

A. 汽油 B. 其他有机溶剂 C. 都没有

三、健康史

您的家族成员（父母、兄弟、姐妹、祖父母）中是否有下列疾病：

1. 肺癌 A. 没有 B. 有 C. 不清楚

2. 肝癌 A. 没有 B. 有 C. 不清楚

如选择 B 请选择 ①父母 ②兄弟 ③姐妹 ④祖父母

3. 乳腺癌 A. 没有 B. 有 C. 不清楚

4. 食管癌 A. 没有 B. 有 C. 不清楚

5. 高血压 A. 没有 B. 有 C. 不清楚

6. 心脏病 A. 没有 B. 有 C. 不清楚

7. 糖尿病 A. 没有 B. 有 C. 不清楚

8. 高脂血症 A. 没有 B. 有 C. 不清楚

您是否有以下病史：

9. 心脏病 A. 没有 B. 有 C. 不清楚

10. 糖尿病 A. 没有 B. 有 C. 不清楚

11. 高血压 A. 没有 B. 有 C. 不清楚

12. 慢性支气管炎或肺气肿 A. 没有 B. 有 C. 不清楚

13. 乙型肝炎或肝硬化 A. 没有 B. 有 C. 不清楚

14. 肠息肉 A. 没有 B. 有 C. 不清楚

15. 溃疡性结肠炎 A. 没有 B. 有 C. 不清楚

16. 血吸虫 A. 没有 B. 有 C. 不清楚

四、女性生育史

1. 初潮年龄是多大？

A. ≤13 岁 B. 14～16 岁 C. ≥17 岁

2. 是否已经生育（不包括流产）？

A. 否 B. 是

3. 生产年龄是多大？

A. ＜25 岁 B. 25～29 岁 C. ≥30 岁

4. 是否曾经母乳喂养婴儿 4 个月及以上（双侧哺乳）？

A. 是 B. 否 C. 不清楚

5. 是否已经绝经？

A. 否 B. 是

6. 绝经年龄是何时？

A. ＜45 岁 B. 45～49 岁 C. ≥50 岁

7. 月经周期是否正常？

A. 紊乱 B. 正常 C. 不清楚

疾病	危险因素		危险分数	可改变的危险分数
肺癌	吸烟（支/天）			
		否	0.45	
		<10	0.59	0.45
		10～	1.51	0.61
		20～	3.52	1.41
		30～	4.81	1.92
		已戒烟	0.59	
		被动吸烟	1.17	
	呼吸系统病史			
		无	0.83	
		有	1.90	
	家族肿瘤史			
		无	0.90	
		有	1.62	
	长期精神压抑史			
		无	0.89	
		有	2.36	
	蔬菜和水果摄取			
		5～7 天/周	0.91	
		<5 天/周	1.54	0.91
肝癌	HBV 感染			
		无	0.29	
		有	2.60	
	HBsAg（＋）			
		无	0.58	
		有	5.25	
	丙型肝炎感染			
		无	0.86	
		有	5.18	
	经常食用霉变食物			
		无	0.71	
		有	2.22	0.71
	慢性饮酒或酗酒			
		否	0.76	
		是	1.22	0.76
	家族肝癌史			
		无	0.33	
		二级亲属有	0.50	
		一级亲属有	3.60	
		一、二级亲属均有	7.68	

疾病	危险因素		危险分数	可改变的危险分数
食管癌	吸烟状况			
		不吸烟	0.53	
		<10 支/天	0.83	0.53
		≥10 支/天	1.32	0.87
		已戒烟	0.87	
	食管癌家族史			
		无	0.92	
		有	2.11	
	慢性饮酒或酗酒			
		否	0.79	
		是	1.19	0.79
	蔬菜和水果摄取			
		5~7 天/周	0.88	
		<5 天/周	1.70	0.88
	食用腌制食品			
		<1 天/周	0.72	
		≥1 天/周	1.52	0.72
膀胱癌	吸烟年限			
		不吸烟	0.61	
		<20 年	0.77	0.73
		20~40 年	1.19	0.89
		戒烟<10 年	0.89	
		戒烟≥10 年	0.73	
	职业暴露年龄			
		无	0.80	
		<20 岁	1.88	
		≥20 岁	1.39	
	每年用糖精次数			
		<1 次	0.67	
		1~19 次	1.47	0.67
		≥20 次	2.85	0.67
	蔬菜和水果摄取			
		5~7 天/周	0.96	
		<5 天/周	1.27	0.96

疾病	危险因素		危险分数	可改变的危险分数
大肠癌	肠息肉			
		无	0.96	
		有	21.54	
	溃疡性结肠炎			
		无	0.99	
		有	2.58	
	血吸虫史			
		无	0.99	
		有	1.59	
	食用油炸食品			
		0 次	0.81	
		1～3 次/周	1.12	0.81
		>3 次/周	1.54	0.81
	食用腌制食品			
		0 次	0.92	
		1～3 次/周	1.15	0.92
		>3 次/周	1.44	0.92
	食用新鲜蔬菜			
		0 次	1.44	0.99
		1～3 次/周	1.19	0.99
		>3 次/周	0.99	
胃癌	吸烟状况			
		不吸烟	0.62	
		吸烟	1.34	0.62
	慢性饮酒或酗酒			
		否	0.58	
		是	1.38	0.58
	食用油炸食品			
		<3 次/周	0.90	
		≥3 次/周	1.65	0.9
	食用腌制食品			
		<3 次/周	0.94	
		≥3 次/周	2.11	0.94
	食用新鲜蔬菜			
		<5 天/周	1.49	0.92
		5～7 天/周	0.92	
	摄盐			

疾病	危险因素	危险分数	可改变的危险分数
胃癌	正常	0.88	
	过多	1.44	0.88
	胃癌家族史		
	无	0.74	
	有	2.11	
	生闷气吃饭		
	无	0.99	
	经常	2.97	0.99

疾病	危险因素	危险分数		可改变的危险分数	
脑卒中	血压（mmHg）				
		收缩压			
	舒张压	<140		140~159	≥160
	<90	0.85		0.94	5.74
	90~99	1.63		3.26	4.96
	≥100	3.19		3.74	7.97
	吸烟（支/天）				
	否	0.78			
	<10	0.86		0.78	
	10~	1.11		0.98	
	20~	1.25		0.98	
	戒烟	0.98			
	慢性饮酒或酗酒				
	否	0.74			
	是	1.23		0.74	
	糖尿病				
	无	0.99			
	有,未控制	3.35		2.47	
	有,已控制	2.47			
	体育锻炼				
	<3 次/周	1.05		0.61	
	≥3 次/周	0.61			
冠心病	吸烟（支/天）				
	不吸烟	0.61			
	<10	1.08		0.68	
	10~	1.29		0.68	
	20~	2.37		0.68	
	戒烟	0.68			

疾病	危险因素		危险分数	可改变的危险分数	
	血压（mmHg）				
			收缩压		
	舒张压		<140	140～159	≥160
	<90		0.88	1.75	6.63
	90～99		1.87	2.18	2.07
	≥100		1.97	2.36	2.41
	高血压家族史				
	无		0.96		
	有		2.14		
	高胆固醇血症				
	无		0.75		
	有		1.75	0.75	
冠心病	慢性饮酒或酗酒				
	否		0.80		
	是		1.18	0.8	
	体重（BMI）				
	正常（BMI 18.5～23.9）		0.82		
	超重（BMI 24.0～27.9）		1.09	0.82	
	肥胖（BMI>28）		1.42	0.82	
	糖尿病				
	无		0.98		
	有,未控制		4.89	2.45	
	有,已控制		2.45		
	体育锻炼				
	<3 次/周		1.39	0.73	
	≥3 次/周		0.73		

附表 2 20～24 岁女性危险分数表

疾病	危险因素	危险分数	可改变的危险分数
	吸烟（支/天）		
	不吸烟	0.98	
肺癌	<10	1.22	0.98
	10～	2.99	1.2
	20～	6.19	2.47
	已戒烟	1.49	

疾病	危险因素	危险分数	可改变的危险分数
	被动吸烟指数(PSI=每日吸烟支数×吸烟年数)		
	被动吸烟但无 PSI	0.99	
	0	0.63	
	<200	1.56	
	200~400	1.73	
	>400	3.23	
	呼吸系统病史		
	无	0.83	
	有	1.90	
	家族肺癌史		
	无	0.90	
肺癌	有	1.62	
	长期精神压抑		
	无	0.89	
	有	2.36	
	烹调油烟		
	有时	1.39	
	经常	1.69	1.39
	从未	0.87	
	蔬菜和水果摄取		
	5~7 天/周	0.91	
	<5 天/周	1.54	0.91
	HBV 感染		
	无	0.29	
	有	2.60	
	HBsAg(+)		
	无	0.58	
	有	5.25	
肝癌	丙肝感染		
	无	0.86	
	有	5.18	
	经常食用霉变食物		
	无	0.71	
	有	2.22	0.71

疾病	危险因素		危险分数	可改变的危险分数
肝癌	慢性饮酒或酗酒			
		否	0.92	
		是	1.50	0.92
	家族肝癌史			
		无	0.33	
		二级亲属有	0.50	
		一级亲属有	3.60	
		一、二级亲属均有	7.68	
乳腺癌	初潮年龄			
		≥17	0.73	
		14~16	1.05	
		≤13	1.29	
	月经周期			
		正常	0.88	
		紊乱	1.45	
	家族史			
		无	0.87	
		有	3.40	
	乳腺病史			
		无	0.85	
		有	2.87	
	体重（BMI）			
		正常（BMI 18.5~23.9）	0.97	
		超重（BMI 24.0~27.9）	1.08	0.97
		肥胖（BMI＞28）	1.47	0.97
食管癌	吸烟状况			
		不吸烟	0.97	
		＜10 支/天	1.52	0.97
		≥10 支/天	2.42	1.58
		已戒烟	1.58	
	食管癌家族史			
		无	0.91	
		有	2.18	
	慢性饮酒或酗酒			
		否	0.93	
		是	1.40	0.93

疾病	危险因素		危险分数	可改变的危险分数
食管癌	蔬菜和水果摄取			
		5~7 天/周	0.88	
		<5 天/周	1.70	0.88
	食用腌制食品			
		<3 次/周	0.72	
		≥3 次/周	1.52	0.72
膀胱癌	吸烟年限			
		不吸烟	0.99	
		<20 年	1.24	1.19
		20~40 年	1.92	1.44
		戒烟<10 年	1.44	
		戒烟≥10 年	1.19	
	职业暴露年龄			
		无	0.80	
		<20 岁	1.88	
		≥20 岁	1.39	
	每年用糖精次数			
		<1 次	0.67	
		1~19 次	1.47	0.67
		≥20 次	2.85	0.67
	憋尿情况			
		无	0.85	
		偶有	2.00	0.85
		常有	2.66	0.85
	蔬菜和水果摄取			
		5~7 天/周	0.96	
		<5 天/周	1.27	0.96
大肠癌	肠息肉			
		无	0.96	
		有	21.54	
	溃疡性结肠炎			
		无	0.99	
		有	2.58	
	血吸虫史			
		无	0.99	
		有	1.59	

疾病	危险因素		危险分数	可改变的危险分数
大肠癌	食用油炸食品			
		0 次	0.81	
		1～3 次/周	1.12	).81
		>3 次/周	1.54	0.81
	食用腌制食品			
		0 次	0.92	
		1～3 次/周	1.15	0.92
		>3 次/周	1.44	0.92
	食用新鲜蔬菜			
		0 次	1.44	0.99
		1～3 次/周	1.19	0.99
		>3 次/周	0.99	
胃癌	吸烟状况			
		不吸烟	0.99	
		吸烟	2.12	0.99
	慢性饮酒或酗酒			
		否	0.83	
		是	1.97	0.83
	食用油炸食品			
		<3 次/周	0.76	
		≥3 次/周	2.51	0.76
	食用腌制食品			
		<3 次/周	0.94	
		≥3 次/周	2.11	0.94
	食用新鲜蔬菜			
		<5 天/周	1.97	0.84
		≥5 天/周	0.84	
	摄盐			
		正常	0.88	
		过多	1.44	0.88
	胃癌家族史			
		无	0.77	
		有	2.00	
	生闷气吃饭			
		无	0.99	
		经常	2.97	0.99

疾病	危险因素		危险分数	可改变的危险分数	
脑卒中	血压(mmHg)				
			收缩压		
	舒张压		<140	140~159	≥160
		<90	0.93	1.02	6.28
		90~99	1.79	3.56	5.43
		≥100	3.49	4.09	8.72
	吸烟(支/天)				
		否	1.00		
		<10	1.10	1	
		10~	1.42	1.26	
		20~	1.59	1.26	
		戒烟	1.26		
	慢性饮酒或酗酒				
		否	0.91		
		是	1.52	0.91	
	糖尿病				
		无	0.99		
		有,未控制	3.35	2.47	
		有,已控制	2.47		
冠心病	吸烟(支/天)				
		不吸烟	0.99		
		<10	1.75	1.11	
		10~	2.09	1.11	
		20~	3.84	1.11	
		戒烟	1.11		
	血压(mmHg)				
			收缩压		
	舒张压		<140	140~159	≥160
		<90	0.95	1.89	7.14
		90~99	2.01	2.35	2.23
		≥100	2.05	2.55	2.60
	高血压家族史				
		无	0.94		
		有	2.10		
	高胆固醇血症				
		无	1.00		
		有	2.33	1	

疾病	危险因素		危险分数	可改变的危险分数
冠心病	慢性饮酒或酗酒			
	否		0.93	
	是		1.37	0.93
	体重（BMI）			
	正常（BMI 18.5～23.9）		0.95	
	超重（BMI 24.0～27.9）		1.26	0.95
	肥胖（BMI＞28）		1.65	0.95
	糖尿病			
	无		0.98	
	有,未控制		4.89	2.45
	有,已控制		2.45	
	体育锻炼			
	＜3 次/周		1.39	0.73
	≥3 次/周		0.73	

附表 3　个体危险度评估

姓名＿＿＿＿＿＿　　性别＿＿＿＿＿＿　　年龄＿＿＿＿＿＿

疾病名称	目前危险指标	测量结果	危险分数		目前组合危险分数	可以改变的危险指标	新危险分数		目标危险分数	评价结果
			＞1	≤1			＞1	≤1		

实习二 职业中毒案例讨论

【目的要求】

通过职业中毒案例的学习和讨论，掌握环境污染的概念、来源及其对人类健康造成的危害，熟悉环境污染案例的分析方法，了解环境污染所致公害事件的预防和防制措施。

【实习内容】

某县一皮鞋厂工人俞某，女，21岁，因月经过多，于1995年4月17日至乡卫生院门诊就诊，经诊治无效。4月19日到县人民医院就诊，遵医嘱于4月21日又去该院血液病门诊就医，因出血不止，收入院治疗。骨髓检查诊断为再生障碍性贫血。5月8日因大出血死亡。住院期间，曾有一位医师怀疑该病员的疾病与职业病有关，但未进一步确诊。

问题：

1.引起再生障碍性贫血的最常见毒物是什么？哪些工种的工人接触该毒物？

2.为什么怀疑该病员疾病与职业有关？应采取哪些步骤证实这种关系？该医师为什么不采取这些步骤进行病因学诊断？

5月9日举行追悼会，与会同车间工人联想到自己也有类似现象。其中两名女工于5月10日至县人民医院就诊分别诊断为上消化道出血和白血病（以后也均诊断为再生障碍性贫血）。未考虑职业危害因素。

问题：

3.如果你在一个月内连续收到三名来自同一工厂的再生障碍性贫血病例，你有何想法？如何证实你的想法？

4.该院医师为什么未考虑职业危害因素？推测其后果如何？

上述两位病员住院后，医师告诉家属病难治好，至此车间工人惶惶不安。乡党委和工厂领导十分重视此事，组织全体工人去乡卫生院检查身体，发现周围血白细胞数减少者较多。乡卫生院立即向县卫生防疫站报告。

问题：

5.试述职业卫生工作中三级预防的范畴。乡党委和厂领导组织工人体检属哪一级预防？

6.乡卫生院向县卫生防疫站报告的意义是什么？

此后，县卫生防疫站向市卫生防疫站报告。由市卫生防疫站开展调查研究。结果发现：该厂制帮车间生产过程为：鞋帮坯料→用胶水黏合→缝制→制成鞋帮。制帮车间面积56m^2，高3m，冬季门窗紧闭。制帮用红胶含纯苯91.2%。每天消耗苯9kg以上，均蒸发在此车间内。用甲苯模拟生产过程，测车间中甲苯空气浓度为卫生标准（100mg/m^3）的36倍。而苯比甲苯更易挥发，其卫生标准比甲苯低2.5倍，为40mg/m^3，故可推测生产时，苯的浓度可能更高。

经体检确诊为苯中毒者共18例，其中包括生前未诊断苯中毒的死亡者一例。制帮车间14例，其中重度慢性苯中毒者7例。病例分析见附表4。

附表 4　某皮鞋厂慢性苯中毒患病率分布

分类	全厂			制帮车间			配底及其他部门		
	男工	女工	合计	男工	女工	合计	男工	女工	合计
总人数	37	37	74	6	15	21	31	22	53
慢性中毒人数	8	10	18	5	9	14	3	1	4
重度中毒人数	2	5	7	2	5	7	0	0	0

问题：

7. 简述慢性苯中毒的主要临床表现。

8. 完成附表 4 的统计分析。

9. 如何衡量该事件的严重程度？

10. 欲了解发生此事件中医疗卫生方面的问题，还需做哪些调查？

对该厂的职业卫生与职业医学服务情况调查结果如下：

该厂于 1992 年 4 月投产。投产前未向卫生防疫站申报，所以未获必要的卫生监督。接触苯作业工人均未进行就业前体格检查。

对该厂无职业的卫生宣传教育。全厂干部和工人几乎都不知道黏合用的胶水有毒。全部中毒者均有苯中毒的神经系统症状。仅 7 人在中毒死亡事故发生之前就诊，其余 11 人（占 61.1%）直至事故发生后由该厂组织体检时才就医，致使发生症状至就诊的间隔时间平均长达半年左右 [0.68（±0.70）年]。

对该厂接触苯作业工人无定期体检制度。上述 7 名在事故发生前即因苯中毒症状就诊者，平均就诊 2.14（±0.69）次。分别被诊断为贫血、再生障碍性贫血、白血病或无诊断而只给对症处理药物。

事故发生后由职业病防治机构对全厂职工普遍进行体格检查，治疗中毒患者，并进行随访。

问题：

11. 指出造成此重大事故的主要原因。

12. 如何防止再发生这类严重事故？

实习三　食物中毒案例讨论

【目的要求】

通过对食物中毒案例的学习和讨论，掌握食物中毒的特点、诊断与治疗原则，熟悉食物中毒流行病学调查与现场处理方法，了解食物中毒的概念与类型。

【实习内容】

（一）沙门菌食物中毒事件

案例　某年 7 月 5 日下午 17：20 开始，南方某镇初级中学有学生出现腹痛、腹泻（黄色水样便）、呕吐、恶心和头痛、头昏等症状，部分病例低热，到 7 月 6 日晨检发现有 80 多人出现同类症状。截至 7 日 11 时，累计有 94 人出现同类症状。此后再无学生出现此情况。

问题讨论 1：医院门诊医生接到第一例患者后，首先可能会作何诊断？当短时间接到数例症状体征相似的患者时，又当如何考虑？如何处理？如果怀疑是食物中毒？应如何处理？

镇卫生院接到报告后立即赶赴现场进行核实，核实后于 8：30 向该市疾病预防控制中心报告，市疾控中心立即派人并于 9：20 分到达现场了解情况，同时向市卫生局和省疾控中心报告，并立即调集流行病学、食品卫生学、微生物检验、理化检验等学科专业人员前往现场调查，于 13：00 到达现场。7 日请省疾控中心专家一起，再次赶赴现场进行调查处置。

根据现场卫生学和流行病学调查，结合临床表现、临床检验结果以及患者粪便、肛拭子标本及相关食物实验室检查结果，判定该事件为一起沙门菌引起的食物中毒事件，中毒餐次为 5 日中餐，可疑中毒食物为"包菜、莴苣炒肉"。可疑中毒原因为食品被污染或食品加工环节交叉污染。原因分析结果如下：

① 所有病例有共同就餐史，发病时间非常集中，发病曲线呈点源暴露模式。

② 发病潜伏期符合沙门菌食物中毒的特点。病例潜伏期最短为 5h，最长为 47h。

③ 所有病例临床症状符合。以头晕、头痛、腹痛、腹泻、恶心、呕吐等为主要症状，腹泻以黄色水样便为主，部分有发热病例。

④ 从病例标本和剩余食品中均检出沙门菌。

⑤ 食堂工作人员有 4 名无健康合格证，食堂卫生状况一般，食堂炒制生熟不分，存在交叉污染的可能。

该市食品安全管理办公室启动应急预案，组织各有关部门奔赴现场，成立联合调查组对该突发事件进行应急处置，所有患者均得到有效救治，无重症病例和死亡病例，事态得到有效控制，处置得当。

问题讨论 2：按食物中毒的调查处理原则，你认为食物中毒的调查必须包括哪些工作？

问题讨论 3：此事件是何种性质的食物中毒？据上述资料，能否确定是何种化学物或细菌引起的食物中毒？

问题讨论 4：造成此食物中毒的原因是什么？对此类食物中毒的患者处理，关键应注意哪些方面？

问题讨论 5：如何防止类似中毒事件的发生？

（二）亚硝酸盐食物中毒事件

案例 1 2010 年，四川海螺沟中毒事件

2010 年 10 月 8 日，一众广州旅行团游客在四川海螺沟景区食用当地酒店提供的中式自助早餐后出现中毒症状，包括酒店员工以及游客在内总共一百余人被送院治疗，其中广东游客谭女士经抢救无效证实死亡，后查实此次事件为亚硝酸盐中毒事件。

提供的中式自助早餐为：汤面，配有生泡菜、榨菜、辣椒油、腐乳等，还有白粥、豆芽、白菜，也有包子、花卷等点心。

集体中毒事件发生后，四川疾病预防控制中心提取了该酒店自助餐的食品样品进行检测，根据记者拿到的检验结果报告显示，1kg 面条中亚硝酸盐的含量是 10.8g，1kg 烫饭的含量为 11.3g，1kg 泡菜的含量是 8.41g。

除这三样食品外，其他部分食品或原料的亚硝酸盐含量也超标，其中豆腐乳中的亚硝酸盐含量为 12mg/kg，鸡精、白糖中的含量分别为 7.1mg/kg、2.2mg/kg，味精中亚硝酸盐的含量是 833mg/kg。

游客的呕吐物也含有大量的亚硝酸盐，其中一名游客呕吐物的亚硝酸盐含量为 1.65g/kg。

案例 2 2011 年，甘肃平凉牛奶中毒事件

2011 年 4 月 7 日上午，甘肃平凉市崆峒区发生一起食物中毒事件，共造成 37 人中毒住院，其中 3 名婴幼儿已死亡，其余患者生命体征平稳。最后确认，本食物中毒事件由于散装

奶被人恶意投入高含量的亚硝酸盐而导致群体中毒。

案例3　2011年，北京炸鸡块致人死亡事件

2011年4月21日，一名一岁半的女婴在吃了张某卖的炸鸡块后身亡，死因是张某在炸鸡中加多了亚硝酸盐，致人中毒。

问题讨论1：亚硝酸盐食物中毒的机制是什么？临床表现如何？

问题讨论2：为什么会存在亚硝酸盐食物中毒？

问题讨论3：亚硝酸盐食物中毒后如何对患者进行处置？

问题讨论4：一旦怀疑是食物中毒且出现症状后，如何自救？

实习四　统计图和统计表的绘制

【目的要求】

要求学生独立完成常用统计图的绘制及统计表的制作。

【实习内容】

（一）单选题

1～10题备选答案

A.散点图　B.直条图　C.构成图　D.线图　E.直方图　F.半对数线图

1.描述某地1975～1980年间肝炎发病率的变动趋势，宜绘制（　　　）

2.比较甲、乙、丙三地某两种传染病的发病率时，宜绘制（　　　）

3.图示某年某医院门诊患者的年龄分布，宜绘制（　　　）

4.图示7岁女童身高与体重的关系，宜绘制（　　　）

5.比较某年某地四种病的病死率时，宜绘制（　　　）

6.欲表示某地区某年各种死因的构成比，可绘制（　　　）

7.某地调查的500例恶性肿瘤死者，分别由省、市、县、乡医院最后确诊，现欲说明各级医院确诊比例，宜绘制（　　　）

8.分析胎儿不同出生体重（kg）和围生儿死亡率的关系，宜绘制（　　　）

9.描述某地某年200名健康成人血红蛋白含量的分布，宜绘制（　　　）

10.不连续性资料应选（　　　）

11.统计表从狭义的概念上讲，指的是（　　　）

　　A.一览表　　　　　　B.调查表　　　　　　C.单一表　　　　　　D.统计分析表

12.统计表中线条不应包括（　　　）

　　A.顶线　　　　　　B.对角线　　　　　　C.底线　　　　　　D.标目线

13.下列各表中何者概念正确（　　　）

　　A.统计表即调查表　　　　　　　　　　B.统计表即整理表

　　C.一览表就是单一表　　　　　　　　　D.统计表即统计分析表

14.下列统计图中何者意义相同（　　　）

　　A.直方图与直条图　　　　　　　　　　B.普通线图与半对数图

　　C.圆图与构成图　　　　　　　　　　　D.直条图与构成比条图

15.关于统计表的列表要求，下列哪项是错误的（　　　）

　　A.标题应写在表的上端，简要说明表的内容

B. 横标目是研究对象，列在表的右侧；纵标目是分析指标，列在表的左侧

C. 线条主要有顶线、底线及纵标目下面的横线，不宜有斜线和竖线

D. 数字右对齐，同一指标小数位数一致，表内不宜有空格

16. 要制定某年某地恶性肿瘤男、女年龄别死亡率的统计分析表，则主要标志是（　　）

A. 年龄别   B. 性别

C. 死亡率   D. 性别、年龄别和死亡率

（二）对以下资料绘制适当统计图

1. 不同消毒方法杀菌效果的比较，请根据资料绘制适当的统计图（附表5）。

附表 5　不同方法杀菌效果比较

消毒方法	消毒前菌落数	消毒后菌落数	细菌清除率/%
对照组	68	62	8.8
0.5%过氧乙酸	65	21	67.7
0.3g/m³ 过氧乙酸	68	7	89.7
食醋	64	32	50.0

2. 某地 1990～1995 年恶性肿瘤死亡情况，请根据资料绘制适当的统计图（附表6）。

附表 6　1990～1995 年恶性肿瘤死亡情况

年份	死亡率/(1/10 万)
1990	20
1991	18
1992	16
1993	10
1994	8
1995	6

3. 请根据附表7资料考虑以下问题。

（1）若比较两个年龄组儿童四种疾病的发病率，应绘制什么图？

（2）若比较两个年龄组儿童四种疾病的疾病构成情况，应绘制什么图？

附表 7　某年某地两个年龄组四种疾病发病情况

病 种	0～4 岁组			10～14 岁组		
	例数	构成比/%	发病率/‰	例数	构成比/%	发病率/‰
百日咳	80	16	4.0	60	32	1.5
麻 疹	320	64	16.0	48	25	1.2
猩红热	60	12	3.0	45	24	1.1
白 喉	40	8	2.0	36	19	0.9

4. 请按照绘制统计表的要求，指出附表8所存在的问题，并进行修改。

附表 8　某药治疗某病疗效观察

效果	有 效						无 效	
	小 计		近期痊愈		好 转			
	例	%	例	%	例	%	例	%
184	150	81.5	88	47.8	62	33.7	34	18.5

实习五　数值变量资料的统计描述

【目的要求】

通过计算练习，要求学生能独立完成数值变量资料的统计指标计算，加深对所学内容的理解。

【实习内容】

（一）单选题

1. 医学中确定参考值范围时应注意（　　）
   A. 正态分布资料不能用均数标准差法
   B. 正态分布资料不能用百分位数法
   C. 偏态分布资料不能用均数标准差法
   D. 以上都不对

2. 以组距为 5，如下划分组段何者正确（　　）
   A. 0～，5～，10～，…
   B. 0～4，5～9，10～，…
   C. 0～5，5～10，10～15，…
   D. ～5，～10，～15，…

3. 不属于常用平均数的是（　　）
   A. 均数　　　　　　B. 几何均数　　　　　C. 中位数　　　　　D. 全距

4. 不属于变异指标的是（　　）
   A. 全距　　　　　　B. 标准差　　　　　　C. 变异系数　　　　D. 中位数

5. 均数与标准差适用于（　　）
   A. 正态分布的资料　B. 不对称分布　　　　C. 正偏态分布　　　D. 负偏态分布

6. 均数和标准差的关系是（　　）
   A. $\bar{x}$ 越大，s 越大
   B. $\bar{x}$ 越大，s 越小
   C. s 越大，$\bar{x}$ 对各变量值的代表性越好
   D. s 越小，$\bar{x}$ 对各变量值的代表性越好

7. 正态分布是以（　　）
   A. 标准差为中心的频数分布
   B. t 值为中心的频数分布
   C. 组距为中心的频数分布
   D. 均数为中心的频数分布

8. 一组变量值，其大小分别为 10、12、9、7、11、39，其中位数是（　　）
   A. 9　　　　　　　　B. 7　　　　　　　　C. 10.5　　　　　　D. 11

9. 正常成年男子的血铅含量系偏态分布资料，经对数变换后呈正态分布。欲描述血铅的平均水平宜用（　　）
   A. 原始数据的算术均数
   B. 原始数据的几何均数
   C. 原始数据的中位数
   D. 原始数据的标准差

10. 从一个数值变量资料的总体中抽样，产生抽样误差的原因是（　　）
    A. 总体中的个体值存在差别
    B. 总体均数不等于零
    C. 样本中的个体值存在差别
    D. 样本均数不等于零

11. 偏态分布数值资料，对数变换后，分布仍呈偏态。描述数据的集中趋势宜用（　　）
    A. 算术均数　　　　B. 几何均数　　　　　C. 中位数　　　　　D. 标准差

12. 比较身高与体重的变异程度，适宜的指标是（　　）
    A. 极差　　　　　　B. 标准差　　　　　　C. 方差　　　　　　D. 变异系数

13. 血清学滴度资料最常计算何种平均数（　　）

    A. 算术均数　　　　　B. 中位数　　　　　　C. 几何均数　　　　　D. 全距

14. 来自同一正态分布总体的两个样本中，何者表示样本均数估计总体均数时更可靠
（　　）

    A. s　　　　　　　　B. $s_{\bar{x}}$　　　　　　　C. CV　　　　　　　D. s^2

15. 要评价某市一名 8 岁女孩的身高是否偏高或偏矮，应选用的统计方法是（　　）

    A. 作身高差别的假设检验来评价

    B. 用该市 8 岁女孩身高的 95% 或 99% 正常值范围来评价

    C. 不能作评价

    D. 以上都不是

16. 设同一组 7 岁男童身高的均数是 110cm，标准差是 5cm，体重的均数是 25kg，标准差是 3kg，则比较二者变异程度的结论为（　　）

    A. 身高的变异程度小于体重的变异程度

    B. 身高的变异程度等于体重的变异程度

    C. 身高的变异程度大于体重的变异程度

    D. 身高的变异程度与体重的变异程度之比为 5∶3

二、计算分析题

1. 某市 100 名 7 岁男童的坐高（cm）如下：

63.8、64.5、66.8、66.5、66.3、68.3、67.2、68.0、67.9、69.7

63.2、64.6、64.8、66.2、68.0、66.7、67.4、68.6、66.8、66.9

63.2、61.1、65.0、65.0、66.4、69.1、66.8、66.4、67.5、68.1

69.7、62.5、64.3、66.3、66.6、67.9、65.9、67.9、65.9、69.8

71.1、70.1、64.9、66.1、67.3、66.8、65.0、65.7、68.4、67.6

69.5、67.5、62.4、62.6、66.5、67.2、64.5、65.7、67.0、65.1

70.0、69.6、64.7、65.8、64.2、67.3、66.0、67.2、70.2

68.0、68.2、63.2、64.6、64.2、64.5、65.9、66.6、69.2、71.2

68.3、70.8、65.3、64.2、68.0、66.7、65.6、66.8、67.9、67.6

70.4、68.4、64.3、66.0、67.3、65.6、66.0、66.9、67.4、68.5

（1）编制其频数分布表并绘制直方图，简述其分布特征。

（2）计算中位数、均数、几何均数，用何者表示这组数据的集中趋势为好。

（3）计算极差、四分位数间距、标准差，用何者表示这组数据的离散趋势为好。

2. 今有产道血肿患者 64 例，发现产道血肿时间见附表 9，试求 $\bar{x}$ 和 M，以说明其发生时间，你认为用何种指标较为合适，为什么？

附表 9　某地某年产道血肿患者分布

产后时间/h	例　　数
0～	28
2～	20
4～	7
6～	6
8～	2
10～	1
合　　计	64

3.用玫瑰花结形成试验检查13名流行性出血热患者的抗体滴度，结果分别为1：20、1：20、1：80、1：80、1：320、1：320、1：320、1：160、1：160、1：80、1：80、1：40、1：40，求平均滴度。

实习六　数值变量资料的统计推断

【目的要求】
根据资料的类型选择合适的t检验方法，并做出合乎科学的结论。

【实习内容】

（一）单选题

1.t检验结果，$t=1.5$，可认为（　　　）
　A.两总体均数的差别无显著性　　　　B.两总体均数的差别有显著性
　C.两样本均数的差别无显著性　　　　D.两样本均数的差别有显著性

2.$t<t_{0.05,\nu}$，统计上认为（　　　）
　A.两总体均数的差别无显著性　　　　B.两样本均数的差别无显著性
　C.两总体均数的差别有显著性　　　　D.两样本均数的差别有显著性

3.配对t检验和成组t检验相比（　　　）
　A.更不容易获"差别有显著性"之结论　B.更不容易发觉两总体均数间存在的差别
　C.统计检验效率更高
　D.不论在什么条件下都不能有同样的统计检验效率

4.t分布曲线和标准正态曲线比较（　　　）
　A.中心位置平移　　　　　　　　　　B.分布曲线陡峭一些
　C.分布曲线平坦一些　　　　　　　　D.两尾部翘得低一些

5.由两样本均数的差别推断两总体均数的差别，所谓差别有显著性是指（　　　）
　A.两总体均数不等　　　　　　　　　B.两样本均数不等
　C.两样本均数和两总体均数都不等　　D.其中一个样本均数和总体均数不等

6.两样本均数比较，经t检验，差别有显著性，P越小，则（　　　）
　A.两样本均数差别越大　　　　　　　B.两总体均数差别越大
　C.越有理由认为两总体均数不同　　　D.越有理由认为两样本均数不同

7.两组数据作均数差别的t检验，要求数据分布似正态，还要求（　　　）
　A.两组数据均数相近，方差相近　　　B.两组数据均数相近
　C.两组数据总体方差相近　　　　　　D.两组数据样本方差相近

8.进行显著性检验时，若两组差异无显著性意义时，其P值（　　　）
　A.>0.01　　　　　　　　　　　　B.<0.01
　C.>0.05　　　　　　　　　　　　D.<0.05

9.在抽样研究中，当样本例数逐渐增多时（　　　）
　A.标准误逐渐加大　　　　　　　　　B.标准差逐渐加大
　C.标准差逐渐减小　　　　　　　　　D.标准误逐渐减小

10.统计推断的内容（　　　）

A. 是用样本指标估计相应的总体指标　　B. 是检验统计上的"假设"

C. 估计正常值范围　　　　　　　　　　D. A、B 均是

11. 进行两个样本均数差别的 u 检验时，要求（　　）

A. 两组数据均数相近　　　　　　　　　B. 两样本所属总体的方差必须相等

C. 两样本必须来自正态分布总体　　　　D. 两样本含量要足够大

12. 要减小抽样误差，最切实可行的方法是（　　）

A. 适当增加观察例数　　　　　　　　　B. 控制个体变异

C. 严格挑选观察对象　　　　　　　　　D. 考察总体中每一个个体

13. 完全随机设计的两样本均数比较，其无效假设可以是（　　）

A. $\mu_1 = \mu_2$　　　　　　　　　　　B. $\overline{x}_1 = \overline{x}_2$

C. $\mu_1 \neq \mu_2$　　　　　　　　　　　D. $\overline{x}_1 \neq \overline{x}_2$

14. 12 名妇女分别用两种测量肺活量的仪器测量最大呼气率（L/min），比较两种方法检测结果有无差别，可进行（　　）

A. 成组设计 u 检验　　　　　　　　　B. 成组设计 t 检验

C. 配对设计 u 检验　　　　　　　　　D. 配对设计 t 检验

15. 两样本均数比较时，$H_0: \mu_1 = \mu_2$，则（　　）

A. 拒绝 H_0，即所谓相差显著，可理解为 μ_1 与 μ_2 相差很大

B. 拒绝 H_0，即所谓相差显著，可理解为差别有显著的（重要的）价值

C. 不拒绝 H_0，即所谓相差不显著，可理解为 μ_1 与 μ_2 相差不大

D. 不拒绝 H_0，即所谓相差不显著，可理解为 μ_1 与 μ_2 一定相等

16. 总体均数 99% 的可信区间为（　　）

A. $\overline{x} \pm 1.96s$　　　　　　　　　B. $\overline{x} \pm 1.96s_{\overline{x}}$

C. $\overline{x} \pm t_{0.05, \nu} s_{\overline{x}}$　　　　　　　D. $\overline{x} \pm t_{0.01, \nu} s_{\overline{x}}$

17. 正态曲线下，从 $\overline{x} \pm 1.96s$ 范围的面积占总面积的（　　）

A. 50%　　　　　B. 68.17%　　　　　C. 90%　　　　　D. 95%

（二）计算分析题

1. 某医院对 9 例慢性肾衰竭尿毒症期患者采用饮食调节治疗，治疗前后血尿素氮（mmol/L），见附表 10。

附表 10　9 例慢性肾衰竭尿毒期患者治疗前后血尿素氮（mmol/L）

编号	1	2	3	4	5	6	7	8	9
治疗前	39	42	38	38	36	43	35	37	41
治疗后	33	35	39	39	30	34	31	32	34

（1）慢性肾衰竭尿毒症期实施饮食调节治疗是否有效？

（2）同样治疗后比治疗前血肌酐平均减少 $140.56\mu mol/L$，并算得 $t = 3.2$，问饮食调节是否对患者血肌酐有影响？

2. 已知某地 120 名正常成人脉搏均数为 73.2 次/分，标准差为 8.1 次/分，试估计该地正常成人脉搏总体均数的 95% 可信区间。

3. 某院护理由在实施亚低温治疗重型颅脑损伤过程中，密切观察患者颅内压变化情况，结果见附表 11，问两组患者颅内压变化有无不同？

附表 11　两种治疗方法治疗效果比较

治疗组	例数	伤后第 7 天颅内压/kPa
亚低温组	90	2.52 ± 0.2
常温	100	3.75 ± 0.3

4.某地区 1999 年测定了 30 岁以上正常人与冠心病患者的血清总胆固醇含量，资料见附表 12。试检验正常人与冠心病患者血清总胆固醇含量的差别有无显著性。

附表 12　正常人与冠心病患者血清总胆固醇（mmol/L）含量

组别	测定人数	均数	标准差	标准误
正常人	56	4.67	0.88	0.12
冠心病患者	142	5.78	1.18	0.10

实习七　分类变量资料的统计描述

【目的要求】
比较率与构成比，能够对资料的率与构成比进行统计分析。

【实习内容】

（一）单选题

1.某医院的资料，计算了各种疾病所占的比例，该指标为（　　）
　　A.发病率　　　　　　B.构成比　　　　　C.标化发病率　　　D.相对比

2.相对比所具有的特点是（　　）
　　A.各相对比的和为 100％　　　　　　B.一定大于 100％
　　C.可以大于也可以小于 100％　　　　D.以上都正确

3.下列哪一指标为相对比（　　）
　　A.均数　　　　　　　B.中位数　　　　　C.变异系数　　　　D.标准差

4.男性肺癌发病率是女性的 10 倍，该指标为（　　）
　　A.相对比　　　　　　B.构成比　　　　　C.流行率　　　　　D.标化流行率

5.欲比较两地肝癌的死亡率时，对两个率（　　）
　　A.应该对年龄和性别均进行标准化　　　B.应该对年龄进行标准化
　　C.应该对性别进行标准化　　　　　　　D.不需标准化，可直接进行比较

6.两地某病发病率比较时（　　）
　　A.要考虑性别构成的影响，不必考虑年龄构成的影响
　　B.要考虑年龄构成的影响，不必考虑性别构成的影响
　　C.不必考虑年龄、性别构成的影响
　　D.要同时考虑年龄、性别构成的影响

7.计算麻疹疫苗接种后血清检查的阳性率，分母为（　　）
　　A.麻疹易感儿人数　　　　　　　　　　B.麻疹患儿人数
　　C.麻疹疫苗接种人数　　　　　　　　　D.麻疹疫苗接种后的阳转人数

8.四个样本率作比较 $\chi^2 > \chi^2_{0.01(3)}$，可认为（　　）

A. 各总体率不等或不全相等 　　　　　B. 各总体率均不相等

C. 各总体率均相等 　　　　　　　　　D. 各样本率不等或不全相等

9. 计算相对数的目的是（　　　）

　　A. 为了表示实际水平 　　　　　　　B. 为了表示相对水平

　　C. 为了表示绝对水平 　　　　　　　D. 为了便于比较

10. 相对数使用时应注意以下各点，除了（　　　）

　　A. 分母不宜过小 　　　　　　　　　B. 不要把构成比当成率来分析

　　C. 可比性 　　　　　　　　　　　　D. 比较时应作假设检验

11. 某种职业病检出率为（　　　）

　　A. 实有患者数/受检人数×100% 　　　B. 检出患者数/在册人数×100%

　　C. 实存患者数/在册人数×100% 　　　D. 检出人数/受检人数×100%

12. 在使用相对数时，容易犯的错误是（　　　）

　　A. 把构成比作率看待 　　　　　　　B. 把构成比作相对比看待

　　C. 把率作构成比看待 　　　　　　　D. 把率作相对比看待

13. 某地某年肝炎患者数占同年传染病患者数的10.1%，这是什么指标（　　　）

　　A. 时点患病率 　　　B. 构成比 　　　C. 发病率 　　　D. 相对比

14. 计算某地某年肺炎发病率，其分母应为（　　　）

　　A. 该地体检人数 　　　　　　　　　B. 该地年平均就诊人数

　　C. 该地年平均人口数 　　　　　　　D. 该地平均患者人数

15. 一种新的治疗方法可以延长生命，但不能治愈其病，则发生下列情况（　　　）

　　A. 该病患病率将增加 　　　　　　　B. 该病患病率将减少

　　C. 该病发病率将增加 　　　　　　　D. 该病发病率将减少

16. 经调查得知甲乙两地的冠心病粗死亡率同为40/万，按年龄构成标化后，甲地冠心病标化死亡率为45/万，乙地为38/万，因此可认为（　　　）

　　A. 甲地年龄别人口构成较乙地年轻 　　B. 乙地年龄别人口构成较甲地年轻

　　C. 甲地冠心病的诊断较乙地准确 　　　D. 乙地冠心病的诊断较甲地准确

（二）计算分析题

1. 某地某年肿瘤普查资料整理见附表13。根据资料：

（1）将附表13各项目填写完整。

（2）分析讨论哪个年龄组最易患肿瘤？哪个年龄组患者最多？

附表 13　某地某年肿瘤普查资料

年龄/岁	人口数	肿瘤患者数	构成比/%	患病率/(1/万)
0～	633000	19		
30～	570000	71		
40～	374000	486		
50～	143000	574		
60～	30250	242		
合计	1750250	1492		

2. 抽样调查某单位2839名职工高血压，结果见附表14，据此认为：①该企业单位高血压患病率为8%，并随年龄递增，其中40岁以上患者占全部病例的90.8%，60岁以上者患病率为100%；②高血压与性别有关男性为10.2%，女性为4.5%，男性明显高于女性。以上分析是否妥当？为什么？

年龄组	男性			女性		
	受检人数	病例数	发病率/%	受检人数	病例数	发病率/%
20~	388	5	1.5	712	4	0.6
30~	301	4	1.3	142	9	6.3
40~	571	64	12.4	185	27	14.6
50~	576	93	16.2	60	8	13.3
60~	12	12	100.0	1	1	100.0
合计	1739	178	10.2	1100	49	4.5

3. 某研究组调查了城镇 25 岁以上居民的高血压患病率，在北方城镇检查了 8450 人，其中有 976 人被确诊为高血压患者，在南方城镇检查了 10806 人，其中有 1052 人被确诊为高血压患者，计算南方、北方城镇居民的高血压患病率，并进行统计分析。

实习八　分类变量资料的统计推断

【目的要求】

根据资料的类型选择正确的 χ^2 检验方法，并对结果做出合乎科学的判断。

【实习内容】

(一) 单选题

1. 四格表中四个格子基本数字是（　　）
  A. 两个样本率的分子和分母   B. 两个构成比的分子和分母
  C. 两对实测阳性绝对数和阴性绝对数 D. 两对实测数的理论数

2. 四个百分率作比较，有 1 个理论数小于 5，大于 1，其他都大于 5，则（　　）
  A. 只能作校正 χ^2 检验   B. 不能作 χ^2 检验
  C. 作 χ^2 检验不必校正   D. 必须先作合理的合并

3. 四格表 χ^2 检验中，$\chi^2 < \chi^2_{0.05(1)}$（　　）
  A. 可认为两样本率不同   B. 可认为两样本率相同
  C. 可认为两总体率相同   D. 可认为两总体率不同

4. 四格表如有一个实际数为 0（　　）
  A. 就不能作 χ^2 检验   B. 就必须用校正 χ^2 检验
  C. 还不能决定是否可作 χ^2 检验 D. 肯定可作校正 χ^2 检验

5. 两个样本的构成比（实际的数字分别为 25/80 和 60/75）作差别的显著性检验有可比性（　　）
  A. 可作 χ^2 检验   B. 不可作 χ^2 检验
  C. 看不出能否作 χ^2 检验   D. 只能作 χ^2 检验

6. 从甲、乙两文中查到同类研究，均采用四格表 χ^2 检验对两个率进行了比较，甲文 $\chi^2 > \chi^2_{0.05(1)}$，乙文 $\chi^2 > \chi^2_{0.01(1)}$，可认为（　　）
  A. 乙文结果更为可信   B. 两文结果有矛盾
  C. 甲文结果更为可信   D. 两文结果基本一致

7. 四格表 χ^2 检验的自由度是（　　）

A. 0   B. 1   C. 2   D. 4

8. 四格表资料的 χ^2 检验（两样本率的比较），错误的一项为（   ）

    A. χ^2 值为各个格子的理论频数与实际频数之差的平方与理论频数之比的和

    B. χ^2 值为两样本率比较的 u 检验中，检验统计量 u 的平方

    C. χ^2 值越大越有理由认为理论频数与实际频数符合程度不好

    D. 每个格子的理论数与实际数的差相等

9. 行×列表的 χ^2 检验应注意（   ）

    A. 任意格子的理论数若小于 5，则应该用校正公式

    B. 若有 1/5 以上格子的理论数小于 5，则要考虑合理并组

    C. 任一格子的理论数小于 5，就应并组

    D. 若有 1/5 以上格子的理论数小于 5，则应该用校正公式

10. 进行四个样本率比较的 χ^2 检验，如 $\chi^2 > \chi^2_{0.01(3)}$（   ）

    A. 各样本率均不相同   B. 各总体率均不相同

    C. 各总体率不同或不全相同   D. 各样本率不同或不全相同

11. 四格表卡方检验中，$\chi^2 = 5.65$，可认为（   ）

    A. 两样本率不同   B. 两样本率相同

    C. 两总体率不同   D. 两总体率相同

（二）计算分析题

1. 为研究脑外伤综合征患者的心理护理效果，某院 58 例脑外伤后综合征患者随机分为两组，每组 29 例，对照组患者按传统服药，观察组患者在服药的同时予以心理护理，结果整理见附表 15。问对脑外伤后综合征患者进行心理护理是否有效？

附表 15   脑外伤综合征患者的心理护理效果

组别	例数	痊愈数
观察组	29	20
对照组	29	8

2. 某医院为了寻找三效热原灭活剂对注射器去除热原的最有效的洗涤方法，试验了"三效"浸泡后三种不同的洗涤方法对注射器去热原效果，观察结果见附表 16。问三种不同的洗涤方法去热原效果是否相同？

附表 16   三种不同洗涤方法尝试剂检测结果

组别	样品数	阳性数
甲方法	80	12
乙方法	80	7
丙方法	80	0
合计	240	19

3. 某医师用两种疗法治疗脑血管梗死，结果见附表 17。试比较两种疗法的疗效是否不同。

附表 17   两种疗法治疗脑血管梗死效果

疗法	有效	无效	合计	有效率/%
甲疗法	25	6	31	80.65
乙疗法	29	3	32	90.63
合计	54	9	63	85.71

4.有 50 份痰液标本，每份分别接种在甲乙两种培养基中，观察结核杆菌的生长情况，结果见附表 18。试比较两种培养基的效果。

附表 18　两种结核杆菌培养基的培养效果比较

甲培养基	乙培养基		合计
	+	−	
+	23(a)	12(b)	35
−	7(c)	8(d)	15
合计	30	20	50

实习九　流行病学调查案例讨论

【目的要求】

1.掌握疾病暴发流行的调查与处理方法。

2.熟悉甲型肝炎的病因、流行特征、流行因素、临床表现、诊断及预防处理原则。

【实习内容】

(一) 病毒性甲型肝炎暴发疫情

某市发生一起病毒性甲型肝炎暴发疫情。疫情从 12 月 27 日开始，当天市区发生 1 例，次日又发生 3 例。以后疫情急剧上升，仅次年 1 月 15 日一天就发生 102 例。疫情还在继续蔓延，1 月 8 日至 23 日共发生 990 例。

问题：

1.当接到这次疫情报告后，如果派你去现场调查处理，请列出调查的步骤、需要进一步调查的内容和分析项目，拟订调查计划提纲。

2.事先还应做哪些准备工作？

(二) 一般情况简介

该市位于沿海地区，分东、西、南、北四个区和几个郊区。有一条江及其支流穿过该市，东流入海。市区居民大多饮用自来水，沿江居民少数饮用江水。全市人口 404150 人，疫情发生前一年，病毒性肝炎发生率为 29.19/10 万，最近 10 年肝炎年均发病率为 79.31/10 万。

问题：

3.你到达现场后，首先应该做哪些工作（拟订计划）？

(1) 患者的临床表现及血清学检测结果　根据 945 例初诊病例统计，患者多以发热（60.13%）、恶心（69.35%）、食欲下降（81.37%）而起病。随后出现乏力（78.56%）、腹胀（50.04%）、尿色深黄（81.76%）及上腹部不适、肝区疼痛等症状，并伴有肝大、肝区压痛等体征。部分病例初起伴上呼吸道症状。肝功能检查：全部病例谷丙转氨酶均为 40U 以上，其中 200U 以上者占 81.7%。黄疸型病例占 71.21%。

(2) 转归情况　945 例患者中，病后 3~5 个月内谷丙转氨酶恢复正常者占 98.12%。在流行期间，检查市区 21 个发病单位的 1429 人，结果发现黄疸型病例 25 例，无症状而明显肝功能异常的亚临床型病例 50 例，两者比例为 1:2。

(3) 免疫学检查　①血清免疫球蛋白（Ig）：35 例（男 19 例，女 16 例），急性期患者血清 Ig 测定（单向免疫扩散法）结果：IgM 在（270±136）mg/100ml，比 63 名健康对照

组 [(95±10) mg/100ml] 明显提高（$t=8.12$，$P<0.001$），而 IgG 和 IgA 则差异不大。②乙型肝炎抗原抗体系统：945 例急性期患者血清 HbsAg 阳性率为 9.1%。912 例恢复期（病后 2~5 个月）病例与 363 例健康对照组比较，血清 HbsAg、抗-HBc、HbeAg 和抗-HBe 的阳性率，两组间均无统计学差异。

问题：

4. 根据上述临床和血清学资料提供的信息，能否判断此次是甲型肝炎的暴发流行？

5. 还应进一步进行哪些项目的调查研究？

（三）流行特征

（1）时间分布 此次流行前该市肝炎呈散发状态。从 12 月 27 日起开始流行，至次年 5 月 1 日流行基本平息，历时 126 天，共发生肝炎患者 2119 例，发病率为 524.79/10 万；死亡 1 例，病死率为 0.047%。整个流行过程可分为两个阶段：第一阶段历时 35 天（12 月 27 日至次年 1 月 30 日）。发病 1265 例；第二阶段历时 91 天（次年 1 月 31 日至 5 月 1 日），共发病 850 例。另有 6 例发病日期不明。次年 1 月 8 日至 1 月 22 日的 15 天内发病 990 例，构成本次流行的高峰期。

（2）地区分布 全市第一阶段病例的分布如附表 19 所示。全市第二阶段郊区发病率明显上升，达 90.89/10 万，市区则下降至 287.81/10 万，市区、郊区发病率之比由第一阶段的 16.12∶1 下降为 3.17∶1（附表 19）。

附表 19　全市第一阶段病例分布

地区	人口数	病例数	发病率/(1/10 万)	病例百分比/%
南区	87472	661	755.67	52.54
西区	57650	318	551.60	25.28
东区	53390	98	183.55	7.79
北区	44247	119	286.94	9.46
不详	—	9	—	0.71
郊区	161391	53	32.84	4.21
合计	404150	1258	311.27	100.00

（3）年龄、性别分布 男性发病率为 327.06/10 万，女性为 292.50/10 万，男女之比为 1.10∶1，发病年龄最小者为 1 岁零 3 个月，最大者为 70 岁，以青少年为主，25 岁以下者约占 3/4。

（4）职业分布 病例的职业分布与年龄分布相符，以中、小学生占比重最大（42.61%），其次为工人（22.21%）、散居儿童（7.35%）和居民（3.00%）等。

（5）病例在家庭和学校中的分布 市区第一代 1215 例患者的调查结果表明，有病户（1173 户），占市区总户数的 1.69%，其中 1 例/户占发病户的 96.51%，2 例/户占 3.41%，3 例/户占 0.08%。调查市区 24 所中小学，35.10% 的班级有病例出现，其中 1 例/班占发病班级的 71.02%，2 例/班占 20.90%，3 例/班占 8.08%。

问题：

6. 通过上述分布特征的描述，你认为此次是何种类型肝炎的暴发流行？

7. 为了查明此次暴发流行的主要流行因素，下一步应做哪些工作？

（四）流行因素的调查分析

经调查，95% 的第一代患者无肝炎接触史，也无共同注射史。流行高峰前 1 个月，居民饮水及饮食与发病关系的调查资料如下：

（1）河水 病例的河系分布表明，沿河居民的肝炎发病率为 614.65/10 万，非沿河居民为 661.46/10 万（$\chi^2=1.12$，$P>0.05$）。

（2）居民用水种类与肝炎发病的关系　用自来水的居民肝炎发病率为 447.40/10 万，不用自来水的为 468.47/10 万（$\chi^2=0.41$，$P>0.05$）。

（3）蔬菜　本市居民多无生食蔬菜的习惯，调查第一代的 500 例患者，93.69％无生食蔬菜史。

（4）泥蚶　调查第一代 500 例患者，病前 1 个月有明确生食泥蚶史者占 97.2％。据调查，12 月 7～22 日该市从外地调入泥蚶 3010 担，按到达日期分三批供应市场。第一批：783 担，均为甲大队生产，12 月 7～11 日供应南区和西区。第二批：1350 担，其中甲大队产 920 担，其他大队产 430 担，在转运途中混装，于 12 月 14～16 日供应东区、北区和西区、南区部分街道，少量供应集体伙食单位。此外，有 210 担在本地养殖场放养。第三批：877 担，其中甲大队产 310 担，其他大队产 567 担，在转运途中混装，于 12 月 17～20 日供应郊区及市区集体伙食单位。此外，有 210 担在本地养殖场放养。

市区按户定量、郊区不定量供应。该市居民素有生食小水产品的习惯，传统食用泥蚶的方法是将其洗净，然后在沸水中氽后生食，有的直接用酱油或黄酒浸渍后生食。

问题：

8.调查至此，能否得出本次暴发流行因素的假说？

9.若进一步调查，还需要调查哪些内容？

（五）肝炎暴发流行因素的进一步调查

（1）暴露人口的发病率　调查市区中、小学生 21721 人，食用与不食用泥蚶的肝炎发病率（第一代患者）比较见附表 20。另外调查驻军 11 个伙食单位，暴发前即 12 月未供应泥蚶，这些单位无肝炎病例发生，而市区同龄人群肝炎发病率为 427.35/10 万。

（2）泥蚶供应量与发病率的关系　由于各地区供应量不同，将供应泥蚶量折算为每百人所得泥蚶供应量，则各供应点居民肝炎发病率随泥蚶供应量的多少而变动，计算等级相关系数为 $r=0.96$。

附表 20　市区中、小学生食用泥蚶情况与肝炎发病率的比较

组别		调查人数	病例数	发病率/(1/10 万)	显著性检验
高中	食用	4946	56	1132.23	$P<0.001$
	不食用	2566	0	0	
初中	食用	8915	126	1413.35	$P<0.001$
	不食用	3890	8	205.66	
小学	食用	1079	33	3058.39	$P<0.001$
	不食用	325	0	0	
合计	食用	14940	215	1439.09	$P<0.001$
	不食用	6781	8	117.98	

（3）泥蚶产、运、销三个环节的卫生学调查　供应该市的泥蚶产地为濒临某海湾的养殖场。调查发现村民集中居住在一个村庄，村民住房离养殖场约 100m，地势明显向养殖场倾斜。该村厕所为露天蹲坑式，粪肥未经无害化处理。12 月份该地区发现有肝炎症状和体征的患者有 10 例，经肝功能检查确诊为肝炎，但未采取隔离消毒措施。

问题：

10.根据上述调查资料，你认为此次肝炎暴发流行的主要原因是什么？请说明理由。

11.如何预防此类事件的发生？

实习十 突发公共卫生事件案例讨论

【目的要求】

1. 掌握突发公共卫生事件的概念、特征。
2. 熟悉突发公共卫生事件的分级与应急处理。
3. 能够初步参与应对突发公共卫生事件处理。

【实习内容】

当地时间，2012 年 7 月 10 日，乌干达西部基巴莱区发现确诊埃博拉出血热患者三例，患者出现呕吐、腹泻、内出血和外出血等症状，随后又有多名患者被确诊为埃博拉出血热，疫情迅速蔓延。埃博拉出血热是一种严重的传染性疾病，埃博拉可通过与患者体液直接接触，或与患者皮肤、黏膜等接触而传染，目前尚无特效药。为有效控制疫情的发展，该地区立即采取隔离措施并上报当地卫生行政主管部门。经调查发现，此次埃博拉出血热的原发病例为基巴莱区的一个家庭。乌干达卫生部 7 月 29 日向世界卫生组织通报该国暴发埃博拉出血热疫情，已发现 20 起病例，导致 15 人死亡。之后，埃博拉病毒以惊人速度肆虐到西非几内亚、利比里亚、塞拉利昂等多个国家。为有效控制疫情，各国迅速采取措施，加强监测，尽早发现病例并进行接触者追踪；采用隔离护理做法并且在有监督的情况下进行安全埋葬，加强感染预防和控制工作，包括隔离设施的病例管理；加强卫生保健机构的标准预防措施以及在国家和社区层面强化沟通干预。截至 2014 年 8 月 28 日，世界卫生组织新通报说，埃博拉疫情继续肆虐，在几内亚、利比里亚、塞拉利昂和尼日利亚已经有 3069 人感染，其中 1552 人死亡，疫情的发展给当地带了严重的人员伤亡和经济财产损失，影响当地经济和社会的发展。

问题：

1. 该事件是否属于突发公共卫生事件，有何特征？
2. 简述突发公共卫生事件的主要危害。
3. 简述突发公共卫生事件的应急处理措施。

附录 2　教学大纲

一、概述

（一）课程性质

现代医学是由基础医学、临床医学、预防医学、保健医学、康复医学等组成的完整体系。世界卫生组织依据全球卫生服务需求趋势，提出社区卫生服务的发展方向，社区卫生服务工作的核心是预防保健。《预防医学》是以预防医学为主要内容的应用型学科，是体现"预防为主、为人民健康服务"卫生工作方针的重要学科，是顺应国家卫生体制改革需求、培养护生能动员社会力量，利用社会资源，开展个人、家庭、社区卫生服务能力的必修课。

预防医学是研究人群与环境之间的关系，根据影响健康的因素，采取综合性的预防保健措施，以达到防制疾病、增进健康，提高人群生命质量目的的科学。它的任务是使学生树立预防为主的观念、群体的观念和对比的观念，掌握预防医学的基本理论、基本方法和基本技能，并能够理论联系实际，在护理实践中开展相应的工作。

（二）课程基本理念

本课程内容可概括为四个模块，即绪论、环境与健康、调查研究的基本方法、疾病预防与控制四个方面，在教学过程中，要关注学生学习的全过程；要突出护理专业特点、突出大卫生观、突出理实一体化。要认真贯彻理论联系实际和启发式教学原则，通过课堂讲授，讨论练习，参观实习，社区实践等手段，实现课程目标。教学效果的评价主要通过学生主动学习的态度、单元测验、阶段考核、提问、实习报告、社区实践等手段。

（三）课程设计思路

本课程对五年一贯制学生放在第五学期开设，对三年专科学生放在第三学期开设，教学时数为76学时（理论教学56学时，实践教学20学时）。课程设计思路及其课时分配如附表21。

附表21　课程设计思路及其课时分配

单　元	学　时		
	理　论	实　践	合　计
第一章　绪论	2	—	2
第二章　环境与健康	2	2	4
第三章　生活环境与健康	4	—	4
第四章　职业环境与健康	4	2	6
第五章　食物与健康	6	2	8
第六章　社会环境与健康	2	—	2
第七章　卫生统计学方法	14	10	24
第八章　流行病学方法	10	2	12
第九章　疾病预防的策略与措施	2	—	2
第十章　常见疾病的预防与控制	4	—	4
第十一章　临床预防服务的实施	2	—	2
第十二章　伤害的预防与控制	2	—	2
第十三章　突发公共卫生事件与应急处理	2	2	4
合　计	56	20	76

二、课程目标

（一）知识目标

1.掌握预防医学的基本概念、环境因素对健康的影响以及控制方法。

2.掌握流行病学和卫生统计方法的基本理论和基本方法。

3.掌握三级预防原则和常见疾病的防制要点。

4.熟悉环境卫生、食品卫生、职业卫生的基本知识及基本要求。

（二）技能目标

1.能应用流行病学调查和卫生统计的基本方法，对社区、家庭进行调查，描述人群的健康状况，并进行分析、作出评价。

2.能应用健康教育的基本技能和行为干预方法，在医院、社区进行健康教育活动和常见疾病的防治。

3.能初步运用预防医学基本技能和方法，向个体、家庭、社区提供健康指导。

（三）素质目标

1.树立预防为主、防治结合和群体预防观念，并在护理工作中加以贯彻执行。

2.通过实践，培养理论联系实际，严谨求实的科学态度和团队协作精神。

3.加强职业道德观念，培养创新意识。具有团结协作、组织管理能力和较强的文字表达能力。

三、课程标准

依据高职高专护理专业的培养目标，按照"拓宽基础、强化能力、注重应用"的原则，确定教学要求。

模块一：绪论（2学时）

知识目标：掌握预防医学、循证医学的概念和三级预防策略。

技能目标：初步树立预防为主的观念，学会运用现代健康观、循证医学在预防决策中的运用。

1.掌握预防医学的概念及其在医学中的地位；现代健康观及医学模式的转变；循证医学的概念及其在预防决策中的运用三级预防策略；我国卫生工作方针。

2.熟悉预防医学的性质、内容和特点。

3.了解学习预防医学的目的、要求和方法。

模块二：环境与健康（24学时）

知识目标：明确影响健康的环境因素；食品污染和食物中毒的预防措施；熟悉职业性有害因素和常见职业病、地方病。

技能目标：能进行饮水消毒，对食物中毒、职业中毒案例进行分析处理。

（一）环境与健康（4学时）

1.掌握环境、环境污染的概念；环境污染物的来源；环境污染对健康的危害。

2.熟悉健康的概念及其影响健康的因素、健康测量指标。

3.了解健康危险因素及其评价

实习一 个体健康危险因素的评价

（二）生活环境与健康（4学时）

1.掌握空气、水、土壤、地质污染对健康的影响；地方病的概念。

2.熟悉生活饮用水的基本卫生要求；空气、饮用水污染的来源；常见公害病、地方病防制。

3.了解室内空气卫生、空气卫生防护；饮用水的净化与消毒。

（三）职业环境与健康（6学时）

1.掌握职业性有害因素；职业病概念。

2.熟悉矽肺等常见职业病。

3.了解常见职业病防治。

实习二 职业中毒案例讨论

（四）食物与健康（8学时）

1.掌握合理营养、平衡膳食，食品污染、食品添加剂和食物中毒的概念；食物中毒的分类和特点。

2.熟悉常见病营养指导，食物中毒调查处理和预防措施。

3.了解食品污染来源、污染方式、影响因素和预防措施。

实习三 食物中毒案例讨论

（五）社会环境与健康（2学时）

了解社会因素、社会心理因素、行为生活方式与健康的关系及对健康的影响。

模块三：调查研究的基本方法（36学时）

知识目标：掌握统计中的几个基本概念、数值变量资料和分类变量资料的统计描述，统计图表的制作，熟悉数值变量资料和分类变量资料的统计推断。

掌握流行病学的定义，流行病学研究的基本方法和步骤，描述疾病的分布的常用指标，现况研究、普查、抽样调查的概念。

技能目标：能够根据资料的类型，选择相应的统计方法进行资料的分析，会应用统计表和统计图表达统计结果。

能初步进行社区人群健康状况和疾病状况的调查，正确计算描述的人群健康状况和疾病状况常用指标并作出评价。

（一）卫生统计方法（24学时）

1.掌握卫生统计的基本概念。

2.掌握集中趋势指标和离散趋势指标的意义、种类、计算方法和应用。

3.掌握相对数的意义、计算和注意事项。

4.掌握统计图表的绘制和应用。

5.理解 t 检验和 χ^2 检验。

实习四 统计图和统计表的绘制

实习五 数值变量资料的统计描述

实习六 数值变量资料的统计推断

实习七　分类变量资料的统计描述

实习八　分类变量资料的统计推断

（二）流行病学方法（12 学时）

1.掌握流行病学的概念，流行病学研究的基本方法和步骤，描述疾病的分布的常用指标，现况研究、普查、抽样调查的概念。

2.熟悉疾病的三间分布，病例对照研究、实验流行病学方法相关内容。

3.了解个案调查、暴发调查、队列研究相关内容。

4.能初步进行或参与社区人群健康状况和疾病状况的调查，正确地进行人群健康状况和疾病状况资料的收集、整理和评价。

实习九　流行病学调查案例讨论

模块四：疾病预防与控制（14 学时）

知识目标：掌握突发公共卫生事件的概念以及社区常见疾病的防制措施。

技能目标：能初步实践社区卫生服务的基本工作。

（一）疾病预防的策略与措施（2 学时）

1.掌握健康教育与健康促进的概念、形式和任务。

2.熟悉全球卫生策略的概念，初级保健的概念、任务。

3.了解我国公共卫生事业的发展与面临的挑战。

（二）常见疾病的预防与控制（4 学时）

1.掌握糖尿病的主要危险因素和预防控制措施，传染病的主要预防控制措施。

2.熟悉心脑血管疾病、恶性肿瘤、慢性阻塞性肺疾病的主要危险因素和预防控制措施。

3.了解恶性肿瘤的流行特征。

（三）临床预防服务的实施（2 学时）

1.掌握临床预防服务的概念、意义、内容及其实施原则。

2.熟悉健康咨询、疾病筛查、免疫接种和化学预防实施。

（四）伤害的预防与控制（2 学时）

1.掌握伤害的概念、分类及其流行病学特征。

2.熟悉伤害的预防策略与措施。

3.了解机动车伤害、意外跌落、意外中毒和自杀的预防与控制。

（五）突发公共卫生事件的应急处理（4 学时）

1.掌握突发公共卫生事件的概念与类型、应急处理。

2.熟悉突发公共卫生事件的分级与特点。

3.能够初步参与应对突发公共卫生事件。

实习十　突发公共卫生事件案例讨论

四、实施建议

（一）编写建议

教材编写必须遵循六个原则：教育性原则、学生为本原则、科学性原则、实践性原则、综合性原则、开放性原则。

① 教材编写应根据学生的基础知识水平确定教材深度，并注重教材内容的衔接。要注

意实用性和实践性。

② 根据学科发展现状和用人单位需求确定教材内容，注重新知识新技术的引入，及时对原版教材内容进行更新。

③ 在教材内容的呈现方式上，充分发挥文字、音像、多媒体等各种形式的综合作用，努力使静态教材变为动态教材。

④ 要多从学生的角度考虑教材的编写方法，考虑学生对教材的感受。

⑤ 建立理论课到实习课一体化的教材编写观念，充分考虑教材对实践的指导性和实用性。

⑥ 积极探讨行为导向法等新方法编写教材，改变传统的教材编写方法。

（二）教学建议

① 坚持理论联系实际，本课程安排在第五学期教学和两周社区教学实习，要注意学用结合。

② 能力的培养应贯穿于课程教学的全过程。鼓励学生独立思考，引导学生自主探索、合作交流。采用"行动为载体"的教学模式，用任务驱动、项目教学、案例教学、角色扮演等方法，让学生"动"起来。

③ 面向全体学生，贯彻因材施教。鼓励采用研究性学习、自主性学习、小组合作学习等方法。

④ 以学生为主体，采用启发式教学，激发学生学习的积极性。

⑤ 注意本课程与基础学科、临床学科的联系。

⑥ 重视学生学习方法的指导，预习与复习相结合。

⑦ 教学中应充分考虑计算机技术的应用，如函数计算器和电脑的运用。

⑧ 重视实践教学环节，加强练习课、实验课操作，并重视现场实验教学效果。

（三）评价建议

① 评价内容：知识评价与能力评价相结合。

② 基本方法：形成性评价（课堂提问、个别答疑、阶段考查、实习报告等）与期中（末）考试和社区教学实习出科考核相结合。

（四）课程资料的开发与利用建议

为方便学生自学，可编写配套的学习指导，配备学习光盘课件，供教师、学生教学所用，激发学生的学习兴趣，提高教学质量。

五、其他说明

① 本教学大纲应用高职高专护理专业学生。

② 考核要求：形成性评价（课堂提问、阶段测验、实习报告）与期中（末）考试（闭卷）和社区教学实践考核相结合。

能力测试题

第一章 绪 论

一、选择题

1. 预防医学的主要研究对象是（   ）

    A. 个体　　　　　　　B. 健康人　　　　　　C. 亚健康人

    D. 患者　　　　　　　E. 确定的群体

2. 预防医学是（   ）

    A. 独立于医学以外的学科　B. 预防系列为主的学科

    C. 医学的基础学科　　　　D. 又综合又独立的学科

    E. 医学的一门应用学科

3. 生态健康模式是（   ）

    A. 环境-健康　　　　　　B. 环境-人群　　　　C. 环境-生物

    D. 环境-生物-健康　　　　E. 环境-人群-健康

4. 预防医学经历了（   ）阶段

    A. 个体预防—群体预防—预防医学

    B. 个体预防—群体预防—生态大众健康

    C. 个体预防—群体预防—社区医学

    D. 个体预防—群体预防—全球（人类）预防

    E. 群体预防—大卫生观—社会医学

5. 在疾病三级预防中，健康促进的重点在（   ）

    A. 第一级预防甚至更早阶段　　　B. 第二级预防

    C. 第三级预防　　　　　　　　　D. 第一预防和第二级预防

    E. 第二预防和第三级预防

6. 以下哪一项不是预防医学有别于临床医学的特点（   ）

    A. 工作对象包括个体和群体预防医学

    B. 研究重点为环境的特点

    C. 研究方法上注重微观和宏观结合

    D. 具有和临床医学同等的人群健康效益

    E. 预防医学更具有积极的人群健康效益

7. 第一次卫生革命的主要任务是预防（   ）

    A. 急性病　　　　　　B. 慢性病　　　　　　C. 常见病

    D. 传染病　　　　　　E. 血吸虫病

8. 主要应采取第一级预防的疾病是（   ）

A. 糖尿病   B. 心血管疾病   C. 职业病

D. 脑血管疾病   E. 病因不明，难以觉察预料的疾病

9. 生物医学模式的特点应除外（　　　）

A. 承认人的生物属性   B. 承认其社会属性

C. 重视机体的生理活动   D. 忽视心理活动在疾病中的作用

E. 致力于寻找疾病的生理病理变化

10. 现代医学模式是（　　　）

A. 神灵主义医学模式   B. 自然哲学医学模式   C. 机械论医学模式

D. 生物医学模式   E. 生物-心理-社会医学模式

11. 关于我国新时期卫生工作方针的说法欠妥的是（　　　）

A. 预防为主   B. 中西医并重

C. 依靠科技与教育、动员全社会参与

D. 为人民服务   E. 以农村为重点

12. 预防医学贯彻（　　　）的卫生工作方针

A. 预防为主   B. 医疗为主   C. 保健为主

D. 康复为主   E. 教育为主

13. 预防接种属于（　　　）

A. 病因预防   B. 临床前期预防   C. 临床预防

D. 临床后期预防   E. "三早"预防

14. 心理康复属于（　　　）

A. 第一级预防   B. 第二级预防   C. 第三级预防

D. 病因预防   E. 临床前期预防

15. 预防医学主要研究（　　　）

A. 人体预防疾病与治疗疾病的关系

B. 人体内环境与外环境的关系

C. 人群的健康、疾病与环境之间的关系

D. 人体健康与疾病之间的关系

E. 自然环境与社会环境的关系

二、判断题

1. 医学模式是医学观的一种高度的哲学概括。（　　　）

2. 一级预防亦称临床前期预防。（　　　）

3. 生物医学模式过分强调了人类的自然属性和生物学属性。（　　　）

4. 无病就是健康。（　　　）

5. 对病程不可逆转的一些疾病要加强第一级预防。（　　　）

第二章 　环境与健康

选择题

1. 生态平衡是（　　　）

A. 自然的平衡　　　　　　B. 永久的平衡　　　　　　C. 暂时的平衡

D. 动态的平衡　　　　　　E. 静态的平衡

2. 构成环境的要素是（　　　）

A. 生物因素　　　　　　　B. 化学因素　　　　　　　C. 物理因素

D. 社会-心理因素　　　　　E. 以上均是

3. 原生环境可引起（　　　）

A. 地方病　　　　　　　　B. 公害病　　　　　　　　C. 水俣病

D. 痛痛病　　　　　　　　E. 温室效应

4. 生物圈中包括（　　　）

A. 岩石圈　　　　　　　　B. 土壤圈　　　　　　　　C. 水圈

D. 大气圈　　　　　　　　E. 以上均是

5. 生态系统中包括（　　　）

A. 生产者、消费者、有机界和无机界

B. 生产者、消费者、分解者和无机界

C. 生产者、消费者、合成者和无机界

D. 生产者、消费者、分解者和有机界

E. 生产者、合成者、分解者和无机界

6. 对食物链描述不正确的是（　　　）

A. 形成食物链的关键是一种生物为另一种生物的食物

B. 可传递物质和能量

C. 物质和能量沿着食物链可由无机界向有机界转移

D. 物质和能量沿着食物链可由有机界向无机界转移

E. 食物链只传递物质和能量，不传递疾病

7. 吸烟又接触石棉可显著增加肺癌死亡率等，称为（　　　）

A. 双重作用　　　　　　　B. 相加作用　　　　　　　C. 增毒作用

D. 拮抗作用　　　　　　　E. 选择作用

8. 甲基汞作用的靶器官为（　　　）

A. 消化系统　　　　　　　B. 泌尿系统　　　　　　　C. 神经系统

D. 造血系统　　　　　　　E. 骨骼系统

9. 公害病的特点，应除外（　　　）

A. 年龄、性别均无差异　　B. 急性的群发、慢性的散发

C. 病因一般较为明确　　　D. 临床表现相似

E. 不具有法定意义

10. 环境污染对人体健康损害性质的分类的说法，不当的是（　　　）

A. 急性作用　　　　　　　B. 慢性作用　　　　　　　C. 慢性中毒

D. 远期作用　　　　　　　E. 间接效应

11. 1984年，印度博帕尔农药厂发生毒气泄漏事件是由（　　　）引起

A. 有机磷　　　　　　　　B. 氨基酸甲酯　　　　　　C. 异氰酸甲酯

D. 艾氏剂　　　　　　　　E. 氯丹

12. 水俣病是由（　　　）引起

A. 汞　　　　　　　　　　B. 镉　　　　　　　　　　C. 铅

D. 砷　　　　　　　　　　　　E. 铬

13. 痛痛病是由（　　　）引起
　　A. 铅　　　　　　　　B. 汞　　　　　　　　C. 镉
　　D. 锰　　　　　　　　E. 硅

14. 人们由于长期食用受镉污染的食物而引起痛痛病，该食物类最可能是（　　　）
　　A. 水生浮游生物类　　　B. 鱼贝类　　　　　　C. 大米类
　　D. 鸟禽类　　　　　　　E. 畜类

15. 医学界所称的"三致"作用指（　　　）
　　A. 致癌　　　　　　　　B. 致畸　　　　　　　C. 致突变
　　D. 致癌、致畸　　　　　E. 致癌、致畸、致突变

16. 导致生物遗传物质发生突变最重要的因素是（　　　）
　　A. 物理因素　　　　　　B. 化学因素　　　　　C. 生物因素
　　D. 心理因素　　　　　　E. 社会因素

17. 影响健康的较小因素是（　　　）
　　A. 环境因素　　　　　　B. 生活及行为方式　　C. 心理因素
　　D. 医疗卫生服务　　　　E. 遗传因素

18. 根据医生建议，通过个体努力降低危险因素后所计算的年龄是（　　　）
　　A. 实际年龄　　　　　　B. 评价年龄　　　　　C. 增长年龄
　　D. 预期年龄　　　　　　E. 死亡年龄

19. 体重指数（BMI）的正常值是（　　　）
　　A. <18.5　　　　　　　B. 18.5~23.9　　　　 C. 24.0~27.9
　　D. 28.0　　　　　　　　E. >28.0

20. 第二次卫生革命取得胜利，有赖于下列医学模式的成功应用（　　　）
　　A. 神灵主义医学模式　　B. 自然哲学医学模式　C. 机械论医学模式
　　D. 生物医学模式　　　　E. 生物-心理-社会医学模式

21. 健康危险因素应除外（　　　）
　　A. 环境危险因素　　　　B. 行为危险因素　　　C. 生物遗传危险因素
　　D. 医疗服务危险因素　　E. 心理因素

22. 人和环境之间最本质的联系是（　　　）
　　A. 新陈代谢　　　　　　B. 同化作用　　　　　C. 异化作用
　　D. 物理作用　　　　　　E. 化学作用

23. 健康危险因素的特点是（　　　）
　　A. 潜伏期短　　　　　　B. 特异性强　　　　　C. 分散作用
　　D. 潜伏期长、特异性弱、联合作用
　　E. 潜伏期短、特异性强、分散作用

24. 测得某人健康危险分数分别为 0.6，1.0，1.0，1.5，1.0，2.5，1.0，其组合危险分数为（　　　）
　　A. 0.6　　　　　　　　 B. 1.6　　　　　　　 C. 2.6
　　D. 3.6　　　　　　　　 E. 4.6

第三章 生活环境与健康

选择题

1. 大气圈中与人类生命活动关系最密切的大气层是 (　　)
   - A. 平流层
   - B. 对流层
   - C. 逸散层
   - D. 外大气层
   - E. 臭氧层

2. 煤烟型烟雾的主要成分是 (　　)
   - A. SO_3 和 H_2SO_4
   - B. SO_2 和烟尘
   - C. 氮氧化物和碳氢化物
   - D. O_3、过氧乙酰基硝酸酯和醛类
   - E. SO_2 和 NO_2

3. 洛杉矶光化学烟雾污染事件中的二次污染物主要是 (　　)
   - A. 氮氧化物
   - B. 碳氢化合物
   - C. 臭氧
   - D. 过氧乙酰
   - E. 烟尘

4. 酸雨是指降水的 (　　)
   - A. pH<4.5
   - B. pH<5.6
   - C. pH=4.5～4.0
   - D. pH>5.6
   - E. pH>3.6

5. 产生温室效应的气体主要是指 (　　)
   - A. CFCS
   - B. CO
   - C. CO_2
   - D. NO_2
   - E. NO_x

6. 关于酸雨的叙述，错误的是 (　　)
   - A. 酸雨是指 pH 小于 5.6 的降水
   - B. 酸雨使土壤变得贫瘠
   - C. 酸雨可降低土壤中有害重金属的溶解度
   - D. 酸雨可腐蚀建筑物
   - E. 酸雨可使树木枯萎

7. 饮用水消毒的主要目的是为了 (　　)
   - A. 杀灭水中的病原微生物
   - B. 除去水中的有毒物质
   - C. 使水质达到细菌学检验项目的限值
   - D. 降低水中的悬浮物质和胶体物质
   - E. 杀灭水中的所有的微生物

8. 对饮用水进行氯化消毒时，起杀菌作用的主要是 (　　)
   - A. HClO
   - B. Cl^-
   - C. $Ca(ClO)_2$
   - D. ClO^-
   - E. NaCl

9. 我国目前饮用水主要的消毒方法是 (　　)
   - A. 臭氧消毒法
   - B. 氯化消毒法
   - C. 紫外线消毒法
   - D. 超声波消毒法
   - E. 明矾消毒法

10. 水的总硬度以 (　　)/(mg/L) 表示
   - A. CaO
   - B. $MgCO_3$
   - C. $CaCO_3$
   - D. $CaCl_2$
   - E. $Ca(ClO)_2$

11. 下列关于碘缺乏病的流行特征的叙述，错误的是 (　　)
   - A. 山区高于平原
   - B. 内陆高于沿海
   - C. 乡村高于城市
   - D. 青春发育期发病率急剧增加
   - E. 男性高于女性

12. 预防碘缺乏病最根本的措施是（　　）

    A. 食用碘盐　　　　　　B. 供给碘油　　　　　　C. 食用含碘丰富的食品

    D. 增加蛋白质的摄入　　E. 以上均不对

第四章　职业环境与健康

选择题

1. 劳动过程中产生的职业性有害因素是（　　）

    A. 有害气体　　　　　　B. 电离辐射　　　　　　C. 细菌、病毒

    D. 劳动时间过长　　　　E. 照明不良

2. 工业"三废"是指（　　）

    A. 废气　　　　　　　　B. 废水　　　　　　　　C. 废渣

    D. 以上均是　　　　　　E. 以上均不是

3. 引起职业病的直接原因是（　　）

    A. 职业性有害因素　　　B. 职业因素　　　　　　C. 生活因素

    D. 社会因素　　　　　　E. 心理行为因素

4. 2013 年 12 月 23 日，国家卫生和计划生育委员会、安全监管总局、人力资源社会保障部和全国总工会联合组织四部门共同对职业病的分类和目录进行了调整，调整后的法定职业病名单分（　　）

    A. 9 类共 99 种　　　　　B. 9 类共 115 种　　　　C. 10 类共 99 种

    D. 10 类共 115 种　　　　E. 10 类共 132 种

5. 我国当前最常见的职业病种类是（　　）

    A. 职业中毒　　　　　　B. 职业性放射性疾病　　C. 职业性皮肤病

    D. 职业性肿瘤　　　　　E. 职业性耳鼻喉口腔疾病

6. 关于职业病的特点的描述，错误的是（　　）

    A. 病因明确　　　　　　B. 存在剂量-反应关系　　C. 群发性与个案性

    D. 疗效满意　　　　　　E. 发病可以预防

7. 职业病的诊断依据包括（　　）

    A. 职业接触史　　　　　B. 职业环境现场调查

    C. 临床表现及辅助检查　D. A＋B　　　　　　　　E. A＋B＋C

8. 职业病预防的"三同时"原则是（　　）

    A. 同时设计　　　　　　B. 同时施工　　　　　　C. 同时投入生产和使用

    D. A＋B　　　　　　　　E. A＋B＋C

9. 职业病预防采取的综合性措施有（　　）

    A. 技术措施　　　　　　B. 组织措施　　　　　　C. 卫生保健措施

    D. A＋B　　　　　　　　E. A＋B＋C

10. 工作有关疾病的病因应除外（　　）

    A. 职业性有害因素　　　B. 生活因素　　　　　　C. 社会因素

    D. 心理行为因素　　　　E. 职业因素

11. 铅中毒主要累及（　　）

A. 神经系统   B. 消化系统   C. 造血系统

D. 以上均可   E. 以上均非

12. 驱铅治疗的首选药物是（　　　）

    A. 葡萄糖酸钙   B. 依地酸二钠钙   C. 阿托品

    D. 维生素 C   E. 抗生素

13. 急性苯中毒以（　　　）损害为主

    A. 神经系统   B. 消化系统   C. 造血系统

    D. 骨骼系统   E. 心血管系统

14. 慢性苯中毒以（　　　）损害为主

    A. 神经系统   B. 消化系统   C. 造血系统

    D. 骨骼系统   E. 心血管系统

15. 严重的慢性苯中毒患者可以出现（　　　）

    A. 全血细胞减少   B. 再生障碍性贫血   C. 白血病

    D. 以上均可   E. 以上均非

16. 最常见、病情进展最快、危害最严重的尘肺是（　　　）

    A. 矽肺   B. 石棉肺   C. 煤尘肺

    D. 铝尘肺   E. 水泥尘肺

17. 矽肺是由于长期吸入（　　　）粉尘而引起的以肺组织进行性、弥漫性纤维组织增生为主的全身性疾病

    A. 生产性粉尘   B. 二氧化硅   C. 游离二氧化硅

    D. 金属   E. 玻璃

18. 矽肺最常见的并发症是（　　　）

    A. 肺结核   B. 肺部感染   C. 自发性气胸

    D. 肺源性心脏病   E. 支气管哮喘

19. 矽肺 X 线诊断的直接依据是（　　　）

    A. 小阴影和大阴影   B. 肺门改变   C. 肺纹理改变

    D. 胸膜改变   E. 肺气肿改变

第五章　食物与健康

一、选择题

1. 下列属于 n-3 脂肪酸的是（　　　）

    A. α-亚麻酸   B. 亚油酸   C. 油酸

    D. 花生四烯酸   E. 硫酸类肝素

2. 在人体内可转变生成 EPA、DHA 的必需脂肪酸为（　　　）

    A. 油酸   B. 亚油酸   C. 花生四烯酸

    D. α-亚麻酸   E. 月见草油

3. 正常成年人每日胆固醇的摄入量应控制在（　　　）

    A. 100mg 以下   B. 300mg 以下   C. 500mg 以下

    D. 700mg 以下   E. 900mg 以下

4. 合理膳食中脂肪供给量占膳食总能量的比例上限值为 （　　　）
    A. 20%   B. 30%   C. 40%
    D. 50%   E. 60%
5. 下列属于产能营养素的是 （　　　）
    A. 膳食纤维   B. 水   C. 糖类
    D. 维生素   E. 无机盐
6. 1g 糖类体内彻底燃烧产生的能量为 （　　　）
    A. 367kJ   B. 167kJ   C. 293kJ
    D. 236kJ   E. 267kJ
7. EPA、DHA 的良好食物来源是 （　　　）
    A. 深海鱼油   B. 花生油   C. 橄榄油
    D. 豆油   E. 棕榈油
8. 成年人糖类的膳食供给量以占总能量的 （　　　）
    A. 40%～45% 为宜   B. 70%～85% 为宜   C. 50%～65% 为宜
    D. 20%～35% 为宜   E. 30%～45% 为宜
9. 不能被人体消化吸收的糖类是 （　　　）
    A. 淀粉   B. 糊精   C. 纤维素
    D. 单糖   E. 双糖
10. 膳食中优质蛋白质应占膳食蛋白质总量的 （　　　）
    A. 10%～20%   B. 20%～30%   C. 30%～50%
    D. 60%～70%   E. 70%～80%
11. 能够促进钙吸收的糖类是 （　　　）
    A. 麦芽糖   B. 蔗糖   C. 乳糖
    D. 葡萄糖   E. 寡糖
12. 人体内的钙 99% 集中在 （　　　）
    A. 骨骼和牙齿   B. 软组织   C. 细胞外液
    D. 血液   E. 细胞外液
13. 我国成人钙的 AI 值应为 （　　　）
    A. 600mg/d   B. 800mg/d   C. 1000mg/d
    D. 1200mg/d   E. 1400mg/d
14. 参与甲状腺素合成的元素是 （　　　）
    A. 钙   B. 碘   C. 钾
    D. 铁   E. 镁
15. 维生素 B_1 又称为 （　　　）
    A. 核黄素   B. 生物素   C. 硫胺素
    D. 钴胺素   E. 叶黄素
16. 克汀病是由于母亲在妊娠期间缺乏 （　　　）造成的
    A. 硒   B. 铁   C. 锌
    D. 碘   E. 钙
17. 世界卫生组织建议每人每天食盐用量不超过 （　　　）
    A. 3g   B. 6g   C. 9g
    D. 12g   E. 15g
18. 维生素 A 缺乏可引起 （　　　）

A. 眼干燥症   B. 癞皮病   C. 脚气病

D. 皮炎   E. 坏血病

19. 对视觉功能有益的维生素是（   ）

     A. 维生素 A   B. 维生素 C   C. 维生素 D

     D. 维生素 E   E. 维生素 K

20. 不属于维生素 D 缺乏症引起的健康问题是（   ）

     A. 骨软化症   B. 癞皮病   C. 佝偻病

     D. 骨质疏松症   E. 手足搐搦症

21. 下列何项缺乏时可引起脂溢性皮炎（   ）

     A. 维生素 A   B. 维生素 B_1 C. 维生素 B_2

     D. 维生素 C   E. 维生素 K

22. 用棕色瓶装奶是为了防止何种维生素受破坏（   ）

     A. 维生素 A   B. 维生素 C   C. 维生素 D

     D. 维生素 B_2 E. 维生素 K

23. 维生素 C 的良好来源的是（   ）

     A. 谷类   B. 新鲜蔬菜和水果   C. 肉类

     D. 乳类   E. 鱼类

24. 《中国居民膳食指南（2016）》建议健康成年人每人每天的饮水量应达到（   ）

     A. 1000ml   B. 1200ml   C. 1500～1700ml

     D. 2000ml   E. 2500ml

25. 中国居民传统的膳食结构是（   ）

     A. 以动物性食物为主   B. 以植物性食物为主   C. 动植物食物平衡

     D. 以高能量为主   E. 以高维生素为主

26. 《中国居民膳食指南（2016）》的适用对象是（   ）

     A. 有营养性疾病的人群   B. 2 岁以上的中国居民   C. 18 岁以上的中国居民

     D. 全体中国居民   E. 有慢性疾病的人群

27. 对地中海式膳食结构的描述，错误的是（   ）

     A. 饱和脂肪酸摄入较多   B. 橄榄油为主要食用油

     C. 成年人每天喝少量红葡萄酒   D. 吃甜食和红肉较少

     E. 新鲜水果为家常食物

28. 多数欧美发达国家的膳食结构是（   ）

     A. 以植物性食物为主的膳食结构

     B. 以动物性食物为主的膳食结构

     C. 动植物食物平衡的膳食结构   D. 地中海式膳食结构

     E. 日本式膳食结构

29. 容易发生营养缺乏病的膳食模式是（   ）

     A. 日本式   B. 植物性食物为主   C. 动物性食物为主

     D. 地中海式   E. 欧美发达国家式

30. 副溶血性弧菌主要来源于（   ）

     A. 鱼、虾、蟹、贝类食物   B. 谷物类食物   C. 水果类食物

     D. 蔬菜类食物   E. 动物类食物

31. 引起沙门菌属食物中毒的食物主要是（   ）

     A. 剩饭、米糕   B. 奶及奶制品   C. 家庭自制豆制品

D. 肉类及其制品　　　　　E. 海产品

32.肝肾损伤型毒蕈中毒中死亡率最高的是（　　　）

    A. 潜伏期　　　　　　　　B. 胃肠炎期　　　　　　　C. 假愈期

    D. 内脏损害期和精神症状期　　　　　　　　　　　E. 恢复期

33.河豚中毒素含量最多的部位是（　　　）

    A. 肝和卵巢　　　　　　　B. 肝和皮肤　　　　　　　C. 肾

    D. 血液　　　　　　　　　E. 肌肉

34."肠源性青紫症"发生于（　　　）

    A. 含氰苷植物中毒　　　　B. 毒蕈中毒　　　　　　　C. 有机磷农药食物中毒

    D. 亚硝酸盐食物中毒　　　E. 真菌毒素中毒

35.我国引起肉毒毒素中毒主要食品有（　　　）

    A. 豆酱、豆豉、臭豆腐　　B. 蛋类和乳类　　　　　　C. 海鱼、虾贝类

    D. 腊肉、香肠　　　　　　E. 奶及奶制品

36.下列哪项不属于食物中毒的范围（　　　）

    A. 细菌和细菌毒素污染食品　　　　　　　　　　B. 有害化学物品混入食品

    C. 投毒、暴饮暴食、超敏反应

    D. 某些食品由于贮存方法不当，使之产生有毒成分

    E. 有毒动植物性食物中毒

37.食物中毒最常见的类型是（　　　）

    A. 化学性食物中毒　　　　B. 细菌性食物中毒　　　　C. 真菌性食物中毒

    D. 有毒动物性食物中毒　　E. 有毒植物性食物中毒

38.在膳食宝塔的食物分类中，坚果（如花生、核桃等）应归入（　　　）

    A. 底层　　　　　　　　　B. 第二层　　　　　　　　C. 第三层

    D. 第四层　　　　　　　　E. 第五层

二、判断题

1.一般情况下，膳食中热量的80%～90%来自糖类。（　　　）

2.能量的需要量与其能量消耗相一致，一般都是由基础代谢和体力活动所组成。（　　　）

3.脂肪的能量系数是生热营养素中最高的，因此脂肪是能量的最主要来源。（　　　）

4.缺乏必需微量元素，对健康有害，而过多则无害。（　　　）

5.缺乏维生素A可导致夜盲症。（　　　）

6.钙、铁都属于常量元素，锌、硒属于微量元素。（　　　）

7.蔬菜、水果可提供丰富的无机盐和脂溶性维生素。（　　　）

8.合理膳食只要求营养素达到生理需要量。（　　　）

9.平衡膳食是理想的概念，人们根本追求不到。（　　　）

第六章　社会环境与健康

一、选择题

1.哪项不是社会环境的构成要素（　　　）

A. 社会因素   B. 社会心理因素   C. 行为生活方式

D. 医疗卫生服务   E. 空气、水、土壤、阳光

2. A 型性格好发（　　　）

     A. 冠心病   B. 恶性肿瘤   C. 糖尿病

     D. 慢性阻塞性肺疾病   E. 职业病

3. C 型性格好发（　　　）

     A. 冠心病   B. 恶性肿瘤   C. 糖尿病

     D. 慢性阻塞性肺疾病   E. 职业病

4. 有"20 世纪的瘟疫"之称的是（　　　）

     A. 吸烟   B. 药物滥用   C. 艾滋病

     D. 病毒性肝炎   E. 酗酒

5. 哪项不是反映经济发展与健康关系的指标是（　　　）

     A. 人均 GNP   B. 婴儿死亡率   C. 低出生体重率

     D. 平均期望寿命   E. 人均 GDP

6. 当代中国社会阶层研究报告中位于第四阶层的是（　　　）

     A. 专业技术人员阶层   B. 国家与社会管理者阶层   C. 经理人员阶层

     D. 个体工商户阶层   E. 产业工人阶层

二、判断题

1. 社会经济是指社会价值的创造、转化与实现。（　　　）

2. 文化因素对健康的影响可以持续于生命的整个过程，甚至几代人乃至更长的时间。
（　　　）

3. 气质是个性最核心、最本质的心理特征。（　　　）

4. 癌症发生之前，患者大多数有焦虑、失望、抑郁、压抑、愤怒等导致心理紧张状态的
经历。（　　　）

5. 尼古丁是致癌和香烟成瘾的主要因素。（　　　）

6. 酒瘾综合征表现为完全或部分停止饮酒后震颤、一过性的幻觉、癫痫发作和震颤谵
妄。（　　　）

第七章　　卫生统计学方法

选择题

1. 根据研究目的所确定的同质所有观察单位某种变量值的集合，称为（　　　）

     A. 同质   B. 变异   C. 总体

     D. 个体   E. 观察单位

2. 所谓随机，即（　　　）

     A. 随意抽取个体   B. 精心挑选个体

     C. 使得总体中的每个个体具有同样被抽取的机会

     D. 样本量越大越好   E. 根据需要挑选观察单位

3. 抽样误差不可避免的原因是（　　　）

A. 样本含量小　　　　　　B. 个体差异　　　　　　　C. 没有随机抽样

D. 测量误差　　　　　　　E. 人为误差

4. 统计学常将 $P \leqslant 0.05$ 或 $P \leqslant 0.01$ 的事件称（　　　）

A. 必然事件　　　　　　　B. 不可能事件　　　　　　C. 随机事件

D. 小概率事件　　　　　　E. 大概率事件

5. 数值变量资料的特点（　　　）

A. 定量、有单位　　　　　B. 定性、无单位　　　　　C. 定量、无单位

D. 定性、有单位　　　　　E. 与质量、单位无关

6. 描述某地 1975～1980 年间肝炎发病率的变动趋势，宜绘制（　　　）

A. 散点图　　　　　　　　B. 直条图　　　　　　　　C. 构成图

D. 线图　　　　　　　　　E. 直方图

7. 比较甲、乙、丙三地某两种传染病的发病率时，宜绘制（　　　）

A. 散点图　　　　　　　　B. 直条图　　　　　　　　C. 构成图

D. 线图　　　　　　　　　E. 直方图

8. 图示某年某医院门诊患者的年龄分布，宜绘制（　　　）

A. 散点图　　　　　　　　B. 直条图　　　　　　　　C. 构成图

D. 直方图　　　　　　　　E. 线图

9. 某地调查的 500 例恶性肿瘤死者，分别由省、市、县、乡医院最后确诊，现欲说明各级医院确诊比例，宜绘制（　　　）

A. 散点图　　　　　　　　B. 直条图　　　　　　　　C. 构成图

D. 线图　　　　　　　　　E. 直方图

10. 统计表从狭义的概念上讲，指的是（　　　）

A. 一览表　　　　　　　　B. 调查表　　　　　　　　C. 单一表

D. 统计分析表　　　　　　E. 整理表

11. 统计表中线条不应包括（　　　）

A. 顶线　　　　　　　　　B. 对角线　　　　　　　　C. 底线

D. 标目线　　　　　　　　E. 合计线

12. 下列何者概念正确（　　　）

A. 统计表即调查表　　　　B. 统计表即整理表　　　　C. 统计表即分析表

D. 统计表可分为简单表和组合表　　　　　　　　　　E. 统计表即一览表

13. 下列统计图中何者意义相同（　　　）

A. 直方图与直条图　　　　B. 普通线图与半对数图　　C. 圆形图与构成图

D. 直条图与构成比条图　　E. 普通线图与圆形图

14. 要制定某年某地恶性肿瘤男、女年龄别死亡率的统计分析表，则主要标志是（　　　）

A. 年龄别　　　　　　　　B. 性别　　　　　　　　　C. 死亡率

D. 性别、年龄别　　　　　E. 发病率

15. 以组距为 5，如下划分组段何者正确（　　　）

A. 0～，5～，10～，…　　B. 0～4，5～9，10～，…

C. 0～5，5～10，10～15，10～

D. ～5，～10，～15，…　　E. ～0，～5，～10，～15，…

16. 常用平均数如下，除了（　　　）

A. 均数　　　　　　　　　B. 几何均数　　　　　　　C. 中位数

D. 百分位数　　　　　　　E. 全距

17. 变异指标如下，除了（　　　）

　　A. 全距　　　　　　　　B. 标准差　　　　　　　C. 变异系数

　　D. 中位数　　　　　　　E. 四分位数间距

18. 均数与标准差适用于（　　　）

　　A. 正态分布资料　　　　B. 不对称分布资料　　　C. 正偏态分布资料

　　D. 负偏态分布资料　　　E. 偏态分布资料

19. 均数和标准差的关系是（　　　）

　　A. $\overline{x}$ 越大，s 越大　　　　B. $\overline{x}$ 越大，s 越小

　　C. s 越大，$\overline{x}$ 对各变量值的代表性越大

　　D. s 越小，$\overline{x}$ 对各变量值的代表性越大

　　E. s 越小，$\overline{x}$ 对各变量值的代表性越小

20. 正态分布是以（　　　）

　　A. 标准差为中心的频数分布　　　　　　　　B. t 值为中心的频数分布

　　C. 组距为中心的频数分布　　　　　　　　　D. 均数为中心的频数分布

　　E. 参数为中心的频数分布

21. 一组变量值，其大小分别为 10、12、9、7、11、39，其中位数是（　　　）

　　A. 9　　　　　　　　　　B. 7　　　　　　　　　C. 10.5

　　D. 11　　　　　　　　　 E. 8

22. 正常成年男子的血铅含量是偏态分布资料，经对数变换后呈正态分布。欲描述血铅的平均水平宜用（　　　）

　　A. 原始数据的算术均数　　B. 原始数据的几何均数　　C. 原始数据的中位数

　　D. 原始数据的标准差　　　E. 原始数据的全距

23. 偏态分布数值资料，对数变换后，分布仍呈偏态。描述数据的集中趋势宜用（　　　）

　　A. 算术均数　　　　　　　B. 几何均数　　　　　　C. 中位数

　　D. 标准差　　　　　　　　E. 标准误

24. 比较身高与体重的变异程度，适宜的指标是（　　　）

　　A. 极差　　　　　　　　　B. 标准差　　　　　　　C. 方差

　　D. 变异系数　　　　　　　E. 标准误

25. 血清学滴度资料最常计算何种平均数（　　　）

　　A. 算术均数　　　　　　　B. 中位数　　　　　　　C. 几何均数

　　D. 全距　　　　　　　　　E. 标准差

26. 来自同一正态分布总体的两个样本中，何者表示样本均数估计总体均数时更可靠（　　　）

　　A. s　　　　　　　　　　B. $s_{\overline{x}}$　　　　　　　　　C. CV

　　D. s^2　　　　　　　　　 E. ss

27. 设同一组 7 岁男童身高的均数是 110cm，标准差是 5cm，体重的均数是 25kg，标准差是 3kg，则比较二者变异程度的结论为（　　　）

　　A. 身高的变异程度小于体重的变异程度

　　B. 身高的变异程度等于体重的变异程度

　　C. 身高的变异程度大于体重的变异程度

　　D. 身高的变异程度与体重的变异程度之比为 5：3

　　E. 身高的变异程度与体重的变异程度之间无法产生关联

28. t 检验结果，$t=1.5$，可认为（　　　）

A.两总体均数的差别无显著性

B.两总体均数的差别有显著性

C.两样本均数的差别无显著性

D.两样本均数的差别有显著性

E.两总体均数和两样本均数的差别无法判断

29. $t < t_{0.05,\nu}$，统计上认为（　　）

A.两总体均数的差别无显著性

B.两样本均数的差别无显著性

C.两总体均数的差别有显著性

D.两样本均数的差别有显著性

E.两总体均数和两样本均数的差别无法判断

30.配对 t 检验和成组 t 检验相比（　　）

A.更不容易获"差别有显著性"的结论

B.更不容易发觉两总体均数间存在的差别

C.统计检验效率更高

D.不论在什么条件下都不能有同样的统计检验效率

E.不论在什么条件下都有同样的统计检验效率

31. t 分布曲线和标准正态曲线比较（　　）

A.中心位置左移　　　　B.中心位置右移　　　　C.分布曲线平坦一些

D.分布曲线陡峭一些　　E.两尾部翘得低一些

32.由两样本均数的差别推断两总体均数的差别，所谓差别有显著性是指（　　）

A.两总体均数不等　　　B.两样本均数不等

C.两样本均数和两总体均数都不等

D.其中一个样本均数和总体均数不等　　　　　　E.两总体均数相等

33.两样本均数比较，经 t 检验，差别有显著性，P 越小，则（　　）

A.两样本均数差别越大　　B.两总体均数差别越大

C.越有理由认为两总体均数不同

D.越有理由认为两样本均数不同

E.两个样本来自同一总体的可能性越大

34.两组数据作均数差别的 t 检验，要求数据分布似正态，还要求（　　）

A.两组数据均数相近，方差相近　　　　　　B.两组数据均数相近

C.两组数据总体方差相近　　　　　　　　　D.两组数据样本方差相近

E.两组数据的标准误不能相差太大

35.进行显著性检验时，若两组差异无显著性意义时，其 P 值（　　）

A. $P > 0.01$　　　　　B. $P < 0.01$　　　　　C. $P > 0.05$

D. $P < 0.05$　　　　　E. $P < 0.001$

36.在抽样研究中，当样本例数逐渐增多时（　　）

A.标准误逐渐加大　　　B.标准差逐渐加大　　　C.标准差逐渐减小

D.标准误逐渐减小　　　E.标准差和标准误均无变化

37.进行两个样本均数差别的 u 检验时，要求（　　）

A.两组数据均数相近　　B.两样本所属总体的方差必须相等

C.两样本必须来自正态分布总体

D.两样本含量要足够大　　E.两样本含量要足够小

38. 12名妇女分别用两种测量肺活量的仪器测量最大呼气率（L/min），比较两种方法检测结果有无差别，可进行（　　）

    A. 成组设计 u 检验　　　　　B. 成组设计 t 检验

    C. 配对设计 u 检验　　　　　D. 配对设计 t 检验

    E. χ^2 检验

39. 总体均数99%的可信区间为（　　）

    A. $\bar{x}\pm1.96s$ 　　　　　B. $\bar{x}\pm1.96s_{\bar{x}}$ 　　　　　C. $\bar{x}\pm t_{0.05,\nu}\cdot s_{\bar{x}}$

    D. $\bar{x}\pm t_{0.01,\nu}\cdot s_{\bar{x}}$ 　　　　　E. $\bar{x}\pm2.58s$

40. 正态曲线下，从 $\mu\pm1.96s$ 范围的面积占总面积的（　　）

    A. 50% 　　　　　B. 68.27% 　　　　　C. 90%

    D. 95% 　　　　　E. 25%

41. 相对比所具有的特点是（　　）

    A. 各相对比的和为100%　　B. 一定大于100%　　　C. 可以大于也可以小于100%

    D. 一定小于100%　　　E. 以上都不对

42. 欲比较两地肝癌的死亡率时，对两个率（　　）

    A. 应该对年龄和性别均进行标准化　　　　　B. 应该对年龄进行标准化

    C. 应该对性别进行标准化　　D. 不需标准化，可直接进行比较

    E. 以上都不是

43. 计算麻疹疫苗接种后血清检查的阳性率，分母为（　　）

    A. 麻疹易感儿数　　　　　B. 麻疹患儿人数　　　　　C. 麻疹疫苗接种人数

    D. 麻疹疫苗接种后的阳转人数　　　　　E. 未接种麻疹疫苗人数

44. 计算相对数的目的是（　　）

    A. 为了表示实际水平　　B. 为了表示相对水平　　　C. 为了表示绝对水平

    D. 为了便于比较　　　E. 为了表示理论水平

45. 相对数使用时应注意以下各点，除了（　　）

    A. 分母不宜过小　　　　　B. 不要把构成比当成率来分析

    C. 计量单位应一致　　　　　D. 比较时应做假设检验

    E. 相对数计算与计量单位无关

46. 某种职业病检出率为（　　）

    A. 实有患者数/受检人数×100%

    B. 检出患者数/在册人数×100%

    C. 实存患者数/在册人数×100%

    D. 检出人数/受检人数×100%

    E. 检出人数/在册人数×100%

47. 在使用相对数时，容易犯的错误是（　　）

    A. 把构成比作率看待　　B. 把构成比作相对比看待

    C. 把率作构成比看待　　D. 把率作相对比看待

    E. 把率作动态数列看待

48. 某地某年肝炎患者数占同年传染病患者数的10.1%，这是一种什么指标（　　）

    A. 时点患病率　　　　　B. 构成比　　　　　C. 发病率

    D. 相对比　　　　　E. 动态数列

49. 计算某地某年肺炎发病率，其分母应为（　　）

    A. 该地体检人数　　　　　B. 该地年平均就诊人数　　　C. 该地年平均人口数

D. 该地平均患者人数　　　E. 该地平均健康人数

50. 一种新的治疗方法可以延长生命，但不能治愈其病，则发生下列情况（　　　）
　　A. 该病患病率将增加　　　B. 该病患病率将减少　　　C. 该病发病率将增加
　　D. 该病发病率将减少　　　E. 该病罹患率将增加

51. 四格表中四个格子基本数字是（　　　）
　　A. 两个样本率的分子和分母　　　　　　　　　　　　B. 两个构成比的分子和分母
　　C. 两对实测阳性绝对数和阴性绝对数　　　　　　　D. 两对实测数的理论数
　　E. 两对实测阳性相对数和阴性相对数

52. 四个百分率作比较，有1个理论数小于5，大于1，其他都大于5，则（　　　）
　　A. 只能作校正 χ^2 检验　　B. 不能作 χ^2 检验　　　C. 作 χ^2 检验不必校正
　　D. 必须先作合理的合并　　E. 要用精确概率法

53. 四格表 χ^2 检验中，$\chi^2 < \chi^2_{0.05(1)}$（　　　）
　　A. 可认为两样本率不同　　B. 可认为两样本率相同　　C. 可认为两总体率相同
　　D. 可认为两总体率不同　　E. 无法判断

54. 四格表如有一个实际数为 0（　　　）
　　A. 就不能作 χ^2 检验　　　　　　　　　　　　　　B. 就必须用校正 χ^2 检验
　　C. 还不能决定是否可作 χ^2 检验　　　　　　　　D. 肯定可作校正 χ^2 检验
　　E. 无法判断

55. 两个样本率（实际的数字分别为 25/80 和 60/75）作差别的显著性检验（有可比性）
（　　　）
　　A. 可作 χ^2 检验　　　B. 不可作 χ^2 检验　　　C. 看不出能否作 χ^2 检验
　　D. 只能作 χ^2 检验　　E. 无法判断

56. 从甲、乙两文中查到同类研究，均采用四格表 χ^2 检验对两个率进行比较，甲文
$\chi^2 > \chi^2_{0.05(1)}$，乙文 $\chi^2 > \chi^2_{0.01(1)}$，可认为（　　　）
　　A. 乙文结果更为可信　　B. 两文结果有矛盾　　　C. 甲文结果更为可信
　　D. 两文结果基本一致　　E. 甲文说明总体的差异较大

57. 四格表 χ^2 检验的自由度是（　　　）
　　A. 0　　　　　　　　　　B. 1　　　　　　　　　　C. 2
　　D. 3　　　　　　　　　　E. 4

58. 四格表资料的 χ^2 检验（两样本率的比较），错误的一项为（　　　）
　　A. χ^2 值为各个格子的理论频数与实际频数之差的平方与理论频数之比的和
　　B. χ^2 值为两样本率比较的 u 检验中，检验统计量 u 的平方
　　C. χ^2 值越大越有理由认为理论频数与实际频数符合程度不好
　　D. 每个格子的理论数与实际数的差相等
　　E. 无法判断

第八章　流行病学方法

选择题

1. 流行病学的研究对象是（　　　）

A. 疾病   B. 患者   C. 人群

D. 健康人   E. 亚健康状态者

2. 学习和运用流行病学应该树立的观点不包括（   ）

     A. 群体和比较的观点   B. 比较和多病因论的观点

     C. 多病因论和概率论的观点   D. 以治疗为主的观点

     E. 以预防为主的观点

3. 流行病学研究的最基本方法是（   ）

     A. 观察性研究   B. 实验性研究   C. 理论性研究

     D. 队列研究   E. 病例对照研究

4. 流行病学研究的观察法与实验法的根本区别在于（   ）

     A. 设立对照组   B. 不设立对照组

     C. 是否有人为控制研究的条件

     D. 盲法   E. 统计学检验

5. 拟订流行病学调查研究计划的核心和关键是确定（   ）

     A. 研究目的   B. 研究方法   C. 研究对象

     D. 研究项目   E. 实施方案

6. 流行病学研究的主要用途是（   ）

     A. 进行统计学检验   B. 探讨病因与影响流行的因素及确定预防方法

     C. 研究疾病的发生概率   D. 研究疾病的死亡情况

     E. 研究疾病的临床表现

7. 了解某种疾病的患病率可选择（   ）

     A. 现况研究   B. 病例对照研究   C. 队列研究

     D. 实验性研究   E. 理论性研究

8. 疾病的三间分布是指（   ）

     A. 年龄、性别和种族   B. 职业、家庭和环境   C. 国家、地区和城乡

     D. 短期波动、季节性和周期性   E. 时间、地区和人间分布

9. 普查妇女乳腺癌时测量疾病的频率指标应选用（   ）

     A. 发病率   B. 发病专率   C. 罹患率

     D. 时点患病率   E. 期间患病率

10. 某地流感暴发流行，经调查该地 3789 人中当月有 837 人发生流感，这些人中有 14 人曾在 1 个月前发生上呼吸道感染，计算得 $837/3789 \times 100\% = 22.1\%$，这个率应是（   ）

     A. 罹患率   B. 患病率   C. 发病率

     D. 续发率   E. 感染率

11. 发病率、患病率与病程三者的正确关系是（   ）

     A. 发病率＝患病率×病程   B. 患病率＝发病率×病程

     C. 发病率＝患病率＋病程   D. 发病率＝患病率－病程

     E. 病程＝发病率×患病率

12. 某医师调查了 1000 人的 HBSAg，100 人阳性，该调查合适的描述指标为（   ）

     A. 发病率   B. 患病率   C. 罹患率

     D. 感染率   E. 生存率

13. 某病在一定地区人群中的发病率呈现历年来的一般水平，病例在人群中散在发生或零星出现，病例之间无明显联系，称为（   ）

A. 散发   B. 暴发   C. 流行

D. 大流行   E. 大暴发

14. 鼠疫、森林脑炎等疾病的病原体不依靠人而能在自然界的动物中绵延繁殖,只有在一定条件下传染给人,称为 (　　)

A. 统计地方性   B. 自然地方性   C. 自然疫源性

D. 统计疫源性   E. 统计自然性

15. 下列与时间分布无关的是 (　　)

A. 短期波动   B. 周期性   C. 长期变异

D. 年龄分布   E. 季节性

16. 1988 年上海市甲型肝炎的暴发流行,称为 (　　)

A. 短期波动   B. 周期性   C. 长期变异

D. 季节性   E. 暴发

17. 疾病呈现周期性的原因有 (　　)

A. 该病的传播机制容易实现

B. 病后可形成较为稳定的免疫

C. 由于新生儿的累积,使易感者的数量增加

D. 病原体的抗原发生变异,使原来的免疫人群失去免疫力

E. 以上均是

18. 对病因不明的疾病,描述性研究的主要任务是 (　　)

A. 因果推断   B. 寻找病因线索,提出病因假设

C. 验证病因   D. 确定病因   E. 以上均不是

19. 下列概念不正确的是 (　　)

A. 现况研究即现况调查   B. 现况研究即横断面研究   C. 现况研究即患病率调查

D. 现况研究即发病率调查 E. 现况研究即现患调查

20. 抽样调查适用于下列哪种较高的疾病调查 (　　)

A. 发病率   B. 患病率   C. 死亡率

D. 病死率   E. 续发率

21. 根据现况调查资料可计算出 (　　)

A. 发病率   B. 患病率   C. 死亡率

D. 治愈率   E. 病死率

22. 1982 年某市为了调查老年人多发病的分布情况,对该市 7 个区的 9 个不同地段抽取老年人 6393 例进行调查。这是 (　　)

A. 普查   B. 抽样调查   C. 队列研究

D. 筛检   E. 发病率调查

23. 最基本的抽样的方法是 (　　)

A. 单纯随机抽样   B. 系统抽样   C. 分层抽样

D. 整群抽样   E. 多级抽样

24. 由 "果" 及 "因" 的研究方法是 (　　)

A. 现况研究   B. 横断面研究   C. 病例对照研究

D. 队列研究   E. 实验设计

25. 由 "因" 及 "果" 的研究方法是 (　　)

A. 现况研究   B. 横断面研究   C. 病例对照研究

D. 队列研究   E. 实验设计

26. 病例对照研究时，估计某因素与疾病的联系强度用（　　）

A. 相对危险度（RR）　　　B. 比值比（OR）　　　　C. 归因危险度（AR）

D. 累积发病率（CI）　　　E. 死亡密度（DD）

27. 暴露组的发病率或死亡率与非暴露组的发病率或死亡率之比，称为（　　）

A. 相对危险度（RR）　　　B. 比值比（OR）　　　　C. 归因危险度（AR）

D. 累积发病率（CI）　　　E. 死亡密度（DD）

28. 有研究资料如下：吸烟者肺癌年死亡率 I_e 为 0.96‰，非吸烟者的肺癌年死亡率 I_u 为 0.07‰，则相对危险度（RR）为（　　）

A. 9.8　　　　　　　　　　B. 10.7　　　　　　　　　C. 13.7

D. 15.6　　　　　　　　　E. 17.9

29. 有研究资料如下：吸烟者肺癌年死亡率 I_e 为 0.96‰，非吸烟者的肺癌年死亡率 I_u 为 0.07‰，则归因危险度（AR）为（　　）

A. 0.13‰　　　　　　　　B. 0.25‰　　　　　　　　C. 0.56‰

D. 0.89‰　　　　　　　　E. 0.98‰

30. 队列研究的最大优点是（　　）

A. 对较多的人进行较长时间的随访　　　　　　　B. 发生偏倚的机会少

C. 较直接地验证病因与疾病的因果关系

D. 控制混淆因子的作用易实现

E. 研究的结果常能代表全人群

31. 在一份有关膀胱癌与吸烟关系的前瞻性队列研究中，发现男性吸烟者膀胱癌发病率为 48.0/10 万，不吸烟者为 25.4/10 万，其相对危险度为（　　）

A. 1.89　　　　　　　　　B. 22.6/10 万　　　　　　C. 48.0

D. 0.0048　　　　　　　　E. 无法计算

32. 对患某病的危险进行测量的指标是（　　）

A. 发病率乘以该病平均病程　　　　　　　　　　B. 发病率

C. 患病率　　　　　　　　　　　　　　　　　　D. 发病率除以患病率

E. 患病率乘以该病的平均病程

33. 以观察人时数作为分母计算的发病率称为（　　）

A. 累积发病率　　　　　　B. 发病密度　　　　　　　C. 累积死亡率

D. 死亡密度　　　　　　　E. 相对危险度

34. 实验指标应能充分反映实验效应，具体要求方面应除外（　　）

A. 指标的关联性　　　　　B. 指标的客观性　　　　　C. 指标的敏感性

D. 指标的特异性　　　　　E. 指标的综合性

35. 实验设计的原则包括（　　）

A. 对照原则　　　　　　　B. 随机化原则　　　　　　C. 重复原则

D. 盲法　　　　　　　　　E. 以上均可

36. 实验设计时采用盲法是为了消除（　　）

A. 选择偏倚　　　　　　　B. 信息偏倚　　　　　　　C. 混杂偏倚

D. 失访偏倚　　　　　　　E. 随机偏倚

37. 在实验过程中，要尽量设法控制随访丢失的人数，失访率不超过（　　）

A. 10%　　　　　　　　　B. 15%　　　　　　　　　C. 20%

D. 25%　　　　　　　　　E. 30%

38. 对于预防措施效果的评价主要采用（　　）

A. 有效率　　　　　　　　B. 治愈率　　　　　　　　C. 保护率

D. 病死率 　　　　　　　　E. 生存率

39. 病因的最确切含义是（　　　）

A. 病原微生物 　　　　B. 物理因子 　　　　C. 化学因子

D. 心理因素 　　　　E. 凡能使人们发病概率增加的因子

40. 疾病发生的基本条件是（　　　）

A. 机体抵抗力下降 　　　B. 环境中有大量的病原体存在

C. 人群中营养状况普遍不良 　D. 致病因素与宿主同时存在

E. 致病因素、宿主和环境相互作用失去平衡

41. 在病因研究的轮状模型中，强调与宿主因素的关系的是（　　　）

A. 生物因素 　　　　B. 环境因素 　　　　C. 物理因素

D. 精神因素 　　　　E. 化学因素

42. 验证病因假设最可靠的方法是（　　　）

A. 病例对照研究 　　　　B. 现患调查 　　　　C. 动物实验

D. 抽样调查 　　　　E. 社区干预实验

43. 判断因果联系时的必需条件是（　　　）

A. 联系的合理性 　　　　B. 联系的强度 　　　　C. 联系的一致性

D. 时间顺序-先因后果 　　E. 联系的剂量-反应关系

44. 宿主状态是遗传因素与下列哪种因素终生相互作用的结果（　　　）

A. 生物因素 　　　　B. 环境因素 　　　　C. 物理因素

D. 精神因素 　　　　E. 化学因素

45. 在判断因果联系的标准中，存在剂量-反应关系表明（　　　）

A. 联系的强度不明显 　　B. 疾病的患病率高 　　　C. 疾病的发病率降低

D. 因果之间的联系存在许多偏倚

E. 随着暴露剂量增加或降低而联系强度也随之增大或降低

46. 关于病因研究的方法，下列叙述不恰当的是（　　　）

A. 病因研究的方法有实验医学、临床医学和流行病学

B. 流行病学主要从群体水平探讨病因

C. 临床医学主要从个体水平探讨病因

D. 流行病学可为临床及实验研究提供病因线索

E. 临床医学验证病因最可靠

47. 关于因果联系的叙述，下列错误的是（　　　）

A. 无剂量反应关系表明不存在因果联系

B. 联系的强度越大，存在因果联系的可能性越大

C. 联系的一致性好，说明存在因果联系的可能性大

D. 先因后果是判断因果联系的必要条件

E. 联系的合理性好，表明存在因果联系的可能性大

第九章　疾病预防的策略与措施

一、选择题

1. 初级卫生保健的基本任务（　　　）

A. 健康教育和健康促进　　　B. 疾病预防和保健服务　　　C. 基本治疗

D. 社区康复　　　　　　　　E. 以上说法均对

2. 初级卫生保健的特点（　　）

A. 社会性、群众性

B. 社会性、群众性、艰巨性、长期性

C. 艰巨性、社会性

D. 群众性、艰巨性

E. 以上说法均不对

3. 危害健康的行为可分为（　　）

A. 不良生活方式与习惯　　　B. 致病行为模式　　　C. 不良疾病行为

D. 违反社会法律、道德的危害健康行为　　　E. 以上说法均对

4. 实施初级卫生保健的基本原则是（　　）

A. 合理分配卫生资源　　　B. 社区参与　　　C. 预防为主

D. 适宜的技术和部门间协作行动　　　E. 以上说法均对

二、判断题

1. 初级卫生保健是一种保障全体居民健康的基本预防保健工作。（　　）

2. 健康教育与健康促进的首要任务是通过改善人们的健康相关行为预防和控制疾病，是临床预防服务工作的重要组成部分。（　　）

第十章　常见疾病的预防与控制

一、选择题

1. 甲类传染病是指（　　）

A. 鼠疫和霍乱　　　　　　　B. 艾滋病和鼠疫　　　　　　C. 霍乱和艾滋病

D. 鼠疫和致病性禽流感　　　E. 狂犬病和鼠疫

2. 影响人群易感性升高的因素（　　）

A. 计划免疫　　　　　　　　　　　　　　　　B. 易感人口迁入

C. 传染病流行后免疫人口增加　　　　　　　　D. 隐形感染后免疫人口增加

E. 易感人口迁出

3. 影响人群易感性降低的因素（　　）

A. 新生儿增加　　　　　　　B. 易感人口迁入　　　　　　C. 隐形感染后免疫人口增加

D. 免疫人口减少　　　　　　E. 以上都是

4. 常见的慢性非传染性疾病包括（　　）

A. 心血管疾病　　　　　　　B. 糖尿病　　　　　　　　　C. 肥胖

D. 癌症　　　　　　　　　　E. 以上都是

5. 慢性非传染性疾病主要危险因素（　　）

A. 生活行为方式　　　　　　B. 环境因素　　　　　　　　C. 遗传因素

D. 精神因素　　　　　　　　E. 以上说法均对

6. 预防传染病的最根本措施是（　　）

A. 预防接种　　　　　　　　　　　　　　　　B. 药物预防

C. 对传染源污染的环境进行消毒　　　　　　　D. 管理传染源

E. 强制立法
7. 常见的传播途径有（   ）
    A. 经空气传播　　　　　　B. 经水传播　　　　　　　C. 经食物传播
    D. 经接触传播　　　　　　E. 以上都对

二、判断题

1. 传染过程只是在个体机体内进行，而流行过程则是一种群体现象。（   ）

2. 凡与传染源有过接触并有受感染可能者都应接受检疫，检疫期为最后接触日至该病的最短潜伏期。（   ）

3. 留验即隔离观察。（   ）

4. 慢性非传染性疾病即慢性病，不是特指某种疾病，而是对一类起病隐匿、病程长且病情迁延不愈、缺乏确切的传染性生物病因证据、病因复杂或病因尚未完全被确认的疾病的概括性总称。（   ）

第十一章　临床预防服务的实施

选择题

1. 临床预防服务的服务对象是（   ）
    A. 整个人群　　　　　　　B. 健康人　　　　　　　　C. 亚健康人
    D. 健康人、无症状"患者"E. 患者

2. 应用快速、简便的实验室检查方法对未识别的疾病或缺陷作出推断性鉴定，从外表健康者中查出可能患某病者，称为（   ）
    A. 健康咨询与健康教育　　B. 计划免疫和成人免疫　　C. 筛检
    D. 化学预防　　　　　　　E. 物理预防

3. 孕早期妇女补充叶酸以预防新生儿神经管缺陷属于（   ）
    A. 健康咨询与健康教育　　B. 计划免疫和成人免疫　　C. 筛检
    D. 化学预防　　　　　　　E. 物理预防

4. 临床预防工作实施原则包括（   ）
    A. 明确临床预防的指导原则　　　　　　　B. 把握临床预防的发展趋向
    C. 采取有效措施，发展临床预防　　　　　D. 以上均可
    E. 以上均不可

5. 健康咨询"5A 模式"的正确顺序为（   ）
    A. 评估、协助、达成共识、劝告、安排随访
    B. 评估、劝告、安排随访、达成共识、协助
    C. 协助、评估、劝告、达成共识、安排随访
    D. 评估、劝告、达成共识、协助、安排随访
    E. 劝告、评估、达成共识、安排随访、协助

6. 咨询者应设法了解咨询对象的感受并表示理解和接受，而不是对他（她）表示同情，称为（   ）
    A. 健康咨询　　　　　　　B. 健康教育　　　　　　　C. 移情

D. 同情　　　　　　　　E. 感情

7. 美国临床预防服务推荐筛查内容认为所有18岁以上人群必须筛查（　　）
   A. 抑郁症　　　　　　　B. 乙肝病毒　　　　　　C. 高血压
   D. 2型糖尿病　　　　　E. 绝经妇女骨质疏松

8. 脊髓灰质炎活疫苗以（　　）为佳
   A. 肌内注射法　　　　　B. 皮内注射法　　　　　C. 皮下注射法
   D. 口服法　　　　　　　E. 静脉注射

9. 流感疫苗则以（　　）为佳
   A. 气雾吸入　　　　　　B. 皮内注射法　　　　　C. 皮下注射法
   D. 皮上划痕　　　　　　E. 肌内注射法

10. 出生后24h内接种的疫苗为（　　）
    A. 脊髓灰质炎疫苗　　　B. 百白破疫苗　　　　　C. 乙肝疫苗
    D. 麻腮风联合减毒活疫苗　E. 甲肝减毒活疫苗

11. 对活跃的男性同性恋、静脉注射毒品者和其他高危感染者进行（　　）免疫
    A. 肺炎球菌疫苗免疫　　B. 流感疫苗　　　　　　C. 乙肝疫苗
    D. 狂犬疫苗和狂犬免疫球蛋白　　　　　　　　　　E. 甲肝疫苗

12. 可预防罹患心脏病、脑卒中以及某些肿瘤等疾病的是（　　）
    A. 氟化物　　　　　　　B. 阿司匹林　　　　　　C. 雌激素
    D. 叶酸　　　　　　　　E. 补充含铁物质

第十二章　伤害的预防与控制

一、选择题

1. 伤害的结果不包括（　　）
   A. 躯体损伤　　　　　　B. 功能障碍　　　　　　C. 机械窒息
   D. 精神创伤　　　　　　E. 心理障碍

2. 第三届全国伤害预防控制学术会议界定"被医疗单位诊断因为损伤请假（　　）天以上，可作为伤害的统计对象"
   A. 1　　　　　　　　　　B. 2　　　　　　　　　　C. 3
   D. 4　　　　　　　　　　E. 5

3. 属于故意伤害的是（　　）
   A. 消费品伤害　　　　　B. 职业伤害　　　　　　C. 吸食毒品伤害
   D. 溺水窒息伤害　　　　E. 运动休闲伤害

4. 1996年我国疾病监测地区报告显示1～14岁少年儿童第一位死因是（　　）
   A. 肺炎　　　　　　　　B. 佝偻病　　　　　　　C. 腹泻
   D. 营养缺乏性贫血　　　E. 伤害

5. 属于伤害的二级预防措施的是（　　）
   A. 交通安全法律　　　　B. 游泳池周围的栅栏
   C. 系安全带　　　　　　D. 有毒物品的安全盖　　E. 枪支的保险装置

6. 属于伤害的三级预防措施的是（　　）

A. 摩托车头盔　　　　B. 安全带　　　　C. 救生衣
D. 防弹衣　　　　E. 心肺复苏

7. 伤害的四项"E"干预措施不包括（　　　）
A. 工程干预　　　　B. 经济干预　　　　C. 强制干预
D. 军事干预　　　　E. 教育干预

8. 药物樟丹、黑锡丹中含有的毒物是（　　　）
A. 汞　　　　B. 铅　　　　C. 铜
D. 锡　　　　E. 铬

二、判断题

1. 同一种伤害可能是由不同的意图所导致的。（　　　）
2. 伤害是无法预知和预防的，而意外事故是可以预防的。（　　　）
3. 人、车、路、环境诸要素配合失调是构成道路交通伤害的成因。（　　　）
4. 意外跌落伤害是儿童和老年人最常见的伤害。（　　　）
5. 自杀是指个体在复杂心理活动作用下，蓄意或自愿采取各种手段结束自己生命的行为。
（　　　）

第十三章　突发公共卫生事件与应急处理

一、选择题

1. 以下哪项不属于突发公共卫生事件（　　　）
A. 重大的食物中毒　　　　B. 群体不明原因疾病　　　　C. 重大的传染病疫情
D. 重大的职业中毒　　　　E. 严重环境污染

2. 下列不属于突发公共卫生事件特征的是（　　　）
A. 突发性　　　　B. 群体性　　　　C. 可预测性
D. 复杂性　　　　E. 公共危害性

3. 依据突发公共卫生事件的分级，最为严重的事件是（　　　）
A. Ⅴ级　　　　B. Ⅳ级　　　　C. Ⅲ级
D. Ⅱ级　　　　E. Ⅰ级

4. 下列属于突发公共卫生事件报告原则的是（　　　）
A. 依法报告原则　　　　B. 统一规范原则　　　　C. 属地管理原则
D. 准确及时原则、分级分类原则　　　　E. 以上都是

5. 报告单位和责任报告人应在发现群体性不明原因疾病，应在多长时间内向属地卫生行政部门进行报告（　　　）
A. 1h　　　　B. 2h　　　　C. 6h
D. 12h　　　　E. 24h

6. 以下属于突发公共卫生事件处理方针和原则的是（　　　）
A. 遵循预防为主，常备不懈的方针　　　　B. 统一领导，分级负责原则
C. 依法规范，措施果断原则　　　　D. 依靠科学，加强合作原则
E. 以上都是

二、判断题

1.突发公共卫生事件的发生可以提前预测和感知。(   )

2.突发公共卫生事件可以给人的生命财产安全带来极大的危害。(   )

3.对于可能发生的突发公共卫生事件,组织、单位或个人可以不上报。(   )

4.突发公共卫生事件的应急和处理需要全社会的参与和配合。(   )

参考文献

[1] 傅华.预防医学 [M].第 6 版.北京：人民卫生出版社，2013.

[2] 施榕.社区预防与保健 [M].第 2 版.北京：人民卫生出版社，2014.

[3] 冉莉，罗隆生.预防医学 [M].北京：中国协和医科大学出版社，2013.

[4] 姜瑞涛，姜新峰.卫生保健 [M].北京：中国医药科技出版社，2011.

[5] 封苏琴.预防医学基础 [M].南京：江苏科学技术出版社，2012.

[6] 顾娟，黎逢保，徐桂莲.预防医学基础 [M].吉林：吉林科学技术出版社，2012.

[7] 杨克敌.环境卫生学 [M].第 7 版.北京：人民卫生出版社，2012.

[8] 周亚林.卫生保健 [M].南京：江苏科学技术出版社，2007.

[9] 赵伟明.预防医学 [M].呼和浩特：内蒙古大学出版社，2009.

[10] 杨秋霞.预防医学 [M].北京：中国科学技术出版社，2013.

[11] 魏双平.预防医学 [M].西安：第四军医大学出版社，2015.

[12] 范利国，朱新义.预防医学基础 [M].第 2 版.南京：江苏科学技术出版社，2014.

[13] 林玉桓.食品营养与配餐 [M].北京：中国人民大学出版社，2016.

[14] 中国营养学会.中国居民膳食指南（2016）[Z].北京：人民卫生出版社，2016.

[15] 顾娟，黎逢保，徐桂莲.预防医学基础 [M].吉林：吉林科学技术出版社，2012.

[16] 方积乾.卫生统计学 [M].第 6 版.北京：人民卫生出版社，2008.

[17] 李康，贺佳.医学统计学 [M].第 6 版.北京：人民卫生出版社，2013.

[18] 段广才.流行病学实习指导 [M].北京：人民卫生出版社，2000.

[19] 王建华.流行病学 [M].第 6 版.北京：人民卫生出版社，2004.

[20] 张绮，张君荣，张正东.预防医学 [M].南京：东南大学出版社，2002.

[21] 段广才.预防医学 [M].第 6 版.北京：人民卫生出版社，2013.

[22] 封苏琴，毛淑芳.预防医学基础 [M].第 2 版.南京：江苏科学技术出版社，2015.

[23] 孙要武.预防医学 [M].第 4 版.北京：人民卫生出版社，2009.

[24] 范立国.预防医学基础 [M].第 2 版.南京：江苏科学技术出版社，2014.

[25] 闫冬菊.社区护理学 [M].第 2 版.南京：江苏科学技术出版社，2014.

[26] 华桂春.预防医学 [M].第 6 版.北京：人民卫生出版社，2013.

[27] 李兰娟.传染病学 [M].第 8 版.北京：人民卫生出版社，2013.

[28] 刘明清.预防医学 [M].第 5 版.北京：人民卫生出版社，2016.

[29] 中国法制出版社.《突发公共卫生事件应急条例》[Z].北京：中国法制出版社，2003.